Guia Prático de Otorrinolaringologia e Cirurgia de Cabeça e Pescoço

Apneia Obstrutiva do Sono e Alterações Craniomaxilofaciais – Volume VI

Editores da Série
Luiz Paulo Kowalski
Ricardo Ferreira Bento
Richard Louis Voegels
Vergilius J. F. de Araujo Filho

Editores do Volume
Luiz Ubirajara Sennes
Michel Burihan Cahali
Nivaldo Alonso

Thieme
Rio de Janeiro • Stuttgart • New York • Delhi

Dados Internacionais de Catalogação na Publicação (CIP)
(eDOC BRASIL, Belo Horizonte/MG)

S474g
Sennes, Luiz Ubirajara
Guia Prático de Otorrinolaringologia e Cirurgia de Cabeça e Pescoço: apneia obstrutiva do sono e alterações craniomaxilofaciais – Volume VI / Luiz Ubirajara Sennes, Michel Burihan Cahali, Nivaldo Alonso. – Rio de Janeiro, RJ: Thieme Revinter, 2026.

21 x 28 cm
Inclui bibliografia.
ISBN 978-65-5572-368-7
eISBN 978-65-5572-369-4

1. Otorrinolaringologia. I. Cahali, Michel Burihan. II. Alonso, Nivaldo. III. Título.

CDD 617.51

Elaborado por Maurício Amormino Júnior – CRB6/2422

Nota: O conhecimento médico está em constante evolução. À medida que a pesquisa e a experiência clínica ampliam o nosso saber, pode ser necessário alterar os métodos de tratamento e medicação. Os autores e editores deste material consultaram fontes tidas como confiáveis, a fim de fornecer informações completas e de acordo com os padrões aceitos no momento da publicação. No entanto, em vista da possibilidade de erro humano por parte dos autores, dos editores ou da casa editorial que traz à luz este trabalho, ou ainda de alterações no conhecimento médico, nem os autores, nem os editores, nem a casa editorial, nem qualquer outra parte que se tenha envolvido na elaboração deste material garantem que as informações aqui contidas sejam totalmente precisas ou completas; tampouco se responsabilizam por quaisquer erros ou omissões ou pelos resultados obtidos em consequência do uso de tais informações. É aconselhável que os leitores confirmem em outras fontes as informações aqui contidas. Sugere-se, por exemplo, que verifiquem a bula de cada medicamento que pretendam administrar, a fim de certificar-se de que as informações contidas nesta publicação são precisas e de que não houve mudanças na dose recomendada ou nas contraindicações. Esta recomendação é especialmente importante no caso de medicamentos novos ou pouco utilizados. Alguns dos nomes de produtos, patentes e design a que nos referimos neste livro são, na verdade, marcas registradas ou nomes protegidos pela legislação referente à propriedade intelectual, ainda que nem sempre o texto faça menção específica a esse fato. Portanto, a ocorrência de um nome sem a designação de sua propriedade não deve ser interpretada como uma indicação, por parte da editora, de que ele se encontra em domínio público.

Contato com os autores:
biblioteca@forl.org.br
circabpesc.ichc@hc.fm.usp.br

Thieme Revinter Publicações Ltda.
Rua do Matoso, 170
Rio de Janeiro, RJ
CEP 20270-135, Brasil
http://www.thieme.com.br

Thieme USA
http://www.thieme.com

Design de Capa: © Thieme
Imagem da Capa: imagem da capa combinada pela Thieme usando a imagem a seguir:
Anatomia Caveira Masculina © decade3d/depositphotos.com
Assistência Editorial: Adilson Montefusco

Impresso no Brasil por Forma Certa Gráfica Digital Ltda.
5 4 3 2 1
ISBN 978-65-5572-368-7

Também disponível como eBook:
eISBN 978-65-5572-369-4

APRESENTAÇÃO DO VOLUME

A série Guia Prático de Otorrinolaringologia e Cirurgia de Cabeça e Pescoço apresenta, em seu sexto volume, uma abordagem atual e prática sobre Apneia Obstrutiva do Sono e Alterações Craniomaxilofaciais.

Um sono de qualidade é essencial para uma boa saúde. Alterações respiratórias na via aérea superior são problemas comuns que afetam nosso descanso. Recentemente, avanços significativos foram feitos nesta área, aprimorando nossa capacidade de compreender a fisiopatologia dessas alterações e prevenir suas consequências sistêmicas. Compreender as alterações na via aérea superior exige conhecimento do seu arcabouço ósseo e, por isso, incluímos uma sessão abrangente sobre Alterações Craniomaxilofaciais, abordando o manejo de fraturas e malformações.

Esta obra apresenta, de forma prática, atualizações sobre fisiopatologia, diagnóstico, tratamentos e reabilitação, direcionadas ao cotidiano dos profissionais que atuam nesta fascinante área da saúde.

Expressamos nossa gratidão aos autores pela valiosa contribuição e dedicação na elaboração deste material especialmente para você, leitor. Muitos autores são ou foram profissionais do Hospital das Clínicas da Faculdade de Medicina da Universidade de São Paulo. Todos se esforçaram para trazer a melhor combinação entre conhecimento científico e experiência prática.

Aproveite a leitura!

Luiz Ubirajara Sennes
Michel Burihan Cahali
Nivaldo Alonso

PREFÁCIO

É um verdadeiro privilégio escrever este prefácio, não apenas porque o tema da apneia obstrutiva do sono (AOS) e das alterações craniofaciais é tão relevante para o nosso trabalho diário, mas também porque este livro reúne pessoas e um departamento que admiro profundamente.

Ao longo dos anos, passei a valorizar a complexidade e a natureza multifacetada da AOS. Não se trata simplesmente de vias aéreas obstruídas durante o sono. Em muitos casos, trata-se de uma trajetória de vida — que começa com o formato do rosto, o crescimento dos maxilares, a posição da língua e a interação entre forma e função. Abordá-la de maneira adequada exige não apenas conhecimento clínico, mas também um profundo entendimento da anatomia, do desenvolvimento e de estratégia cirúrgica.

Este livro reúne esses elementos com clareza e propósito. O que o torna ainda mais especial é que ele reflete a experiência coletiva de um departamento que tem consistentemente estabelecido padrões em nossa área. Muitos dos autores foram formados ou têm vínculo com a Universidade de São Paulo, e seu trabalho fala por si. O livro é criterioso, baseado em evidências e profundamente comprometido com a melhora de vida dos pacientes.

Quero sinceramente agradecer aos professores Luiz Ubirajara Sennes, Nivaldo Alonso e Michel Burihan Cahali por me convidarem para participar deste projeto. Há muito admiro o trabalho e a visão deles, e sei o quanto de dedicação é necessário para produzir uma obra como esta.

Espero que vocês encontrem nestas páginas não apenas conhecimento científico, mas também a dedicação que foi empregada neste trabalho.

Peter M. Baptista, MD, PhD
Médico otorrinolaringologista, Alzahra Hospital, Dubai
Professor Assistente de Otorrinolaringologia,
Clínica Universidad de Navarra, Espanha

EDITORES DA SÉRIE

LUIZ PAULO KOWALSKI
Professor Titular da Disciplina de Cirurgia de Cabeça e Pescoço da Faculdade de Medicina da Universidade de São Paulo (FMUSP)

RICARDO FERREIRA BENTO
Professor Titular da Disciplina de Otorrinolaringologia da Faculdade de Medicina da Universidade de São Paulo (FMUSP)
Presidente do Comitê de Otologia e Otoneurologia da IFOS (International Federation of Otorhinolaryngological Societies)

RICHARD LOUIS VOEGELS
Professor Associado e Livre-Docente da Faculdade de Medicina da Universidade de São Paulo (FMUSP)
Diretor de Rinologia do Hospital das Clínicas da FMUSP
Presidente da Fundação Otorrinolaringologia

VERGILIUS JOSÉ FURTADO DE ARAUJO FILHO
Professor Associado da Disciplina de Cirurgia de Cabeça e Pescoço do Departamento de Cirurgia da Faculdade de Medicina da Universidade de São Paulo (FMUSP)

EDITORES DO VOLUME

LUIZ UBIRAJARA SENNES
Médico Otorrinolaringologista com área de atuação em Cirurgia Craniomaxilofacial e Medicina do Sono
Graduação, Doutorado e Livre-Docência pela Faculdade de Medicina da Universidade de São Paulo (FMUSP)
Professor Associado da Disciplina de Otorrinolaringologia da FMUSP
Coordenador do Programa de Pós-Graduação em Otorrinolaringologia da FMUSP

MICHEL BURIHAN CAHALI
Doutor em Ciências e Livre-Docente pela Faculdade de Medicina da Universidade de São Paulo (FMUSP)
Responsável pelo Setor de Sono da Clínica de Otorrinolaringologia do Hospital das Clínicas da FMUSP
Responsável pelo Setor de Sono do Serviço de Otorrinolaringologia do Hospital do Servidor Público Estadual de São Paulo

NIVALDO ALONSO
Professor Associado em Cirurgia Plástica da Faculdade de Medicina da Universidade de São Paulo (FMUSP)
Diretor do Serviço de Cirurgia Craniofacial HRAC Bauru Faculdade de Medicina de Bauru – USP
Responsável pelo Serviço de Cirurgia Craniomaxilofacial da Disciplina de Cirurgia Plástica da Faculdade de Medicina da USP.
Pesquisador CNPQ 1-B

COLABORADORES

ALEXANDRE AKIO NAKASATO
Médico Otorrinolaringologista com Área de Atuação em Medicina do Sono
Médico Responsável pelo Laboratório do Sono da Clínica Otorrinolaringológica do Hospital das Clínicas da Faculdade de Medicina da Universidade de São Paulo (HCFMUSP)

ALEXANDRE BERALDO ORDONES
Doutor em Otorrinolaringologia pela Faculdade de Medicina da Universidade de São Paulo (FMUSP)
Coordenador do Departamento de Sono da Associação Brasileira de Otorrinolaringologia e Cirurgia Cervicofacial
Médico da Santa Casa de Misericórdia de Passos, MG

AMANDA GANZ SANCHEZ SENNES
Graduanda da Faculdade de Medicina da Universidade de São Paulo (FMUSP)

ANA LAURA POLIZEL RANIERI
Cirurgiã Dentista Contratada do Hospital das Clínicas da Faculdade de Medicina de Ribeirão Preto
Certificada em Odontologia do Sono pela Associação Brasileira de Sono (ABS)
Mestre em Ciências da Saúde pelo setor de Neurologia do Hospital das Clínicas da Faculdade de Medicina da Universidade de São Paulo (HCFMUSP)

BRUNO BERNARDO DUARTE
Otorrinolaringologista com área de atuação em Medicina do Sono pela Faculdade de Medicina da Universidade de São Paulo (FMUSP)
Coordenador do Serviço de Otorrinolaringologia do Hospital da Pontifícia Universidade Católica de Campinas (PUC-Campinas)
Professor da Disciplina de Otorrinolaringologia da Faculdade de Medicina da PUC-Minas

CAMILA BAE UNEDA
Otorrinolaringologista pela Associação Brasileira de Otorrinolaringologia e Cirurgia Cervicofacial (ABORL-CCF) e Associação Médica Brasileira (AMB)
Médica do Sono pela Associação Brasileira do Sono (ABS) e AMB
Doutora em Ciências pela Universidade de São Paulo (USP)

CAROLINA FERRAZ DE PAULA SOARES
Doutora em Ciências pelo Departamento de Otorrinolaringologia do Hospital das Clínicas da Faculdade de Medicina da Universidade de São Paulo (HCFMUSP)
Otorrinolaringologista e Médica do Sono pela Associação Médica Brasileira (AMB) e Associação Brasileira de Otorrinolaringologia e Cirurgia Cervicofacial (ABORL-CCF)
Professora Assistente de Otorrinolaringologia no Centro Universitário Assis Gurgacz

CHALINE MARI MATUSHITA
Estagiária do Serviço de Cirurgia Craniofacial do Hospital das Clínicas da Faculdade de Medicina da Universidade de São Paulo (HCFMUSP)
Especialista em Cirurgia Plástica pela Sociedade Brasileira de Cirurgia Plástica (SBCP)
Membro Associada da SBCP

CÍNTIA FELICIO ADRIANO ROSA
Médica Otorrinolaringologista com área de atuação em Medicina do Sono pela Assocoiação Médica Brasileira (AMB)
Doutoranda pela Faculdade de Medicina da Universidade de São Paulo (FMUSP)
Membro da Academia Americana de Medicina do Sono

CLAYSON ALAN DOS SANTOS
Doutorando em Otorrinolaringologia pela Faculdade de Medicina da Universidade de São Paulo (FMUSP)
Fellowship em Bucofaringolaringologia pelo Hospital das Clínicas da Faculdade de Medicina da Universidade de São Paulo (HCFMUSP)

DANIELLE CANDIA BARRA
Otorrinolaringologista com área de atuação em Rinologia pela Faculdade de Medicina da Universidade de São Paulo (FMUSP)
Professora da Disciplina de Otorrinolaringologia da Universidade de Brasília, Faculdade de Medicina da Universidade de Brasília

DANIELLE YUKA KOBAYASHI
Otorrinolaringologia, *Fellowship* em Medicina do Sono e *Fellowship* em Cirurgia Craniomaxilofacial no Hospital das Clínicas da Faculdade de Medicina da Universidade de São Paulo (HCFMUSP)
Títulos de Especialidade e Áreas de Atuação em Otorrinolaringologia, Medicina do Sono e Cirurgia Craniomaxilofacial pela Associação Brasileira de Otorrinolaringologia e Cirurgia Cervicofacial (ABORL-CCF) e Associação Médica Brasileira (AMB)

EDUARDO TOSHIRO TODA NISHIMURA
Médico Assistente da Equipe de Craniomaxilofacial do Hospital das Clínicas da Faculdade de Medicina da Universidade de São Paulo (USP)
Membro Titular da Sociedade Brasileira de Cirurgia Plástica (SBCP)

ERIKA MATSUMURA
Fonoaudióloga pela Universidade Estadual Paulista (Unesp)
Doutora e Mestra em Ciências pela Universidade de São Paulo (USP)
Especialista em Motricidade Orofacial pelo Conselho Federal de Fonoaudiologia
Certificada em Fonoaudiologia do Sono pela Associação Brasileira do Sono

SUMÁRIO

PARTE I
RONCO E APNEIA OBSTRUTIVA DO SONO (AOS)

PARTE II
ALTERAÇÕES DENTOALVEOLARES

PARTE III
ALTERAÇÕES CRANIOMAXILOFACIAIS

Guia Prático de Otorrinolaringologia e Cirurgia de Cabeça e Pescoço

Apneia Obstrutiva do Sono e Alterações Craniomaxilofaciais – Volume VI

Thieme Revinter

PARTE I RONCO E APNEIA OBSTRUTIVA DO SONO (AOS)

CAPÍTULO 1

FISIOPATOLOGIA DA APNEIA OBSTRUTIVA DO SONO

Camila Bae Uneda ▪ Pedro Augusto Magliarelli Filho ▪ Michel Burihan Cahali

INTRODUÇÃO

A apneia obstrutiva do sono (AOS) é um distúrbio respiratório crônico e prevalente, caracterizado pelo estreitamento e obstrução periódica da via aérea superior (VAS) durante o sono.[1,2] Na vigília, a atividade da musculatura faríngea é capaz de manter as vias aéreas pérvias,[3] porém, durante o sono ocorre a redução da atividade muscular que, combinada com a suscetibilidade individual ao colapso pode resultar nas obstruções, resultado do desequilíbrio entre a pressão negativa durante a inspiração e a ação da musculatura.[4-7]

A AOS é uma doença multifatorial que envolve uma interação complexa de diversos fatores que contribuem para o desenvolvimento da doença e cada um deles consiste em um alvo terapêutico em potencial.[8,9] Embora alguns fatores de risco sejam individualmente conhecidos, a fisiopatologia precisa e os caminhos que resultam na obstrução da VAS ainda necessitam de mais estudos.[8,10,11]

Didaticamente, reconhece-se que tanto fatores anatômicos quanto funcionais desempenham papéis cruciais no colapso da VAS durante o sono. O fator anatômico, que se refere a uma VAS estreita e colapsável, é uma característica essencial. Entre os fatores não anatômicos, destacam-se a instabilidade do controle ventilatório no sistema nervoso central, a responsividade ineficaz dos músculos dilatadores das vias aéreas e o baixo limiar de despertar.[2,3,6,12,13]

A compreensão dos mecanismos fisiopatológicos subjacentes à AOS é fundamental, pois possibilita a estratificação dos pacientes em diferentes endofenótipos, o que facilita a personalização do tratamento de acordo com as características individuais de cada paciente.[14] Este capítulo se dedica a explorar os diversos mecanismos envolvidos na fisiopatologia e suas interações com o objetivo de enriquecer a compreensão sobre a AOS.

BIOMECÂNICA E COLAPSABILIDADE DA VIA AÉREA SUPERIOR

Um dos conceitos iniciais relacionados com a fisiopatologia da AOS é o desequilíbrio entre as forças dilatadoras e constritoras da faringe.[7] Estudos iniciais demonstraram que, no início de um evento obstrutivo, a atividade do músculo genioglosso, o principal dilatador da faringe, é reduzida.[4,5] À medida que a obstrução persiste, a atividade do genioglosso aumenta, mas a pressão intrafaríngea torna-se progressivamente mais negativa, intensificando a força de sucção sobre a língua e toda a musculatura faríngea. Eventualmente, esse processo leva ao despertar, o que resulta em uma ativação intensa do genioglosso, abrindo a via aérea e revertendo o evento obstrutivo. Após a retomada do sono, a atividade do músculo diminui novamente, predispondo o indivíduo a um novo evento obstrutivo.[1,4,5,7,15-17]

Entretanto, a colapsabilidade da faringe e os fatores anatômicos que reduzem o lúmen das vias aéreas superiores não explicam completamente a ocorrência de eventos obstrutivos durante o sono. Novos estudos têm esclarecido outros mecanismos fisiopatológicos que contribuem para a AOS.[3,13,14,16,18,19]

A colapsabilidade passiva da VAS, intrínseca aos tecidos da faringe e perifaríngeos, desempenha papel crucial na fisiopatologia da AOS, como demonstrado por estudos biomecânicos.[20,21] A faringe funciona como um cilindro muscular colapsável. As propriedades biomecânicas da via aérea faríngea são influenciadas pela pressão intraluminal (a pressão dentro da via aérea) e pela pressão extraluminal (a pressão exercida pelos tecidos circundantes).[16,20] O equilíbrio entre elas é fundamental para manter a patência deste cilindro, evitando seu colapso durante o sono. Nas extremidades deste tubo colapsável há segmentos rígidos: a cavidade nasal a montante e a traqueia a jusante.[16,22] O modelo de resistência de Starling, usualmente adotado para descrever o comportamento de condutos biológicos colapsáveis, como vasos sanguíneos, também pode ser aplicável à VAS.[22,23] Denomina-se pressão crítica de fechamento da via aérea superior (Pcrit) a menor pressão intraluminal capaz de gerar o colabamento da via aérea durante a inspiração.

Quando as pressões a montante (Pnasal) e a jusante (Ptraqueal) caem abaixo da Pcrit, a pressão transmural (exercida sobre a parede) da via aérea torna-se negativa, levando ao colapso da via aérea e à cessação do fluxo de ar. Por outro lado, se a Pnasal for maior que a Pcrit, a via aérea permanece aberta, e o fluxo de ar é proporcional ao gradiente de pressão entre Pnasal e Ptraqueal.

Uma característica crítica da AOS é a limitação do fluxo inspiratório. No início da inspiração, a Ptraqueal diminui, gerando o fluxo para os pulmões, mas a via aérea, sendo colapsável, começa imediatamente a se estreitar (já que a Ptraqueal se torna inferior à Pcrit), até o momento em que o fluxo de ar atinge um platô apesar do aumento do esforço respiratório. Este platô é determinado pelo gradiente de pressão entre Pnasal e Pcrit e está correlacionado com a resistência do segmento a montante da traqueia. Quando o fluxo é limitado ou ausente, novas quedas na Ptraqueal não resultam em oclusão completa da via aérea, mas em ciclos de abertura e fechamento, contribuindo para o ronco característico e as pausas respiratórias intermitentes observadas em pacientes com AOS.[7,15,16,23,24]

O padrão-ouro atual para quantificar a deficiência anatômica funcional da VAS durante o sono é a técnica da pressão crítica de fechamento passiva (Pcrit). Essa técnica pressupõe a diminuição da atividade dos músculos dilatadores da VAS, que ocorre naturalmente durante o sono e é maximizada sob terapia com pressão positiva contínua nas vias aéreas (CPAP). O método baseia-se no princípio de que, ao desafiar a via aérea com um breve período de estreitamento induzido pela redução abrupta do CPAP, a ativação reflexa dos músculos dilatadores faríngeos é mínima, permitindo a avaliação das propriedades anatômicas passivas (sem resposta muscular) da via aérea faríngea.[17,25]

A aferição da Pcrit é uma técnica aplicada exclusivamente em ambiente de pesquisa. Para isso, utiliza-se uma máscara de CPAP conectada a um dispositivo capaz de fornecer tanto pressão positiva quanto negativa. O paciente passa a maior parte da noite em um nível de CPAP suficiente para eliminar a limitação do fluxo inspiratório, tornando a resistência faríngea comparável aos níveis observados durante a vigília. Em indivíduos com AOS, esse é o nível terapêutico de CPAP, enquanto em indivíduos sem AOS, geralmente corresponde a 4-5 cmH_2O. O CPAP é, então, abruptamente reduzido, por até cinco respirações, às vezes para pressões de sucção negativa, com o objetivo de induzir graus variados de limitação do fluxo de ar, idealmente até o colapso da via aérea superior. A Pcrit significa a maior pressão do CPAP (positiva ou negativa) em que a VAS colapsa nessas condições, sendo calculada por meio de uma regressão linear entre as várias medidas de fluxo com diferentes pressões de CPAP.[1,15,17,25]

Pacientes com comprometimento anatômico severo apresentam colapso da VAS em pressões luminais elevadas, frequentemente acima da pressão atmosférica. Em contraste, indivíduos com uma anatomia "normal" ou favorável requerem pressões de sucção mais negativas, abaixo de -5 cmH_2O, para que o colapso ocorra, o que os protege anatomicamente contra a AOS.[21,26] Além das propriedades estáticas craniofaciais e de tecidos moles, fatores como a posição do corpo e da cabeça, bem como a tensão superficial do muco da VAS, podem modular a colapsabilidade durante o sono.[8,20] Em particular, o deslocamento rostral de fluidos, frequentemente observado em condições como insuficiência cardíaca e renal, pode aumentar a pressão sobre os tecidos faríngeos e, consequentemente, aumentar (piorar) a Pcrit.[27-29]

Estudos demonstram que a Pcrit é, em média, mais elevada em pacientes com AOS em comparação com indivíduos não apneicos, refletindo maior colapsabilidade das vias aéreas superiores. No entanto, existe uma considerável variabilidade na Pcrit entre os pacientes, com significativa sobreposição entre pessoas com e sem AOS. Essa variabilidade sugere que, embora a Pcrit seja um indicador importante da susceptibilidade anatômica ao colapso, outros fatores não anatômicos também influenciam a frequência e a gravidade dos eventos apneicos durante o sono.[30,31]

Durante a vigília, pacientes com AOS geralmente não apresentam dificuldades respiratórias, mesmo quando realizam grande esforço ventilatório, devido à atividade compensatória dos músculos dilatadores faríngeos.[3] No entanto, durante o sono, a redução da atividade desses músculos é mais acentuada em pacientes com AOS, o que, em combinação com uma via aérea mais propensa ao colapso e, por vezes, mais estreita, resulta na obstrução da VAS. Essa observação sugere que, em pacientes com AOS, a VAS requer uma atividade muscular dilatadora significativamente maior para permanecer aberta durante o sono em comparação com indivíduos normais.[1,15,16,19]

Um fator adicional que contribui para a colapsabilidade faríngea é o fenômeno do deslocamento de fluido rostral ao decúbito. A retenção hídrica pode exacerbar a AOS por meio da redistribuição noturna de líquido acumulado nos membros inferiores para as partes superiores e centrais do corpo enquanto o paciente está deitado. Durante o dia, o acúmulo de fluido nos membros inferiores ocorre devido à elevada pressão hidrostática nos capilares das pernas, que excede a pressão no espaço intersticial, levando ao extravasamento de fluido para o espaço intersticial. Ao deitar-se, o volume sanguíneo dos membros inferiores diminui, e o fluido é redistribuído para o tórax e pescoço. Esse movimento de fluido pode aumentar a pressão tecidual na região cervical, resultando no estreitamento das vias aéreas superiores e aumentando a colapsabilidade faríngea. Esse fenômeno é particularmente exacerbado em pacientes com comorbidades que aumentam a volemia, como insuficiência cardíaca congestiva, insuficiência renal crônica e insuficiência venosa. A redistribuição do fluido durante o decúbito está correlacionada com o aumento da circunferência do pescoço e com o índice de apneia-hipopneia (IAH), demonstrando a relação direta entre o deslocamento de fluido e a gravidade da AOS.[1,2,8,9,27-29,32]

VIA AÉREA ESTREITA

A anatomia comprometida das vias aéreas superiores é amplamente reconhecida como a principal causa da AOS. Múltiplos estudos utilizando diversas técnicas de imagem demonstram consistentemente que, em média, a área da seção transversal da via aérea faríngea em indivíduos com AOS é significativamente menor em comparação àqueles sem o distúrbio. Essa redução na área da via aérea é um fator determinante para o desenvolvimento da AOS e explica o motivo pelo qual a maioria das terapias atuais, como o uso de pressão positiva contínua nas vias aéreas (CPAP), dispositivos intraorais e cirurgias das vias aéreas superiores, se concentra na correção dessas anormalidades anatômicas.[6,8,12,19,21,24,33,34]

De maneira geral, o tamanho da luz da faringe é determinado pela diferença entre as dimensões da cavidade delimitada pelas estruturas ósseas craniofaciais e o volume ocupado pelos tecidos moles (língua, músculos, palato, tecido linfoide, sangue e gordura). Assim, uma faringe estreita resulta tanto de uma estrutura óssea relativamente pequena quanto de tecidos moles relativamente grandes. Ambos os fatores contribuem para o estreitamento, mas a contribuição das estruturas ósseas e do volume dos tecidos moles varia entre os indivíduos, particularmente entre diferentes grupos étnicos.[8,12,21]

OBESIDADE

A prevalência de obesidade em pacientes com AOS é elevada, constituindo um fator crucial que contribui para a compressão extrínseca das vias respiratórias superiores.[35] Este fenômeno ocorre devido a aumento do depósito de tecido adiposo no pescoço, especialmente ao redor da faringe e na base da língua, o que resulta na redução do espaço aéreo disponível e na instabilidade das vias respiratórias durante o sono. Estudos recentes demonstram que a distribuição de gordura cervical está diretamente associada à gravidade da AOS, indicando que não apenas a quantidade total de gordura corporal, mas também sua localização específica, desempenha papel determinante na patogênese da doença.[7,8,16,36,37]

Além da deposição de gordura no pescoço, a morfologia da língua tem sido identificada como fator importante no desenvolvimento da AOS. Pesquisas indicam que indivíduos com AOS apresentam diferenças significativas na estrutura e na composição da língua em comparação com indivíduos normais na posição supina.[38] A hipertrofia muscular e o aumento do volume de gordura na língua podem contribuir para a obstrução da VAS, aumentando a resistência ao fluxo de ar e favorecendo episódios de apneia durante o sono. A relação entre a morfologia lingual e a AOS sugere que intervenções direcionadas à redução da massa muscular ou adiposa na língua poderiam ser estratégias terapêuticas eficazes para mitigar os sintomas da AOS.[39,40]

A obesidade abdominal e torácica também desempenha papel fundamental na fisiopatologia da AOS. O acúmulo de gordura nessas regiões reduz a capacidade pulmonar total, diminuindo o volume inspiratório pulmonar e levando a uma redução da tração caudal da traqueia. Este mecanismo resulta na instabilidade da VAS, aumentando a propensão ao colapso durante a inspiração.[32,39] Estudos têm demonstrado que a distribuição central de gordura, mais prevalente em homens, está associada a um risco aumentado de AOS, destacando a importância da composição corporal na avaliação e manejo da doença.[41,42]

Há forte correlação entre o índice de massa corporal (IMC) e a gravidade da AOS. Estudos observacionais indicam que um aumento significativo no peso corporal está associado a aumento proporcional no índice de apneia-hipopneia (IAH), enquanto a perda de peso resulta em uma diminuição correspondente no IAH. Perder peso pode causar aumento da pressão crítica de fechamento faríngea (Pcrit), devido à redução de gordura no espaço parafaríngeo e na base da língua. A circunferência do pescoço, utilizada como marcador de obesidade regional, também tem se mostrado um indicador confiável da gravidade da AOS, com medidas maiores associadas a um risco aumentado de obstrução da VAS.[8,39,41,42]

Em termos de intervenções terapêuticas, a obesidade tem sido negativamente relacionada com o sucesso de tratamentos cirúrgicos para AOS. Pacientes com IMC elevado tendem a apresentar menores reduções no IAH pós-cirúrgico, indicando que a obesidade pode comprometer os resultados de procedimentos cirúrgicos. Por outro lado, abordagens focadas na perda de peso, seja por meio de terapias médicas ou cirurgias bariátricas, têm se mostrado eficazes na redução dos sintomas da AOS em pacientes obesos. Essas intervenções não apenas diminuem a massa adiposa geral, mas também reduzem especificamente a gordura cervical e abdominal, melhorando a anatomia das vias aéreas superiores e diminuindo a pressão sobre as estruturas respiratórias.[11,39,43,44]

Intervenções que visam a redução da gordura lingual, seja por meio de perda de peso sistêmica ou de procedimentos específicos direcionados à região lingual, têm se mostrado promissoras na mitigação dos sintomas da AOS. A redução da gordura lingual está correlacionada com uma diminuição significativa no IAH, indicando que a modulação da composição tecidual na língua pode ser um fator importante no manejo terapêutico da AOS.[8,11,34,41,43,44]

ALTERAÇÕES CRANIOFACIAIS

As alterações craniofaciais reduzem o tamanho da faringe por deixarem o arcabouço ósseo craniofacial menor. Em adultos com AOS, evidências demonstraram redução do comprimento mandibular, posição inferiorizada do osso hioide e deslocamento posterior da maxila como fatores que resultam no estreitamento da luz faríngea e aumentam a resistência da VAS. Essa combinação de alterações morfológicas pode ser identificada por meio da análise cefalométrica. Indivíduos asiáticos naturalmente apresentam redução no diâmetro anteroposterior da faringe, e indivíduos do sexo masculino tendem a apresentar faringes mais alongadas, com hioide mais inferior, justificando a propensão maior à AOS no sexo masculino.[1,2,8,16]

As alterações craniofaciais podem ser mais evidentes nas alterações congênitas sindrômicas, como, por exemplo, as síndromes de Pfeiffer, Pierre Robin, Crouzon e Apert, que naturalmente apresentam risco significativamente elevado para o desenvolvimento de AOS, devido à hipoplasia da região média da face e outras deformidades associadas que comprometem a patência da VAS.[16]

Análises cefalométricas têm demonstrado que o osso hioide encontra-se, frequentemente, em uma posição inferior em pacientes com AOS. Essa alteração é exacerbada em indivíduos com excesso de peso, onde a obesidade contribui para uma redução do diâmetro luminal da faringe, intensificando o risco de colapso durante o sono. A macroglossia, que está frequentemente associada à obesidade, é outro fator crítico envolvido no deslocamento inferoposterior do osso hioide, exacerbando o risco de AOS em pacientes obesos e não obesos com retrognatia, micrognatia ou maxila retroposicionada.[8,9,16]

Alguns fenótipos cefalométricos foram identificados como fatores de risco para AOS, como por exemplo, a espessura e o comprimento do palato mole, a altura posterior da maxila, a má oclusão, o comprimento da língua e a posição do osso hioide em relação a outras estruturas anatômicas. No entanto, a análise cefalométrica isolada ainda não é eficaz em predizer resultados de tratamentos alternativos ao CPAP, o que limita sua aplicação na avaliação pré-operatória de cirurgias para AOS.[8,15,16]

NARIZ

O nariz desempenha papel importante na fisiopatologia da AOS, pois é a porta de entrada da VAS, sendo responsável por 50% ou mais do total da sua resistência e influenciando toda a dinâmica das VAS. O nariz é um órgão reativo com potencial de exercer maior ou menor resistência e atuando como um regulador do fluxo aéreo e contribuindo para a pressão negativa intraluminal da faringe.[8,45,46]

A obstrução nasal pode ser decorrente de deformidades anatômicas como desvio do septo nasal, hipertrofia dos cornetos ou de tonsilas faríngeas, estreitamento das válvulas nasais, da abertura piriforme ou palato ogival, além de doenças como rinites, sinusites, poliposes e tumorações e pode afetar a qualidade do sono e exacerbar os sintomas da AOS.[45,47] Mesmo a obstrução unilateral é capaz de influenciar na AOS com aumento do índice de apneia e hipopneia (IAH) e alterações na arquitetura do sono. Apesar disso, a obstrução nasal isolada raramente é a causa da AOS, mas pode agravar o quadro clínico, aumentando os sintomas noturnos e diurnos da AOS.[45-48]

Se retomarmos o conceito do modelo resistor de Starling, a obstrução nasal atua como um fator a montante que, ao aumentar a resistência, gera maior redução da pressão na luz da faringe, favorecendo o colapso. Segundo a lei de Pouseille, a resistência ao fluxo aéreo é diretamente proporcional ao comprimento da via aérea e inversamente proporcional à quarta potência do seu raio, implicando que pequenas reduções no diâmetro das vias aéreas nasais podem levar a aumentos significativos na resistência total das vias aéreas. Esta resistência elevada não apenas promove a respiração bucal, que também contribui com eventos obstrutivos durante o sono, mas também pode alterar os padrões de ativação neuromuscular, favorecendo o colapso das vias aéreas durante o sono.[47,49]

Outro ponto importante é o impacto da obstrução nasal sobre o reflexo ventilatório nasal. A diminuição do fluxo de ar através da cavidade nasal reduz o estímulo de receptores nasais, resultando em menor tônus muscular faríngeo e diminuição do estímulo respiratório central. Recentemente, demonstrou-se que o óxido nítrico (NO), produzido nas vias aéreas nasais, também parece desempenhar um papel na modulação do tônus muscular faríngeo e na regulação dos padrões respiratórios durante o sono, embora o entendimento completo de sua função exija maior estudo.[48]

Clinicamente, observa-se alta prevalência de obstrução nasal em pacientes com AOS (45 a 70%). Contudo, a relação entre o grau de obstrução e a gravidade da AOS permanece controversa. Alguns estudos sugerem que a obstrução nasal é um fator de risco independente para AOS, enquanto outros não encontraram correlação significativa entre a resistência nasal e a gravidade dos eventos obstrutivos.[45,46,48]

Atualmente, a literatura sugere que, embora a obstrução nasal não seja um fator isolado determinante da AOS, desempenha papel significativo na modulação da resistência das vias aéreas e na fisiopatologia dos distúrbios respiratórios do sono. A abordagem cirúrgica ou terapêutica das condições nasais subjacentes pode, portanto, ser uma estratégia relevante para melhorar os sintomas relacionados com a AOS, principalmente em pacientes com resistência aumentada das vias aéreas nasais ou em casos de AOS leve a moderada.[8,11,46]

FARINGE

A faringe é a região da VAS caracterizada por sua natureza essencialmente muscular e, por isso, susceptível ao colabamento. O aumento das estruturas de tecidos moles no lúmen da faringe é uma das principais causas do estreitamento da via aérea em pacientes com AOS. Palato mole alongado, retrognatia, macroglossia, hiperplasia das tonsilas faríngeas, linguais e palatinas e mucosa faríngea redundante contribuem para a redução do diâmetro faríngeo, favorecendo o colapso das vias aéreas durante o sono.[15,16]

A avaliação do escore de Mallampati é uma abordagem complementar que tem sido utilizada para prever a dificuldade de intubação em pacientes com AOS, correlacionando-a com o grau de obstrução das vias aéreas. Embora sua correlação com a gravidade da AOS, medida pelo índice de apneia-hipopneia, seja relativamente fraca, o escore de Mallampati Modificado (ou posição do palato de Friedman) pode oferecer uma estimativa útil sobre a relevância anatômica presente nesses pacientes. Além disso, a avaliação do tamanho das tonsilas palatinas, linguais e tonsilas faríngeas é fundamental, uma vez que hipertrofias moderadas ou graves destes tecidos linfoides estão associados ao risco de ronco e AOS. Outros fatores de tecidos moles também são determinantes críticos no estreitamento faríngeo e na AOS, a exemplo do edema de tecidos moles faríngeos, como as paredes faríngeas laterais e a medianização dos arcos palatofaríngeos.[8,32]

Portanto, a compreensão detalhada das alterações faríngeas e suas implicações na apneia obstrutiva do sono é essencial para o desenvolvimento de abordagens diagnósticas e terapêuticas eficazes, que levem em consideração a complexidade anatômica e funcional da VAS em cada paciente.

Parede Lateral da Faringe (PLF)

A PLF é composta por mucosa, musculatura das lojas tonsilares (constritor superior, palatoglosso, palatofaríngeo) tonsilas palatinas e gordura parafaríngea.[50]

O estreitamento observado na via aérea dos apneicos se deve, predominantemente, à redução do espaço laterolateral da faringe. Em indivíduos sadios, o lúmen faríngeo apresenta configuração elíptica com o maior eixo no sentido laterolateral. Já os apneicos apresentam, principalmente ao nível retropalatal, um lúmen faríngeo com configuração circular, ou, quando elíptica, com maior eixo no sentido anteroposterior. Esse achado ocorre como resultado da projeção medial das paredes laterais desses pacientes para o lúmen faríngeo.[8,51]

A redução do espaço laterolateral da luz faríngea nos apneicos se deve ao espessamento da própria PLF. Já foi observado que esse espessamento é independente do volume da gordura parafaríngea ou da distância intermandibular e pode ser atribuído, portanto, à espessura da própria musculatura que a compõe.[52] O aumento da espessura da PLF é considerado um fator de risco independente para o desenvolvimento da doença, mesmo após o controlar para variáveis como o índice de massa corporal (IMC) e a circunferência cervical e está, portanto, intimamente relacionado com a patogênese do distúrbio.[53]

O papel da musculatura da PLF no colapso da via aérea em pacientes com AOS é evidenciado não só pelo aumento de sua espessura, reduzindo a luz faríngea e favorecendo a ocorrência dos colapsos, mas também pela significativa melhora que pode ser observada em pacientes submetidos a tratamentos cirúrgicos que abordam especificamente a musculatura dessa região, como a faringoplastia lateral, por exemplo.[54] Essa melhora não era alcançada com técnicas cirúrgicas cujo foco estava na abordagem da linha média e na ressecção de tecidos moles redundantes, como a uvulopalatofaringoplastia, técnica pioneira que foi muito popularizada no tratamento do ronco e AOS.[55]

FATORES NÃO ANATÔMICOS

Redução da Responsividade da Musculatura – Redução do Tônus durante o Sono

Durante o sono ocorre uma redução natural e fisiológica do tônus e da atividade muscular. A redução da atividade e responsividade da musculatura com o início do sono e a perda do *drive* ventilatório da vigília resultam em redução do calibre, aumento da resistência e da probabilidade de colapso da faringe. A resposta a esse fenômeno fisiológico depende da susceptibilidade subjacente ao colapso de cada indivíduo e varia de acordo com o calibre basal da VAS, a pressão dos tecidos circunjacentes e as propriedades intrínsecas da via aérea.[56]

Para indivíduos com apneia obstrutiva do sono (AOS), a combinação de fatores anatômicos e neuromusculares, como a capacidade reduzida dos músculos faríngeos para contrabalançar as forças colapsantes com a redução do tônus muscular e fatores predisponentes podem levar a episódios frequentes de obstrução.[57,58]

Musculatura Dilatadora da Faringe Ineficaz

A diminuição tanto da atividade basal quanto da atividade compensatória dos músculos dilatadores durante o sono é um dos fatores que determina o colapso das vias aéreas. O músculo dilatador da VAS mais importante e mais estudado é o genioglosso, cuja atividade neural é caracterizada por um componente tônico (medido durante a expiração, mas que permanece durante toda a respiração) e um componente fásico (manifestado durante a inspiração), que é essencial para prevenir o colapso posterior da língua quando a pressão se torna negativa na faringe complacente.[59] Outros músculos dilatadores importantes das vias aéreas superiores, embora menos estudados, são o levantador e tensor do véu palatino (que avançam e elevam o palato mole), e o genio-hióideo e estilofaríngeo (que se opõem ao colapso medial das paredes laterais da faringe).[7,34,58,60]

O músculo genioglosso é controlado pelo nervo hipoglosso e é o principal músculo dilatador da faringe, desempenhando um papel crítico na manutenção da patência da VAS durante o sono. Estudos sobre o genioglosso em ratos mostraram que a redução dos níveis de monoaminas específicas no tronco encefálico (serotonina, histamina, orexina, norepinefrina), entre a vigília e o sono NREM e REM, é responsável pela diminuição do tônus muscular da VAS durante o sono.[5,61,62]

Dentre todas, a redução da norepinefrina e os efeitos inibitórios da acetilcolina (especialmente durante o sono REM) parecem desempenhar papel mais importante no relaxamento dos músculos da VAS.[62,63] Essas descobertas foram baseadas no trabalho de Horner *et al.*, utilizando um modelo animal em que vários medicamentos foram injetados no tronco encefálico para modular a atividade do núcleo motor do hipoglosso.[64] As propriedades estimuladoras ou inibitórias desses medicamentos foram medidas no músculo genioglosso utilizando eletromiografia durante o ciclo normal de sono-vigília.[61]

Muitos aspectos da atividade do genioglosso ainda permanecem desconhecidos. O efeito pós-descarga, por exemplo, consiste em uma atividade muscular sustentada após a retirada súbita de um estímulo excitatório.[65,66] A pós-descarga no músculo genioglosso foi recentemente proposta como um fator protetor para a AOS, pois poderia evitar períodos de baixa atividade do músculo genioglosso após um período de aumento do impulso respiratório, como ao final de eventos respiratórios, após os despertares.[65] Taranto-Montemuro *et al.* mostraram recentemente que uma pós-descarga maior e mais prolongada está associada ao sono de ondas lentas, um estado de sono protegido no qual os pacientes com AOS experimentam menos eventos obstrutivos e uma respiração mais estável em média.[6] Outras características do sono profundo que podem ajudar no recrutamento dos músculos da VAS e na redução dos eventos respiratórios são o limiar de despertar mais alto e o *drive* ventilatório mais estável durante essa fase.

O impulso neural para o genioglosso é fortemente influenciado pelo sistema sono-vigília. De fato, há mudanças importantes dependentes do sono nos reflexos faríngeos e no controle neural. No entanto, os mecanismos responsáveis não são tão simples quanto a perda de excitação reflexa durante o sono, como inicialmente se suspeitava. Com o início do sono, há rápida redução na contratilidade dos músculos faríngeos. Com o tempo, os estímulos respiratórios (por exemplo, hipercapnia e reduções da pressão faríngea) acumulam-se, e a atividade do genioglosso aumenta progressivamente durante o sono não REM estável.[16,59]

Observa-se, no entanto, que quando a resistência das vias aéreas superiores é minimizada com CPAP, há fortes mudanças dependentes da fase do sono, onde a atividade muscular do genioglosso diminui progressivamente do sono de ondas lentas para o sono N2 e REM. Por outro lado, a atividade do tensor do véu palatino diminui acentuadamente no início do sono, mas permanece bastante constante entre as fases do sono sob essas condições. Assim, essas mudanças na atividade muscular faríngea são consistentes com o conceito comumente citado de que a apneia obstrutiva do sono (AOS) é causada pela interação entre reduções no impulso neural dependentes do sono e a anatomia faríngea comprometida. No entanto, no contexto de eventos respiratórios na AOS, onde ocorrem mudanças consideráveis na pressão faríngea e distúrbios nos gases sanguíneos (ambos capazes de estimular os dilatadores faríngeos, como descrito anteriormente), as mudanças dependentes do sono nos reflexos das vias aéreas superiores e no controle neural são apenas parte da história. De fato, essas mudanças provavelmente contribuem para a patogênese da AOS em alguns pacientes durante certos períodos da noite, mas não em outros.[1,15,16,19,67]

A responsividade muscular refere-se à capacidade de os músculos dilatadores da faringe aumentarem sua atividade em resposta a estímulos respiratórios, como aumentos no CO_2 ou alterações na pressão faríngea, para impedir o colapso da via aérea durante o sono.[18] A responsividade do músculo genioglosso é crítica para a manutenção da patência das vias aéreas durante o sono. Em cerca de 30% dos pacientes com AOS, essa responsividade é frequentemente comprometida e pode ser reconhecida como um aumento inadequado na atividade eletromiográfica (EMG) do genioglosso em resposta ao estreitamento das vias aéreas. Essa falha na resposta protetora adequada pode resultar em apneias e hipopneias durante o sono, agravando a condição clínica.[14,68]

Assim, há uma falha dos músculos faríngeos em gerar uma resposta protetora adequada do ponto de vista do impulso neural (baixa responsividade muscular). Isso pode ser causado por uma incapacidade de perceber o estreitamento das vias aéreas, por um problema de controle motor, ou ambos. Independentemente dos mecanismos, a baixa responsividade muscular durante o sono, combinada com o comprometimento anatômico das vias aéreas superiores, provavelmente são as principais causas da AOS nesses indivíduos. No entanto, a baixa responsividade muscular, por si só, na ausência de comprometimento anatômico (Pcrit < −5 cmH_2O), não resulta em AOS. Por outro lado, o oposto também é verdadeiro, ou seja, o comprometimento anatômico (Pcrit > −5 cmH_2O) pode ser superado em pessoas que possuem uma responsividade muscular robusta durante o sono. No entanto, embora esses indivíduos estejam amplamente protegidos da AOS durante o sono não REM, eventos respiratórios podem ocorrer durante o sono REM, quando a atividade muscular é marcadamente reduzida. Embora o controle reflexo do genioglosso seja prejudicado durante o sono REM, nossa compreensão da capacidade dos músculos dilatadores faríngeos de responder ao estreitamento das vias aéreas durante o sono REM é limitada.[12,15,16,19]

A eficácia da contração muscular é a capacidade dos músculos dilatadores da faringe de transformar o impulso neural recebido em contração que gere uma dilatação eficaz das vias aéreas, mantendo assim o fluxo aéreo. Em muitos pacientes com AOS, essa eficácia é comprometida, resultando em um colapso faríngeo apesar de uma atividade neural adequada.[12]

Além disso, a resposta ao despertar também é um fator crítico na modulação da atividade do genioglosso. Durante os despertares do sono há uma ativação robusta desse músculo, o que ajuda a restaurar a patência faríngea. No entanto, se o sono se mantém após o colapso da via aérea, o acúmulo de estímulos respiratórios, como a hipercapnia e a pressão negativa na via aérea, pode ativar os músculos dilatadores da faringe sem a necessidade de despertares frequentes. Isso sugere que a manipulação do limiar de despertar pode ser uma estratégia terapêutica, embora essa abordagem deva ser cuidadosamente equilibrada para evitar hipoxemia grave.[6,12,69]

Instabilidade do Centro Respiratório – Alto *Loop Gain*

O *loop gain* refere-se à sensibilidade do sistema de controle ventilatório em resposta a flutuações no dióxido de carbono (CO_2) durante o sono. Essencialmente, é uma medida da estabilidade ou instabilidade do sistema de controle respiratório. Um sistema com alto *loop gain* é excessivamente sensível, resultando em grandes oscilações na ventilação em resposta a pequenas alterações nos níveis de CO_2. Em contraste, um sistema com baixo *loop gain* é mais estável, apresentando uma resposta ventilatória mais apropriada às perturbações.[12,70]

O controle ventilatório é baseado em um sistema de *feedback* negativo, onde os quimiorreceptores detectam mudanças nos níveis de CO_2 e ajustam a ventilação para manter a homeostase. Esse sistema é o produto da sensibilidade dos quimiotreceptores, a capacidade pulmonar e sua eficiência em eliminar o CO_2, e a concentração sérica de CO_2.[71]

Um alto *loop gain* pode contribuir para a patogênese da AOS por meio de vários mecanismos. Pacientes com alto *loop gain* apresentam uma resposta ventilatória exagerada a pequenas elevações nos níveis de CO_2, o que pode resultar em oscilações ventilatórias instáveis. Essas oscilações podem levar a episódios repetidos de hiperventilação seguidos de hipoventilação, exacerbando a instabilidade respiratória durante o sono.[71]

Essas oscilações ventilatórias podem ser especialmente problemáticas em indivíduos com suscetibilidade anatômica ao colapso das vias aéreas. Durante os períodos de hiperventilação, a diminuição do CO_2 pode reduzir o estímulo para a musculatura dilatadora das vias aéreas, aumentando o risco de colapso faríngeo. Além disso, um aumento abrupto na pressão negativa intratorácica, resultante de um impulso respiratório excessivo em resposta a um pequeno aumento no CO_2, pode agravar a propensão ao colapso das vias aéreas superiores.[19,70,71]

Pacientes com AOS grave frequentemente apresentam *loop gain* mais elevado em comparação com aqueles com formas mais leves da doença. Isso sugere que, para esse subgrupo, a instabilidade do controle ventilatório desempenha papel significativo na gravidade e na frequência dos eventos apneicos.[19]

A presença de um alto *loop gain* tem implicações importantes para o manejo clínico da AOS. Em particular, pacientes com um *loop gain* elevado podem não responder adequadamente às intervenções cirúrgicas das vias aéreas. Nestes casos, as oscilações ventilatórias persistentes podem continuar a desencadear episódios de apneia, mesmo após a intervenção. Portanto, o *loop gain* elevado pode ser um preditor de falha em tratamentos que abordam apenas a anatomia da via aérea.[71]

Intervenções farmacológicas que visam reduzir o *loop gain*, como a acetazolamida, um inibidor da anidrase carbônica, ou a administração de oxigênio suplementar, têm sido propostas como estratégias de resgate para pacientes com alto *loop gain* que apresentam resposta incompleta às abordagens cirúrgicas. Essas intervenções atuam estabilizando o controle ventilatório, diminuindo a sensibilidade do sistema ao CO_2 e reduzindo as oscilações respiratórias.[72]

O *loop gain* é um fator crítico na fisiopatologia da AOS, particularmente em subgrupos de pacientes com susceptibilidade anatômica moderada. O reconhecimento da importância do controle ventilatório na AOS abre caminho para abordagens terapêuticas que vão além das intervenções anatômicas, oferecendo novas perspectivas para o manejo personalizado da AOS.[16]

Baixo Limiar para Despertabilidade

O limiar de despertabilidade, ou a propensão de uma pessoa a acordar do sono em resposta a estímulos respiratórios, pode influenciar diretamente a gravidade e a frequência dos eventos apneicos. O limiar de despertar é determinado pela quantidade de estímulo necessário para induzir o despertar durante o sono. Indivíduos com um limiar de despertar baixo tendem a acordar facilmente em resposta a estímulos mínimos, enquanto aqueles com um limiar de despertar alto requerem estímulos mais intensos para despertar. Na AOS, esse limiar desempenha dois papéis possíveis: tanto o excesso como a escassez de despertares podem contribuir para a perpetuação da obstrução das vias aéreas.[1,16,19]

Tradicionalmente, acreditava-se que os despertares eram essenciais para restaurar o fluxo de ar ao final de um evento respiratório. Entretanto, Younes *et al.* demonstraram que, em muitos casos, os despertares não são necessários para a reabertura das vias aéreas e, de fato, podem perpetuar o ciclo de eventos respiratórios. Estudos mostram que aproximadamente 20% dos eventos respiratórios em adultos com AOS terminam sem um despertar, com taxas ainda maiores observadas em crianças e bebês. Esses dados sugerem que, em muitos casos, os músculos dilatadores da faringe são capazes de restaurar o fluxo de ar independentemente do despertar.[67]

Por outro lado, em indivíduos com baixa responsividade muscular durante o sono, o recrutamento dos músculos dilatadores pode não ocorrer até que as alterações nos gases sanguíneos, como hipercapnia e hipóxia, sejam severas. Nesses casos, os despertares corticais podem atuar como um mecanismo de "resgate", promovendo rápida ativação dos músculos das vias aéreas superiores e restaurando a patência da faringe. Esse fenômeno ressalta a complexidade do papel do limiar de despertar na AOS, onde tanto um limiar baixo quanto alto pode ter implicações distintas para a estabilidade ventilatória.[73]

Aproximadamente um terço dos pacientes com AOS apresenta um limiar de despertar baixo, o que pode levar a despertares prematuros durante o sono. Esses despertares frequentes podem impedir o acúmulo de estímulos respiratórios suficientes, como hipercapnia e pressão negativa intrafaríngea, necessários para ativar os músculos dilatadores faríngeos e estabilizar a respiração. Em outras palavras, indivíduos com um limiar de despertar baixo podem despertar antes que seus músculos dilatadores sejam suficientemente recrutados para restaurar o fluxo de ar, perpetuando assim a ocorrência de apneias e hipopneias.[2,68]

Em contraste, pacientes com um limiar de despertar alto tendem a experimentar acúmulo suficiente de estímulos respiratórios, o que pode levar a uma ativação mais robusta dos músculos dilatadores e, portanto, à estabilização da respiração. Entretanto, um limiar de despertar excessivamente alto pode levar a períodos prolongados de hipoxemia e hipercapnia antes que ocorra o despertar, o que pode ter efeitos deletérios sobre a função dos órgãos.

A manipulação do limiar de despertar tem sido considerada uma abordagem terapêutica para a AOS, especialmente em pacientes que apresentam apneias residuais após intervenções cirúrgicas ou que têm uma baixa responsividade ao tratamento convencional com pressão positiva contínua nas vias aéreas (CPAP). A elevação do limiar de despertar pode, teoricamente, permitir que os músculos dilatadores da faringe sejam ativados antes que ocorra o despertar, estabilizando a respiração sem a necessidade de despertares frequentes.[69]

Sedativos e hipnóticos, como a trazodona e a eszopiclona, foram propostos como agentes que podem aumentar o limiar de despertar e, assim, reduzir a frequência dos eventos respiratórios na AOS. No entanto, a eficácia dessas intervenções tem sido modesta e os riscos associados, como a potencial exacerbação da hipoxemia e hipercapnia, requerem uma seleção cuidadosa dos pacientes e um monitoramento rigoroso. A abordagem combinada, utilizando agentes farmacológicos em conjunto com CPAP ou após cirurgia das vias aéreas superiores, pode ser uma estratégia útil para alguns pacientes, mas ainda são necessários mais estudos para validar essa prática.[69]

É importante notar que o limiar de despertar não é uma característica fixa; ele pode mudar com o tratamento. Por exemplo, pacientes com AOS e um limiar de despertar inicialmente alto podem sofrer uma diminuição desse limiar com a terapia, o que pode, paradoxalmente, resultar em uma piora na qualidade do sono se não for cuidadosamente monitorado. Essa observação leva à hipótese de que o limiar de despertar elevado visto em alguns pacientes pode ser uma adaptação que permite o acúmulo de estímulos respiratórios e, portanto, melhor estabilidade respiratória durante o sono.[9,15,67]

A compreensão das complexas interações entre o limiar de despertar, a responsividade muscular e a estabilidade ventilatória oferece novas perspectivas para o manejo personalizado da AOS. A manipulação terapêutica do limiar de despertar, seja através de intervenções farmacológicas ou estratégias combinadas, representa uma área promissora de pesquisa, mas que requer estudos adicionais para garantir eficácia e segurança.

FATORES GENÉTICOS

A AOS tem uma base genética, observada inicialmente em estudos de agregação familiar. Estudos iniciais observaram a ocorrência da doença em irmãos e gêmeos, e mais recentemente, estudos casos-controle confirmaram que familiares de primeiro grau de pacientes com AOS têm prevalência significativamente maior da doença. A prevalência de AOS entre familiares de primeiro grau varia de 21 a 84%, e o risco aumenta com o número de familiares afetados.[74,75]

É uma doença complexa e multifatorial que provavelmente não segue um padrão mendeliano de herança e envolve a interação de múltiplos genes, associadamente a um ambiente favorável para seu desenvolvimento. Além disso, fenótipos associados à AOS, como obesidade central, alterações nas partes moles da VAS e características craniofaciais obstrutivas, também possuem suas próprias heranças genéticas.[74,76]

Embora haja uma base genética significativa para AOS, a identificação de genes específicos envolvidos na doença ainda é limitada. Pesquisas recentes têm focado em genes candidatos e biomarcadores, mas muitos estudos têm limitações devido, principalmente, aos custos, à escolha do tecido ideal para as análises, o tamanho das amostras e à falta de replicação dos achados.[77]

Alguns genes candidatos têm mostrado relevância e estão envolvidos, principalmente, em processos de inflamação, sinalização de hipóxia e na função da musculatura envolvendo alterações no metabolismo, nos mecanismos de reparo tecidual e no aparato contrátil das miofibrilas.[78]

O refinamento na identificação de subgrupos e endótipos específicos da AOS pode melhorar a qualidade dos estudos genômicos. A compreensão das bases genéticas da AOS é essencial para a identificação de biomarcadores que possam contribuir com o diagnóstico e o prognóstico da doença, bem como possíveis genes ou vias de sinalização alvo para o desenvolvimento de novas abordagens e estratégias terapêuticas personalizados.

FATORES AMBIENTAIS E ESTILO DE VIDA

Tabagismo

O tabagismo é um fator de risco comumente relacionado com a AOS. Os mecanismos exatos ainda não estão totalmente elucidados, porém, o uso de cigarro está associado a aumento na inflamação das VAS, obstrução nasal, sensação de estreitamento da VAS e redução do limiar para despertar além de também poder levar ao aumento da produção de secreções e edema da mucosa.[79]

Álcool

O consumo de álcool é outro fator que pode exacerbar a AOS. O álcool age como um depressor do sistema nervoso central devido a seu efeito nos receptores gabaérgicos e contribui para apneias centrais. O álcool também interfere no limiar para despertar e faz com que pacientes apneicos tenham maior dificuldade para responder aos eventos obstrutivos e apresentem dessaturações mais severas. Além disso, o álcool ainda exerce efeito de relaxamento na musculatura, resultando em maior hipotonia na musculatura da VAS e aumento na colapsabilidade da VAS durante o sono, agravando a AOS.[80]

Atividade Física

A prática regular de atividade física tem um efeito protetor contra a AOS e ajuda a reduzir a obesidade, otimiza a atividade de músculos dilatadores da faringe, reduz o acúmulo de líquido no pescoço, a resposta inflamatória sistêmica, melhora a qualidade do sono e reduz a sonolência diurna. Estudos indicam que o aumento da atividade física, principalmente aeróbica, sozinha ou combinada com exercícios de resistência, está associado a uma diminuição no índice de apneia-hipopneia, reduzindo a gravidade da AOS mesmo na ausência de perda ponderal.[81]

Medicamentos

Certos medicamentos podem influenciar a gravidade da AOS. Depressores do sistema nervoso central, como sedativos e opioides, podem aumentar a colapsabilidade das vias aéreas e agravar a apneia. Esses medicamentos promovem o relaxamento dos músculos das vias aéreas superiores e podem levar a um aumento no número e na duração das apneias bem como dessaturações mais intensas e prolongadas.[82,83] Por outro lado, alguns medicamentos podem ter efeito benéfico, como os agentes que reduzem a inflamação e o edema das vias aéreas,[84] ou os que atuam no limiar para despertar[85] e no centro de controle ventilatório.[86] Ainda são necessários mais estudos para avaliar os efeitos específicos dos medicamentos na fisiopatologia da AOS.

PARTICULARIDADES ENTRE OS GÊNEROS NA AOS

Prevalência

Embora a AOS afete indivíduos de ambos os sexos, a prevalência varia substancialmente entre homens e mulheres, afetando principalmente o sexo masculino com uma razão de prevalência que pode variar de 3:1 a 10:1, dependendo da população estudada e dos critérios de diagnóstico utilizados. No entanto, essa disparidade diminui com a idade, especialmente após a menopausa, quando a prevalência em mulheres aumenta consideravelmente, alcançando 28% na faixa etária de 50-70 anos, em comparação com 43% nos homens.[87,88]

Diferenças Anatômicas e Fisiológicas

Homens possuem vias aéreas superiores mais longas que mulheres, o que contribui para maior colapsabilidade e, portanto, maior propensão a AOS. As diferenças anatômicas não são evidentes até a puberdade, sugerindo um papel significativo dos hormônios sexuais.[87]

Os hormônios sexuais femininos exercem efeito protetor na VAS. A progesterona aumenta a resposta ventilatória à hipóxia e à hipercapnia, sendo responsável, durante a gestação, pelo aumento fisiológico da ventilação. Os estrogênios contribuem para a atividade da musculatura dilatadora da VAS, o que pode explicar a redução do risco de AOS durante a vida reprodutiva da mulher.[87]

A menopausa e condições como a síndrome dos ovários policísticos elevam o risco de AOS em mulheres, enquanto a terapia de reposição hormonal tem sido associada à redução do risco. Sabe-se ainda que mulheres transgênero em terapia com estradiol e espironolactona podem evoluir com resolução da AOS, enquanto homens transgênero em tratamento com testosterona têm risco aumentado de desenvolver a doença.[88]

Apresentação Clínica e Diagnóstico

Mulheres com AOS frequentemente apresentam um índice de apneia-hipopneia menor, com episódios mais curtos de apneia e dessaturações menos intensas do que os homens. As apneias em mulheres tendem a ocorrer mais frequentemente durante o sono REM. Elas também apresentam maior latência para iniciar o sono e mais despertares, com maior proporção de sono de ondas lentas.[89]

A AOS frequentemente é subdiagnosticada em mulheres, o que pode ser atribuído a uma maior tendência a relatarem sintomas inespecíficos como fadiga e distúrbios de humor, cefaleia e insônia e menor propensão a relatarem sintomas típicos, como queixa de ronco e apneias presenciadas. Esses sintomas podem se sobrepor com os efeitos da menopausa, contribuindo para um diagnóstico tardio ou incorreto. A sensibilidade dos instrumentos de triagem, como o STOP-BANG e a escala de sonolência de Epworth, também é menor em mulheres.

A polissonografia está indicada sempre que houver queixas não mais bem explicadas por outras condições como sono insuficiente ou de má qualidade, fadiga, sintomas de refluxo durante a noite, cefaleia, insônia recorrente ou persistente e hipertensão refratária.[87,88]

REFERÊNCIAS BILIOGRÁFICAS

1. McNicholas WT. Obstructive sleep apnoea: focus on pathophysiology. Adv Exp Med Biol. 2022;1384:31-42.
2. McNicholas WT, Pevernagie D. Obstructive sleep apnea: transition from pathophysiology to an integrative disease model. J Sleep Res. 2022;31(4):e13616.
3. White DP, Younes MK. Obstructive sleep apnea. Compr Physiol. 2012;2(4):2541-94.
4. Kuna ST, Sant'Ambrogio G. Pathophysiology of upper airway closure during sleep. JAMA. 1991;266(10):1384-9.
5. Horner RL. Pathophysiology of obstructive sleep apnea. J Cardiopulm Rehabil Prev. 2008;28(5):289-98.
6. Heiser C, Eckert D. Pathophysiology of obstructive sleep apnea. HNO. 2019;67(9):654-62.
7. Deflandre E, Gerdom A, Lamarque C, Bertrand B. Understanding pathophysiological concepts leading to obstructive apnea. Obes Surg. 2018;28(8):2560-71.
8. Chang JL, Goldberg AN, Alt JA, Mohammed A, Ashbrook L, Auckley D, et al. International Consensus Statement on Obstructive Sleep Apnea. Int Forum Allergy Rhinol 2023;13(7):1061-482.

9. McNicholas WT, Korkalainen H. Translation of obstructive sleep apnea pathophysiology and phenotypes to personalized treatment: a narrative review. Front Neurol. 2023;14:1239016.
10. Malhotra A, Schwartz AR, Schneider H, Owens RL, DeYoung P, Han MK, et al. Research priorities in pathophysiology for sleep-disordered breathing in patients with chronic obstructive pulmonary disease. An Official American Thoracic Society Research Statement. Am J Respir Crit Care Med. 2018;197(3):289-99.
11. Korkalainen H, Kainulainen S, Islind AS, Óskarsdóttir M, Strassberger C, Nikkonen S, et al. Review and perspective on sleep-disordered breathing research and translation to clinics. Sleep Med Rev. 2024;73:101874.
12. Eckert DJ. Phenotypic approaches to obstructive sleep apnoea – New pathways for targeted therapy. Sleep Medicine Reviews. 2018;37:45-59.
13. White DP. Advanced concepts in the pathophysiology of obstructive sleep apnea. Adv Otorhinolaryngol. 2017;80:7-16.
14. Light M, Owens RL, Schmickl CN, Malhotra A. Precision medicine for obstructive sleep apnea. Sleep Med Clin. 2019;14(3):391-8.
15. Andrisani G, Andrisani G. Sleep apnea pathophysiology. Sleep Breath. 2023;27(6):2111-22.
16. Lv R, Liu X, Zhang Y, Dong N, Wang X, He Y, et al. Pathophysiological mechanisms and therapeutic approaches in obstructive sleep apnea syndrome. Signal Transduction and Targeted Therapy. 2023;8(1):218.
17. Pham LV, Schwartz AR. The pathogenesis of obstructive sleep apnea. J Thorac Dis. 2015;7(8):1358-72.
18. Coughlin K, Davies GM, Gillespie MB. Phenotypes of obstructive sleep apnea. Otolaryngologic Clinics of North America. 2020;53(3):329-38.
19. Messineo L, Eckert DJ. Pathogenesis of sleep apnea. In: Tulaimat A (Ed.). Obesity hypoventilation syndrome. Academic Press; 2020. C. 6. p. 55-66.
20. Kazemeini E, Van de Perck E, Dieltjens M, Willemen M, Verbraecken J, Op de Beeck S, Vanderveken OM. Critical to know pcrit: a review on pharyngeal critical closing pressure in obstructive sleep apnea. Front Neurol. 2022;13:775709.
21. Genta PR, Owens RL, Edwards BA, Sands SA, Eckert DJ, Butler JP, et al. Influence of pharyngeal muscle activity on inspiratory negative effort dependence in the human upper airway. Respir Physiol Neurobiol. 2014;201:55-9.
22. Wellman A, Genta PR, Owens RL, Edwards BA, Sands SA, Loring SH, et al. Test of the Starling resistor model in the human upper airway during sleep. J Appl Physiol (1985). 2014;117(12):1478-85.
23. Krieger J, Petiau C, Sforza E, Weiss T, Thibault A, Bazin A. [Starling resister and stability of sleep ventilation]. Neurophysiol Clin. 1998;28(6):493-506.
24. Owens RL, Edwards BA, Sands SA, Butler JP, Eckert DJ, White DP, et al. Upper airway collapsibility and patterns of flow limitation at constant end-expiratory lung volume. J Appl Physiol (1985). 2012;113(5):691-9.
25. Pien GW, Keenan BT, Marcus CL, Staley B, Ratcliffe SJ, Jackson NJ, et al. An examination of methodological paradigms for calculating upper airway critical pressures during sleep. Sleep. 2016;39(5):977-87.
26. Genta PR, Sands SA, Butler JP, Loring SH, Katz ES, Demko BG, et al. Airflow shape is associated with the pharyngeal structure causing OSA. Chest. 2017;152(3):537-46.
27. Kasai T, Motwani SS, Elias RM, Gabriel JM, Taranto Montemurro L, Yanagisawa N, et al. Influence of rostral fluid shift on upper airway size and mucosal water content. J Clin Sleep Med. 2014;10(10):1069-74.
28. White LH, Bradley TD. Role of nocturnal rostral fluid shift in the pathogenesis of obstructive and central sleep apnoea. J Physiol. 2013;591(5):1179-93.
29. Perger E, Jutant EM, Redolfi S. Targeting volume overload and overnight rostral fluid shift: A new perspective to treat sleep apnea. Sleep Med Rev. 2018;42:160-70.
30. Montemurro LT, Bettinzoli M, Corda L, Braghini A, Tantucci C. Relationship between critical pressure and volume exhaled during negative pressure in awake subjects with sleep-disordered breathing. Chest. 2010;137(6):1304-9.
31. Taranto Montemurro L, Bettinzoli M, Corda L, Redolfi S, Novali M, Braghini A, Tantucci C. Influence of upper airway size on volume exhaled under negative pressure during evaluation of upper airway collapsibility. Sleep Breath. 2012;16(2):399-404.
32. Jordan AS, McSharry DG, Malhotra A. Adult obstructive sleep apnoea. The Lancet. 2014;383(9918):736-47.
33. Edwards BA, Eckert DJ, Jordan AS. Obstructive sleep apnoea pathogenesis from mild to severe: Is it all the same? Respirology. 2017;22(1):33-42.
34. Owens RL, Eckert DJ, Yeh SY, Malhotra A. Upper airway function in the pathogenesis of obstructive sleep apnea: a review of the current literature. Curr Opin Pulm Med. 2008;14(6):519-24.
35. Mukherjee S, Patel SR, Kales SN, Ayas NT, Strohl KP, Gozal D, Malhotra A. An Official American Thoracic Society Statement: The Importance of Healthy Sleep. Recommendations and Future Priorities. Am J Respir Crit Care Med. 2015;191(12):1450-8.
36. Drager LF, Togeiro SM, Polotsky VY, Lorenzi-Filho G. Obstructive sleep apnea: a cardiometabolic risk in obesity and the metabolic syndrome. J Am Coll Cardiol. 2013;62(7):569-76.
37. Ryan S, Arnaud C, Fitzpatrick SF, Gaucher J, Tamisier R, Pépin JL. Adipose tissue as a key player in obstructive sleep apnoea. Eur Respir Rev. 2019;28(152).
38. Jugé L, Olsza I, Knapman FL, Burke PGR, Brown EC, Stumbles E, et al. Effect of upper airway fat on tongue dilation during inspiration in awake people with obstructive sleep apnea. Sleep. 2021;44(12).
39. Wang SH, Keenan BT, Wiemken A, Zang Y, Staley B, Sarwer DB, et al. Effect of weight loss on upper airway anatomy and the apnea-hypopnea index. The importance of tongue fat. Am J Respir Crit Care Med. 2020;201(6):718-27.
40. Beri A, Pisulkar SG, Dubey SA, Sathe S, Bansod A, Shrivastava A. Appliances therapy in obstructive sleep apnoea: a systematic review and meta-analysis. Cureus. 2023.
41. Schwartz AR, Patil SP, Squier S, Schneider H, Kirkness JP, Smith PL. Obesity and upper airway control during sleep. J Appl Physiol (1985). 2010;108(2):430-5.
42. Genta PR, Schorr F, Eckert DJ, Gebrim E, Kayamori F, Moriya HT, et al. Upper airway collapsibility is associated with obesity and hyoid position. Sleep. 2014;37(10):1673-8.
43. Kent D, Stanley J, Aurora RN, Levine C, Gottlieb DJ, Spann MD, et al. Referral of adults with obstructive sleep apnea for surgical consultation: an American Academy of Sleep Medicine clinical practice guideline. J Clin Sleep Med. 2021;17(12):2499-505.
44. Shaikh N, Tumlin P, Greathouse Z, Bulbul MG, Coutras SW. Effects of soft tissue sleep surgery on morbidly obese patients. Ann Otol Rhinol Laryngol. 2023;132(2):138-47.
45. Kohler M, Bloch KE, Stradling JR. The role of the nose in the pathogenesis of obstructive sleep apnoea and snoring. Eur Respir J. 2007;30(6):1208-15.
46. Cai Y, Goldberg AN, Chang JL. The nose and nasal breathing in sleep apnea. Otolaryngol Clin North Am. 2020;53(3):385-95.
47. Michels Dde S, Rodrigues Ada M, Nakanishi M, Sampaio AL, Venosa AR. Nasal involvement in obstructive sleep apnea syndrome. Int J Otolaryngol. 2014;2014:717419.
48. Awad MI, Kacker A. Nasal obstruction considerations in sleep apnea. Otolaryngol Clin North Am. 2018;51(5):1003-9.

49. Shintaro C, Park CS. Establishing a patent nasal passage in obstructive sleep apnea. Sleep Med Clin. 2019;14(1):41-50.
50. Veasey SC. Molecular and physiologic basis of obstructive sleep apnea. Clin Chest Med. 2003;24(2):179-93.
51. Ryan CM, Bradley TD. Pathogenesis of obstructive sleep apnea. J Appl Physiol (1985). 2005;99(6):2440-50.
52. Schwab RJ, Gupta KB, Gefter WB, Metzger LJ, Hoffman EA, Pack AI. Upper airway and soft tissue anatomy in normal subjects and patients with sleep-disordered breathing. Significance of the lateral pharyngeal walls. Am J Respir Crit Care Med. 1995;152(5 Pt 1):1673-89.
53. Schellenberg JB, Maislin G, Schwab RJ. Physical findings and the risk for obstructive sleep apnea. The importance of oropharyngeal structures. Am J Respir Crit Care Med. 2000;162(2 Pt 1):740-8.
54. Cahali MB. Lateral pharyngoplasty: a new treatment for obstructive sleep apnea hypopnea syndrome. Laryngoscope. 2003;113(11):1961-8.
55. Cahali MB, Formigoni GG, Gebrim EM, Miziara ID. Lateral pharyngoplasty versus uvulopalatopharyngoplasty: a clinical, polysomnographic and computed tomography measurement comparison. Sleep. 2004;27(5):942-50.
56. Sieck GC, Ferreira LF, Reid MB, Mantilla CB. Mechanical properties of respiratory muscles. Compr Physiol. 2013;3(4):1553-67.
57. Eckert DJ, Malhotra A. Pathophysiology of adult obstructive sleep apnea. Proc Am Thorac Soc. 2008;5(2):144-53.
58. Strohl KP, Butler JP, Malhotra A. Mechanical properties of the upper airway. Compr Physiol. 2012;2(3):1853-72.
59. Waters T, Mehra R. Clinical neurophysiology of apnea. Handb Clin Neurol. 2019;161:345-52.
60. Fleury Curado T, Oliven A, Sennes LU, Polotsky VY, Eisele D, Schwartz AR. Neurostimulation Treatment of OSA. Chest. 2018;154(6):1435-47.
61. Horner RL. The neuropharmacology of upper airway motor control in the awake and asleep states: implications for obstructive sleep apnoea. Respir Res. 2001;2(5):286-94.
62. Rukhadze I, Fenik VB. Neuroanatomical Basis of State-Dependent Activity of Upper Airway Muscles. Front Neurol. 2018;9:752.
63. Zhu L, Chamberlin NL, Arrigoni E. Muscarinic inhibition of hypoglossal motoneurons: possible implications for upper airway muscle hypotonia during REM sleep. J Neurosci. 2019;39(40):7910-9.
64. Aoki CR, Liu H, Downey GP, Mitchell J, Horner RL. Cyclic nucleotides modulate genioglossus and hypoglossal responses to excitatory inputs in rats. Am J Respir Crit Care Med. 2006;173(5):555-65.
65. Avraam J, Dawson A, Feast N, Fan FL, Fridgant MD, Kay A, et al. After-discharge in the upper airway muscle genioglossus following brief hypoxia. Sleep. 2021;44(9).
66. Cori JM, Rochford PD, O'Donoghue FJ, Trinder J, Jordan AS. The influence of CO2 on genioglossus muscle after-discharge following arousal from sleep. Sleep. 2017;40(11).
67. Younes M. Pathogenesis of obstructive sleep apnea. Clinics in Chest Medicine. 2019;40(2):317-30.
68. Malhotra A, Mesarwi O, Pepin JL, Owens RL. Endotypes and phenotypes in obstructive sleep apnea. Curr Opin Pulm Med. 2020;26(6):609-14.
69. Messineo L, Sands SA, Labarca G. Hypnotics on obstructive sleep apnea severity and endotypes: a systematic review and meta-analysis. Am J Respir Crit Care Med. 2024.
70. Orr JE, Malhotra A, Sands SA. Pathogenesis of central and complex sleep apnoea. Respirology. 2017;22(1):43-52.
71. Deacon NL, Catcheside PG. The role of high loop gain induced by intermittent hypoxia in the pathophysiology of obstructive sleep apnoea. Sleep Med Rev. 2015;22:3-14.
72. Ni YN, Holzer RC, Thomas RJ. Acute and long-term effects of acetazolamide in presumed high loop gain sleep apnea. Sleep Med. 2023;107:137-48.
73. Edwards BA, Eckert DJ, McSharry DG, Sands SA, Desai A, Kehlmann G, et al. Clinical predictors of the respiratory arousal threshold in patients with obstructive sleep apnea. Am J Respir Crit Care Med. 2014;190(11):1293-300.
74. Redline S, Tishler PV. The genetics of sleep apnea. Sleep Med Rev. 2000;4(6):583-602.
75. Redline S, Tishler PV, Tosteson TD, Williamson J, Kump K, Browner I, et al. The familial aggregation of obstructive sleep apnea. Am J Respir Crit Care Med. 1995;151(3 Pt 1):682-7.
76. Schwab RJ. Genetic determinants of upper airway structures that predispose to obstructive sleep apnea. Respir Physiol Neurobiol. 2005;147(2-3):289-98.
77. Mohit, Shrivastava A, Chand P. Molecular determinants of obstructive sleep apnea. Sleep Med. 2021;80:105-12.
78. Uneda CB. Estudo da expressão gênica da musculatura da parede lateral da faringe de pacientes apneicos e não apneicos. São Paulo: Universidade de São Paulo; 2024.
79. Jordan AS, McSharry DG, Malhotra A. Adult obstructive sleep apnoea. Lancet. 2014;383(9918):736-47.
80. Burgos-Sanchez C, Jones NN, Avillion M, Gibson SJ, Patel JA, Neighbors J, et al. Impact of alcohol consumption on snoring and sleep apnea: a systematic review and meta-analysis. Otolaryngol Head Neck Surg. 2020;163(6):1078-86.
81. Andrade FM, Pedrosa RP. The role of physical exercise in obstructive sleep apnea. J Bras Pneumol. 2016;42(6):457-64.
82. Freire C, Sennes LU, Polotsky VY. Opioids and obstructive sleep apnea. J Clin Sleep Med. 2022;18(2):647-52.
83. McEntire DM, Kirkpatrick DR, Kerfeld MJ, Hambsch ZJ, Reisbig MD, Agrawal DK, Youngblood CF. Effect of sedative-hypnotics, anesthetics and analgesics on sleep architecture in obstructive sleep apnea. Expert Rev Clin Pharmacol. 2014;7(6):787-806.
84. Liming BJ, Ryan M, Mack D, Ahmad I, Camacho M. Montelukast and nasal corticosteroids to treat pediatric obstructive sleep apnea: a systematic review and meta-analysis. Otolaryngol Head Neck Surg. 2019;160(4):594-602.
85. Eckert DJ, Owens RL, Kehlmann GB, Wellman A, Rahangdale S, Yim-Yeh S, et al. Eszopiclone increases the respiratory arousal threshold and lowers the apnoea/hypopnoea index in obstructive sleep apnoea patients with a low arousal threshold. Clin Sci (Lond). 2011;120(12):505-14.
86. Gaisl T, Haile SR, Thiel S, Osswald M, Kohler M. Efficacy of pharmacotherapy for OSA in adults: a systematic review and network meta-analysis. Sleep Med Rev. 2019;46:74-86.
87. Geer JH, Hilbert J. Gender issues in obstructive sleep apnea. Yale J Biol Med. 2021;94(3):487-96.
88. Bonsignore MR, Saaresranta T, Riha RL. Sex differences in obstructive sleep apnoea. Eur Respir Rev. 2019;28(154).
89. Bouloukaki I, Mermigkis C, Markakis M, Pataka A, Alexaki I, Ermidou C, et al. Cardiovascular effect and symptom profile of obstructive sleep apnea: does sex matter? J Clin Sleep Med. 2019;15(12):1737-45.

MANIFESTAÇÕES CLÍNICAS E CLASSIFICAÇÃO DA APNEIA OBSTRUTIVA DO SONO (AOS)

CAPÍTULO 2

Carolina Ferraz de Paula Soares ▪ Lara Emy Mukai
Gilberto Guanaes Simões Formigoni

INTRODUÇÃO

Na década de 1970, a equipe liderada pelo Dr. Christian Guilleminault caracterizou o conjunto de sintomas como roncos, apneia testemunhada pelos parceiros, movimentos bruscos durante a noite, associados a cefaleia matinal, sonolência, aumento da pressão arterial noturna e queda da saturação da oxiemoglobina como a síndrome da apneia do sono (SAS).[1] A partir da polissonografia noturna, quando o registro de fluxo mostrasse ao menos 30 eventos apneicos durante 7 horas de sono associado a sinais e sintomas descritos, teríamos os critérios para o diagnóstico da SAS. Apesar de esse conceito ter ganho ampla aceitação, o índice de apneias (IA) média das apneias divididas pelas horas de sono não foi reproduzido ou validado desde então. Nos anos seguintes a necessidade de critérios diagnósticos e de gravidade foram ampliados, incluindo outros eventos de redução do fluxo (as hipopneias) e a saturação da oxiemoglobina, assim, em 1981, o Dr. David P. White *et al.* propuseram o índice de apneia e hipopneia (IAH). Esse IAH é obtido por meio do registro em polissonografia do número de eventos de apneia e hipopneia por hora de sono. Na Primeira Classificação Internacional dos Distúrbios do Sono em 1990, a síndrome da apneia obstrutiva do sono (SAOS) foi classificada pela gravidade dos sintomas, sem os critérios de IAH. Em 1993, Guilleminault *et al.* publicaram um estudo em que 48 pacientes com hipersonolência, mas sem SAOS, de acordo com as definições dominantes foram observados. Usando manometria esofágica e pneumotacometria demonstraram eventos respiratórios distintos caracterizados por limitação do fluxo inspiratório, aumento anormal do esforço respiratório e despertar cortical. Tal evento foi chamado de "despertar relacionado ao esforço respiratório" (RERA), caracterizando assim uma nova entidade dentro dos distúrbios respiratórios do sono, a "síndrome de resistência da via aérea superior" (SRVAS).[2] Apenas em 1999 a Academia Americana de Medicina do Sono (AASM) passou a definir a SAOS como a presença de IAH ≥ 5 conjuntamente com sintomas de sonolência diurna excessiva. A marcação do IAH seria baseada no número de apneias (pausa completa do fluxo de ar por pelo menos 10 segundos) e hipopneias (redução do fluxo de ar por pelo menos 10 segundos, acompanhada de uma dessaturação de oxigênio ou um microdespertar) por hora de sono. Foi também a partir dessa força-tarefa da AASM, "Classificação de Chicago", que foram cunhados os diferentes critérios de gravidade da SAOS em leve (IAH de 5-14), moderada (≥ 15-29) ou grave (≥ 30).[2,3]

Em 2005, a AASM publicou a segunda edição da Classificação Internacional de Distúrbios do Sono, abordando os distúrbios respiratórios do sono com critérios detalhados, como a definição mais precisa de hipopneia, exigindo uma queda ≥ 3% na saturação de oxigênio ou um microdespertar confirmado por EEG. Nessa versão, a apneia leve (IAH entre 5-14 eventos/hora) passa a ser reconhecida na presença da sonolência diurna ou outros sintomas associados. Houve também a inclusão da SRVAS como parte da AOS e não como uma entidade clínica separada. A partir de então nota-se uma tendência do uso da terminologia AOS (apneia obstrutiva do sono), que dispensa sinais e sintomas associados baseando o diagnóstico do distúrbio no IAH ≥ 15 eventos/hora substituindo a síndrome anteriormente conhecida como SAOS).[4] Outro conceito apresentado foi o dos distúrbios respiratórios do sono que, além da AOS (que inclui roncos simples e a SRVAS), também agregam a apneia central do sono e a hipoventilação alveolar. Em 2007 foi publicado o Primeiro Manual para Marcação do Sono e Eventos Associados pela AASM[5] apresentando as diretrizes formais para a marcação dos eventos respiratórios na polissonografia de registro digital do sono. A próxima revisão da força-tarefa para marcação dos eventos respiratórios integrou os RERA propondo o termo índice de distúrbio respiratório (IDR).[2]

Com o avanço tecnológico, não apenas os critérios usados, mas também os equipamentos, com diferentes sensores e métricas, passaram a tornar a questão do critério de classificação e nomenclatura da AOS mais confuso. O advento da polissonografia domiciliar, incluindo equipamentos que não possuem uma montagem EEG para registrar o sono, modificou o que era o tempo total de sono (TTS) para o tempo total de registro (TTR) e, com isso, o termo índice de eventos respiratórios (IER).[6] Enquanto em uma década diferentes termos e critérios foram introduzidos para descrever uma patologia de 30 anos desde sua primeira descrição como síndrome, a confusão semântica ao considerar o IDR igual ao IAH se tornou profusa em diversos artigos publicados, tornando difícil a comparação de dados entre diferentes técnicas e formatos de registro, mas ainda assim estudos comparativos entre as novas tecnologias domiciliares, como a tonometria arterial ainda mostravam boa correlação com a polissonografia-padrão. A segunda versão do manual de marcação do sono e eventos associados pela AASM apenas reviu o conjunto de critérios para pontuação de hipopneia. A nova definição de hipopneia correspondeu à antiga versão "alternativa", com a exceção de que a queda necessária no sinal de fluxo foi reduzida de ≥ 50% para ≥ 30%.[7] A terceira edição da Classificação Internacional dos Distúrbios do Sono (ICSD-3) publicada em 2014[3] expandiu ainda mais a AOS como modelo de doença, incluindo agora comorbidades mentais, metabólicas e cardiovasculares como componentes intrínsecos do distúrbio. Assim, também inclui como critérios alternativos para diagnóstico indivíduos que apresentem IAH ≥ 15 eventos por hora, mesmo na ausência de sonolência diurna, se o paciente tiver comorbidades cardiovasculares crônicas.[8]

Em 2018, a AASM publicou uma declaração pontuando que frente à incapacidade da maioria dos dispositivos domiciliares de capturar despertares, uma PSG deve ser realizada em qualquer paciente com risco aumentado de AOS cujo teste de apneia do sono domiciliar seja negativo. Se a PSG produzir um IAH de 5 ou mais eventos/h, ou se o IDR for maior ou igual a 5 eventos/h, então o tratamento de pacientes sintomáticos é recomendado para melhorar a qualidade de vida, limitar os sintomas neurocognitivos e reduzir o risco de acidentes.[9] Diferentes critérios, principalmente quanto à marcação dos eventos de hipopneia, foram comparados em diversos estudos na última década, evidenciando uma enorme disparidade no diagnóstico da AOS e o impacto desta sendo muito prevalente nas populações. A prevalência de AOS na coorte *HypnoLaus* foi adicionalmente avaliada usando os critérios AASM de um IAH ≥ 5 por hora mais sintomas e comorbidades.[10] A prevalência estimada foi de 79,2% em homens e 54,3% em mulheres. A discrepância nas prevalências mundiais e o impacto da necessidade de tratamento a todos demonstraram que a descrição da AOS determinada pela ICSD-3 não é sustentável. Em 2023 tivemos duas importantes publicações da terceira versão do Manual de Marcação do Sono e Eventos Associados pela AASM, baseado em estudos que mostram que as hipopneias associadas a dessaturações de 3% ou despertares são deletérias à qualidade de vida e saúde, mas também considerando que o critérios de dessaturação de 4% da oxiemoglobina (exigido pelo sistema de seguros de saúde americano), que excluía do escopo de diagnóstico e tratamento de populações específicas como mulheres, jovens, pacientes de pele escura, foram mudados de aceitáveis para opcionais. Também em 2023 foi publicada uma revisão do texto da ICSD-3 (ICSD-3RT),[11] com a inclusão de outros sintomas antes não descritos, como: fadiga, insônia ou outros sintomas que levam à qualidade de vida relacionada com o sono prejudicada. Houve inclusão de uma nota com destaque a comorbidade entre insônia e AOS (COMISA) que tem sua prevalência ao redor de entre 30 e 40% dos indivíduos com diagnóstico de insônia. Assim a classificação atual da AOS é dada como mostrado no Quadro 2-1, havendo as importantes notas de destaque a serem consideradas, as quais ampliam os sinais e sintomas associados a AOS.

Os sinais, sintomas e consequências da AOS são um resultado direto dos distúrbios ocasionados pelo colapso repetitivo das vias aéreas superiores, incluindo fragmentação do sono, hipoxemia e hipercapnia intermitentes, oscilações acentuadas na pressão intratorácica e aumento da atividade simpática.[12] As manifestações clínicas típicas incluem ronco, episódios de apneia, sono não reparador, sonolência diurna, fadiga ou insônia, despertar com sensação de engasgo ou sufocamento e as manifestações associadas são cefaleia matinal, dificuldades cognitivas, distúrbios sexuais e noctúria.[13] O ronco, frequentemente associado à AOS, é decorrente da vibração das paredes

Quadro 2-1. Critério diagnóstico da AOS

Critério de diagnóstico (A e B ou C) + D devem ser atendidos	
A. Presença de um ou mais dos seguintes sintomas	1. O paciente queixa-se de sonolência, fadiga, insônia ou outros sintomas que levam à qualidade de vida relacionada com o sono prejudicada 2. O paciente acorda prendendo a respiração, ofegante ou engasgado 3. O companheiro de cama ou outro observador relata ronco habitual ou interrupções respiratórias durante o sono do paciente
B. A polissonografia (PSG) ou teste de apneia do sono domiciliar (HSAT)2 demonstra	1. Cinco ou mais eventos respiratórios predominantemente obstrutivos (apneias obstrutivas e mistas, hipopneias ou despertares relacionados com o esforço respiratório) por hora de sono durante uma PSG ou por hora de monitoramento (HSAT)
C. PSG ou HSAT2 demonstra	1. Quinze ou mais eventos respiratórios predominantemente obstrutivos (apneias obstrutivas e mistas, hipopneias ou despertares relacionados com o esforço respiratório) por hora de sono durante uma PSG ou por hora de monitoramento (HSAT)
D. Os sintomas não são mais bem explicados por outro sono atual, distúrbio, distúrbio médico, uso de medicamentos ou substâncias	

Notas:

1. A qualidade de vida relacionada com o sono pode ser afetada negativamente por sintomas associados à apneia do sono, incluindo, mas não se limitando a sono não restaurador, ronco, engasgo relacionado com sono, insônia, noctúria, dores de cabeça matinais e perturbação do sono do parceiro. Os efeitos adversos podem resultar em prejuízos na concentração diurna, memória, condução, funcionamento social ou produtividade relacionada com o trabalho.
2. O HSAT comumente subestima o número de doenças respiratórias obstrutivas por hora em comparação com a PSG porque o tempo real de sono, determinado principalmente pela eletroencefalografia (EEG), muitas vezes não é registrado. Portanto, o termo índice de eventos respiratórios (REI) pode ser usado para denotar a frequência dos eventos com base no tempo de monitoramento, e não no tempo total de sono.
3. Os eventos respiratórios são definidos de acordo com a versão mais recente do Manual AASM para pontuação do sono e eventos associados: regras, terminologia e especificações técnicas.
4. Despertares e hipopneias relacionados com o esforço respiratório com base em despertares corticais do sono não podem ser pontuados usando a maioria do HSAT porque os despertares por critérios de EEG não podem ser identificados.

Adaptado do ICSD-3RT

das vias aéreas superiores durante o sono. Embora possa ocorrer isoladamente, sua presença é marcante em pacientes com AOS e, muitas vezes, constitui o principal motivo pelo qual parceiros ou familiares incentivam a busca por avaliação médica. As apneias testemunhadas representam um sinal clínico característico da AOS e caracterizam-se por pausas respiratórias causadas pelo colapso das vias aéreas superiores, impedindo a passagem do ar. Esses episódios geralmente terminam com um ronco alto ou som de engasgo. A sonolência diurna excessiva é um dos sintomas mais prevalentes relatados por pacientes com AOS. É mais evidente em momentos de relaxamento ou inatividade, mas em casos extremos pode ocorrer durante atividades como conversas, alimentação, caminhada ou direção. Resulta da fragmentação do sono e da má qualidade do descanso noturno, levando a prejuízos cognitivos e funcionais, como dificuldades no ambiente de trabalho, redução da concentração e, em casos graves, acidentes ocupacionais ou de trânsito. Medidas de sonolência, como a Escala de sonolência de Epworth, o teste de latência múltipla do sono (MSLT) e relatos subjetivos, frequentemente apresentam baixa correlação, dificultando sua avaliação. Além disso, pacientes podem adaptar-se à sonolência ao longo do tempo e não a perceber como um problema.[3] Os pacientes frequentemente relatam também sono não reparador, manifestado pela sensação de cansaço ao despertar, mesmo após uma quantidade aparentemente suficiente de horas de sono. Esse fenômeno é atribuído às interrupções repetidas dos ciclos do sono, que impedem a progressão para estágios mais profundos e restauradores. Os sintomas de insônia, má qualidade do sono e fadiga são de apresentação mais comuns em mulheres do que em homens. Despertares noturnos, frequentemente relacionados com a sensação de sufocamento ou com a necessidade de normalizar a respiração após uma apneia, não necessariamente são lembrados pelo paciente, mas contribuem significativamente para a fragmentação do sono.

A qualidade de vida frequentemente é comprometida em decorrência do sono não reparador, sonolência excessiva diurna e fadiga persistente. Os parceiros de cama também relatam distúrbios no próprio sono, resultando em consequências negativas adicionais. A frequência de eventos respiratórios, como apneias e hipopneias durante o sono, apresenta correlação limitada com a gravidade dos sintomas diurnos e o impacto na qualidade de vida. Em determinados casos, os indivíduos acometidos podem não reconhecer ou relatar sintomas clínicos nem corroborar as observações feitas por seus parceiros de cama.[11] A cefaleia matinal é um dos sintomas associados a AOS, relacionada com hipoxemia e hipercapnia noturnas, sendo mais prevalente em casos moderados a graves. Alterações cognitivas também são frequentes, incluindo problemas de memória, dificuldades de concentração e prejuízo no julgamento. Além disso, alterações de humor, como irritabilidade, ansiedade e depressão, são comuns, agravando os impactos neuropsicológicos da AOS. Os distúrbios sexuais, incluindo disfunção erétil, diminuição da libido e redução na satisfação sexual também podem estar associados à AOS. Essa relação envolve mecanismos fisiológicos (como alterações hormonais e disfunção endotelial), psicológicos (fadiga e depressão) e comportamentais, afetando tanto homens quanto mulheres.[14] A noctúria, definida como a necessidade de acordar uma ou mais vezes para urinar durante a noite, é comum entre pacientes com AOS. Sua etiologia é multifatorial, envolvendo alterações hemodinâmicas, hormonais e respiratórias relacionadas com os episódios de apneia. Os principais sinais e sintomas descritos neste capítulo estão resumidos no Quadro 2-2.

Além das manifestações clínicas previamente mencionadas, é fundamental considerar a possibilidade AOS em pacientes com doença arterial coronariana, insuficiência cardíaca congestiva, arritmias, hipertensão arterial refratária, diabetes *mellitus* tipo 2 e síndrome dos ovários policísticos, uma vez que essas populações apresentam maior prevalência dessa doença. A AOS transcende o impacto direto no sono, influenciando negativamente múltiplos aspectos da saúde, incluindo sistemas cardiovascular, metabólico e neuropsicológico.[13]

Os diversos instrumentos de triagem, a exemplo questionário de Berlin, questionário STOP-Bang e escore NoSAS, são baseados em dados clínicos, demográficos e antropométricos e têm como principal objetivo identificar os indivíduos adultos de alto risco para AOS. Dessa forma, a AASM recomenda que essas ferramentas clínicas, questionários e algoritmos de predição não sejam utilizados para afastar ou confirmar o diagnóstico de AOS em adultos, na ausência de um estudo objetivo do sono.[3]

Quadro 2-2. Manifestações clínicas da AOS

Ronco	É um dos sintomas mais comuns e ocorre devido à vibração das vias aéreas superiores durante o sono
Apneias testemunhadas	Pausas respiratórias observadas por terceiros, geralmente seguidas por ronco
Sonolência excessiva diurna	Sensação de cansaço e necessidade de dormir durante o dia, mesmo após uma noite completa de sono, muitas vezes resultando em quedas de produtividade e, em casos extremos, acidentes
Sono não reparador	Sensação de que o sono não é revigorante, mesmo com uma duração suficiente de descanso
Despertares frequentes	Pode estar associado à sensação de sufocamento ou de falta de ar
Cefaleia matinal	Frequentemente relatada devido à hipoxemia noturna e ao sono fragmentado
Dificuldades cognitivas	Incluem problemas de memória, concentração e capacidade de julgamento, além de alterações de humor como depressão e irritabilidade
Distúrbios sexuais	Incluem disfunção erétil em homens e diminuição da libido
Noctúria	Acordar várias vezes durante a noite para urinar

Sendo a AOS uma doença subdiagnosticada e frente ao imenso avanço tecnológico, diversas propostas de avaliação, principalmente como rastreamento, vêm surgindo. Muitas dessas tecnologias arbitrariamente usam o índice de dessaturação da oxiemoglobina em 4% (ODI4) como sinônimo do IAH para classificar a severidade. Ao passo que oxímetros associados a algoritmos e *wearables* com interpretações por inteligência artificial entram no mercado com estudos de validação comparando-os com a polissonografia completa; ainda há a crescente discussão de novas métricas para classificar corretamente a gravidade da AOS correlacionada com desfechos clínicos. Assim, parâmetros de gravidade de dessaturação como o ODI4, carga hipóxica, tempo gasto com saturação de oxigênio < 90% (T90), menor saturação de oxigênio ($LSpO_2$), tempo de comprometimento da saturação (SIT), variabilidade da frequência cardíaca (VFC), duração da apneia, entre outros diversos parâmetros são discutidos hoje até a validação e reconhecimento pela AASM e outras instituições.[15]

Com milhares de estudos apontando as diferentes *nuances* no diagnóstico e classificação a apneia obstrutiva do sono passou a ser reconhecida como uma doença heterogênea, com diferentes fenótipos e mecanismos fisiopatológicos. Isso levou ao desenvolvimento de abordagens mais individualizadas, que consideram não apenas a gravidade dos eventos respiratórios, mas também as características anatômicas, a função neuromuscular e a resposta terapêutica de cada paciente; assim avançamos para a classificação de endótipos e fenótipos da AOS.

ENDÓTIPOS OU FENÓTIPOS FISIOPATOLÓGICOS

A definição de fenótipo é a expressão das características de um indivíduo resultante da interação da genética com o ambiente e endótipo é definido pelo mecanismo fisiopatológico. Atualmente tem-se utilizado a classificação dos fenótipos da AOS que estabelece uma conexão com seus endótipos, denominados fenótipos fisiopatológicos.

Segundo essa classificação, pode-se ainda dividir os quatro fenótipos fisiopatológicos de acordo com o envolvimento anatômico:

- *Fator anatômico:* comprometimento anatômico.
- *Fatores não anatômicos:* função prejudicada dos músculos dilatadores da faringe, controle ventilatório instável (*high loop gain*) e baixo limiar de despertar.

O estudo que norteou essa classificação fenotípica, realizado por Eckert *et al.*,[16] concluiu que as causas da AOS são multifatoriais, não envolvendo apenas fatores anatômicos, embora estes sejam o fator fundamental presente em todos os pacientes com AOS, mas com grau de influência variável. Em quase 70% dos pacientes com AOS foi observado um ou mais traços fisiopatológicos não anatômicos que desempenham um papel crucial no desenvolvimento da doença.[16]

Comprometimento Anatômico

A anatomia e a colapsabilidade das vias aéreas superiores são os principais determinantes da presença ou ausência de AOS e sua gravidade. A obesidade e as anomalias craniofaciais representam dois terços da variação na gravidade da AOS quantificada pelo IAH.[17]

A obesidade contribui com o estreitamento da via aérea faríngea e é o fator de risco mais comum e bem estabelecido da AOS. Embora o aumento do peso corporal total esteja claramente associado à AOS, os padrões específicos de distribuição de gordura no pescoço, língua e na cintura são fundamentais para os mecanismos fisiopatológicos. A circunferência do pescoço é um forte preditor de distúrbios respiratórios do sono, sugerindo que a deposição de gordura na região parafaríngea é importante para o desenvolvimento da apneia do sono. O padrão androide de acúmulo de gordura abdominal, mais comum em homens, reduz o volume pulmonar e, consequentemente, a tração caudal na faringe, aumentando a propensão ao colapso faríngeo.[17]

A morfologia craniofacial também influencia na área transversal da via aérea faríngea desempenhando um papel na patogênese da AOS. As características craniofaciais associadas a essa condição incluem a posição inferior do osso hioide, retrognatia, micrognatia, base craniana menor, aumento do ângulo de extensão craniocervical e uma morfologia anormal dos tecidos moles das vias aéreas superiores.[17] As estruturas craniofaciais pequenas são contribuintes anatômicos importantes para a AOS, principalmente em pessoas de etnia asiática. Uma via aérea superior longa, particularmente em homens, e a posição mais inferior do osso hioide são comuns em indivíduos com AOS.[18]

A pressão crítica de fechamento, ou Pcrit, é a pressão luminal na qual a via aérea superior colapsa sendo o padrão-ouro atual para quantificar a deficiência anatômica funcional das vias aéreas superiores durante o sono. Em geral, pessoas com AOS têm uma Pcrit mais alta do que pessoas sem AOS, no entanto, há considerável variabilidade entre pacientes e sobreposição com pessoas que não têm AOS. Além das propriedades craniofaciais e dos tecidos moles, outros fatores como a posição do corpo e da cabeça, as propriedades de tensão superficial da mucosa das vias aéreas superiores e o deslocamento de fluidos rostrais modulam a colapsabilidade das vias aéreas superiores durante o sono. Algumas pessoas com AOS apresentam comprometimento anatômico severo (Pcrit > +2 cmH_2O), outras têm comprometimento anatômico intermediário (Pcrit entre -2 e +2 cmH_2O), enquanto algumas apresentam apenas comprometimento anatômico leve (Pcrit < -2 cmH_2O), semelhante a muitas pessoas sem AOS. Embora exista uma relação positiva entre a Pcrit e a gravidade da AOS, medida pelo IAH, há uma variação considerável no IAH para determinado nível de predisposição anatômica. Assim, há diversos outros fatores não anatômicos, que serão abordados a seguir, que influenciam no fechamento da via aérea durante o sono e na frequência com que isso ocorre.[18]

Função Prejudicada dos Músculos Dilatadores da Faringe

A redução do tônus e a alteração no controle dos músculos dilatadores das vias aéreas superiores, principalmente o genioglosso, têm potencial papel na patogênese da AOS.

Os possíveis mecanismos responsáveis pela função muscular prejudicada durante o sono envolvem alteração no controle neural, na responsividade muscular e na eficácia muscular.

O genioglosso, principal dilatador das vias aéreas superiores, puxa a base da língua para frente e reage fortemente a estímulos químicos, como hipóxia e hipercapnia, e a aumento da pressão negativa faríngea. A atividade eletromiográfica do genioglosso é maior em pacientes com AOS durante a vigília, mas diminui no início do sono, possivelmente devido a uma falha dos músculos faríngeos em gerar um impulso neural adequado, resultando em baixa responsividade muscular. Isso pode ser causado por uma incapacidade de detectar o estreitamento das vias aéreas, um problema de controle motor, ou ambos. A compreensão das razões para a baixa eficácia muscular em algumas pessoas com AOS ainda é incompleta. Em geral, as pessoas com AOS apresentam menor eficácia muscular comparadas aos indivíduos sem AOS.[18] A hiporresponsividade dos músculos dilatadores da faringe como causa de AOS pode ser explicada pela interação entre reduções do impulso neural durante o sono, baixa responsividade e eficácia muscular no sono associada a uma anatomia faríngea comprometida.[18]

Controle Ventilatório Instável (*High Loop Gain*)

O estímulo respiratório durante o sono é fortemente influenciado pelos níveis de CO_2 sanguíneo e a resposta ventilatória a essas variações de CO_2 é diferente entre as pessoas. Aqueles indivíduos com respostas instáveis ou excessivamente sensíveis possuem maior predisposição à AOS.[19]

O *loop gain* é definido como a proporção da resposta ventilatória a uma perturbação. Quando a resposta ao estímulo é exagerada, como uma hiperventilação excessiva que compensa demais uma pequena variação nos níveis de CO_2, se diz que o *loop gain* é alto ou *high loop gain*. Sistemas com *high loop gain* tendem a ser instáveis e propensos a oscilações, o que causa flutuações repetitivas nos níveis de CO_2 entre hiperventilação e o limiar de apneia. O padrão clássico de respiração definido por *high loop gain* é a respiração periódica de Cheyne-Stokes.

O *high loop gain* contribui para a AOS por meio de diferentes mecanismos. A ventilação excessiva pode gerar pressões inspiratórias negativas altas e rápidas, aumentando as forças de sucção nas vias aéreas faríngeas para além da capacidade de resposta dos músculos dilatadores da faringe[18] e, também, oscilações na ventilação podem diminuir o estímulo para os músculos dilatadores da faringe durante os períodos de ventilação reduzida levando a um descompasso entre a atividade desses músculos e a resistência das vias aéreas superiores, resultando em apneia.[16]

Mais de um terço dos pacientes com AOS apresentam *high loop gain* sendo este um importante fator de impacto quando o comprometimento anatômico é leve ou moderado.[16]

Baixo Limiar de Despertar

Anteriormente acreditava-se que os despertares eram indispensáveis para o restabelecimento do fluxo de ar ao término de um evento respiratório na AOS. No entanto, atualmente, sabe-se que a restauração do fluxo pode ocorrer por meio de mecanismos neuromusculares protetores e que, em média, 20% dos eventos respiratórios em adultos com AOS terminam sem o despertar.[18]

O limiar de despertar refere-se ao nível de estímulo ou esforço respiratório necessário para provocar um despertar, sendo esse nível medido pela pressão mínima na epiglote ou no esôfago logo antes desse despertar. Quando o despertar ocorre frente a pequenas mudanças (0 a -15 cmH_2O) na pressão intratorácica negativa, denomina-se baixo limiar de despertar. Em torno de um terço dos pacientes com AOS apresentam baixo limiar de despertar, tendo este maior impacto causal naqueles indivíduos não obesos.[16]

Despertar com muita facilidade devido ao estreitamento das vias aéreas pode contribuir para o desenvolvimento da AOS, por dificultar a entrada em estágios de sono mais profundos e estáveis, limitar o recrutamento dos músculos dilatadores da faringe além de causar aumento súbito da ventilação minuto resultando em instabilidade do controle ventilatório. Os seguintes critérios polissonográficos IAH < 30 eventos/h, nadir de SpO_2 > 82,5% e frequência de hipopneias > 58% podem ser utilizados para predizer o fenótipo do baixo limiar de despertar. O despertar precoce evita a dessaturação de oxigênio severa, sendo mais comum na AOS leve e moderada e há um predomínio de hipopneias pelo menor grau de estreitamento ao fluxo de ar e menor comprometimento anatômico observado nesse fenótipo.[17]

De fato, a AOS pode se desenvolver devido a múltiplos contribuintes, cuja combinação varia substancialmente entre os pacientes. Quando combinados com uma via aérea faríngea suscetível ao fechamento durante o sono, a deficiência em um ou mais desses contribuintes não anatômicos pode perpetuar a gravidade da AOS.[6] Esse entendimento é importante e necessário visando ao desenvolvimento de novas terapias. No entanto, há ainda algumas limitações para que essa classificação dos fenótipos fisiopatológicos seja adotada na prática clínica. Dificuldade de identificação dos padrões fenotípicos através de métodos simplificados e, também, a falta de estudos com validação clínica apropriados em relação a novas terapias não CPAP que têm como alvo o tratamento dos fenótipos não anatômicos.[20]

Fenótipos Polissonográficos

AOS Supino-Dependente

A AOS relacionada com a posição supina tem uma prevalência variável de 20-60% na população, dependendo da definição utilizada.[17] Pode ser categorizada como AOS supino-dependente isolada ou predominante. Ambas têm como característica a duplicação ou mais do IAH na posição supina em comparação com a posição não supina, a diferença é que na AOS supino-dependente isolada o IAH na posição não supina é inferior a 5 eventos/h e na AOS supino-dependente predominante o IAH na posição não supina é igual ou superior a 5 eventos/h.

As possíveis causas envolvem anatomia desfavorável das vias aéreas superiores, menor volume pulmonar e incapacidade dos músculos dilatadores da faringe de compensar o colapso das vias aéreas durante a posição supina.[17] Pacientes com AOS posicional predominante em supino tendem a ser mais jovens e apresentar índices de massa corporal (IMC) mais baixos.[21]

O reconhecimento da AOS supino-dependente auxilia no direcionamento terapêutico já que esses pacientes respondem melhor aos aparelhos intraorais do que outros tipos de AOS não posturais. O uso de dispositivos posicionais é uma alternativa de tratamento desse fenótipo.

AOS REM-Dependente

Semelhante à definição utilizada para AOS supino-dependente, pode-se aplicar também na categorização em AOS REM-dependente isolada ou predominante. Da mesma forma, há duplicação ou mais do IAH REM em comparação com o IAH NREM, além de IAH NREM inferior a 5 eventos/h na AOS REM-dependente isolada e IAH NREM igual ou superior a 5 eventos/h na AOS REM-dependente predominante. A prevalência da AOS predominante no REM varia de 10-36%, a depender da definição.[17]

Pacientes com AOS predominante no REM tendem a ser mulheres mais jovens e com redução do tempo de sono, da eficiência do sono e da duração do sono REM. A diminuição da atividade do músculo genioglosso no REM, menor impulso respiratório, eventos de maior duração e hipóxia mais grave combinados com aumento da atividade simpática durante o sono REM levaram a hipóteses de que eventos durante esse estágio podem ter implicações clínicas únicas. Porém, apesar das diferenças fisiológicas e polissonográficas, grandes análises transversais comparando AOS predominante no REM a AOS não dependente de estágio do sono falharam em mostrar diferenças em sonolência, resultados funcionais, adesão ao CPAP ou na qualidade de vida.[21]

O reconhecimento e a definição de subgrupos específicos dentro da AOS é essencial para determinar os riscos individuais, prever respostas ao tratamento e, consequentemente, constitui importante passo para o avanço da medicina personalizada e de precisão nesta área.[20]

REFERÊNCIAS BIBLIOGRÁFICAS

1. Guilleminault C, Tilkian A, Dement WC. The sleep apnea syndromes. Annu Rev Med. 1976;27:465-84.
2. Pevernagie DA, Gnidovec-Strazisar B, Grote L, et al. On the rise and fall of the apnea–hypopnea index: A historical review and critical appraisal. J Sleep Res. 2020;29(4).
3. American Academy of Sleep Medicine (AASM). International Classification of Sleep Disorders (ICSD). 3th ed. Darien, IL; 2014.
4. American Academy of Sleep Medicine. International Classification of Sleep Disorders: Diagnostic and Coding Manual. 2nd ed. Westchester: American Academy of Sleep Medicine; 2005. v. 1.
5. Iber CAISCAL; QSF. The AASM Manual for the Scoring of Sleep and Associated Events: Rules, Terminology and Technical Specifications. Westchester I, IL: American Academy of Sleep Medicine; 2007.
6. Collop NA, Anderson WM, Boehlecke B, et al. Clinical guidelines for the use of unattended portable monitors in the diagnosis of obstructive sleep apnea in adult patients. Portable Monitoring Task Force of the American Academy of Sleep Medicine. J Clin Sleep Med. 2007;3(7):737-47.
7. Berry RB, Brooks R, Gamaldo CE, Harding SM, Marcus CL, Vaughn BV. The AASM Manual for the Scoring of Sleep and Associated Events. American Academy of Sleep Medicine. 2013;53(9):1689-99.
8. Sateia MJ. International classification of sleep disorders-third edition: highlights and modifications. Chest. 2014;146(5):1387-94.
9. Malhotra RK, Kirsch DB, Kristo DA, et al. Polysomnography for obstructive sleep apnea should include arousal-based scoring: An American Academy of Sleep Medicine Position Statement. J Clin Sleep Med. 2018;14(07):1245-7.
10. Heinzer R, Vat S, Marques-Vidal P, et al. Prevalence of sleep-disordered breathing in the general population: the HypnoLaus study. Lancet Respir Med. 2015;3(4):310-8.
11. American Academy of Sleep Medicine (AASM). International Classification of Sleep Disorders Third Edition, Text Revision. 2023.
12. Epstein LJ, Kristo D, Strollo PJ, et al. Clinical guideline for the evaluation, management and long-term care of obstructive sleep apnea in adults. J Clin Sleep Med. 2009;5(3):263-76.
13. Kapur VK, Auckley DH, Chowdhuri S, et al. Clinical practice guideline for diagnostic testing for adult obstructive sleep apnea: An American Academy of Sleep Medicine Clinical Practice Guideline. J Clin Sleep Med. 2017;13(3):479-504.
14. Ruchała M, Bromińska B, Cyrańska-Chyrek E, Kuźnar-Kamińska B, Kostrzewska M, Batura-Gabryel H. Obstructive sleep apnea and hormones – a novel insight. Arch Med Science. 2017;4:875-84.
15. Sharma P, Thakur S, Rai DK, Karmakar SHA. Connecting the dots: analysing the relationship between AHI and ODI in obstructive sleep apnea. Sleep Sci Pract. 2024;8(1).
16. Eckert DJ, White DP, Jordan AS, Malhotra A, Wellman A. Defining phenotypic causes of obstructive sleep apnea: Identification of novel therapeutic targets. Am J Respir Crit Care Med. 2013;188(8):996-1004.
17. Subramani Y, Singh M, Wong J, Kushida CA, Malhotra A, Chung F. Understanding phenotypes of obstructive sleep apnea: applications in anesthesia, surgery, and perioperative medicine. Anesth Analg. 2017;124(1):179-91.
18. Eckert DJ. Phenotypic approaches to obstructive sleep apnoea – New pathways for targeted therapy. Sleep Med Rev. 2018;37:45-59.
19. Altree TJ, Chung F, Chan MT V., Eckert DJ. Vulnerability to postoperative complications in obstructive sleep apnea: importance of phenotypes. Anesth Analg. 2021;132(5):1328-37.
20. Malhotra A, Mesarwi O, Pepin JL, Owens RL. Endotypes and phenotypes in obstructive sleep apnea. Curr Opin Pulm Med. 2020;26(6):609-14.
21. Zinchuk AV, Gentry MJ, Concato J, Yaggi HK. Phenotypes in obstructive sleep apnea: a definition, examples and evolution of approaches. Sleep Med Rev. 2017 Oct;35:113-23.

CAPÍTULO 3

DIAGNÓSTICO POLISSONOGRÁFICO DA SÍNDROME DA APNEIA OBSTRUTIVA DO SONO (SAOS)

Alexandre Akio Nakasato ▪ Raquel Chartuni Pereira Teixeira ▪ Rosa Hasan

INTRODUÇÃO

A apneia obstrutiva do sono é uma doença prevalente, acometendo cerca de 1/3 da população, caracterizada por episódios repetitivos de obstrução completa (apneia) ou parcial (hipopneia) das vias aéreas superiores durante o sono.[1] De acordo com a American Academy of Sleep Medicine (AASM),[2] para o diagnóstico de apneia obstrutiva do sono deve-se obedecer aos seguintes critérios: critérios A + B + D ou critérios C + D.

- **Critério A** – a presença de um ou mais dos seguintes:
  - O paciente se queixa de sonolência, fadiga, insônia ou outros sintomas que levam a uma qualidade de vida relacionada com o sono prejudicada.
  - O paciente acorda com sensação de falta de ar, engasgo ou sufocamento.
  - O parceiro de cama ou outro observador relata ronco habitual ou interrupções respiratórias durante o sono do paciente.
- **Critério B** – a polissonografia (PSG) ou teste de apneia do sono domiciliar (*Home Sleep Apnea Test* – HSAT) demonstra:
  - Cinco ou mais eventos respiratórios predominantemente obstrutivos (apneias obstrutivas e mistas, hipopneias ou despertares relacionados com o esforço respiratório) por hora de sono durante a PSG ou por hora de monitoramento (HSAT).
- **Critério C** – a PSG ou HSAT demonstra:
  - Quinze ou mais eventos respiratórios predominantemente obstrutivos (apneias obstrutivas e mistas, hipopneias ou despertares relacionados ao esforço respiratório) por hora de sono durante a PSG ou por hora de monitoramento (HSAT).
- **Critério D** – os sintomas não são mais bem explicados por outro distúrbio do sono atual, distúrbio médico, medicação ou uso de substâncias.

Para a gravidade de doença é utilizado o índice de apneia-hipopneia (IAH),[3] sendo assim classificado:

- *Normal:* IAH < 5.
- *Leve:* 5 ≤ IAH < 15.
- *Moderado:* 15 ≤ IAH < 30.
- *Grave:* ≥ 30.

A gravidade da doença pode interferir na escolha do tratamento bem como na estratificação de risco de desenvolvimento de doenças cardiovasculares.

Desta forma, diante da suspeita de um paciente com apneia obstrutiva do sono (AOS), é necessário o uso da polissonografia ou outro método diagnóstico simplificado para apneia do sono.

Devido à alta prevalência da AOS, a avaliação com polissonografia, atualmente o padrão-ouro, possui um custo elevado e acesso limitado em algumas regiões. O HSAT, embora limitado, oferece uma alternativa mais acessível e eficiente para certas populações.[4]

CLASSIFICAÇÃO DOS MÉTODOS DIAGNÓSTICOS

Os métodos para diagnóstico da AOS são tradicionalmente divididos em quatro níveis, conforme mostrado no Quadro 3-1.[5] Os exames de tipo 3 frequentemente são referidos como poligrafia.

Com os avanços tecnológicos e o desenvolvimento de novas ferramentas, como a tonometria arterial periférica (TAP), esses novos métodos não puderam ser incorporados à classificação existente. Para resolver essa limitação foi criada uma classificação para exames realizados fora do laboratório, conhecida como SCOPER, permitindo melhor comparação da sensibilidade e especificidade dos diferentes métodos no diagnóstico da AOS (Quadro 3-2).[6]

Esta classificação, apesar de mais precisa e permitir melhores comparações entre métodos diagnósticos, é mais difícil de ser aplicada. Veja no Quadro 3-3 um exemplo de comparação de um equipamento cardiorrespiratório e um por TAP.

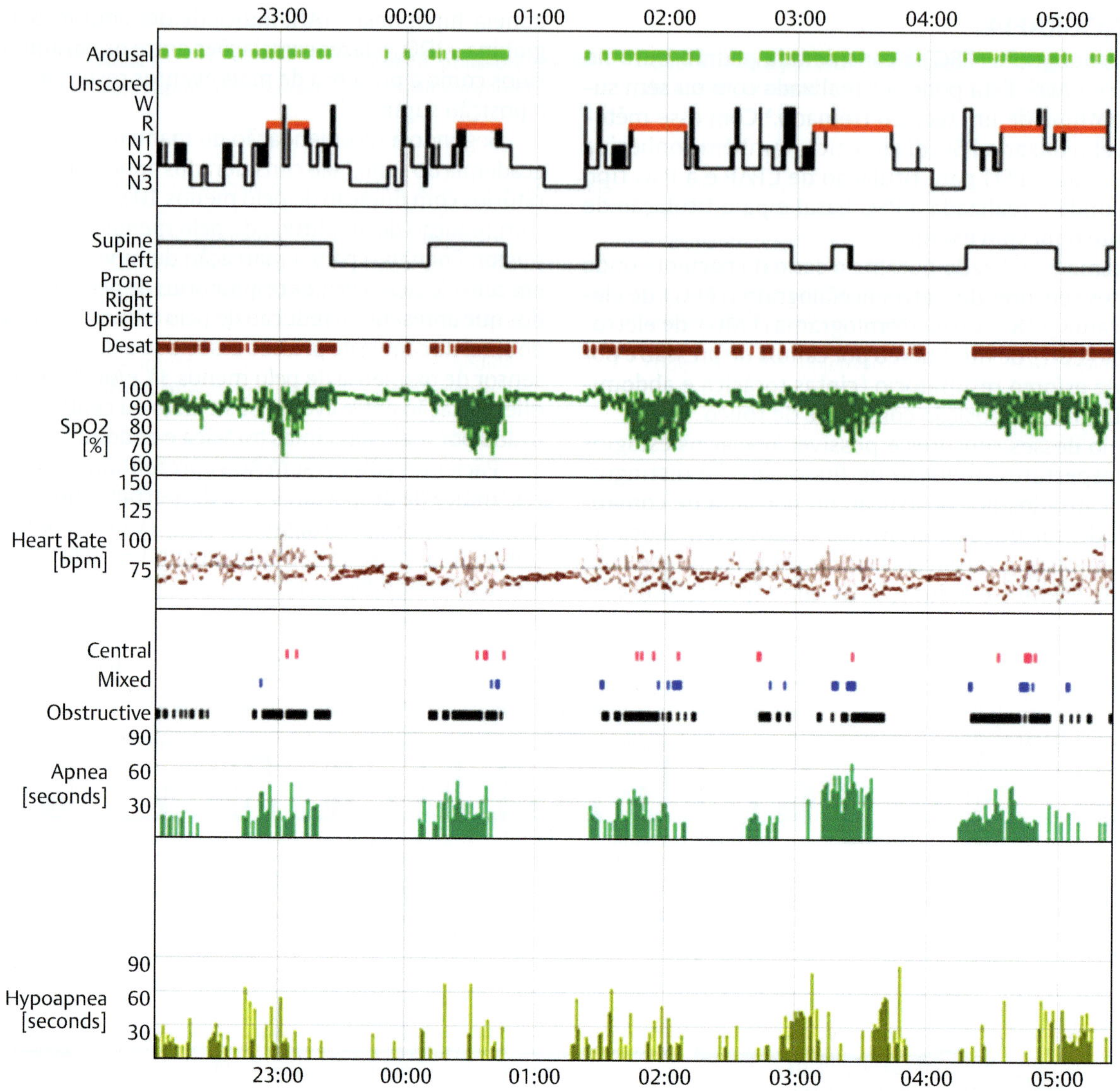

Fig. 3-2. Gráfico de polissonografia de paciente com apneia obstrutiva do sono grave, evidenciando um componente posicional, com piora significativa dos eventos respiratórios durante o estágio R.

Em pacientes com AOS grave há aumento no número de despertares, aumento dos estágios N1 e N2 e redução dos estágios N3 e R (Fig. 3-2).

Apesar de ser um exame que pode trazer um número grande de informações e fazer correlações entre os eventos respiratórios e condições dos pacientes (p. ex., estágio do sono ou posição), a PSG é um exame que necessita de profissionais treinados para colocação dos sensores e análise dos dados, limitando sua realização.

POLIGRAFIAS

Os exames domiciliares podem ser indicados para pacientes com alta probabilidade pré-teste de AOS moderada a grave e sem comorbidades relevantes, a saber: doença cardiopulmonar significante, presença de doença neuromuscular, história de acidente vascular encefálico ou uso crônico de opioides.[6]

Sem o eletroencefalograma as poligrafias tendem a subestimar os eventos respiratórios, já que o denominador do IAH passa a ser o tempo total de registo e não o tempo total de sono. Além disso, restrições parciais ao fluxo respiratório (hipopneias) sem dessaturações associadas, que seriam marcadas se houvesse despertares (Fig. 3-3), não são contabilizadas.[8,9] Apesar disso, vários estudos já demonstraram concordância adequada com o padrão-ouro, a polissonografia laboratorial.[8-10]

Tem ganhado importância nos últimos anos a discussão a respeito da falta de homogeneidade na definição da hipopneia e da incapacidade de os estudos correlacionarem as faixas de gravidade do IAH com desfechos mais ou menos negativos para o indivíduo acometido por AOS.[11] A busca por novos parâmetros mais confiáveis e estáveis parece promissora. Nesse contexto a utilização de oximetria de alta resolução e os parâmetros dela derivados como, por exemplo, a carga hipóxica, parecem melhor se correlacionar com os desfechos cardiovasculares.[12]

Entre os aspectos negativos das poligrafias destacamos que estão mais sujeitas à perda de dados pelo deslocamento inadvertido de um sensor durante a noite, produzindo

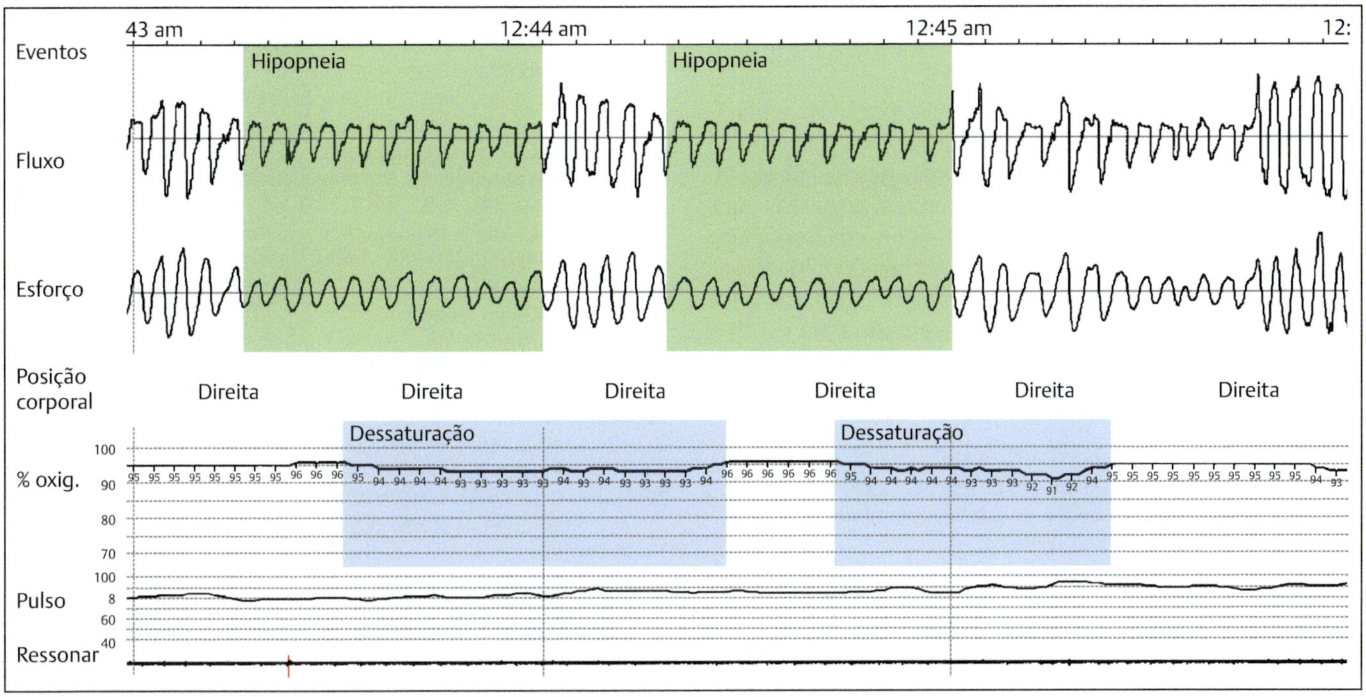

Fig. 3-3. Hipopneia em exame domiciliar.

registros adequados mais curtos. De 13 a 5% destes exames são repetidos por tais razões.[13] Ainda, estima-se que de 30-50% dos pacientes com AOS despertam muito facilmente com pequenas variações da pressão intratorácica, desestabilizando a respiração e prevenindo sono profundo, sem ocorrer dessaturações.[14,15] Teoricamente, este grupo poderia ser mal avaliado sem o EEG nas poligrafias tipos 3 e 4. A insônia atua como limitante da análise de sono nos exames sem EEG, impactando na acurácia destes testes.[16]

As mulheres foram pouco estudadas em estudos que avaliaram exames simplificados, já que a maioria dos artigos lida com populações compostas prioritariamente por homens.

Deve haver cautela na recomendação para idosos uma vez que estes apresentam mais frequentemente comorbidades limitantes ao exame.

Não há recomendação para se indicar as poligrafias como triagem em populações assintomáticas.[17]

TONOGRAFIA ARTERIAL PERIFÉRICA

A tonografia arterial periférica (*peripheral artery tonography* – PAT) é um método não invasivo utilizado para avaliar estágios do sono e eventos respiratórios por meio da medição de mudanças no tônus arterial periférico, que refletem a atividade do sistema nervoso autônomo. Durante o sono, variações na atividade simpática podem indicar diferentes estágios do sono e despertares. Dispositivos de PAT utilizam essas mudanças para estimar os estágios do sono e detectar despertares, apresentando uma concordância de moderada à boa com a polissonografia (PSG).[18,19]

Para eventos respiratórios, a PAT detecta a ativação simpática associada a apneias e hipopneias, levando à vasoconstrição periférica. Isso permite o cálculo de índices como o índice de apneia-hipopneia (IAH), índice de distúrbio respiratório (IDR) e índice de dessaturação de oxigênio (IDO).[18] Estudos demonstraram altos coeficientes de correlação entre os índices derivados da PAT e aqueles da PSG, indicando que a PAT é uma alternativa confiável para avaliar distúrbios respiratórios do sono.[19]

Certos medicamentos podem interferir na precisão da PAT no diagnóstico de apneia do sono, ao afetar o tônus vascular periférico. O álcool é conhecido por aumentar a vasodilatação periférica, o que pode alterar o tônus arterial e, potencialmente, levar a resultados falso-negativos em testes de apneia do sono domiciliares baseados em PAT.[20]

Além disso, medicamentos que influenciam o controle autonômico, como antagonistas dos receptores alfa, presentes em alguns medicamentos utilizados na hiperplasia prostática benigna, podem afetar a vasoconstrição digital, que é um mecanismo-chave detectado pela PAT durante eventos apneicos.[21]

OXIMETRIA DE ALTA RESOLUÇÃO

A oximetria de alta resolução está sendo cada vez mais utilizada no diagnóstico da AOS devido à sua capacidade de fornecer informações detalhadas sobre as flutuações da saturação de oxigênio durante o sono. Esse método oferece uma alternativa mais simples e acessível à polissonografia, o padrão-ouro para o diagnóstico da AOS.

A oximetria de alta resolução mede o índice de dessaturação de oxigênio (IDO), que se correlaciona com o índice de apneia-hipopneia (IAH) utilizado na polissonografia. Estudos demonstraram que a oximetria pode prever efetivamente a gravidade da AOS. Por exemplo, Hasan *et al.* (2022) validaram um oxímetro de alta resolução sem fio para uso domiciliar, demonstrando alta sensibilidade e especificidade na detecção de AOS leve a grave em comparação aos testes de sono domiciliares.[12] De forma semelhante, Waseem *et al.* (2021) encontraram que o IDO obtido pela oximetria é tanto sensível quanto específico para prever AOS moderada a grave em pacientes cirúrgicos com fatores de risco cardiovascular.[22]

O uso de algoritmos de aprendizado de máquina aumenta ainda mais a capacidade diagnóstica da oximetria. Por exemplo, Mendonça *et al.* (2020) desenvolveram um dispositivo que utiliza características estatísticas e baseadas em frequência do sinal de oximetria para classificar eventos de AOS, alcançando alta precisão e especificidade.[23] Além disso, modelos de aprendizado profundo foram desenvolvidos para estimar o IAH a partir dos dados de oximetria, mostrando mínima classificação incorreta dos casos de AOS moderada a grave.[24]

REFERÊNCIAS BIBLIOGRÁFICAS

1. Tufik S, Santos-Silva R, Taddei JA, Bittencourt LRA. Obstructive sleep apnea syndrome in the sao paulo epidemiologic sleep study. Sleep Med. 2010;11(5):441-6.
2. American Academy of Sleep Medicine. The AASM International Classification of Sleep Disorders. 3rd, text revision ed. 2023.
3. Flemons WW, Buysse D, Redline S, Oack A, Strohl K, Wheatley J, et al. Sleep-related breathing disorders in adults: Recommendations for syndrome definition and measurement techniques in clinical research. Sleep. 1999;22(5):667-89.
4. Kapur VK, Auckley DH, Chowdhuri S, Kuhlmann DC, Mehra R, Ramar K, Harrod CG. Clinical practice guideline for diagnostic testing for adult obstructive sleep apnea: An American Academy of Sleep Medicine Clinical Practice Guideline. J Clin Sleep Med. 2017 Mar 15;13(3):479-504.
5. Ferber R, Millman R, Coppola M, Fleetham J, Friederich Murray C, Iber C, et al. Portable recording in the assessment of obstructive sleep apnea. Sleep. 2018 Sep 1;41(9).
6. Collop NA, Tracy SL, Kapur V, Mehra R, Kuhlmann D, Fleishman SA, Ojile JM. Obstructive sleep apnea devices for out-of-center (OOC) testing: technology evaluation. J Clin Sleep Med. 2011 Oct 15;7(5):531-48.
7. Berry R, Abreu A, Quan S. The AASM Manual for The Scoring of Sleep and Associated Events: Rules, Terminology and Technical Specifications. 2020.
8. Kuna ST, Gurubhagavatula I, Maislin G, Hin S, Hartwig KC, McCloskey S, et al. Noninferiority of functional outcome in ambulatory management of obstructive sleep apnea. Am J Respir Crit Care Med. 2011 May 1;183(9):1238-44.
9. Berry RB, Hill G, Thompson L, McLaurin V. Portable monitoring and autotitration versus polysomnography for the diagnosis and treatment of sleep apnea. Sleep. 2008 Oct;31(10):1423-31.
10. Teixeira RCP, Cahali MB. In-laboratory polysomnography worsens obstructive sleep apnea by changing body position compared to home testing. Sensors. 2024 Apr 27;24(9):2803.
11. Pevernagie DA, Gnidovec-Strazisar B, Grote L, Heinzer R, McNicholas WT, Penzel T, et al. On the rise and fall of the apnea–hypopnea index: A historical review and critical appraisal. J Sleep Res. 2020 Aug 14;29(4).
12. Hasan R, Genta PR, Pinheiro G do L, Garcia ML, Scudeller PG, de Carvalho CRR, et al. Validation of an overnight wireless high-resolution oximeter for the diagnosis of obstructive sleep apnea at home. Sci Rep. 2022 Sep 7;12(1):15136.
13. Yin M, Miyazaki S, Ishikawa K. Evaluation of type 3 portable monitoring in unattended home setting for suspected sleep apnea: factors that may affect its accuracy. Otolaryngology–Head and Neck Surgery. 2006 Feb 17;134(2):204-9.
14. Eckert DJ, Younes MK. Arousal from sleep: implications for obstructive sleep apnea pathogenesis and treatment. J Appl Physiol. 2014 Feb 1;116(3):302-13.
15. Younes M. Role of arousals in the pathogenesis of obstructive sleep apnea. Am J Respir Crit Care Med. 2004 Mar 1;169(5):623-33.
16. Planès C, Leroy M, Bouach Khalil N, El Mahmoud R, Digne F, de Roquefeuil F, et al. Home diagnosis of obstructive sleep apnoea in coronary patients: validity of a simplified device automated analysis. Sleep and Breathing. 2010 Feb 17;14(1):25-32.
17. Collop NA, Anderson WM, Boehlecke B, Claman D, Goldberg R, Gottlieb DJ, et al. Clinical guidelines for the use of unattended portable monitors in the diagnosis of obstructive sleep apnea in adult patients. Portable Monitoring Task Force of the American Academy of Sleep Medicine. J Clin Sleep Med. 2007 Dec 15;3(7):737-47.
18. Yalamanchali S, Farajian V, Hamilton C, Pott TR, Samuelson CG, Friedman M. Diagnosis of obstructive sleep apnea by peripheral arterial tonometry. JAMA Otolaryngology–Head & Neck Surgery. 2013 Dec 1;139(12):1343.
19. Schindhelm F, Oldenburg O, Fox H, Bitter T. Measurement of peripheral arterial tone to detect sleep-disordered breathing in patients with heart failure. Sleep and Breathing. 2024 Mar 26;28(1):339-47.
20. Devarajan A, Paliwal A, Ruoff C, Lyng PJ, Lizak M, Krahn LE. Interaction between alcohol consumption and use of peripheral arterial tone home sleep apnea tests for sleep apnea evaluation. Sleep Med. 2023 Feb;102:142-6.
21. Zou D, Grote L, Eder DN, Peker Y, Hedner J. Obstructive apneic events induce alpha-receptor mediated digital vasoconstriction. Sleep. 2004 May;27(3):485-9.
22. Waseem R, Chan MT V., Wang CY, Seet E, Chung F. Predictive performance of oximetry in detecting sleep apnea in surgical patients with cardiovascular risk factors. PLoS One. 2021 May 6;16(5):e0250777.
23. Mendonça F, Mostafa SS, Morgado-Dias F, Ravelo-García AG. An oximetry based wireless device for sleep apnea detection. Sensors. 2020 Feb 7;20(3):888.
24. Levy J, Álvarez D, Del Campo F, Behar JA. Deep learning for obstructive sleep apnea diagnosis based on single channel oximetry. Nat Commun. 2023 Aug 12;14(1):4881.

CAPÍTULO 4

MONITORIZAÇÃO DA OXIMETRIA PARA DIAGNÓSTICO DA APNEIA OBSTRUTIVA DO SONO

Geraldo Lorenzi Filho ▪ George do Lago Pinheiro

INTRODUÇÃO

A apneia obstrutiva do sono (AOS) é caracterizada por episódios recorrentes de obstrução completa (apneia) ou parcial (hipopneia) das vias aéreas superiores, levando a hipóxia intermitente e fragmentação do sono.[1] O diagnóstico e a classificação de gravidade da AOS são feitos classicamente por meio da polissonografia (PSG) completa no laboratório do sono, denominada pela American Academy of Sleep Medicine (AASM) como PSG tipo 1. A PSG tipo 1 é considerada o padrão-ouro para o diagnóstico de vários distúrbios do sono, incluindo a AOS. A AASM também classifica outros métodos diagnósticos, incluindo as PSGs tipos 2, 3 e 4.

A PSG tipo 4 consiste em um monitoramento contínuo noturno de oximetria de alta resolução e se baseia na premissa de que os episódios respiratórios de apneia e hipopneia são acompanhados de quedas cíclicas da saturação de oxigênio. Dentre as suas consequências fisiopatológicas, a hipóxia intermitente tem um papel importante nos desfechos cardiovasculares. A hipóxia intermitente em pacientes com AOS pode subsequentemente levar ao estresse oxidativo, o que contribui para a patogênese da morbidade cardiovascular.[2] Os episódios de dessaturação são caracterizados por quedas cíclicas a partir de um valor da linha de base de forma recorrente, gerando o índice de dessaturações de oxigênio (IDO) que guarda uma correlação com o índice de apneia e hipopneia (IAH) da PSG tipo 1. É importante destacar que a dessaturação típica durante o sono do paciente com AOS tem um comportamento de padrão cíclico curto, recorrente e de alta frequência, seguido de reoxigenação, caracterizando, portanto, a hipóxia intermitente. A oximetria contínua noturna também permite o cálculo de um outro fenômeno chamado hipóxia ou hipoxemia sustentada, de baixa frequência, que se manifesta como episódios de dessaturação de oxigênio que duram no mínimo alguns minutos que ocorrem principalmente em pacientes com doença pulmonar durante o sono.[3] Nesse capítulo faremos incialmente uma breve revisão dos métodos diagnósticos da AOS para colocar em contexto o papel do monitoramento contínuo de oximetria ou PSG tipo 4.

DIAGNÓSTICO DA AOS

De acordo com a AASM,[4] a avaliação da AOS pode ser realizada por meio de quatro tipos exames:

- Tipo I:
  - ≥ 7 canais.
  - Eletroencefalograma.
  - Laboratório.
  - Presença do técnico.
- Tipo II:
  - 7 canais.
  - Eletroencefalograma.
  - Fora do laboratório.
  - Sem presença do técnico.
- Tipo III:
  - 4 a 7 canais.
  - Avaliação cardiorrespiratória.
- Tipo IV:
  - 2 canais.
  - Oximetria.

A PSG tipo I é considerada o método padrão-ouro para o diagnóstico da AOS composta pelo registro simultâneo do eletroencefalograma, eletro-oculograma, eletromiograma do mento para estadiamento do sono e de variáveis respiratórias como movimentação torácica e abdominal, oximetria de pulso, cânula de pressão e termistor (para o registro de fluxo de ar) para avaliação dos eventos respiratórios. É realizado também o registro de eletrocardiograma, ronco, movimentação de perna e posição corporal (Fig. 4-1).

No entanto, a PSG tipo 1 tem várias limitações que podem restringir sua realização: custo alto, pode ser inconveniente para alguns pacientes e não estar prontamente disponível em determinados locais[5,6] e longas listas de espera também impactam no acesso ao diagnóstico de AOS.

Além dos fatores citados, algumas limitações intrínsecas ao método merecem destaque:

A) O efeito da primeira noite, caracterizado pela dificuldade do paciente em se adaptar ao ambiente laboratorial do sono refletindo em alterações de variáveis analisadas no exame, como aumento da latência do início do sono e do sono REM e redução da eficiência do sono.
B) Variabilidade inerente de noite para noite. Vários trabalhos têm demonstrado que uma única noite não seria suficiente para um diagnóstico preciso de AOS, visto que a variabilidade noite a noite (influenciada pela posição e pela qualidade do sono) é grande em uma porcentagem significativa dos pacientes.
C) Super ou subestimação de eventos dependendo dos canais de monitoramento específicos utilizados (p. ex., uso de termistor em comparação com cânulas nasais).[3] Outro fator é derivado do fato que os estudos são dependentes de um avaliador que interpreta as curvas de forma não

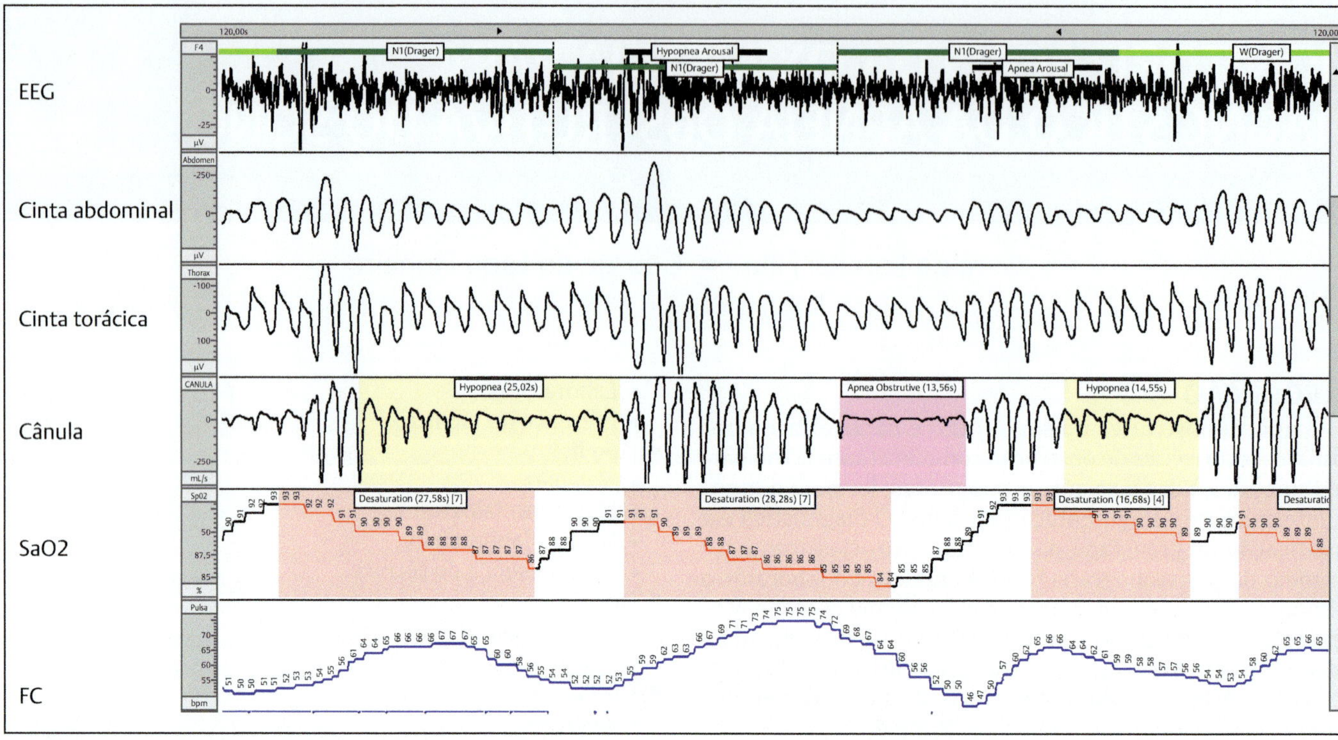

Fig. 4-1. Exemplo de sinais fisiológicos registrados no exame de polissonografia em laboratório. Tela de 2 minutos. De cima para baixo: EEG, movimento respiratório detectado pela cinta abdominal e torácica, fluxo aéreo detectado por cânula de pressão colocada no nariz, saturação de oxigênio e frequência cardíaca detectadas por oxímetro de pulso. Observe que o paciente apresenta episódio de hipopneia (marcado em amarelo no canal da cânula nasal), apneia (em rosa) e novamente hipopneia. Os eventos respiratórios de apneia e hipopneia causam oscilações cíclicas da saturação de oxi-hemoglobina. (Fonte: Laboratório do Sono do InCor – FMUSP.)

homogênea. Essa variabilidade é fortemente dominada pela interpretação dos eventos de hipopneia.

D) Variabilidade do IAH dependendo do critério de definição de hipopneia, 3% e 4%.

Subdiagnóstico da AOS

De acordo com a AASM, cerca de 80% dos indivíduos com AOS não são diagnosticados e 20% dos que buscam avaliação médica podem levar 4 meses ou mais entre a primeira consulta e o diagnóstico, realidade dos Estados Unidos da América (EUA). As razões que justificam esse cenário passam pela baixa conscientização da população sobre a doença, pela educação dos profissionais da atenção primária sobre sinais e sintomas relacionados com os distúrbios do sono e pelo custo do diagnóstico e do tratamento. Essas dificuldades, certamente, contribuem para a observação de que a grande maioria dos pacientes com AOS não é diagnosticada e, portanto, permanece sem tratamento na população geral.[7]

É conhecido que o subdiagnóstico da AOS tem impactos graves na saúde coletiva, com repercussão negativa na qualidade de vida e no aumento da morbimortalidade por doenças cardiovasculares e metabólicas. Mas vale destacar, também, o prejuízo financeiro resultante da falta de acesso ao diagnóstico e ao tratamento. Foi estimado, nos EUA, um custo anual de aproximadamente 150 bilhões relacionado às consequências de não tratar uma doença tão prevalente.[7]

Em contrapartida, diagnosticar e tratar a AOS teve um custo consideravelmente menor, cerca de 12,4 bilhões de dólares, com os benefícios de melhorar a saúde e aumentar a expectativa de vida dos indivíduos portadores da doença. A longo prazo, reduz custos com cuidados relativos à saúde, aumenta a produtividade laboral e reduz os gastos com acidentes de trabalhos e indenizações a eles relacionadas.[7]

O conceito de que a PSG é o método padrão-ouro para o diagnóstico de AOS foi recentemente questionado.[8] O método tradicional para descrever a AOS usando a métrica do número de apneias e hipopneias por hora de sono (IAH) pode não englobar todos os aspectos da carga hipóxica da AOS que podem ser mais bem descritos, por exemplo, pela análise do sinal da saturação da oxi-hemoglobina.[9,10] Mais recentemente, além dos IDO, alguns trabalhos têm sugerido que a carga hipóxica, que representa a área sobre a curva de todos os episódios de dessaturação da oxi-hemoglobina, têm um papel mais importante que o IAH e o IDO para determinar risco cardiovascular.[9]

A consciência de que a AOS é extremamente comum levou à popularização dos testes domiciliares para avaliar o sono, que registram um número limitado de sinais respiratórios, oferecendo uma opção de exame mais confortável para o paciente a um custo menor. Essa modalidade diagnóstica tem boa correlação com a PSG entre os indivíduos com suspeita de AOS.[11]

A International Classification of Sleep Disorders, publicada no ano de 2014 em sua terceira edição, passou por uma revisão em seu texto no capítulo sobre AOS no ano de 2023 e incluiu os testes domiciliares como métodos recomendados para o diagnóstico deste transtorno do sono. Apesar da crescente inserção de novas tecnologias no diagnóstico da AOS com o objetivo de melhorar a acessibilidade, ainda existe um nível inaceitável de subdiagnóstico deste transtorno tão prevalente.[12]

Em matéria de custos, os testes domiciliares, sem dúvidas, apresentam menor valor empregado em sua realização, comparados com os exames em laboratórios, titulação de CPAP e outras despesas como consultas com profissionais. Dessa forma, métodos diagnósticos de custo reduzido podem favorecer a realização de um maior número de exames e modificar positivamente o cenário mundial do grande número de indivíduos com AOS que não são diagnosticados.

ESTRATIFICAÇÃO DA GRAVIDADE DA AOS

A AOS tem sido historicamente estratificada através do índice de apneia e hipopneia (IAH), que é uma variável que expressa a frequência de ocorrência de apneias e hipopneias por hora de sono no caso das PSG tipos 1 e 2 ou de registro no caso da PSG tipo 3. Dessa forma, quando o IAH < 5 eventos/h é considerado normal, IAH de 5-14, 15-29, ≥ 30 eventos/h classifica a AOS em graus leve, moderado e grave, respectivamente. Entretanto, há a crescente compreensão de que essa métrica apresenta limitações em prever os efeitos adversos e a capacidade de resposta ao tratamento.[13]

Seguindo a linha de simplificação do diagnóstico de AOS, o índice de dessaturação de oxigênio (IDO), fornecido pelo isolamento do canal de oximetria da PSG completa, surge com uma medida fidedigna dos eventos de dessaturação da oxi-hemoglobina e apresenta alta sensibilidade e especificidade para detecção de AOS em crianças e adultos.[14]

MONITORIZAÇÃO TIPO 4 PARA O DIAGNÓSTICO DA AOS

Diante do cenário do subdiagnóstico da AOS e da necessidade de métodos diagnósticos mais acessíveis, foi realizado um estudo idealizado e executado pelo nosso grupo no Laboratório do Sono do InCor utilizando um novo dispositivo, composto por um oxímetro sem fio de alta resolução com um acelerômetro embutido vinculado a um aplicativo de *smartphone* e algoritmo de nuvem automatizado para detecção de dessaturação de oxigênio, aqui descrito como monitorização digital por oximetria (MDO). Para tanto, 304 indivíduos encaminhados ao laboratório do sono do InCor com suspeita de AOS e sem comorbidades clinicamente significativas realizaram PSG e MDO na mesma noite (Figs. 4-2 e 4-3).[15,16]

Este estudo mostrou que o sistema MDO composto por um oxímetro sem fio de alta resolução baseado em algoritmo automatizado em nuvem para detecção de dessaturações da oxi-hemoglobina é um método confiável para diagnóstico de AOS e determinação de sua gravidade em pacientes com suspeita da doença. Além do mais, por ser um método simplificado não requer infraestrutura complexa, assistência profissional para configurar o dispositivo no paciente e tempo consumido com análise de dados. Dessa forma, é possível prever grandes reduções no custo do diagnóstico da AOS, bem como a possibilidade de acesso ao diagnóstico em áreas mal atendidas onde PSG e outros teste domiciliares não estão prontamente acessíveis.

Uma segunda pesquisa realizada também pelo nosso grupo no Laboratório do Sono do InCor publicada em 2022, validou o desempenho do sistema MDO em comparação com o teste domiciliar tipo III. Os resultados foram estatisticamente consistentes para afirmar que a MDO é um método preciso para diagnóstico de AOS e determinação da sua gravidade em casa entre pacientes com suspeita para esse distúrbio do sono.[17]

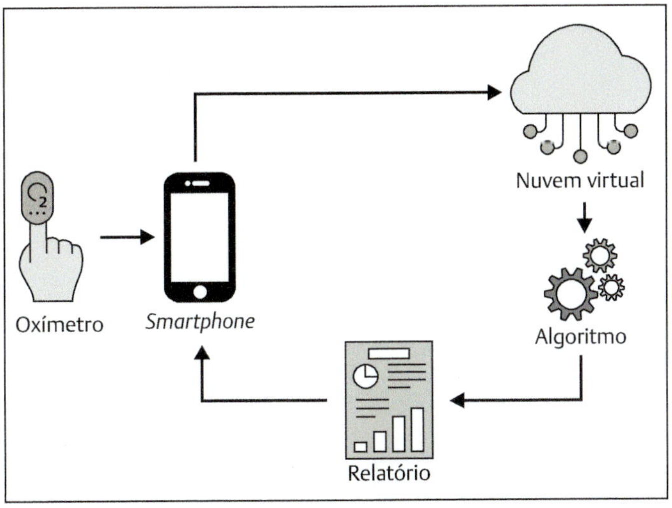

Fig. 4-2. Sistema de monitorização digital por oximetria (MDO). (Fonte: Laboratório do Sono do InCor.)

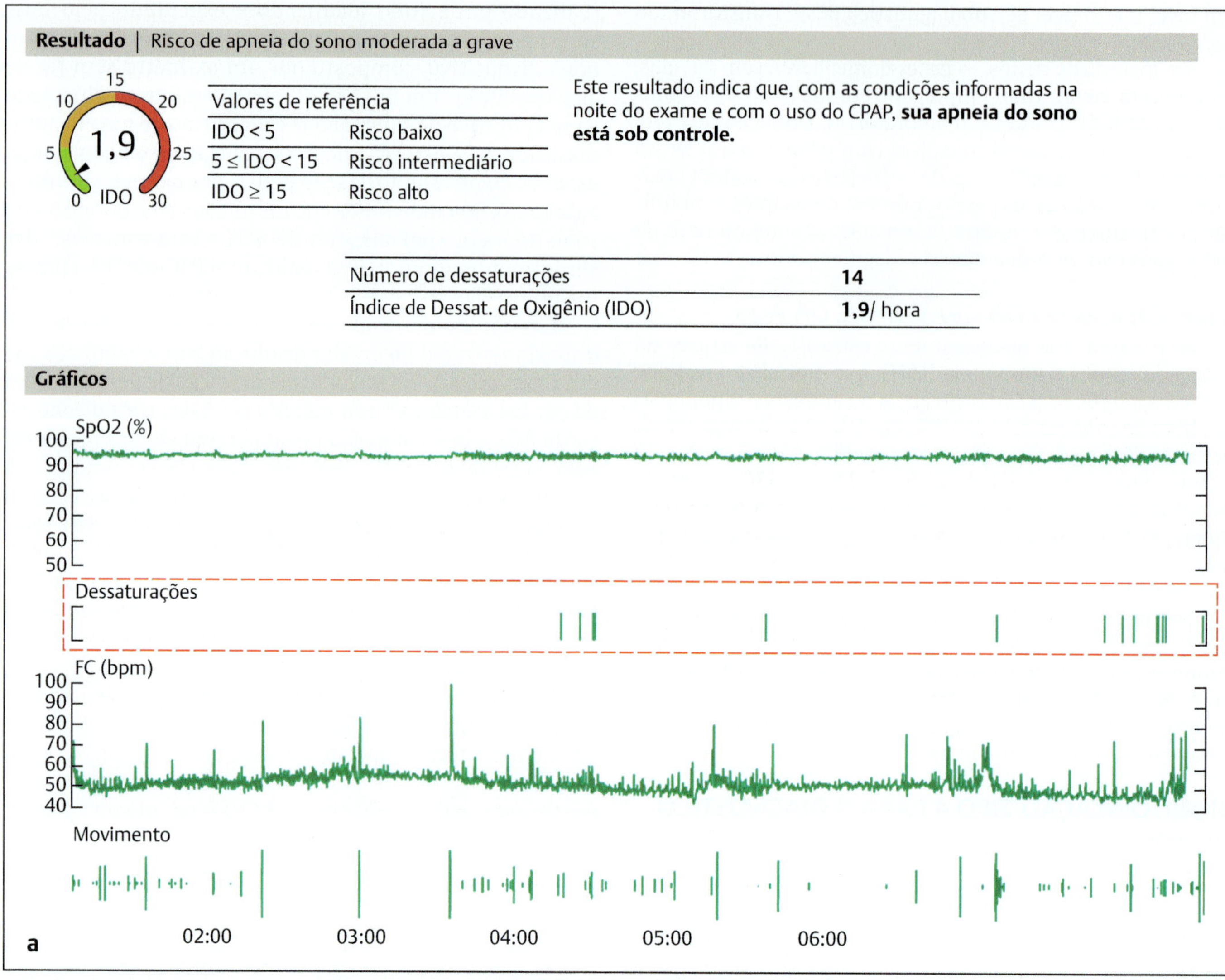

Fig. 4-3. Modelo de representação de polissonogramas do sistema de monitorização digital por oximetria em indivíduo com IDO: (**a**) Compatível com ausência de AOS. *(Continua)*

Resultado | Risco de apneia do sono moderada a grave

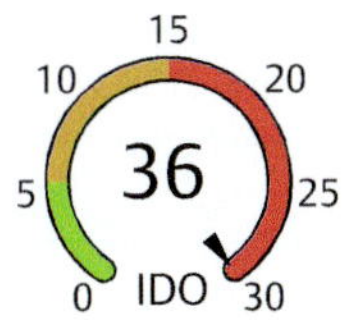

Valores de referência	
IDO < 5	Risco baixo
5 ≤ IDO < 15	Risco intermediário
IDO ≥ 15	Risco alto

Este resultado indica que, com as condições e tratamentos informamos na noite do exame, **você tem risco alto de apneia do sono moderada a grave**. É impostante você procurar um médico para avaliar as alternativas de tratamento da apneia do sono.

Número de dessaturações	**184**
Índice de Dessat. de Oxigênio (IDO)	**35,9**/ hora

Gráficos

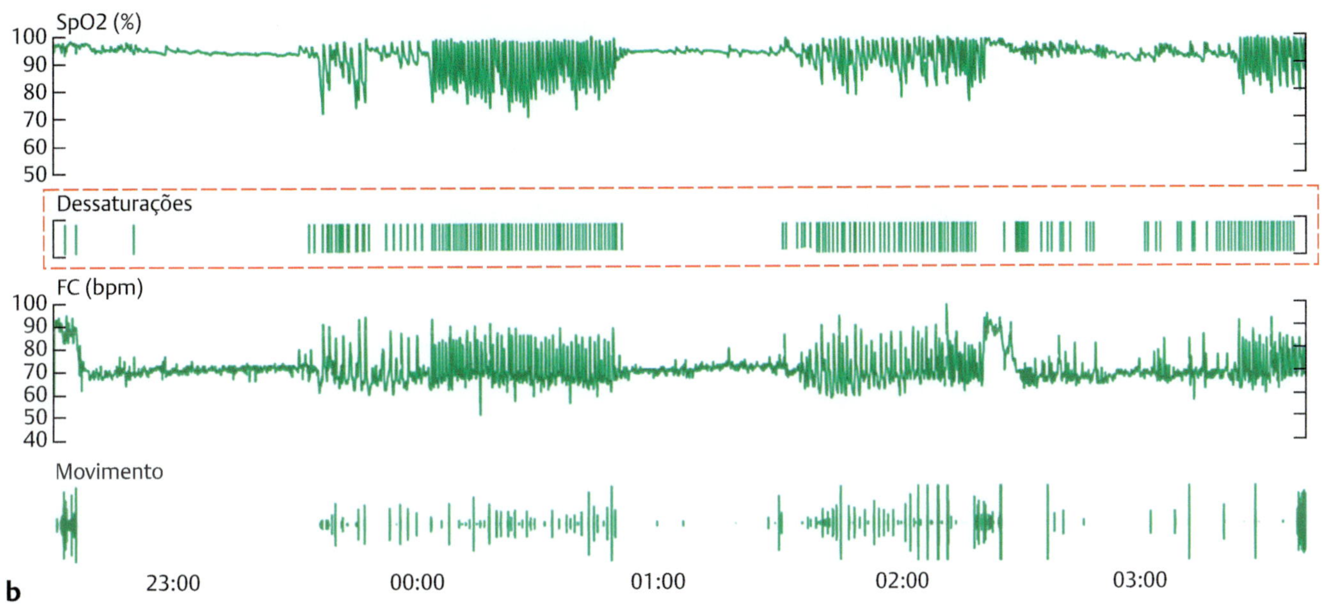

Fig. 4-3. (**b**) Compatível com AOS de grau acentuado. (Fonte: Pinheiro, GL. Tese de doutorado FMUSP, 2023.)

CONCLUSÃO

O desempenho da monitorização digital por oximetria para avaliação da apneia obstrutiva do sono é comparável com o diagnóstico realizado pela polissonografia em laboratório e do teste domiciliar do tipo III, com menor custo e permitindo a coleta de dados através de várias noites, se necessário. Além de se inferir que a MDO pode ser uma estratégia necessária no seguimento de indivíduos em uso de terapias para tratamento de AOS como pressão positiva contínua (CPAP), aparelho de avanço mandibular e terapia miofuncional orofacial ou após cirurgias, por exemplo, na avaliação de respostas após intervenções terapêuticas.

REFERÊNCIAS BIBLIOGRÁFICAS

1. Patil SP, Schneider H, Schwartz AR, Smith PL. Adult obstructive sleep apnea: Pathophysiology and diagnosis. Chest. 2007;132(1):325-37.
2. Dyugovskaya L, Lavie P, Lavie L. Increased adhesion molecules expression and production of reactive oxygen species in leukocytes of sleep apnea patients. Am J Respir Crit Care Med. 2002;165(7):934-9.
3. Rashid NH, Zaghi S, Scapuccin M et al. The Value of Oxygen Desaturation Index for Diagnosing Obstructive Sleep Apnea: A Systematic Review. Laryngoscope. 2021;131(2):440-447.
4. Kapur VK, Auckley DH, Chowdhuri S et al. Clinical Practice Guideline for Diagnostic Testing for Adult Obstructive Sleep Apnea: An American Academy of Sleep Medicine Clinical Practice Guideline. J Clin Sleep Med. 2017;13(3):479-504.
5. Ling IT, James AL, Hillman DR. Interrelationships between Body Mass, Oxygen Desaturation, and Apnea-Hypopnea Indices in a Sleep Clinic Population. Sleep. 2012;35(1):89-96.
6. Romem A, Romem A, Koldobskiy D, Scharf SM. Diagnosis of obstructive sleep apnea using pulse oximeter derived photoplethysmographic signals. J Clin Sleep Med. 2014;10(3):285-90.
7. Frost & Sullivan. Hidden Health Crisis Costing America Billions. Am Acad Sleep Med [Internet]. 2016;1-25.
8. Pevernagie DA, Gnidovec-Strazisar B, Grote L et al. On the rise and fall of the apnea–hypopnea index: A historical review and critical appraisal. Journal of Sleep Research. 2020 Aug;29(4):e13066.
9. Azarbarzin A, Sands SA, Stone KL et al. The hypoxic burden of sleep apnoea predicts cardiovascular disease-related mortality: The Osteoporotic Fractures in Men Study and the Sleep Heart Health Study. Eur Heart J. 2019;40(14):1149-1157a.

10. Linz D, Loffler KA, Sanders P et al. Low prognostic value of novel nocturnal oxygen saturation metrics in patients with obstructive sleep apnea and high cardiovascular event risk: post-hoc analyses of the SAVE study. Chest. 2020;158(6):2621-2631.
11. Corral J, Sanchez-Quiroga MA, Carmona-Bernal C et al. Conventional polysomnography is not necessary for the management of most patients with suspected obstructive sleep apnea noninferiority, randomized controlled trial. Am J Respir Crit Care Med. 2017;196(9):1181-90.
12. American Academy of Sleep Medicine. International Classification of Sleep Disorders, 3rd ed, text revision (ICSD-3-TR). Darien (IL): American Academy of Sleep Medicine. 2023.
13. Malhotra A, Ayappa I, Ayas N et al. Metrics of sleep apnea severity: beyond the apnea-hypopnea index. 2021;44(7):zsab030.
14. Behar JA, Palmius N, Li Q et al. Feasibility of Single Channel Oximetry for Mass Screening of Obstructive Sleep Apnea. EClinicalMedicine. 2019;11:81-8.
15. Pinheiro GDL, Cruz AF, Domingues DM et al. Validation of an Overnight Wireless High-Resolution Oximeter plus Cloud-Based Algorithm for the Diagnosis of Obstructive Sleep Apnea. Clinics (São Paulo). 2020;75:e2414.
16. Pinheiro GL. Validação de oxímetro de alta resolução sem fio baseado em algoritmo de análise automatizada em nuvem para o diagnóstico da apneia obstrutiva do sono [tese]. São Paulo, Faculdade de Medicina. 2023.
17. Hasan R, Genta PR, Pinheiro GDL et al. Validation of an overnight wireless high-resolution oximeter for the diagnosis of obstructive sleep apnea at home. Sci Rep. 2022;12(1):15136.

EXAME FÍSICO E ENDOSCÓPICO DA SÍNDROME DA APNEIA OBSTRUTIVA DO SONO (SAOS)

CAPÍTULO 5

Gilberto Guanaes Simões Formigoni ▪ Luiz Antônio Prata de Figueiredo
Letícia Andrade de Angelo

INTRODUÇÃO

A apneia obstrutiva do sono (AOS) é um distúrbio comum caracterizado pela interrupção repetitiva da respiração durante o sono, causada pelo colapso parcial ou total das vias aéreas superiores. A avaliação e o diagnóstico desta condição requerem uma abordagem multidisciplinar e detalhada, na qual o exame físico desempenha um papel crucial.

Esse exame inclui uma série de avaliações detalhadas que ajudam a identificar fatores anatômicos e funcionais que podem estar contribuindo para a obstrução respiratória.

Um estudo realizado com 594 pacientes com suspeita de apneia obstrutiva do sono, os quais foram submetidos incialmente a anamnese, questionários relacionados com o sono e exame físico, posteriormente avaliado com polissonografia, teve como resultado que idade, sexo, índice de massa corpórea (IMC), presença de apneias assistidas e exame faríngeo foram preditores significativos do IAH.[1]

Durante a realização do exame físico em pacientes suspeitos de apneia obstrutiva do sono, diferentes aspectos anatômicos e clínicos devem ser minuciosamente avaliados.

Já de início, durante a inspeção, devemos nos atentar à presença de alterações craniofaciais e esqueléticas como retrognatia (recuo da mandíbula em relação a maxila), micrognatia, atresia de maxila, fácies de respirador oral (boca entreaberta, lábio superior curto e lábio inferior volumoso e evertido, graus variáveis de estreitamento da face, orifícios nasais pequenos e mal desenvolvidos), posição rebaixada do osso hioide e acúmulo de gordura na região cervical.[2] Estas são algumas das possíveis alterações anatômicas que devem ser consideradas como fatores de risco para estarmos diante de um paciente com diagnóstico de apneia obstrutiva do sono.

Para uma melhor avaliação do esqueleto facial do paciente temos como ferramenta diagnóstica o exame de cefalometria, que consiste na análise de radiografias laterais do crânio, que permitem medir e avaliar a relação entre diferentes estruturas craniofaciais e suas dimensões.[3]

As medidas esqueléticas avaliadas são (Fig. 5-1):

- *Ângulo SNB/posicionamento da mandíbula:* mandíbula posicionada mais para trás em relação à maxila (retrognatia) pode contribuir para a obstrução da via aérea. Valores de normalidade entre 78° e 82°.
- *Ângulo SNA/posicionamento anteroposteior da maxila:* representa o posicionamento da maxila em relação à base do crânio, podendo estar retroposicionada. Valores de normalidade entre 80° e 84°.
- *Ângulo ANB/relação anteroposterior entre a maxila e a mandíbula:* classe I representa relação equilibrada, cerca de 2°; classe II representa maxila protruída ou mandíbula retruída, ângulo > 4°; classe III representa maxila retruída ou mandíbula protruída, ângulo < 0°.
- *Ângulo da mandíbula:* o ângulo formado entre o plano mandibular e a linha de Frankfurt pode indicar a posição da mandíbula e sua relação com a faringe. Ângulos mais acentuados podem estar associados a um aumento do risco de AOS.
- *MP-H/Distância do osso hioide (H) em relação ao plano mandibular (Go-Me):* quando posicionado mais posteriormente

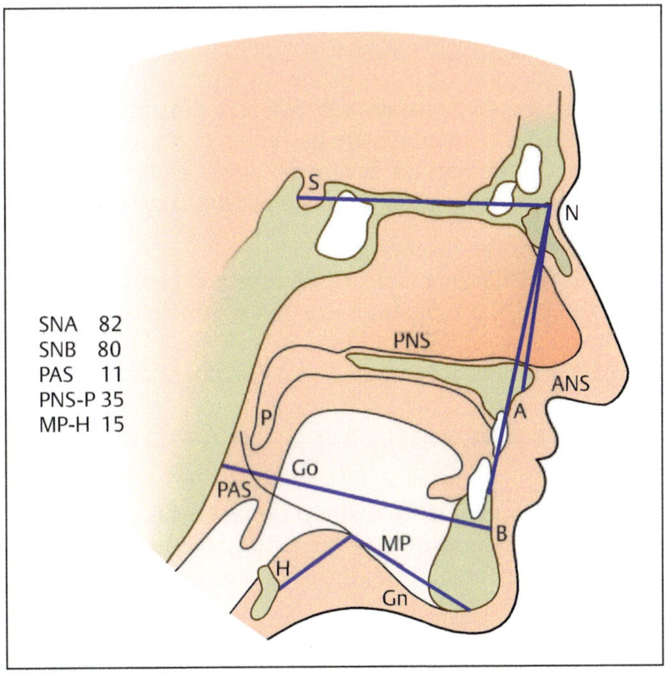

Fig. 5-1. Representação dos pontos de referência para análise da cefalometria, sendo S (sela): ponto médio da sela túrcica; N (násio): junção da sutura frontonasal; A: ponto mais profundo da curvatura anterior da maxila; B: ponto mais profundo da curvatura anterior da mandíbula; Gn (gnátio): ponto mais anteroinferior do mento; Me (menton): ponto mais inferior do bordo mandibular; Go (gônio): ângulo da mandíbula; H (hioide).

e mais baixo em relação ao plano mandibular sugere maior risco para obstrução da via aérea. Valores de normalidade entre 12-15 mm.

- *PNS-P/comprimento anteroposterior do palato mole*: distância entre PNS (espinha nasal posterior) e P (ponto mais posterior e inferior do palato mole). Valores de normalidade entre 32-35 mm.
- *PAS/Espaço aéreo posterior*: diminuição da distância entre a parede posterior da faringe e a base da língua ou palato mole tem alta prevalência em pacientes portadores de apneia. Valores de normalidade de 10-12 mm.

Algumas medidas antropométricas são essenciais na avaliação, como peso e altura para o cálculo do IMC, dada a forte associação entre obesidade (IMC maior que 30) e AOS já comprovada.[4]

Outra medida relevante durante a avaliação é a circunferência cervical na altura da membrana cricotireóidea com o paciente em posição supina. Sabe-se hoje que uma circunferência cervical acima de 40 cm no sexo feminino e 43 cm no sexo masculino é altamente sugestivo de AOS, mesmo na ausência de obesidade.

A oroscopia deve ser realizada com auxílio de fonte de luz e abaixador de língua quando assim necessário. Devemos avaliar as tonsilas palatinas, o palato, a úvula, a língua e a parede lateral.[2,5,6]

Devemos observar se o palato duro se encontra arqueado e profundo (ogival), o que sugere respiração oral, espessura e comprimento do palato mole e distância que ele ocupa da parede posterior da faringe, que, quanto menor, sugere menos espaço para a passagem de ar, bem como sua inserção no pilar posterior que, quando próxima à úvula formando uma membrana, é chamado de palato *web*. Avaliar o tamanho da úvula que pode estar aumentada em pacientes sugestivos de AOS.

As tonsilas palatinas devem ser classificadas de acordo com o grau de hipertrofia proposto por Brodsky (Fig. 5-2):

- *Grau 0:* tonsilas ausentes.
- *Grau 1:* tonsilas ocupam até 25% do espaço orofaríngeo.
- *Grau 2:* tonsilas ocupam entre 25% e 50% do espaço orofaríngeo.
- *Grau 3:* tonsilas ocupam de 50% a 75% do espaço orofaríngeo.
- *Grau 4:* tonsilas ocupam mais do que 75% do espaço orofaríngeo.

Sabemos que quanto maior o tamanho das tonsilas palatinas, mais chances de uma menor passagem de ar pela faringe, que combinada com outros fatores pode favorecer os colapsos da via aérea.

O tamanho da língua também deve ser avaliado, bem como sua relação com o palato mole por meio da classificação de Mallampati modificada onde o paciente deixa a língua relaxada dentro da cavidade oral (Fig. 5-3):[7]

- *Classe I:* visualiza-se toda a parede posterior da orofaringe, tonsilas palatinas, pilares amigdalianos e úvula.
- *Classe II:* visualiza-se palato mole, úvula total ou parcialmente, porção da parede faríngea posterior e polo superior das tonsilas palatinas.
- *Classe III:* visualiza-se o palato duro e parcialmente o palato mole.
- *Classe IV:* visualiza-se apenas o palato duro.

Friedman propôs um modelo de estadiamento dos pacientes através da associação entre o grau das tonsilas palatinas, a classe do Mallampati e o IMC. Esse estadiamento possibilita que sejam identificados os melhores e piores candidatos para realização de uvulopalatofaringoplastia como opção de tratamento (Quadro 5-1).[8,9]

É importante avaliar ainda durante a oroscopia, o tipo de oclusão dentária presente através da classificação de Angle (Fig. 5-4):[10,11]

- *Classe I ou neutroclusão:* harmonia entre as arcadas.
- *Classe II ou distoclusão*: projeção dos dentes superiores para a frente em relação aos inferiores (retrognatia).
- *Classe III ou mesioclusão*: dentes inferiores se projetam para a frente em relação aos superiores (prognatia).

Durante a rinoscopia deve-se avaliar a presença de desvio do septo nasal, grau de hipertrofia dos cornetos inferiores bem como a presença de insuficiência da válvula nasal através da inspiração forçada. Acredita-se que obstrução nasal durante o sono associada a uma respiração oral, resultaria em maior resistência à entrada de ar na via aérea inferior, bem como um aumento da pressão negativa inspiratória proveniente da via aérea inferior na inspiração, resultando em uma maior chance de colabamento da faringe e consequentemente maior chance de desenvolver AOS.[12]

A videonasolaringoscopia é uma ferramenta diagnóstica muito útil para identificar diversas alterações anatômicas e funcionais nas vias aéreas superiores em pacientes com apneia obstrutiva do sono. O exame permite um entendimento detalhado da patologia individual de cada paciente.[5,13]

A principal vantagem da videonasolaringoscopia no contexto da apneia obstrutiva do sono é a capacidade de identificar precisamente as áreas de colapso ou estreitamento que contribuem para a apneia.

O exame é realizado com o paciente sentado, com anestesia tópica nasal e cabeça na posição natural. A fibra óptica é inserida em ambas as narinas, uma de cada vez e as principais alterações que podemos encontrar incluem:

- *Obstrução nasal*: pacientes com AOS frequentemente apresentam desvios de septo, hipertrofia de cornetos nasais, ou pólipos nasais, que podem contribuir para a resistência ao fluxo de ar e agravar os episódios de apneia (Fig. 5-5).
- *Hipertrofia de amígdalas e adenoides*: a presença de amígdalas ou adenoides aumentadas é uma das causas comuns de obstrução das vias aéreas, especialmente em crianças, mas também em adultos. A redução do espaço na orofaringe pode levar ao colapso das paredes da garganta durante o sono.
- *Colapso do palato mole*: uma das alterações mais frequentes observadas na videonasolaringoscopia é o colapso do palato mole. Este colapso pode ocorrer com ou sem o movimento de ronco, obstruindo a passagem de ar e contribuindo para os episódios de apneia.

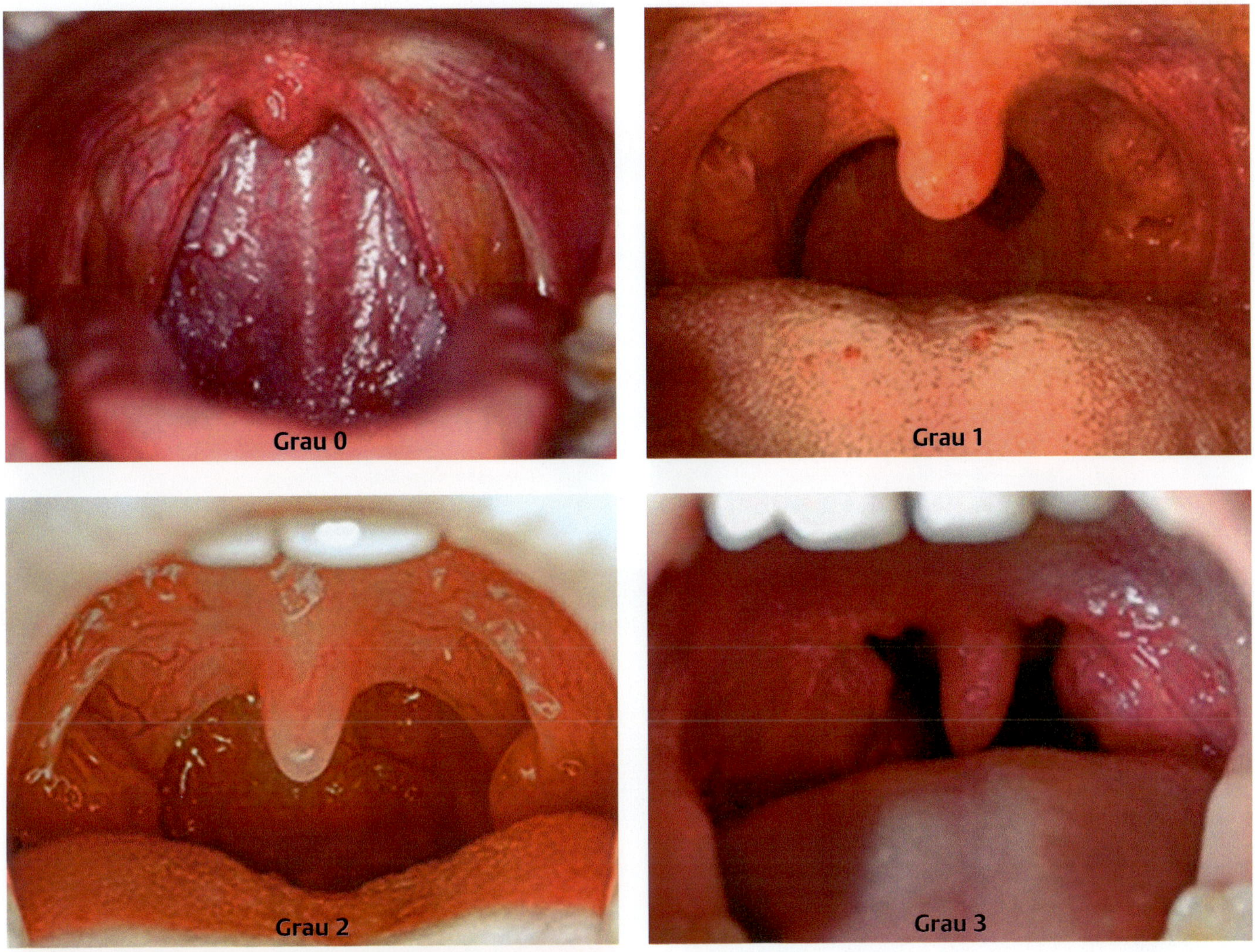

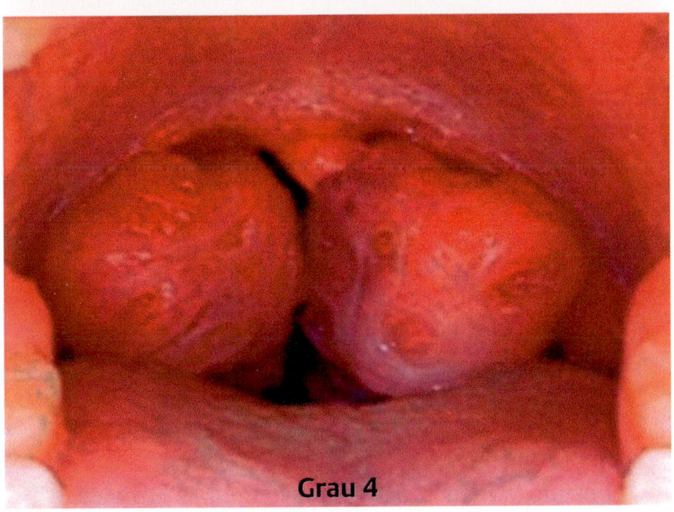

Fig. 5-2. Classificação de Brodsky do grau de hipertrofia das tonsilas palatinas.

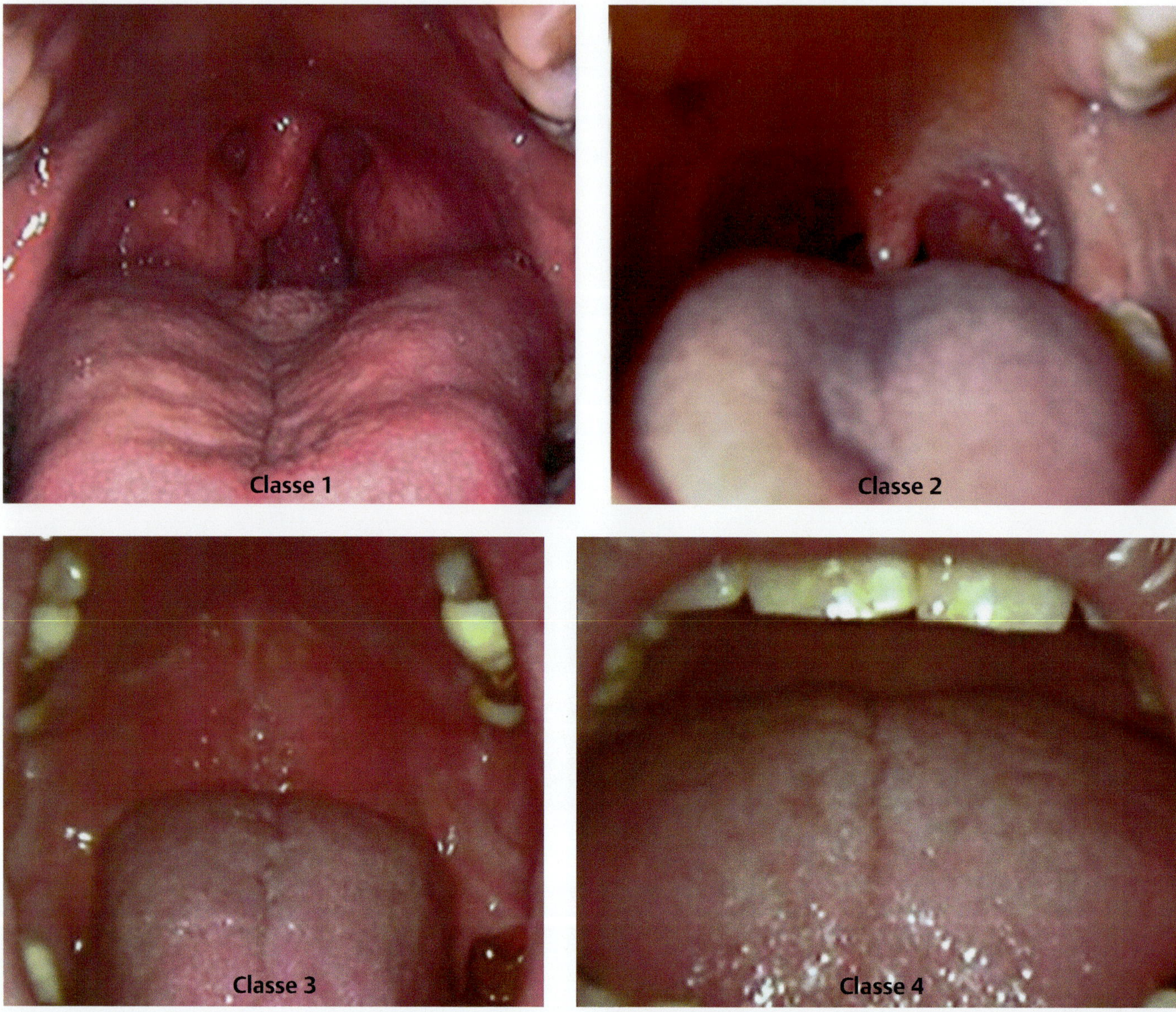

Fig. 5-3. Classificação de Mallampati modificada (relação entre base de língua e palato mole). (Imagens cordialmente cedidas por Dr. Michel Cahali.)

- *Macroglossia*: um aumento do volume da língua pode ser visualizado durante o exame. A língua grande pode deslocar-se para trás durante o sono, obstruindo a via aérea.
- *Flacidez e colapso da epiglote*: em alguns pacientes, a epiglote (a estrutura que cobre a entrada da traqueia durante a deglutição) pode ser flácida ou colapsar durante o sono, obstruindo a passagem de ar para a laringe e a traqueia.
- *Redução do espaço retrolingual*: o espaço retrolingual (atrás da base da língua) pode ser reduzido devido à hipertrofia de estruturas ou ao colapso da base da língua, promovendo a obstrução da via aérea.
- *Alterações na parede lateral da faringe*: a flacidez e o colapso das paredes laterais da faringe também são comuns em pacientes com AOS, contribuindo para a obstrução das vias aéreas.
- *Simulação de ronco e apneia*: pede-se para o paciente simular o próprio ronco e/ou um episódio de apneia e observam-se possíveis vibrações e colabamento de estruturas.
- *Manobra de Muller*:[14-16] pede-se para o paciente realizar uma inspiração forçada máxima com nariz e boca ocluídos e verifica-se o grau de colapso na região retropalatal e retrolingual graduada em:
  - Grau 0 = ausência de colapso.
  - Grau 1 = 25% de colapso.
  - Grau 2 = 50% de colapso.
  - Grau 3 = 75% de colapso.
  - Grau 4 = colapso total.

Contudo, a manobra apresenta algumas limitações importantes como o fato de durante o exame o paciente se encontrar em estado de vigília e sentado, que difere do estado de sono nas respostas fisiológicas, a variação do colapso de acordo com a pressão que o paciente é capaz de produzir, visto que pressões maiores do que -40 cmH_2O não são consideradas suficientes para a avaliação de possíveis colapsos bem como uma falta de padronização do grau de obstrução, por se tratar de uma medida subjetiva.

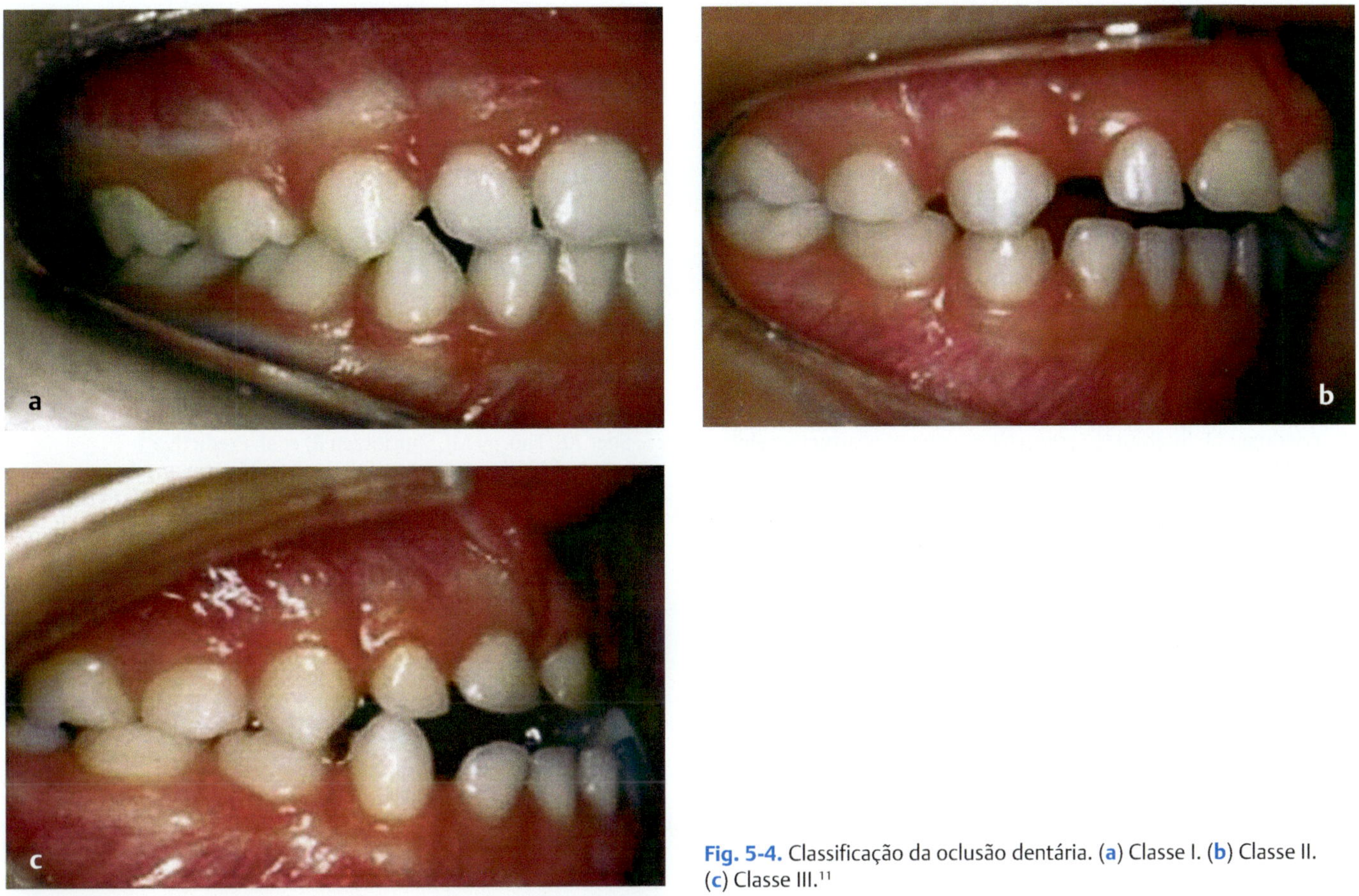

Fig. 5-4. Classificação da oclusão dentária. (a) Classe I. (b) Classe II. (c) Classe III.[11]

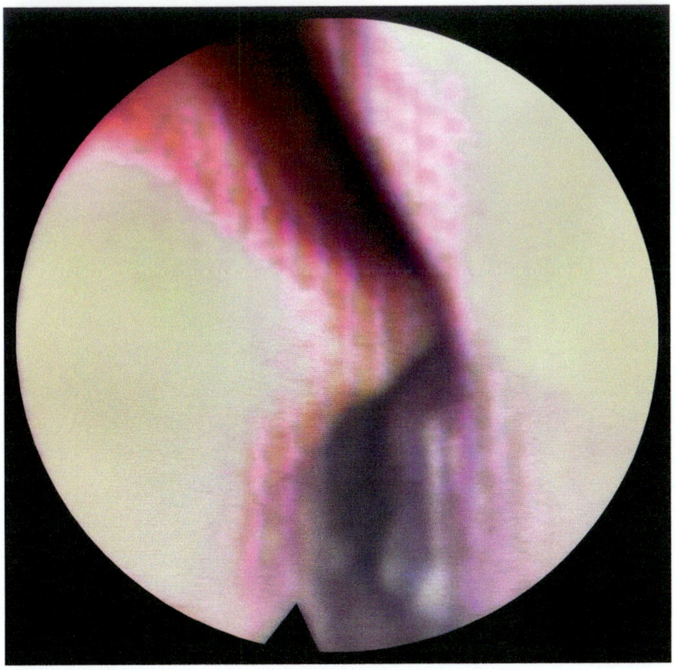

Fig. 5-5. Desvio de septo em fossa nasal para esquerda.

Quadro 5-1. Estadiamento de Friedman[8,9]

Estágio	Mallampati modificado	Tonsilas palatinas	IMC
I	I ou II	3 ou 4	< 40
II	I ou II III ou IV	0,1 ou 2 3 ou 4	< 40
III	III ou IV	0, 1 ou 2	< 40
IV	I, II, III ou IV	0, 1, 2, 3 ou 4	> 40*

* ou presença de deformidade craniofacial.

REFERÊNCIAS BIBLIOGRÁFICAS

1. Hoffstein V, Szalai JP. Predictive value of clinical features in diagnosing obstructive sleep apnea. Sleep. 1993;16(2):118-22.
2. Guimarães GC. Obstructive sleep apnea syndrome: clinical history and physical examination. J Bras Pneumol. 2010;36(2):S1-S61.
3. Salles C, Campos PS, de Andrade NA, Daltro C. Síndrome da apneia e hipopneia obstrutiva do sono: análise cefalométrica [Obstructive sleep apnea and hypopnea syndrome: cephalometric analysis]. Braz J Otorhinolaryngol. 2005;71(3):369-72.

4. Hora F, Nápolis LM, Daltro C et al. Clinical, anthropometric and upper airway anatomic characteristics of obese patients with obstructive sleep apnea syndrome. Respiration. 2007;74(5):517-24.
5. Sennes LU, Lorenzetti FTM, Daniel MM. Semiologia dos Distúrbios do Sono. In: Tratado de Otorrinolaringologia- 3. ed. – Rio de Janeiro: Elsevier; 2018.
6. Guilleminault C, Takaoka S. Signs and symptoms of obstructive sleep apnea and upper airway resistance syndrome. In: Friedman M (ed.). Sleep Apnea and Snoring. Surgical and Non-surgical Theraphy. 1. Ed. Chicago: Saunders Elsevier; 2009:3-10.
7. Lesavoy B, Lumsden C, Grunstein E, Yoon R. Mallampati and Brodsky Classification and Children's Risk for Sleep Related Breathing Disorder. J Clin Pediatr Dent. 2022;46(4):280-286.
8. Friedman M, Ibrahim H, Joseph NJ. Staging of obstructive sleep apnea/hypopnea syndrome: a guide to appropriate treatment. Laryngoscope. 2004;114(3):454-9.
9. Friedman M, Salapatas AM, Bonzelaar LB. Updated Friedman Staging System for Obstructive Sleep Apnea. Adv Otorhinolaryngol. 2017;80:41-48.
10. Ghodasra R, Brizuela M. Orthodontics, Malocclusion. 2023 Apr 23. In: StatPearls [Internet]. Treasure Island (FL): StatPearls Publishing; 2024.
11. Silva Filho OG, Queiroz APC, Herkrath FJ, Silva GFB. Correlação entre padrão facial e relação sagital entre os arcos dentários no estágio de dentadura decídua: considerações epidemiológicas. Rev Dent Press Ortodon Ortop Facial. 2008;13(1):101-12.
12. Michels Dde S, Rodrigues Ada M, Nakanishi M et al. Nasal involvement in obstructive sleep apnea syndrome. Int J Otolaryngol. 2014;2014:717419.
13. Rojewski TE, Schuller DE, Clark RW et al. Videoendoscopic determination of the mechanism of obstruction in obstructive sleep apnea. Otolaryngol Head Neck Surg. 1984;92(2):127-31.
14. Sociedade Brasileira de Otorrinolaringologia. Atualização Otorrinolaringolégica em Cirurgia do Ronco e Apneia do Sono. Revista Brasileira de Otorrinolaringologia. 2002;68:1-25.
15. Sher AE, Thorpy MJ, Shprintzen RJ et al. Predictive value of Müller maneuver in selection of patients for uvulopalatopharyngoplasty. Laryngoscope. 1985;95(12):1483-7.
16. Terris DJ, Hanasono MM, Liu YC. Reliability of the Muller maneuver and its association with sleep-disordered breathing. Laryngoscope. 2000;110(11):1819-23.

EXAME ENDOSCÓPIO SOB SEDAÇÃO NA SÍNDROME DA APNEIA OBSTRUTIVA DO SONO (SAOS)

Alexandre Beraldo Ordones ▪ Michel Burihan Cahali

INTRODUÇÃO

A sonoendoscopia foi descrita durante o sono natural em 1978, mas somente em 1991, Croft e Pringle descreveram o uso de sedação para o exame, o que facilitou sua realização.[1]

O exame endoscópico sob sedação na síndrome da apneia obstrutiva do sono (SAOS), chamado de sonoendoscopia, é uma ferramenta complementar na avaliação da via aérea superior (VAS) do paciente apneico. Consiste na endoscopia da via aérea durante o sono e visa a identificação dos locais e padrões de colapso da VAS durante o sono. Permite uma visão tridimensional, dinâmica, em tempo real da via aérea.

Para a interpretação da sonoendoscopia, é importante levar em consideração que consiste na visão intraluminal da via aérea. Ou seja, a imagem que se obtém durante o exame é o resultado da interação da estrutura óssea com as partes moles da via aérea superior. Por exemplo, um indivíduo retrognata (alteração da estrutura óssea) pode ter uma imagem durante a sonoendoscopia de um indivíduo com estrutura óssea normal e aumento dos tecidos moles (p. ex., obesidade, hipertrofia de tonsilas palatinas).

SONOENDOSCOPIA

Indicações[2]

- Dúvidas na intervenção terapêutica.
- Falha de tratamento cirúrgico prévio.
- Busca de alternativa ao tratamento com pressão positiva contínua nas vias aéreas (CPAP).

Contraindicações[2]

- Absolutas:
  - Classificação de risco anestésico ASA 4.
  - Gravidez.
  - Alergia ao sedativo a ser utilizado.
- Relativas:
  - Obesidade mórbida.

Técnicas do Procedimento

A sonoendoscopia deve ser realizada em centro cirúrgico ou sala semelhante, que disponha de equipamento anestésico-padrão: monitor de oximetria, eletrocardiograma, monitor de pressão arterial. A equipe deverá ser formada por pelo menos três indivíduos: o médico examinador, o médico anestesista e um profissional de saúde capacitado para casos de emergência.

O paciente deverá estar em posição supina, com travesseiro confortável. É recomendado que se use um endoscópio flexível com a menor espessura possível. Anestesia tópica nasal com lidocaína *spray* e vasoconstrição nasal com oximetazolina podem ser úteis.

Sedação

A sedação é o passo mais importante para a realização da sonoendoscopia. Se a sedação for profunda, pode induzir hipotonia importante da faringe; se for superficial, pode não simular o que realmente acontece na VAS do paciente apneico.

Para se monitorizar a sedação, é utilizado o dispositivo BIS (*Bispectral index*), que informa alvos eletroencefalográficos do paciente, sendo que o valor 0 representa o silêncio no eletroencefalograma e o valor 100 indica paciente totalmente acordado. É recomendado que os valores de BIS fiquem entre 50-70. Caso o dispositivo BIS não esteja disponível, a escala de sedação de RAMSAY também pode ser usada; considera-se sedação adequada quando o paciente atinge nível RAMSAY 5 (paciente sonolento, com resposta lenta ao toque glabelar ou estímulo sonoro).

Os principais sedativos utilizados são propofol, dexmedetomidina e midazolam. Idealmente, o uso do propofol, principal fármaco utilizado mundialmente, deverá ser com dispositivo que calcula a infusão alvo-controlada, como o Diprifusor®. Esse dispositivo, baseado em características como sexo, idade e medidas antropométricas, consegue calcular (por um algoritmo) e infundir via intravenosa a concentração desejada cerebral do propofol (TCI: *target controlled infusion*). Isso permite alcançar a sedação adequada de uma maneira mais eficaz.[2]

Protocolo de sedação com propofol:[3]

- TCI inicial 1,5 mcg/mL.
- Aumentos de 0,1 a 0,2 mcg/mL para atingir sedação adequada.

Protocolo de sedação com dexmedetomidina:[2]

- Infusão em *bolus* de 1,5 mcg/kg de peso em 10 minutos.
- Infusão de manutenção de 1,5 mg/kg/h.

Os achados da sonoendoscopia podem variar de acordo com a duração do exame. Recomenda-se duração de pelo menos 30 minutos de observação para se concluir com maior precisão qual o padrão de colapso da VAS.[4]

A sonoendoscopia permite a realização de manobras para predizer resultados de tratamentos não cirúrgicos da apneia do sono. Para se avaliar o efeito do aparelho intraoral reposicionador mandibular, podem ser utilizados:

- *Manobra Jaw-Thrust*: consiste na elevação da mandíbula sem realizar a hiperextensão cervical, posicionando os dedos médios e indicadores no ângulo da mandíbula, com polegares sob a região malar do paciente. Caso haja visualização dos dois terços posteriores da região das aritenoides ou aumento de 3 mm na região do nível palatal, é considerado que o uso de aparelho intraoral pode ter boa resposta.[5-6]
- *George-Gauge*: é uma régua de titulação para confecção de aparelho oral. Deve ser confeccionado molde com a régua George-Gauge antes da realização do exame, com 70% do avanço mandibular máximo confortável para aquele paciente. Durante a sonoendoscopia, introduz-se o molde na cavidade oral e avalia-se o efeito do dispositivo na obstrução da VAS.
- *SAM – Selector Avance Mandibular*: é um dispositivo que permite a titulação do avanço mandibular durante a sonoendoscopia, com o objetivo de predizer o sucesso do uso de aparelho intraoral.[7]

Durante o exame, manobras como *head rotation* (girar a cabeça para o lado) e *head-trunk rotation* (girar a cabeça e tronco para o lado) podem ser úteis para a avaliação do sucesso de terapia posicional para SAOS.

INTERPRETAÇÃO DOS RESULTADOS

Existem duas principais classificações para a interpretação dos resultados da sonoendoscopia: a classificação de VOTE e a classificação NOHL:

1. A classificação de VOTE,[8] descrita por Kezirian, é a mais utilizada. VOTE é um mnemônico das regiões da VAS que colapsam: *Velum, Oropharynx, Tongue, Epiglottis*. Para cada região, é designada uma nota de acordo com o grau de colapso: 0 – ausência de colapso, 1 – obstrução luminal entre 50% e 75% ou presença de vibração, 2 – obstrução luminal maior que 75%. Além disso, classifica-se de acordo com configuração da obstrução: anteroposterior, laterolateral ou concêntrica, de acordo com o Quadro 6-1 e Figura 6-1.
2. A classificação NOHL[9] também é um mnemônico para o local de obstrução da VAS: *Nose* (considera obstrução nasal secundária a alterações anatômicas, como desvio septal, hipertrofia de cornetos inferiores ou outras doenças nasais), *Oropharynx* (região retropalatal), *Hypopharynx* (região retrolingual), *Larynx*. Classifica também a presença de hipertrofia tonsilar graus III e IV de Brodsky. Quanto ao grau de obstrução, classifica em graus 1 (entre 0% e 25%), 2 (entre 25% e 50%), 3 (entre 50% e 75%) e 4 (entre 75% e 100%). Quanto à configuração da obstrução, classifica em anteroposterior, transversal e concêntrica (Quadro 6-2).

Quadro 6-1. Classificação de VOTE

Local de obstrução	Grau de obstrução (0-1-2)	Configuração do colapso		
		Anteroposterior (AP)	Laterolateral (LL)	Concêntrico (CC)
Palato				
Orofaringe		X		X
Língua			X	X
Epiglote				X

Quadro 6-2. Classificação de NOHL

Local de obstrução	Grau de obstrução	Padrão do colapso		
		Anteroposterior (AP)	Transverso (Tr)	Concêntrico (CC)
N: Nariz	1/2/3/4	X	X	X
O: Orofaringe	1/2/3/4			
H: Hipofaringe	1/2/3/4			
L: Laringe	-/+	X	X	X
Hipertofia tonsilar	III/IV	X	X	X

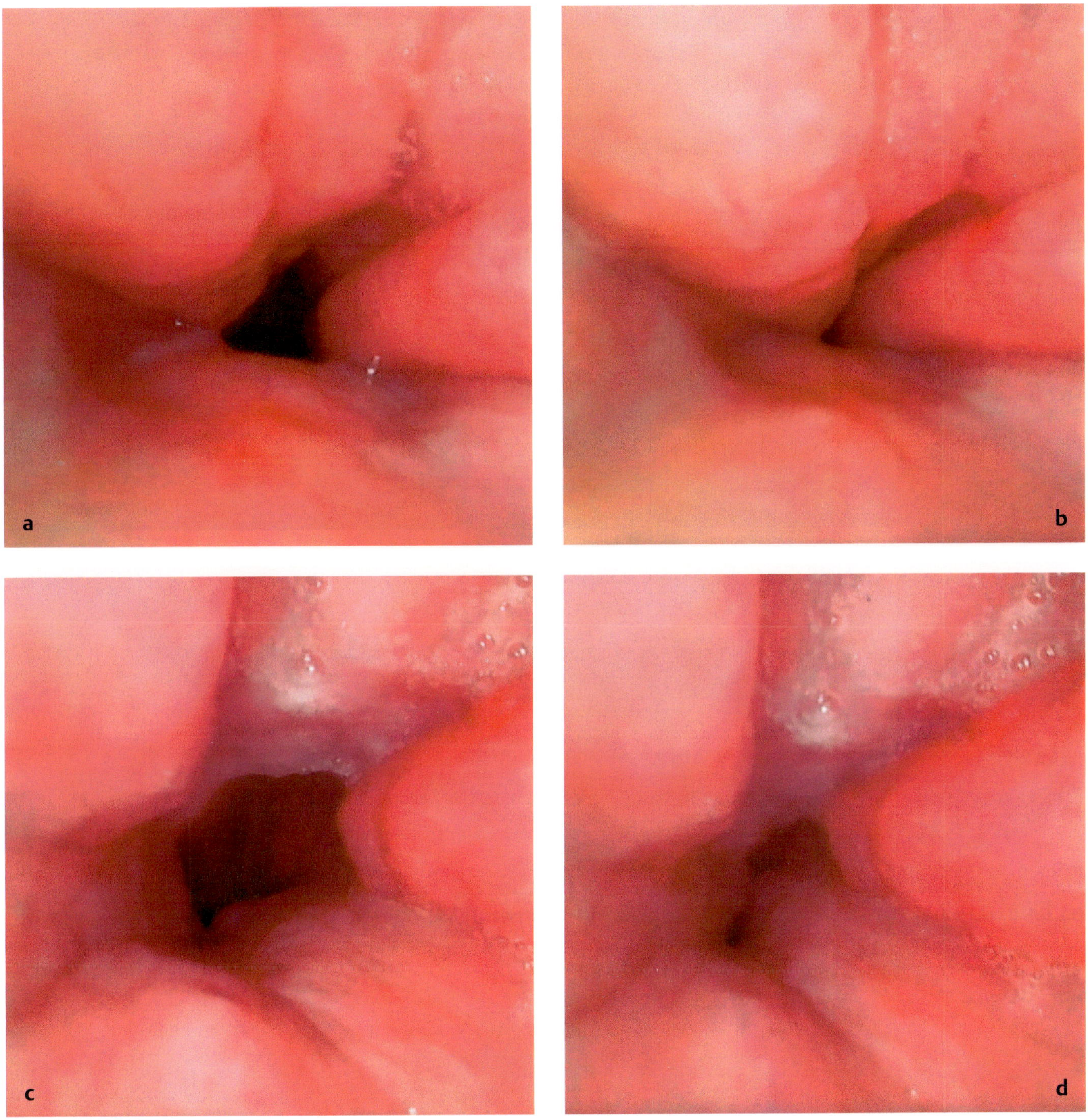

Fig. 6-1. Imagens ilustrativas da classificação de VOTE. (**a**,**b**) Visão suprapalatal: obstrução concêntrica da região palatal. (**c**,**d**) Visão suprapalatal: obstrução laterolateral da região palatal. *(Continua)*

RESULTADOS DA SONOENDOSCOPIA NO TRATAMENTO DA APNEIA DO SONO

Diversos estudos sugerem que a sonoendoscopia pode predizer sucesso e falha terapêutica para SAOS.

- Cirurgia faríngea:
  - *Faringoplastia expansora:* taxa de sucesso de 70% naqueles que apresentavam colapso completo de orofaringe e palatal, sem colapso de língua e epiglote.[10]
  - *Faringoplastia lateral:* maior taxa de sucesso terapêutico naqueles que não apresentavam colapso laríngeo e de hipofaringe.[11]
- Cirurgia para implantar um estimulador do nervo hipoglosso. Vanderveken *et al.*[12] realizaram sonoendoscopia no pré-operatório de pacientes submetidos à cirurgia para implantação do estimulador do nervo hipoglosso. Evidenciou que naqueles que apresentavam colapso palatal concêntrico, havia falha da cirurgia. Atualmente, a sonoendoscopia deve ser realizada sempre no pré-operatório do paciente candidato a esse procedimento cirúrgico.
  - *Aparelho intraoral:* as taxas de sucesso do uso do aparelho intraoral para o tratamento da SAOS são maiores quando é realizada sonoendoscopia com titulação do avanço mandibular e com a manobra de Jaw-Thrust. Outro dado obtido de estudo com a sonoendoscopia é que os pacientes que apresentam a língua deslocada posteriormente durante o exame, ocultando valécula e epiglote, têm maiores taxas de sucesso com o aparelho intraoral.[13] De Beeck *et al.*[14] propuseram três fenótipos para adaptação de aparelho intraoral:
    - Colapso lingual anteroposterior – bom prognóstico.
    - Colapso palatal concêntrico – mau prognóstico.
    - Colapso palatal laterolateral – mau prognóstico.

INSIGHTS DA SONOENDOSCOPIA

A realização da sonoendoscopia pode ser útil nos pacientes com má adaptação do CPAP.

Dieleman *et al.* realizou sonoendoscopia com CPAP em pacientes com má adaptação a esse tratamento e evidenciou que 37% apresentavam colapso anteroposterior persistente (palato, língua ou epiglote), 27% apresentavam epiglote flácida (*floppy*), 17% colapso palatal concêntrico persistente, 10% colapso laríngeo e 10% não apresentavam colapso algum.[15] Nesse estudo, realizaram em todos os pacientes a manobra de *Jaw-Thrust* e foi trocada a máscara de CPAP utilizada, a fim de verificar o impacto na via aérea para melhorar a adaptação ao aparelho de pressão positiva.

O colapso de epiglote ocorre em torno de 15-19%.[3,16] Os principais mecanismos de colapso da epiglote são:

- O *trapdoor*, quando uma epiglote flácida (*floppy*) desloca em direção da parede posterior da faringe durante a inspiração e está relacionada com faringes mais longas
- O secundário, quando a epiglote é deslocada posteriormente por uma base da língua volumosa e está relacionada com hipertrofia de tonsilas linguais.[16]

Em relação à posição de dormir, Marques *et al.* avaliaram com sonoendoscopia as mudanças da patência da via aérea em pacientes apneicos na posição supina e não supina. Dividiram os pacientes em três grupos de acordo com o local de obstrução da via aérea:

- ***Obstrução pela língua:*** em decúbito lateral, a língua permaneceu deslocada posteriormente, sem alterações significativas do fluxo aéreo;
- ***Obstrução não relacionada com a língua (palato e parede lateral da orofaringe):*** houve leve melhora no fluxo e na ventilação ao dormir de lado;
- ***Obstrução pela epiglote:*** a posição lateral reduziu drasticamente o colapso da epiglote.

LIMITAÇÕES DA SONOENDOSCOPIA

A sonoendoscopia induzida por sedação tem limitações. Trata-se de um sono não fisiológico, que não repercute perfeitamente o sono natural. Caso a sedação não seja adequada, pode haver obstrução da via aérea superior secundária a hipotonia induzida pela sedação; além disso, os colapsos podem variar de acordo com a profundidade da sedação. A interpretação dos resultados é subjetiva e depende da experiência do observador. Por fim, a duração é relativamente curta, não avalia uma noite inteira de sono, como a polissonografia. Apesar das importantes descobertas proporcionadas pela sonoendoscopia, são ainda necessários novos estudos adicionais para correlacionar seus achados com desfechos terapêuticos.

REFERÊNCIAS BIBLIOGRÁFICAS

1. Croft CB, Pringle M. Sleep nasendoscopy: a technique of assessment in snoring and obstructive sleep apnoea. Clin Otolaryngol Allied Sci. 1991;16(5):504-9.
2. De Vito A, Carrasco Llatas M, Vanni A et al. European position paper on drug-induced sedation endoscopy (DISE). Sleep Breath. 2014;18(3):453-65.
3. Ordones AB, Grad GF, Cahali MB et al. Comparison of upper airway obstruction during zolpidem-induced sleep and propofol-induced sleep in patients with obstructive sleep apnea: a pilot study. J Clin Sleep Med. 2020;16(5):725-732.
4. Heo SJ, Park CM, Kim JS. Time-dependent changes in the obstruction pattern during drug-induced sleep endoscopy. Am J Otolaryngology Head and Neck Medicine and Surgery. 2014 Jan-Feb;35(1):42-7
5. Vonk PE, Venema JAMU, Hoekema A et al. Jaw thrust versus the use of a boil-and-bite mandibular advancement device as a screening tool during drug-induced sleep endoscopy. J Clin Sleep Med. 2020;16(7):1021-1027.
6. Huntley C, Cooper J, Stiles M et al. Predictin Success of Oral appliance Therapy in treating obstructive sleep apnea using drug-induced sleep endoscopy. J Clin Sleep Med. 2018;14(8): 1333-1337.
7. Fernández-Sanjuán P, Arrieta JJ, Sanabria J, Alcaraz M, Bosco G, Pérez-Martín N, et al. Optimizing mandibular advancement maneuvers during sleep endoscopy with a titrable positioner: DISE-SAM protocol. J Clin Med. 2022;11:658.
8. Kezirian EJ, Hohenhorst W, de Vries N. Drug-induced sleep endoscopy: the VOTE classification. Eur Arch Otorhinolaryngol. 2011;268(8):1233-1236.
9. Vicini C, De Vito A, Benazzo M et al. The nose oropharynx hypopharynx and larynx (NOHL) classification: a new system of diagnostic standardizes examination for OSAHS patients. Eur Arch Otorhinolaryngol. 2012;269:1297-1300.
10. Elzayat S, El-Sobki A, El-Deeb ME, Moussa HH. Managing obstructive sleep apnea patients with CPAP failure with a novel Lateral Pharyngoplasty as a stand-alone procedure. Am J Otolaryngol. 2020;41(4):102500.

11. Hong SN, Kim HG, Han SY et al. Indications for and Outcomes of Expansion Sphincter Pharyngoplasty to Treat Lateral Pharyngeal Collapse in Patients With Obstructive Sleep Apnea. JAMA Otolaryngol Head Neck Surg. 2019;145(5):405-412.
12. Vanderveken OM, Maurer JT, Hohenhorst W et al. Evaluation of drug-induced sleep endoscopy as a patient selection tool for implanted upper airway stimulation for obstructive sleep apnea. J Clin Sleep Med. 2013;9(5):433-8.
13. Marques M, Genta PR, Azarbarzin A et al. Structure and severity of pharyngeal obstruction determine oral appliance efficacy in sleep apnoea. J Physiol. 2019;597(22):5399-5410.
14. Op de Beeck S, Dieltjens M, Verbruggen AE et al. Phenotypic Labelling Using Drug-Induced Sleep Endoscopy Improves Patient Selection for Mandibular Advancement Device Outcome: A Prospective Study. J Clin Sleep Med. 2019;15(8):1089-1099.
15. Dieleman E, Veugen CCAFM, Hardeman JA, Copper MP. Drug-induced sleep endoscopy while administering CPAP therapy in patients with CPAP failure. Sleep Breath. 2021;25(1):391-8.
16. Rachmawati EZK, Tamin S, Fardizza F et al. Types of epiglottic collapse in breathing sleep disorder and their impact in clinical practice. Int Arch Otorhinolaryngol. 2024;28(2):e255-e262.

TRATAMENTO DA APNEIA OBSTRUTIVA DO SONO (AOS): MEDIDAS COMPORTAMENTAIS (PERDA DE PESO, TERAPIA POSICIONAL, HIGIENE DO SONO E MEDICAMENTOS)

CAPÍTULO 7

Carolina Ferraz de Paula Soares ▪ Maíra Garcia Martins
Gilberto Guanaes Simões Formigoni

INTRODUÇÃO

A apneia obstrutiva do sono (AOS) é uma doença multifatorial que está associada a diversas condições clínicas, hábitos e uso de medicamentos. Assim, algumas medidas comportamentais como tratamento da obesidade, higiene do sono, posição ao dormir, uso e/ou suspensão de medicações e substâncias podem ser propostos como tratamento para a AOS.

PERDA DE PESO

A obesidade é o maior fator de risco para desenvolvimento e progressão da doença respiratória do sono.[1] A crescente prevalência da obesidade no mundo e no Brasil eleva o risco de aumento da prevalência e gravidade da AOS. Existem diversos mecanismos que explicam a relação entre AOS e obesidade. O estreitamento das vias aéreas superiores (VAS) pelo aumento de tecido adiposo na região cervicofacial foi demonstrado em trabalhos com exames de imagens.[2,3] O depósito de gordura nas vias aéreas, o aumento do volume da língua, paredes laterais da faringe e tecido mole são fatores de risco para AOS. O aumento do volume da língua e das paredes laterais mostraram aumentar de forma independente o risco de apneia do sono.[4] Em 2014, Genta *et al.*[5] mostram que a colapsabilidade da via aérea superior se correlaciona com a posição do osso hioide e a obesidade, assim, uma faringe mais longa seria mais susceptível à obstrução.

O aumento de gordura visceral causa redução do volume pulmonar, o que reduz a tração caudal traqueal e corrobora para o aumento da colapsabilidade faríngea.[6] Outro mecanismo citado na fisiopatologia da AOS e obesidade é a secreção e ação da leptina.[7] Este hormônio, secretado pelas células adiposas, demonstra uma correlação entre excesso de tecido adiposo visceral, síndrome metabólica e presença de apneia do sono. Também se acredita que a interação dos diferentes mecanismos envolvendo obesidade e AOS levariam a um ganho de alça de retroalimentação no controle respiratório central, facilitando a obstrução faringe.[8]

Em 2000, um estudo longitudinal com 590 trabalhadores de Wisconsin demonstrou que o aumento de 10% no peso previu um aumento de 6 vezes nas chances de desenvolver distúrbio respiratório do sono (DRS) moderado a grave, e que a perda de peso de 10% prediz uma diminuição de 26% no índice de apneia-hipopneia (IAH).[1] Esse estudo trouxe a importante quantificação da relação entre perda de peso e variação do IAH, métrica utilizada para a gravidade da AOS. Desde então há fortes evidências de que a perda de peso é uma intervenção eficaz para o tratamento da AOS, especialmente em casos moderados a graves. A magnitude da melhora no IAH e na qualidade do sono está relacionada com a quantidade de peso perdida, contudo, há uma variabilidade individual na resposta e a melhora do IAH não é linear à perda de peso. Uma metanálise considerando apenas pacientes com sobrepeso e/ou obesidade, com IAH > 15, mostrou que a redução de 10% no IMC foi associada a uma redução de 36% no IAH, uma redução de 20% do índice de massa corporal (IMC) foi associada a uma redução de 57% no IAH e a uma diminuição de 30% do IMC correspondeu a uma diminuição de 69% no IAH.[9] Concluíram que o maior impacto no IAH ocorre até a perda de 20% do IMC, sendo que perdas adicionais do peso têm efeito menor sobre os distúrbios respiratórios do sono. Nesse mesmo estudo não houve uma diferença entre o método utilizado para a perda de peso, dieta e exercícios, medicamentos ou diferentes técnicas de cirurgia bariátrica. Contudo foi observado maior efeito de intervenção com uma droga ainda em fase 2 (fentermina e topiramato).

Outro estudo de metanálise[10] com pacientes submetidos à cirurgia bariátrica mostrou redução significativa do IAH (54,7 para 15,8 eventos por hora) associada à perda também significativa do IMC (-17,9 kg/m²). No entanto, os autores ponderam que os pacientes submetidos à cirurgia bariátrica não devem esperar a cura da AOS após a perda de peso cirúrgica, visto 62% manterem IAH residual maior a 15 eventos por hora. A melhora do distúrbio respiratório é inegável após a perda de peso, porém, apesar estudo baseado em entrevistas mostram que apesar de alegarem melhora da sonolência, 54% do grupo mantiveram a pontuação na Escala de Sonolência de Epworth superior a 10 pontos.[11] O abandono do uso de pressão positiva contínua nas vias aéreas (CPAP) ocorreu em 75% do grupo estudado, e pode ser em parte explicado pela avaliação subjetiva dos pacientes da melhora do ronco. Apenas 29% dos pacientes relatavam persistência de roncos, mas os dados polissonográficos indicaram que 96% tinham registro de roncos e 71% dos pacientes persistiram com AOS moderada ou grave.

Os mecanismos que fazem da perda de peso um método eficaz para tratamento da AOS são ainda incertos e os benefícios dos diferentes tratamentos da obesidade mostram benefícios além da redução do IAH, há também melhora em outros parâmetros do sono como tempo total de sono, eficiência do sono e qualidade do sono subjetiva.[12]

As mudanças anatômicas após a perda de peso é um dos mecanismos fisiopatológicos que explica a melhora da patência da via aérea superior (VAS). Em revisão sobre as mudanças sabemos que ocorre aumento da área da região retropalatal, principalmente da região faríngea lateral, há redução volumétrica de diversas estruturas moles da faringe, com destaque para depósitos de gordura e gordura na língua e, também, há uma redução da altura da via aérea, aproximando o hioide da espinha nasal posterior e reduzindo a distância entre o hioide e o queixo.[13]

Não só a resposta à perda de peso é individual, mas a própria presença de AOS entre obesos é individual; havendo obesos sem apneia. Buscando elucidar essa variabilidade, a colapsabilidade da VAS foi medida através de endótipos identificados na polissonografia antes e após a perda de peso. Entre obesos (com IMC ≥ 35), a AOS provavelmente é causada por uma VAS mais colapsável tanto durante condições passivas/hipotônicas (Vmin) quanto ativas (Vativas). Nesse estudo não encontraram diferença na estabilidade do controle ventilatório (*"Loop Gain"*), mas houve diferença de aumento no limiar de despertar entre grupos, maior no grupo apneico.[14] Em estudo retrospectivo multicêntrico, avaliando os resultados de mais de 60.000 pacientes submetidos à cirurgia bariátrica, 77% eram mulheres, das quais 39,6% eram portadoras de apneia do sono, enquanto 68,7% dos homens eram apneicos. Contudo, após 1 ano da cirurgia bariátrica a resolução da apneia do sono foi significativamente maior entre as mulheres que em homens, respectivamente, 62,4% *versus* 50,8%,[32] mostrando possível influência dos hormônios sexuais na prevalência da AOS entre obesos e na resposta à perda de peso como tratamento.

Nos últimos anos, medicações injetáveis com análogos e incretinas têm mostrado eficácia comparável à cirurgia bariátrica no tratamento da perda de peso, melhora de parâmetros cardiovasculares e metabólicos. O impacto do uso dessas medicações sobre a AOS foi objeto de estudo randomizado placebo-controlado em obesidade e AOS moderada ou grave.[15] Após 32 semanas de tratamento com liraglutida 3 mg (combinado com modificação do estilo de vida) houve reduções significativamente maiores no IAH no grupo medicamentoso quando comparado com placebo (apenas modificações no estilo de vida). Outro estudo,[16] com uso de tirzepatida em obesos com IMC ≥ 30 kg/m^2 por 52 semanas nos dois braços do estudo SURMONT-OSA, mostrou que a perda de peso (redução do IMC de 18 kg/m^2 no braço intolerante a CPAP e; 20 kg/m^2 no braço em uso de CPAP) apresentou uma redução do IAH em até 29,3 eventos por hora (redução de 58,7% em relação à linha de base) entre os participantes que receberam tirzepatida, em comparação com uma diminuição de até 5,3 eventos por hora (redução de 3,0% em relação à linha de base) entre aqueles que receberam placebo. Nesse grande *trial*, 50,2% dos participantes atenderam aos critérios de desfecho secundário de alcançar IAH ≤ 5 eventos por hora e, IAH entre 5 e 14 eventos por hora associado à escala de Epworth ≤ 10, o que é relevante porque esses limites para a gravidade da doença representam um nível em que a terapia PAP pode não ser recomendada segunda a American Academy of Sleep Medicine (AASM).

Há ainda uma necessidade de ensaios clínicos randomizados ou grandes coortes prospectivas que permitam avaliar o impacto da perda de peso como tratamento da AOS controlando para características individuais (sexo, idade, peso na linha de base, característica anatômicas), mas frente às evidências já apresentadas, a adoção do tratamento do sobrepeso e obesidade deve ser sempre adotada em pacientes com AOS.[17]

TERAPIA POSICIONAL

Na posição supina, há uma redução significativa no diâmetro anteroposterior retropalatal e nas áreas transversais da faringe. Isso eleva a probabilidade de obstrução das vias aéreas. A influência da gravidade contribui para a alteração das dimensões das vias aéreas devido ao relaxamento e consequente retroposicionamento da musculatura da língua.[18,19]

A terapia posicional consiste em manter a posição lateral durante o sono. Diversos dispositivos podem ser utilizados para o tratamento posicional, como o uso de cintas lombares e abdominais, mochilas semirrígidas, travesseiros corporais, uma bola de tênis presa nas costas da roupa de dormir, e até mesmo sensores elétricos com alarmes que vibram e indicam alteração de posição.

Estudos de revisão sugerem que o CPAP é mais eficaz na redução dos índices de apneia e hipopneia em comparação com a terapia posicional em pacientes com apneia obstrutiva do sono. No entanto, a terapia posicional mostrou-se superior ao controle não terapêutico. Além disso, a terapia posicional pode apresentar uma adesão superior em relação ao CPAP.[20]

HIGIENE DO SONO

Medidas comportamentais influenciam diretamente na qualidade do sono. As mudanças nos hábitos devem fazer parte do tratamento inicial para apneia do sono e atuar de forma complementar para outras modalidades de tratamento.

O uso de medicamentos que atuam no relaxamento muscular, quando possível, devem ser evitados, pois podem favorecer o aumento dos índices de apneia. Medicamentos como benzodiazepínicos, barbitúricos e narcóticos elevam o risco para eventos de apneia central.[21-24]

A prática de exercícios físicos intensos no período da noite, bem como o consumo de refeições pesadas, alimentos gordurosos antes de dormir podem favorecer o relaxamento muscular e aumentar o risco de roncos e apneia.[21]

O consumo de bebidas alcoólicas também deve ser evitado. Estudos mostram aumento de 25% no risco de apneia do sono após o consumo de álcool.[24]

TERAPIA MEDICAMENTOSA

A busca por opções medicamentosas no tratamento da apneia do sono visa contornar as limitações das opções terapêuticas atuais. Ainda não há muitas opções farmacológicas eficazes para tratar a apneia obstrutiva do sono, com exceção de casos específicos, como aqueles relacionados com hipotireoidismo. O manejo dessa condição pode levar a melhorias no IAH.[25] Os corticosteroides nasais tópicos podem ajudar a reduzir o IAH em pacientes com AOS e rinite associada, sendo assim uma possível associação útil às terapias principais para a AOS.[25]

A recente compreensão da fisiopatologia, incluindo fenótipos fisiopatológico e suas características endótipos, permitiu a busca por novos possíveis alvos na farmacoterapia.

Diversas drogas foram investigadas anteriormente para o tratamento da apneia, mas sem sucesso significativo. O limiar de excitação pode ser modificado por sedativos e antidepressivos. Alguns estudos com drogas Z (zolpidem e eszopiclona) mostraram uma redução do IAH e aumento do limiar de despertar, contudo, os estudos variaram de uma única noite a 1 mês de uso, e tendo ainda tamanho de amostra restritos não sendo suficientes para uma recomendação de uso clínico. Em uma revisão sistemática recente a acetazolamida reduziu os escores de IAH em 38% ou 14 eventos por hora em portadores de AOS ou apneia central em comparação aos controles, contudo, estudos com acompanhamento a longo prazo são necessários para avaliar o valor da acetazolamida no tratamento crônico de pacientes com apneia do sono.[26]

A serotonina tem efeitos excitatórios sobre os motoneurônios do nervo hipoglosso e a interrupção dos mecanismos serotoninérgicos foi considerada uma das principais causas da perda de estímulo neuromuscular durante o sono. No entanto, a ativação desses mecanismos serotoninérgicos mostrou resultados bastante limitados em modelos pré-clínicos.[27-29] A desipramina, um antidepressivo tricíclico que inibe a recaptação de norepinefrina, também foi investigada e demonstrou reduzir o colapso faríngeo. Porém, seu impacto na redução do IAH foi bastante limitado.[28,30]

Um estudo duplo-cego, randomizado e controlado por placebo, que avaliou a combinação de duas drogas, a atomoxetina (inibidor de recaptação de norepinefrina) e a oxibutinina (antimuscarínico), revelou uma redução significativa no IAH. No entanto, o estudo também observou uma supressão do sono REM. Além disso, os medicamentos estão associados a diversos efeitos colaterais, como alteração da pressão arterial e aumento da frequência cardíaca, e a segurança da combinação ainda não foi estabelecido.[28,30,31]

Atualmente, as pesquisas sobre o tratamento da AOS estão focadas em estimular a musculatura orofaríngea para prevenir o colapso. A estimulação do nervo hipoglosso tem sido um avanço significativo no entendimento da fisiopatologia e no tratamento da apneia do sono, oferecendo a possibilidade de manter a faringe sustentada e com o tônus muscular adequado. A ideia é que o aumento da atividade muscular, através da ativação dos neurônios no núcleo motor do hipoglosso, poderia oferecer uma abordagem terapêutica mais natural.

Estudos promissores foram alcançados com a ativação e inibição do núcleo do hipoglosso usando DREADDs (receptores projetados exclusivamente ativados por drogas projetadas). Nesse processo, um vetor viral foi injetado diretamente no núcleo do hipoglosso ou na língua, induzindo a produção de um receptor específico na superfície dos neurônios motores. A estimulação desse receptor com um receptor específico aumenta o tônus da musculatura lingual, resultando na abertura das vias aéreas em roedores.[31-33]

Embora a terapia gênica com DREADDs na neuroestimulação do hipoglosso seja promissora e possivelmente livre de efeitos colaterais, dado que ativa um receptor específico sem outros efeitos no organismo, essa abordagem ainda necessita de muito desenvolvimento. Por outro lado, utilizar receptores já existentes no tronco cerebral oferece uma perspectiva de aplicação mais viável. Além disso, a utilização de medicamentos que possam ativar os músculos da orofaringe para tratar a AOS poderia melhorar a adesão ao tratamento.[31,34-37] Até o momento, o uso de receptores de leptina tem se mostrado promissor para estimular a musculatura orofaríngea em camundongos.[31,34,38]

Pesquisas recentes com camundongos indicaram que a administração intranasal de leptina, através do transporte perineural do nervo olfatório, consegue alcançar o sistema nervoso central. Esse método tem mostrado eficácia em reduzir a ingestão alimentar e, consequentemente, o peso corporal. Há relatos de melhora também da AOS com a administração de leptina intranasal, evitando o colapso da musculatura da orofaringe por aumento do tônus da musculatura da orofaringe.[31,34,38]

Atualmente, não há dados suficientes sobre a segurança da dosagem e o uso prolongado da leptina exógena. Assim, são necessários estudos clínicos adicionais para determinar a viabilidade do uso deste hormônio no tratamento da AOS.

SUBSTÂNCIAS ASSOCIADAS AO SURGIMENTO E/OU A PIORA DA AOS

O consumo de bebidas alcoólicas é comum na história de pessoas com ronco e apneia obstrutiva do sono e sua associação pode, em parte, ser diretamente atribuída ao efeito do consumo de álcool reduzindo o tônus do musculo genioglosso, aumentando o colapso da VAS e a resistência da via aérea. O consumo frequente de álcool também é uma fonte rica em calorias contribuindo para o aumento do IMC.[24]

Uma revisão do Cochrane sobre o uso de opioides, hipnóticos e sedativos através de estudo de noite única ou curta duração, mostrou que, atualmente, nenhuma evidência sugere que os compostos farmacológicos avaliados tenham um efeito deletério na gravidade da AOS, medida pela alteração no IAH. Foram observadas reduções clínicas e estatísticas significativas na saturação de oxigênio mínima durante a noite com remifentanil, zolpidem 20 mg e triazolam 0,25 mg. A eszopiclona 3 mg e oxibato de sódio 4,5 g mostraram um efeito benéfico na gravidade da AOS com redução do IAH e podem merecer avaliação adicional como uma opção terapêutica potencial para um subgrupo de pacientes com AOS. Apenas um ensaio avaliou o efeito de um opioide (remifentanil). Havendo diversas outras drogas dessas categorias que carecem de melhor investigação.

Da mesma forma há carência de estudos que possam suportar quais medicações poderiam causar AOS, porém, há estudos sugerindo que o uso de substâncias como baclofeno e o uso de testosterona estão associados à piora de roncos e apneias bem como piora do IAH. Medicações como benzodiazepínicos como flurazepam, triazolam e diazepam estão relacionados com aumento no IAH. Vale salientar que medicamentos associados ao ganho de peso como: antipsicóticos atípicos, alguns antidepressivos, anticonvulsivantes, medicamentos antidiabéticos, anti-histamínicos, bloqueadores β e α-adrenérgicos devem ter sua prescrição ponderada em pacientes apneicos.[39]

REFERÊNCIAS BIBLIOGRÁFICAS

1. Peppard PE, Young T, Palta M, Dempsey J, Skatrud J. Longitudinal study of moderate weight change and sleep-disordered breathing. J Am Med Assoc. 2000;284(23):3015-21.
2. Schellenberg JB, Maislin G, Schwab RJ. Physical findings and the risk for obstructive sleep apnea: The importance of oropharyngeal structures. Am J Respir Crit Care Med. 2000;162(2 I):740-8.

CARACTERÍSTICAS GERAIS

Basicamente, podemos considerar a existência de dois tipos de aparelho, sendo estes: retentores linguais e aparelhos de avanço mandibular. Neste capítulo daremos ênfase aos aparelhos de avanço mandibular, uma vez que este é considerado o mais utilizado, efetivo e estudado.

O retentor lingual está mais reservado para uso em pacientes desdentados ou sem opção de apoio em dentes de maneira geral (por exemplo, durante reabilitações protéticas e tratamento de movimentação dentária). São, basicamente, aparelhos com um bulbo que após inserir a língua realizam pressão negativa mantendo-a na posição anteriorizada. Visto a posição da língua, é comum o relato de dor e dificuldade de deglutição da saliva, e seu uso mantém-se restrito às exceções.

AIO de Avanço Mandibular

Estes aparelhos são convencionalmente utilizados durante o sono, nas arcadas superior e inferior simultaneamente, realizando protrusão e estabilizando a mandíbula. Podem ser subdivididos de acordo com sua confecção em individualizados ou pré-fabricados (*boil and bite*), ou de acordo com o *design* em monoblocos ou tituláveis.

Os aparelhos individualizados possuem maior indicação de uso e são confeccionados em laboratório tendo como referência a moldagem analógica ou digital das arcadas superior e inferior do paciente, assim como o registro da posição de tratamento. Já os pré-fabricados não apresentam individualização de formato de arcadas e a posição terapêutica de avanço mandibular normalmente é limitada ou inexistente, deixando a desejar de maneira frequente na estabilidade do aparelho nas arcadas, sendo assim menos tolerado pelos pacientes.[2,3]

Ao se considerar o *design* dos aparelhos intraorais, podem ser do tipo monobloco ou com titulação, sendo ambos compostos por placas superior e inferior. O monobloco é um aparelho de peça única, com a quantidade de protrusão pré-determinada, diferentemente do titulável, que permite a quantidade de ajuste necessário de forma progressiva e individualizada.

Enquanto o tipo monobloco não apresenta nenhum aparato de conexão entre as placas, não sendo possível o avanço gradativo (desta forma frequentemente o AIO monobloco é instalado já em posição próxima a 70% do avanço máximo), o titulável realiza a protrusão mandibular de forma gradativa até que se alcance o melhor resultado terapêutico, com base em critérios clínicos e polissonográficos.

Desta forma, a maior recomendação é por aparelhos individualizados, com titulação e passíveis de algum movimento (Fig. 9-2), pois estes são mais facilmente tolerados e apresentam melhores resultados, proporcionando maior adesão ao tratamento a longo prazo.[3]

INDICAÇÕES E CONTRAINDICAÇÕES

Ao iniciar este tópico, gostaríamos de destacar a importância da indicação médica inicial para a terapia com AIO. Na sequência, cabe ao cirurgião dentista avaliar e entender a viabilidade e prognóstico deste tratamento para o paciente em questão. Outro fator de destaque é a necessidade ímpar de um profissional da odontologia com capacitação e compreensão em odontologia do sono, a fim de conferir o correto tratamento ao paciente.

Sendo assim, temos indicações e contraindicações listadas abaixo, de acordo com entidades científicas. Porém destacamos a importância do bom senso e individualização dos casos para uma melhor adesão e resposta à terapia.

Indicações

As indicações de tratamento com dispositivos orais baseiam-se nas diretrizes da American Academy of Sleep Medicine (AAMS), que atualmente incluem pacientes adultos portadores de ronco primário, AOS leve, ou AOS moderada a grave intolerantes ao uso de aparelho de pressão aérea positiva contínua (cPAP) ou que desejem terapia alternativa, independentemente da gravidade da doença.[4] Quadros leves a moderados representam melhor taxa de resposta à terapia.[5]

Neste tópico devemos considerar a importância da avaliação individual acerca das características de cada paciente, pois tais indicações são inicialmente limitadas ao IAH e, de forma geral, outros fatores clínicos e polissonográficos também são de fundamental importância.

Contraindicações e Limitações

Considerando que o paciente atendido pelo dentista do sono já teve uma avaliação médica e polissonográfica adequada, a avaliação odontológica irá abordar indicações relacionadas com fatores odontológicos e gerais que impactem diretamente no sucesso à terapia com AIO.

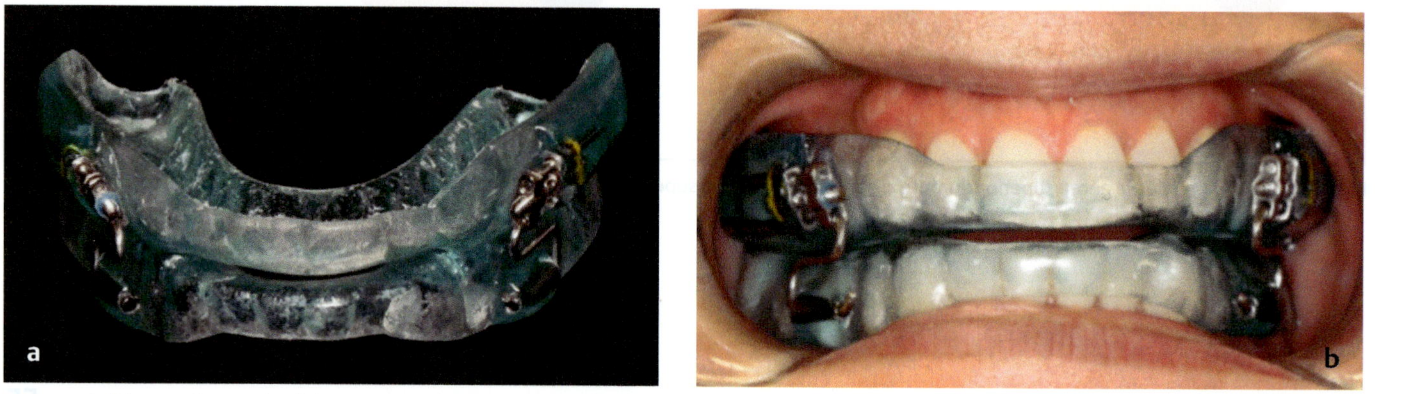

Fig. 9-2. (a,b) Aparelho intraoral de avanço mandibular individualizado e ajustável.

Fatores Odontológicos

Do ponto de vista odontológico, as contraindicações ao tratamento são, em sua maioria, relativas. Porém, por consenso, são consideradas contraindicações absolutas: disfunção temporomandibular (DTM) grave e doença periodontal ativa.

Em relação às contraindicações relativas, devemos destacar alguns fatores importantes a serem avaliados. Inicialmente, o apoio do AIO sob os elementos dentários e sua protrusão mandibular durante o sono remete a questões relacionadas com o sistema estomatognático, merecendo assim uma avaliação detalhada. Condições dentárias inapropriadas como perdas ósseas relacionadas com danos periodontais, cáries e má higiene oral podem contraindicar o uso do mesmo ou exigir tratamentos odontológicos prévios.

Outro importante fator está relacionado com o número de dentes presentes nas arcadas, visto que múltiplas ausências dentárias e sua distribuição podem tanto prejudicar a retenção do aparelho quanto acentuar seus efeitos colaterais, caso não tenha sido realizada uma reabilitação adequada.[6] Apesar de alguns artigos científicos considerarem um mínimo de 10 elementos dentários em cada arcada, relatos de casos recentes demonstram instalação de aparelhos intraorais em desdentados totais superiores, desde que suas próteses totais (dentaduras) tenham uma boa retenção aos rebordos alveolares.

O tipo de oclusão e tratamentos ortodônticos prévios também devem ser considerados e discutidos com o paciente, em virtude das possíveis alterações oclusais ao longo dos anos de uso do aparelho.[7] Algumas das situações acima inviabilizam o uso do AIO de avanço mandibular, tornando os dispositivos de retenção lingual uma alternativa válida, apesar da menor adesão e resposta terapêutica.[8]

Ainda referente às condições odontológicas e sua avaliação inicial, as DTMs são consideradas um capítulo à parte e que, frequentemente, geram atenção e preocupação em relação ao uso dos AIO de avanço mandibular. Em contraste com a crença dos profissionais da área, a presença de sinais e sintomas de DTM não constituem uma contraindicação absoluta ao tratamento com este tipo de AIO, apesar da possibilidade de exacerbar quadros preexistentes, geralmente de forma temporária. Alguns estudos identificaram, inclusivamente, que estes dispositivos podem aliviar sintomas articulares existentes, possivelmente pela descompressão dos tecidos retrodiscais.[9] De qualquer forma, uma avaliação cuidadosa da articulação temporomandibular (ATM) e da musculatura mastigatória se faz necessária e, em algumas situações, cuidados adicionais na titulação devem ser adotados, como um avanço mínimo efetivo realizado de forma lenta,[4] e associação a terapias articulares e musculares concomitantes.[9,10] Quadros de disfunção temporomandibular ativa, especialmente aqueles com componente articular degenerativo grave, exigem avaliação e diagnóstico por um profissional capacitado na área,[11] podendo contraindicar o avanço mandibular.[6]

Por fim, a mobilidade mandibular é considerada um item de grande relevância, uma vez que este AIO necessita de abertura bucal para ser inserido e tolerado e sua função está relacionada com o avanço voluntário do paciente, embora a literatura atual não assuma uma relação linear entre a quantidade de avanço mandibular (em mm) e a resposta ao tratamento com AIO. Este avanço mandibular voluntário é medido na avaliação odontológica inicial e estudos corroboram que 6 mm deve ser o avanço mínimo para se ter bons resultados. Sendo assim, limitações na mobilidade mandibular (abertura bucal < 35 mm e protrusão < 6 mm) inviabilizam a projeção do aparelho, limitando o tratamento.[6]

Fatores Gerais

A avaliação individualizada é fundamental e traz informações que são de grande relevância e comprovação científica já bem definida. Inicialmente é bem compreendido que o AIO está designado para apneias obstrutivas e que, desta forma, apneias do tipo central obviamente não devem ser indicadas para esta terapia.

Com relação ao uso de medicações, cada paciente deve ser avaliado individualmente, tanto nas questões sistêmicas como odontológicas. Comorbidades não controladas e uso de medicações com potencial ação muscular e/ou ventilatória deve ser investigada, ponderando outras modalidades terapêuticas diante destas condições.[12]

Ainda que relativa, a obesidade é considerada um dos principais fatores de insucesso no tratamento com AIO,[13,14] já que a deposição e distribuição de gordura (em região parafaríngea e na língua) podem impactar tanto na gravidade da doença quanto na resposta à terapia.[15,16] O aumento do índice de massa corporal (IMC) culmina em uma maior colapsabilidade da VAS, o que muitas vezes torna a quantidade de avanço mandibular insuficiente para reestabelecer sua patência.[17]

Dentre os fatores de limitação do uso dos AIO, destaca-se grande relevância à resistência nasal aumentada, a qual impacta negativamente no resultado desta terapia, diminuindo a adesão ao tratamento. A patência nasal deve ser avaliada e tratada, caso seja necessário, previamente ao tratamento com AIO.[18]

EFICÁCIA DE TRATAMENTO

A resposta ao tratamento da AOS com AIO pode ser classificada de diferentes formas. O parâmetro mais utilizado considera como sucesso à terapia quando há uma redução do índice de apneia/hipopneia (IAH) < 5; resposta favorável uma redução do IAH > 50% associada a IAH final < 10, e insucesso caso qualquer outra resposta seja obtida.[4] Entretanto, diversos autores vêm adotando um critério mais simplificado para o desfecho ao tratamento, classificando os pacientes em dois grupos: respondedores (redução IAH > 50% associada a IAH final < 10) e não respondedores (demais respostas).[14,19]

De forma geral, os AIO são considerados uma opção de tratamento eficaz para pacientes classificados com AOS leve a moderada, promovendo melhora na patência da via aérea superior (Fig. 9-3).[4,20] A maioria dos pacientes possui melhora significativa dos aspectos clínicos e polissonográficos da doença.[21]

Já nos pacientes portadores de AOS grave, os AIO são considerados menos eficazes do que a terapia com cPAP em relação à melhora de parâmetros respiratórios como IAH e índice de dessaturação de oxi-hemoglobina (IDO). Apesar disso, apresentam impacto semelhante em fatores como sonolência, qualidade de vida e estrutura do sono. Esses resultados são justificados pela melhor adesão aos AIO, o que torna esta terapia uma opção para pacientes com AOS grave que sejam intolerantes ao CPAP ou que prefiram uma terapia alternativa.[22]

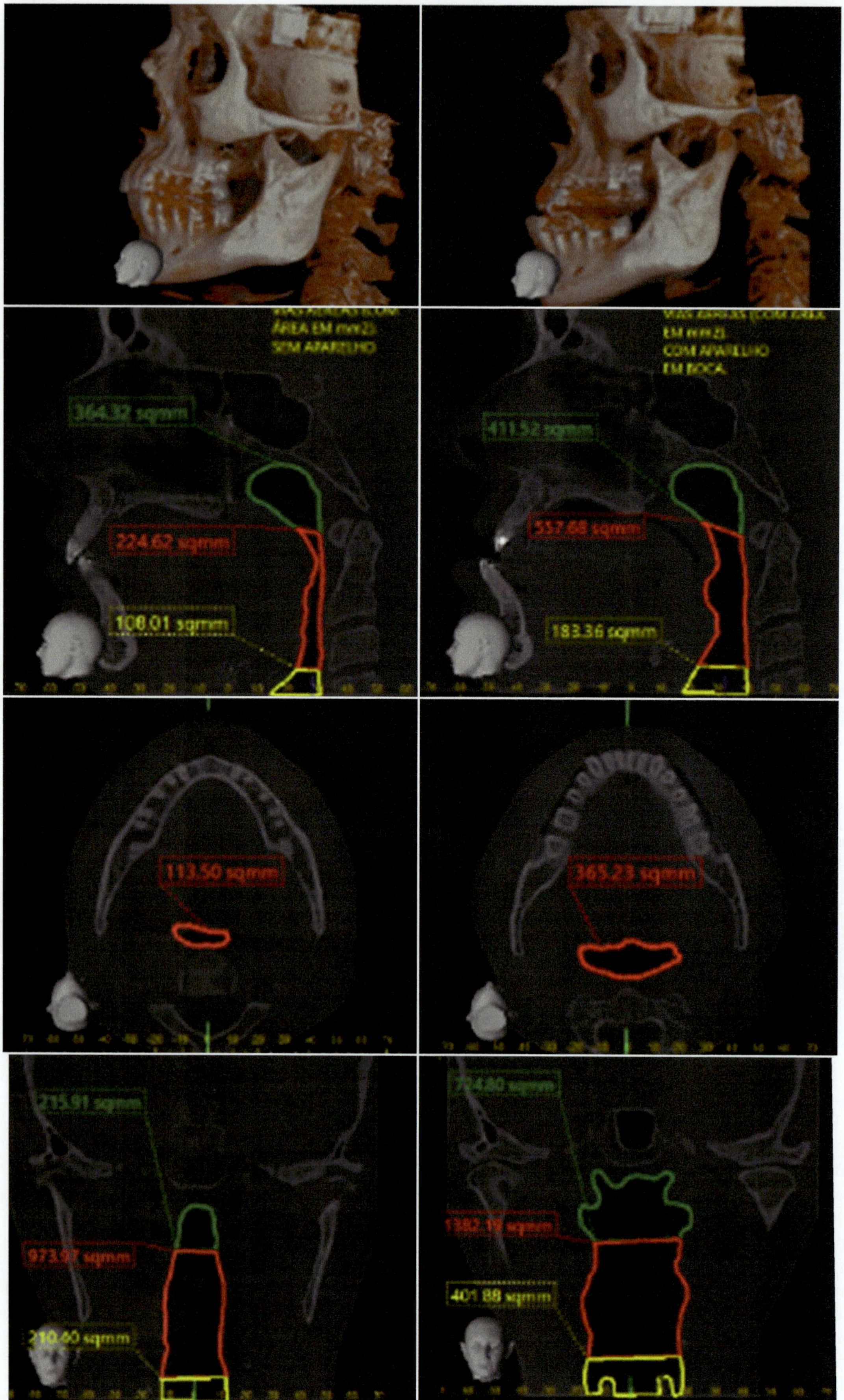

Fig. 9-3. Sequência de tomografias computadorizadas tipo *cone bean* sem dispositivo de avanço mandibular (imagens à esquerda) e com dispositivo de avanço mandibular (imagens à direita), demonstrando ganho volumétrico nos cortes sagital, axial e coroal. Observação: imagens realizadas com paciente em vigília.

Apesar do grande número de publicações disponíveis relacionadas com eficácia e efetividade dos AIO, há uma escassez de dados sobre os desfechos cardiovasculares desse tratamento, especialmente em pacientes com AOS mais grave. Embora a terapia com AIO possua efeitos benéficos na pressão arterial (sistólica e diastólica) e frequência cardíaca diurna, estudos longitudinais de alto rigor metodológico são necessários para abordar a possível redução do risco cardiovascular a longo prazo nos pacientes com AOS.[23]

FENOTIPAGEM

O conceito de fenotipagem traduz a classificação de distúrbios de acordo com aspectos clínicos, fisiopatológicos, celulares ou moleculares. A sua aplicação no contexto da AOS tem sido frequente, e visa simplificar os algoritmos de decisão diagnóstica e terapêutica.[24]

No contexto atual, embora reconhecidamente limitado,[25] o índice de apneia-hipopneia (IAH) segue como principal indicador ao tratamento com AIO, o que contribui para respostas parciais ou insatisfatórias numa parcela importante dos pacientes tratados, constituindo uma barreira clínica desafiadora. A AOS é um distúrbio reconhecidamente multifatorial e, por isso, aspectos não anatômicos como responsividade inadequada da musculatura dilatadora da VAS, instabilidade do controle ventilatório e baixo limiar de despertar devem ser considerados paralelamente aos fatores anatômicos.[26]

A identificação de fenótipos relacionados com a capacidade de resposta ao tratamento vem se tornando uma importante aliada na abordagem individualizada, melhorando a predição de quem são os pacientes que responderão à terapia.[27] Geralmente agrupa fatores como sinais e sintomas, dados demográficos, comorbidades, características anatômicas, fisiológicas e polissonográficas. Nesse contexto, o conhecimento sobre fenótipos pode ser útil na eleição de pacientes com maior chance de sucesso aos AIO, evitando o desperdício de recursos e otimizando essa modalidade de tratamento na AOS.[17]

Nesta linha de pensamento, temos que pacientes do gênero feminino, mais jovens, mais magros (menor IMC e circunferência cervical), portadores de alterações anatômicas como retrognatismo maxilomandibular e VAS mais curta e estreita (baseado em exames de imagem); e com menor gravidade da doença (menor IAH) são descritos como um perfil de melhor resposta à terapia com AIO.[14,17]

Outro aliado a determinação do padrão de resposta, pode ser a sonoendoscopia (DISE) que vem sendo utilizada na identificação de fenótipos relacionados aos AIO por meio dos locais, padrões e grau de colapso da VAS. Uma melhor resposta ao AIO foi associada ao colapso da base de língua e, uma pior resposta foi associada àqueles com colapso concêntrico a nível do palato ou colapso lateral completo da faringe.[28]

Embora características polissonográficas sejam pouco exploradas no contexto da abordagem fenotípica, dados como dessaturações mais brandas,[17] presença de apneias/hipopneias predominantemente posicionais[29] e uma menor pressão positiva contínua na VAS (menor que 10,5 cmH_2O)[30] devem ser considerados positivos na indicação dos AIO. Outro dado relevante na literatura mostra que a resposta ao tratamento está inversamente relacionada com o IAH no sono REM; ou seja, quanto menor o IAH em REM melhor a resposta ao AIO. Esses resultados são atribuídos à atonia muscular típica desta fase do sono, a qual dificultaria uma abertura passiva da VAS por meio dos AIO.[27,31] As características fenotípicas relatadas na literatura como favoráveis à resposta ao AIO estão agrupadas no Quadro 9-1.

Apesar de características fenotípicas fornecerem informações úteis para o clínico ao considerar a prescrição dessa terapia aos pacientes portadores de AOS,[10,18] tais dados não devem ser analisados de forma isolada. Identificar os respondedores ao AIO na prática clínica ainda é um desafio, pois a caracterização integral dos respondedores não é completamente compreendida, especialmente pela limitação do tamanho das amostras e dos estudos com achados contraditórios.[32]

Quadro 9-1. Fenótipos responsivos ao AIO

Preditores morfoantropométricos	Preditores polissonográficos	Comorbidades
Pacientes jovens	Baixo índice de apneia-hipopneia	Ausência de comorbidades
Gênero feminino	Dessaturações mais brandas	Comorbidades controladas
Menor índice de massa corporal	Apneias predominantemente posicionais	Ausência de medicamentos que interfiram na função muscular e/ou ventilatória
Menor circunferência cervical	Apneias predominantemente no sono NREM	
Retrusão maxilomandibular	Pressão terapêutica CPAP mais baixa (10,5 cmH_2O)	
Palato mole mais curto		
Via aérea superior mais estreita e curta (exames de imagem)		

Colapsabilidade moderada e em base de língua (sonoendoscopia).
CPAP: aparelho de pressão aérea positiva contínua.
Adaptado de Manetta & Meira e Cruz[24]

EFEITOS COLATERAIS

Está claro na literatura mundial que o AIO é uma importante ferramenta terapêutica no tratamento dos distúrbios respiratórios do sono, porém é fundamental expormos que este tratamento traz efeitos colaterais a curto e longo prazos.

Os efeitos a curto prazo são, em sua maioria, fáceis de manejar e com pouco impacto na adesão ao uso, porém quando consideramos efeitos a longo prazo, o cenário é diferente, e neste momento é ainda mais importante a atuação do cirurgião dentista habilitado para tal fim.

Curto Prazo

São os efeitos que ocorrem inicialmente ao uso do AIO, que incluem queixas mais brandas e que devem ser atendidas de forma correta pelo profissional a fim de não proporcionar evasão ao tratamento, e estas ocorrências são limitadas e não devem perdurar ao longo do tratamento.[33] Ressaltamos que estas queixas são de fácil controle para o dentista habilitado, e normalmente estão relacionadas com: salivação excessiva, xerostomia, sensibilidade dentária, hiperalgesia muscular ou articular, incômodos em mucosas ou outros incômodos menos comuns. Enfatizamos que pacientes em uso de AIO pré-fabricados apresentam ainda mais incômodos e muito frequentemente a queixa de instabilidade/não retenção.

Os efeitos anteriormente citados, são facilmente percebidos e controlados, e por muitas vezes terapias de suporte são usadas para pacientes com DTM prévia ou com hiperalgesia muscular decorrente do uso inicial do AIO.[34,35] Outros meios de resgate referentes à redução na velocidade de titulação do AIO, fisioterapia local, tempo de uso do AIO, entre outros, também são possibilidade de manejo e controle das queixas.

Longo Prazo

A partir do momento que o prazo está acima de 6 meses, consideramos que os efeitos colaterais passam a ser de longo prazo. Estes, diferentemente dos efeitos a curto prazo, são menos frequentemente percebidos pelo paciente e por isso se tornam importantes os retornos semestrais ou anuais, a fim de manter acompanhamento, além da importância de este paciente usuário de AIO estar esclarecido acerca dos efeitos possíveis. Diferentemente dos efeitos de curto prazo, estes são mais progressivos e irreversíveis.[33]

Os efeitos mais indesejados neste período, são os oclusais e estes não apresentam um controle clínico tão simples, sendo a sua evolução incerta por muitas vezes. Visto sua complexidade, estes são estudados de longa data, apresentando as manifestações mais comumente encontradas listadas a seguir: mudança em pontos de contato oclusal de forma geral, redução de trespasse horizontal (1,2 mm), redução de trespasse vertical (1,5 mm), retroinclinação do incisivo maxilar (≈6°) e vestibularização do incisivo inferior (≈8°).[33,36,37] Esta alteração de posição dentária não pode ser confundida com mudanças de posição mandibular transitória, na qual o paciente sente alteração da oclusão logo que remove o AIO e a mesma apresenta autorresolução em pouco tempo.

Na tentativa de reduzir os efeitos colaterais a longo prazo citados acima, preconizam-se alguns preceitos, entre eles: tipo e material do AIO, sendo aqui que os AIO ajustáveis apresentam menores efeitos de movimentação dentária a longo prazo, contenções fixas (chamadas 3×3) em face lingual de dentes inferiores, avanços mandibulares mínimos e desgastes em pontos específicos de maior pressão. Mesmo com todos estes cuidados pode haver a ocorrência dos efeitos oclusais colaterais indesejados, sendo necessária a discussão e a exposição mais detalhadas dos fatos para uma decisão conjunta com o paciente.

CONCLUSÃO

Como considerações finais a este capítulo, podemos concluir que os aparelhos intraorais são uma importante ferramenta terapêutica em pacientes com distúrbios respiratórios do sono sendo, de forma geral, bem tolerados a curto e longo prazos, e apresentando resultados favoráveis quando respeitados os critérios de indicação e avaliação individualizada.

Destacamos, entretanto, que o profissional que atende o paciente deve ser qualificado e treinado para fornecer tratamento adequado, assim como acompanhar a longo prazo de forma segura as alterações que possam vir a ocorrer.

Por fim, ressaltamos que o tratamento destes pacientes é iniciado pela avaliação e diagnóstico médico, e a indicação odontológica do uso e acompanhamento a longo prazo são essenciais e feitos de forma interdisciplinar.

REFERÊNCIAS BIBLIOGRÁFICAS

1. Demko BG. The Evolution of Oral Appliance Therapy for Snoring and Sleep Apnea: Where Did We Come From, Where Are We, and Where Are We Going? Sleep Med Clin. 2018;13(4):467-487.
2. Tsuda H, Almeida FR, Masumi S, Lowe AA. Side effects of boil and bite type oral appliance therapy in sleep apnea patients. Sleep Breath. 2010;14(3):227-32.
3. Johal A, Hamoda MM, Almeida FR et al. The role of oral appliance therapy in obstructive sleep apnoea. Eur Respir Rev. 2023;32(168):220257.
4. Ramar K, Dort LC, Katz SG et al. Clinical practice guideline for the treatment of obstructive sleep apnea and snoring with oral appliance therapy: an update for 2015. J Clin Sleep Med. 2015;11:773-827.
5. Mogell K, Blumenstock N, Mason E et al. Definition of an effective oral appliance for the treatment of obstructive sleep apnea and snoring: an update for 2019. J Dent Sleep Med. 2019;6(3):1-4.
6. Kushida CA, Morgenthaler TI, Littner MR et al. Practice parameters for the treatment of snoring and Obstructive Sleep Apnea with oral appliances: An update for 2005. Sleep. 2006;29(2):240-3.
7. Marklund M. Subjective versus objective dental side effects from oral sleep apnea appliances. Sleep Breath. 2020;24:111-7.
8. Sutherland K, Deane SA, Chan AS et al. Comparative effects of two oral appliances on upper airway structure in obstructive sleep apnea. Sleep. 2011;34(4):469-77.
9. Alessandri-Bonetti A, Bortolotti F, Moreno-Hay I et al. Effects of mandibular advancement device for obstructive sleep apnea on temporomandibular disorders: A systematic review and meta-analysis. Sleep Med Rev. 2019;48:101211.
10. Ettlin DA, Mishra SS. Temporomandibular disorders in relation to mandibular advancement devices for treating obstructive sleep apnea. Dent Clin North Am. 2024;68(3):533-40.
11. Mehta NR, Correa LP. Oral appliance therapy and temporomandibular disorders. Sleep Med Clin. 2018;13(4):513-9.
12. Machado MA, de Carvalho LB, Juliano ML et al. Clinical co-morbidities in obstructive sleep apnea syndrome treated

with mandibular repositioning appliance. Respir Med. 2006;100(6):988-95.
13. Machado MA, de Carvalho LB, Juliano ML et al. Clinical comorbidities in obstructive sleep apnea syndrome treated with mandibular repositioning appliance. Respir Med. 2006;100(6):988-95.
14. Camanes-Gonzalvo S, Bellot-Arcís C, Marco-Pitarch R et al. Comparison of the phenotypic characteristics between responders and non-responders to obstructive sleep apnea treatment using mandibular advancement devices in adult patients: Systematic review and meta-analysis. Sleep Med Rev. 2022;64:e101644.
15. Tsuiki S, Ito E, Isono S et al. Oropharyngeal crowding and obesity as predictors of oral appliance treatment response to moderate obstructive sleep apnea. Chest. 2013;144(2):558-63.
16. Isono S, Warne DS, Warner MA. Obstructive sleep apnea of obese adults: pathophysiology and perioperative airway management. J Am Soc Anesthesiol. 2009;110(4):908-21.
17. Barewal RM. Obstructive sleep apnea: The role of gender in prevalence, symptoms, and treatment success. Dental Clin North Am. 2019;63(2):297-308.
18. Chen H, Eckert DJ, van der Stelt PF et al. Phenotypes of responders to mandibular advancement device therapy in obstructive sleep apnea patients: A systematic review and meta-analysis. Sleep Med Rev. 2020;49:101229.
19. Zeng B, Ng AT, Qian J et al. Influence of nasal resistance on oral appliance treatment outcome in obstructive sleep apnea. Sleep. 2008;31(4):543-7.
20. Buiret G, Bechara M, Plouin-Gaudon I et al. Predictive factors for efficacious oral appliance therapy in moderate to severe obstructive sleep apnea patients. Laryngoscope. 2021;131(6):E2089-E2096.
21. Qaseem A, Holty JE, Owens DK et al. Management of obstructive sleep apnea in adults: A clinical practice guideline from the American College of Physicians. Ann Intern Med. 2013;159(7):471-83.
22. Sutherland K, Vanderveken OM, Tsuda H et al. Oral appliance treatment for obstructive sleep apnea: an update. J Clin Sleep Med. 2014;10(2):215-27.
23. Trzepizur W, Cistulli PA, Glos M et al. Health outcomes of continuous positive airway pressure versus mandibular advancement device for the treatment of severe obstructive sleep apnea: an individual participant data meta-analysis. Sleep. 2021;44(7):zsab015.
24. de Vries GE, Hoekema A, Vermeulen KM et al. Clinical- and cost-effectiveness of a mandibular advancement device versus continuous positive airway pressure in moderate obstructive sleep apnea. J Clin Sleep Med. 2019;15(10):1477-85.
25. Manetta IP, Meira E, Cruz M. Phenotyping OSA: Conceptualization and implications for treatment with mandibular advancement devices. Dent Clin North Am. 2024;68(3):485-93.
26. Malhotra A, Ayappa I, Ayas N et al. Metrics of sleep apnea severity: Beyond the apnea-hypopnea index. Sleep. 2021;44(7):zsab030.
27. Uniken Venema JAM, Bosschieter PFN, Hoekema A, et al. Do dental parameters predict severity of obstructive sleep apnea and mandibular advancement device therapy outcomes? A pilot study. J Oral Rehabil. 2023;50(3):203-9.
28. Manetta IP, Duarte BB, Nucci LB, Enes CC. Relationship between OSA pathophysiological phenotypes and treatment response to mandibular advancement devices: a pilot study. J Clin Sleep Med. 2024;20(8):1321-30.
29. Op de Beeck S, Dieltjens M, Verbruggen AE et al. Phenotypic labelling using drug-induced sleep endoscopy improves patient selection for mandibular advancement device outcome: A prospective study. J Clin Sleep Med. 2019;15(8):1089-99.
30. Chung JW, Enciso R, Levendowski DJ et al. Treatment outcomes of mandibular advancement devices in positional and nonpositional OSA patients. Oral Surg Oral Med Oral Pathol Oral Radiol Endod. 2010;109(5):724-31.
31. Sutherland K, Phillips CL, Davies A et al. CPAP pressure for prediction of oral appliance treatment response in obstructive sleep apnea. J Clin Sleep Med. 2014;10(9):943-9.
32. Sutherland K, Takaya H, Qian J et al. Oral appliance treatment response and polysomnographic phenotypes of obstructive sleep apnea. J Clin Sleep Med. 2015;11(8):861-8.
33. Chen Y, Alhozgi AI, Almeida FR. Dentoskeletal changes of long-term oral appliance treatment in patients with obstructive sleep apnea: A systematic review and meta-analysis. J Prosthodont. 2025 Apr;34(S1):62-79.
34. Chen H, Aarab G, Lobbezoo F et al. Differences in three-dimensional craniofacial anatomy between responders and non-responders to mandibular advancement splint treatment in obstructive sleep apnoea patients. Eur J Orthod. 2019;41(3):308-15.
35. Cunali PA, Almeida FR, Santos CD et al. Mandibular exercises improve mandibular advancement device therapy for obstructive sleep apnea. Sleep Breath. 2011;15(4):717-27.
36. Doff MH, Finnema KJ, Hoekema A et al. Long-term oral appliance therapy in obstructive sleep apnea syndrome: a controlled study on dental side effects. Clin Oral Investig. 2013;17(2):475-82.
37. Hamoda MM, Almeida FR, Pliska BT. Long-term side effects of sleep apnea treatment with oral appliances: nature, magnitude and predictors of long-term changes. Sleep Med. 2019;56:184-191.

TRATAMENTO DA SÍNDROME DA APNEIA OBSTRUTIVA DO SONO (SAOS) – TERAPIA MIOFUNCIONAL OROFACIAL

CAPÍTULO 10

Geraldo Lorenzi Filho ▪ Erika Matsumura

INTRODUÇÃO

A apneia obstrutiva do sono (AOS) é caracterizada pela presença de obstruções parciais ou totais na via aérea superior (VAS) durante o sono, estando associada a uma série de consequências cardiovasculares e metabólicas quando não tratada.[1-3] Como explicado nos capítulos anteriores, a fisiopatologia da AOS é complexa e multifatorial. As causas incluem fatores anatômicos, com estreitamento e colapsabilidade da VAS, bem como fatores não anatômicos, como baixa resposta da musculatura da VAS, baixo limiar de despertar e instabilidade no controle ventilatório (*high loop gain*). Sabe-se que cerca de 69% dos pacientes com AOS apresentam um ou mais traços fisiopatológicos de causas não anatômicas, e 36% apresentam baixa responsividade do músculo genioglosso durante o sono.[4] Os músculos faríngeos desempenham um papel fundamental na manutenção da permeabilidade da VAS. Eles recebem informações neurais complexas de neurônios geradores de padrões respiratórios. Essa ação inclui impulso sincronizado com inspiração para enrijecer e dilatar a VAS para se opor ao colapso inspiratório.[5] Durante o sono, a faringe está particularmente vulnerável ao colapso, devido à redução fisiológica do tônus muscular, responsável pela manutenção da permeabilidade faríngea. As regiões retropalatal, retroglossal e hipofaríngea são os principais sítios de colapso.[6] Para contrabalancear essa tendência ao colapso, os músculos dilatadores da faringe atuam na manutenção da patência da VAS.

O tratamento da AOS tradicionalmente visa corrigir causas anatômicas da AOS como perda de peso,[7] cirurgia em VAS,[8,9] evitar o decúbito dorsal ao dormir,[10] uso de aparelho de avanço mandibular[11] e a pressão aérea positiva contínua (CPAP).[9] O CPAP é considerado o tratamento padrão-ouro para AOS de grau moderado a grave.[12] No entanto, a baixa adesão ao CPAP representa um grande desafio no tratamento.[13] Para otimizar o manejo do tratamento da AOS, é essencial identificar tanto as causas anatômicas quanto as não anatômicas em cada paciente. Com essa abordagem individualizada, é possível definir novos alvos terapêuticos e combinar diferentes modalidades de tratamento de forma personalizada, promovendo melhores resultados clínicos em longo prazo.[14]

Nesse contexto, a terapia miofuncional orofacial (TMO) surgiu como uma abordagem de tratamento alternativo da AOS moderada, focando na baixa responsividade muscular, na função orofaríngea[15] e na possibilidade de mudança estrutural e funcional da língua, com redução da gordura e do volume de língua e aumento de força de língua.[16] Desde então, mais estudos vêm mostrando dados promissores da TMO como modalidade de tratamento alternativo isolado da AOS leve a moderada, além de contribuir como estratégia coadjuvante, ou seja, por meio da combinação da TMO com outras modalidades para o tratamento da AOS leve a grave. Este capítulo irá explorar a TMO no tratamento da AOS, como uma abordagem alternativa e não invasiva.

TERAPIA MIOFUNCIONAL OROFACIAL NOS DISTÚRBIOS RESPIRATÓRIOS DO SONO

Nas últimas décadas, a atuação fonoaudiológica no tratamento dos distúrbios respiratórios do sono (DRS), AOS e ronco primário, ganhou destaque na comunidade científica internacional. Isto se deve à publicação pioneira brasileira do ensaio clínico randomizado da fonoaudióloga Kátia Guimarães que aplicou a TMO em pacientes com AOS de grau moderado, reduzindo os sintomas e a gravidade da AOS após 3 meses.[15] Desde então, a TMO passou a ser considerada um método alternativo não invasivo para o tratamento da AOS de grau moderado.

A TMO é caracterizada por um conjunto de procedimentos baseados em exercícios miofuncionais nas regiões orofacial e cervical, focados em sensibilidade, propriocepção, mobilidade, coordenação e força das estruturas envolvidas para ajustar a respiração, mastigação, deglutição, fala e postura de língua e lábios durante o repouso.[15,17] A TMO desempenhada pela especialidade da fonoaudiologia, chamada de motricidade orofacial, tem como uma das atribuições avaliar, diagnosticar e tratar pacientes com AOS ou ronco primário. Neste contexto, o tratamento por meio da TMO inclui a aplicação de um conjunto de técnicas que consiste no treino da musculatura da região orofaríngea e orofacial, por meio de execução de exercícios isotônicos e isométricos, além do trabalho voltado para as adequações das funções de fala, respiração, mastigação, deglutição e sucção.[15] Assim, a TMO tem como objetivo propor mudanças nos padrões musculares e funcionais orofaciais.[18] Deste modo, a TMO para o tratamento da AOS e ronco primário visa o equilíbrio e/ou fortalecimento dos músculos da região da nasofaringe, orofaringe, e orofacial, objetivando a diminuição dos eventos obstrutivos da VAS, da frequência e intensidade do ronco durante o sono e melhora da qualidade do sono.

O pioneirismo da fonoaudiologia brasileira é reconhecido mundialmente por cientistas da área dos DRS. Embora mais estudos sejam necessários, os estudos de revisão sistemática

Quadro 10-1. TMO no tratamento da AOS. Estudos de revisão sistemática com metanálise

	Estudos incluídos (n)	Amostra (n)	IAH	SpO_2 mín.	SDE	IDO	Ronco*	TMO como tratamento adjunto
TMO e AOS, adultos								
Camacho *et al.*, 2015[24]	9	120	↓ 50%	↑ ≈4%	↓	↓ 36%	↓ 72%	+
Meghpara *et al.*, 2022[25]	15	237	↓ 34%	↑	↓	–	–	
Zhang *et al.*, 2022[26]	13	244	↓ 39%	↑ 3%	↓	↓ 35%	↓	
Saba *et al.*, 2024[27]	7	310	↓ 10	↑ 3%	↓	↓ 35%	↓	
TMO e Ronco, adultos								
Camacho *et al.*, 2017[28]	9	211	–	↑	–	–	↓ 51%	
TMO e AOS, crianças								
Camacho *et al.*, 2015[24]	2	25	↓ 62%					+
Bandyopadhyay *et al.*, 2020[29]	10	241	↓ 43%	↑ #	–	–	–	+

IAH: índice de apneia e hipopneia; SDE: sonolência diurna excessiva; IDO: índice de dessaturação de oxigênio; ↓ redução; ↑ aumento; * ronco subjetivo ou objetivo; # SpO2 média ; + contribui; -- sem dado/sem acesso.

com meta-análise confirmam que a TMO é uma alternativa de tratamento isolado da AOS e do ronco, capaz de melhorar a qualidade do sono e qualidade de vida, reduzindo significativamente o IAH, a sonolência diurna excessiva, a frequência e intensidade subjetiva e objetiva do ronco, além de aumentar a SpO_2 mínima e o índice de dessaturação de O_2 em adultos (Quadro 10-1). Além disso, a TMO quando combinada ao CPAP e AIO, contribui no aumento da adesão aos respectivos tratamentos,[19,20] além auxiliar na redução de vazamento de ar pela boca durante o uso do CPAP nasal[21] e de prevenir dores em articulação temporomandibular,[22] sintoma associado ao AIO. Em crianças, a TMO como abordagem complementar à cirurgia de adenotonsilectomia, mostra redução significante do IAH residual e aumento da SpO_2 média.[23]

Um recente estudo de prova de conceito explorou o uso da TMO como tratamento adjunto ao CPAP nasal em pacientes com AOS moderada a grave, para reduzir o vazamento de ar não intencional pela boca,[21] uma condição que pode comprometer a eficácia e a adesão ao tratamento. Os resultados foram promissores, com a TMO contribuindo significativamente para a redução do P95 do vazamento e do tempo de vazamento pela boca, sugerindo a TMO como potencial estratégia complementar para controle desse problema.[21] Em outro estudo, a TMO adjunta ao CPAP contribuiu para o aumento da adesão em número de horas do CPAP.[19] A combinação de TMO com CPAP reduz os sintomas de sonolência diurna excessiva, frequência e intensidade subjetiva do ronco, além dos valores de IAH em 50%.[24-30]

Exercícios orofaciais combinados com o AIO podem contribuir para reduzir o sintoma de dor em articulação temporomandibular,[20,22] e no aumento da adesão em horas do AIO. A TMO como abordagem complementar ao procedimento cirúrgico e ortodôntico mostra resultados promissores no tratamento de crianças com AOS. A TMO tem papel substancial na complementação dos resultados positivos obtidos após tratamentos cirúrgico de adenotonsilectomia e ortodôntico (expansão maxilar e/ou mandibular) para tratar distúrbio respiratório do sono em pacientes pediátricos. O Quadro 10-2 expõe os resultados do tratamento cirúrgico e ortodôntico na idade pediátrica e como eles foram mantidos até a fase puberal após a realização da TMO, evidenciando que os que não receberam TMO não mantiveram os benefícios clínicos.[31] Deste modo, a literatura sugere que crianças que passaram por tratamento cirúrgico ou ortodôntico para AOS, devam ser submetidas à

Quadro 10-2. Resultados da TMO aplicada em pacientes pediátricos inicialmente submetidos ao tratamento de adenotonsilectomia, seguido de tratamento ortodôntico[31]

	Início	Pós-AT	Pós-Ortodontia	Seguimento	
				Sem TMO	Com TMO
Total (n)	24	23	24	13	11
Idade, anos	5,5 ± 1,2	5,1 ± 1,3	7,3 ± 1,5	11,8 ± 1,4	11,5 ± 1,2
IAH, ev/h	10,5 ± 2,6	4,3 ± 1,6	0,4 ± 0,3	5,3 ± 1,5	0,5 ± 0,4 *
SpO_2 mín (%)	90 ± 1,5	92 ± 1	95 ± 1	91 ± 1,8	96 ± 1 **

* (p = 0,001) ** (p = 0,01)
AT: adenotonsilectomia; (n): total de pacientes; IAH: índice de apneia e hipopneia; TMO: terapia miofuncional orofacial.

avaliação dos aspectos miofuncionais orofaciais e orofaríngeos para verificar a necessidade de reabilitação neuromuscular complementando assim a efetividade do tratamento da AOS.[23,31]

Dada a relevância da contribuição da TMO como tratamento alternativo e não invasivo da AOS e ronco primário, os fonoaudiólogos foram oficialmente integrados à Academia Brasileira do Sono (ABS). Com o apoio da Sociedade Brasileira de Fonoaudiologia (SBFa) e da Associação Brasileira de Motricidade Orofacial (ABRAMO), passou a oferecer, a partir de 2016, a acreditação em fonoaudiologia do sono por meio de um exame especializado. Essa certificação fortalece a atuação do fonoaudiólogo em equipes multidisciplinares e reconhece formalmente suas atribuições em estudo, pesquisa, prevenção, avaliação, diagnóstico, orientação, habilitação e tratamento dos distúrbios do sono nas áreas de competência da fonoaudiologia.

Além disso, ainda em 2014, o Conselho Federal de Fonoaudiologia (CFFa) aprovou uma resolução que regulamenta e oficializa a atuação dos fonoaudiólogos na área do sono, consolidando o papel desse profissional no cuidado a pacientes com distúrbios respiratórios do sono e outras condições associadas ao sono, e destacando sua importância na promoção de uma abordagem integral e qualificada.

AVALIAÇÃO FONOAUDIOLÓGICA

A anamnese é o primeiro passo para a compreensão da história clínica pregressa e atual do paciente, presença de queixas relacionadas com sono, hábitos e comportamentos que podem impactar a qualidade do sono, e eventuais tratamentos realizados pelo paciente desde o diagnóstico do DRS, como uso de CPAP, AIO, dentre outros, além analisar as informações do exame diagnóstico de sono. Durante a anamnese, são abordados aspectos como sintomas noturnos e diurnos, padrões e hábitos respiratórios, histórico familiar, tratamentos prévios, comportamento alimentar, percepção de engasgos, e dificuldades de deglutição e mastigação. Paralelamente, observam-se clinicamente a postura dos lábios e da mandíbula em repouso, o padrão respiratório (oral, nasal ou oronasal), e os padrões de fala e deglutição, permitindo um entendimento aprofundado das condições orofaciais do paciente. Com base nas queixas e no histórico clínico, são selecionados e aplicados os questionários validados para complementar a anamnese, como a escala de sonolência de Epworth e o questionário de qualidade de sono de Pittsburgh. Os questionários são ferramentas fundamentais para quantificar e qualificar sintomas e fatores de risco associados à AOS, orientando o processo diagnóstico. Esses instrumentos facilitam a comparação dos resultados em caso de tratamento, permitindo acompanhar a evolução clínica do paciente.

A avaliação miofuncional orofacial detalhada é essencial,[32] pois é por meio dela que se identificam disfunções que podem contribuir para problemas respiratórios durante o sono. Além da análise das estruturas orofaciais em relação à morfologia, tonicidade, mobilidade, sensibilidade e funções estomatognáticas, a avaliação inclui aspectos específicos para DRS.[33] Entre eles estão a mobilidade do palato mole, úvula e base da língua, bem como a relação entre a base da língua e o palato mole, utilizando a classificação de Mallampati modificada. Também são avaliadas a graduação das tonsilas palatinas[34] e as medidas antropométricas, como o IMC e a circunferência cervical, para melhor compreensão das condições anatômicas associadas aos DRS.

Dentre as principais alterações miofuncionais orofaciais observadas na avaliação clínica dos pacientes com DRS estão: língua alargada e flácida com marcas nas laterais, dorso aumentado e ponta em posição interdental ou logo atrás dos incisivos centrais inferiores; flacidez dos músculos da úvula e palato mole, extensão aumentada de palato mole; úvula alongada; redução de tônus em orbicular de boca e bucinadores; ineficiência da musculatura dos bucinadores na mastigação; contração da musculatura perioral e interposição lingual na deglutição. Inclusive, o escape posterior prematuro foi o sinal de alteração da função de deglutição mais frequentemente encontrado, sendo que ainda podem apresentar sinais e sintomas de disfagia, como alteração do reflexo da deglutição, tempo de latência e tempo de supressão inspiratória, e resíduos, penetração e aspiração.[35]

Os achados da avaliação miofuncional orofacial direcionam o fonoaudiólogo em seu planejamento terapêutico e juntamente com a equipe multidisciplinar, possibilita a discussão junto ao paciente sobre as possibilidades de tratamento isolado ou combinando a TMO com outra modalidade de tratamento.[14] Associar a TMO a outras medidas comportamentais, como perda de peso e terapia posicional durante o sono, quando indicadas, poderá beneficiar o tratamento do paciente com AOS. Neste caso, a avaliação miofuncional permite a definição de metas específicas e personalizadas de acordo com as necessidades morfofuncionais de cada paciente, otimizando os resultados da TMO.

Do mesmo modo, a identificação de algumas condições exige o encaminhamento ao médico ou ao dentista, de acordo com a alteração observada em avaliação clínica, uma vez que limitam o tratamento isolado da TMO. Dentre as condições estão obstrução nasal crônica, hipertrofia de tonsilas palatinas de grau III ou IV, doenças neuromusculares, distrofias musculares, doenças de base, retrognatismo, classe II esquelética ou de Angle, hipoplasia de maxila e edêntulos.

Assim, a avaliação fonoaudiológica é essencial para a definição de condutas específicas para cada paciente, direcionando o planejamento terapêutico personalizado com base nas necessidades de cada paciente, ou ainda para a realização de encaminhamentos assertivos.

TRATAMENTO FONOAUDIOLÓGICO NO MANEJO DA AOS

Os estudos que envolvem a TMO no tratamento da AOS e ronco, em geral, contemplam programas terapêuticos variados dentro de uma proposta integrativa, aplicando exercícios que visam aumento de mobilidade, resistência e força dos músculos orofaríngeos, além trabalho das funções estomatognáticas como a mastigação, a deglutição e a respiração nasal buscando o equilíbrio da musculatura e as funções orofaciais.[17,18]

Deste modo, os pacientes realizam exercícios isotônicos, que visam a mobilidade, e exercícios isométricos, para o fortalecimento da musculatura orofaríngea, sendo praticados 3x/dia durante 3 meses, além do trabalho de conscientização e propriocepção para adequar as funções estomatognáticas necessárias e higiene nasal com soro fisiológico.[15,18,36] Após o período de 3 meses, é recomendado que siga realizando o tratamento continuamente para manter os benefícios clínicos e melhora dos parâmetros da PSG.[18,19]

No entanto, é importante destacar que esses programas terapêuticos foram propostos para serem realizados de forma padronizada dentro do contexto de pesquisa e, portanto, não refletem a abordagem personalizada e otimizada da prática clínica. Na prática clínica, a TMO preconiza a seleção de exercícios e orientações quanto ao trabalho das funções estomatognáticas sempre com base nas disfunções identificadas, levando em consideração os achados da avaliação, história clínica do paciente e suas queixas específicas. À medida que o paciente evolui, com maior controle, coordenação, força dos músculos alvos, a intensidade e complexidade dos exercícios são aumentadas, por exemplo, de exercícios isotônicos para isométricos, aumentando gradativamente o tempo de contração muscular e aumento do número de repetições. Portanto, embora os estudos forneçam um ponto de partida valioso, a prescrição dos exercícios deve sempre ser adaptada para atender as particularidades de cada paciente. Esses ajustes auxiliam na melhora do tônus e função muscular orofacial, favorecendo a patência da VAS durante o sono.

Os exercícios miofuncionais orofaciais derivados da TMO requerem um planejamento terapêutico elaborado pelo fonoaudiólogo do sono capacitado, envolvendo profundo trabalho de conscientização e propriocepção, pois é muito comum o paciente apresentar dificuldade no modo de execução dos exercícios na inexistência de supervisão, o que pode comprometer os benefícios do tratamento. O atendimento individualizado, além de contribuir para adesão à TMO, permite otimizar o tratamento do paciente.

Quanto ao trabalho envolvendo as funções estomatognáticas, a TMO objetiva o padrão de respiração nasal com o uso adequado dos músculos levantadores da mandíbula e periorbicular para vedamento labial e, em adultos, a mastigação bilateral alternada com ativação adequada do músculo bucinador e da língua,[37] e a deglutição do bolo alimentar/líquido/água na fase oral, caracterizada como consciente e voluntária.[38] Nesta fase, mantendo vedamento labial, com o bolo alimentar posicionado entre língua e palato, há fixação da ponta da língua contra as bordas do alvéolo maxilar.[38] A parte posterior do dorso da língua se opõe ao palato mole, impedindo o escape e a dissipação da pressão para a nasofaringe.[38] E, por fim, ocorre o início da pressão sequencial da língua no palato duro, em movimento ondulatório anteroposterior, impulsionando posteriormente o bolo alimentar.[38]

Como citado anteriormente, pacientes com AOS frequentemente apresentam língua flácida e alargada, com dorso de língua alto e ponta de língua posicionada na face posterior dos incisivos centrais inferiores, com reduzida mobilidade de depressão de dorso de língua. Para exemplificar a escolha do tipo de exercício neste caso, poderão ser realizados o treino da ativação da musculatura intrínseca e extrínseca da língua, além da adequação da posição da língua na cavidade oral quando em situação de repouso. Para tanto, podem ser realizados o acoplamento de língua em palato (Fig. 10-1) e a depressão de base de língua (Fig. 10-2).

Diante de alterações na mobilidade do palato mole e da úvula, frequentemente comuns na AOS, podem ser realizados os treinos de contração da úvula e do palato mole, inicialmente promovendo a elevação destas estruturas por meio da emissão de vogais orais de modo intermitente e, conforme sua evolução, transitando para ativação voluntária sem emissão oral (Fig. 10-3). Caso haja dificuldade, poderá utilizar o reflexo de bocejo para ajudar o paciente a identificar e a ativar a musculatura envolvida.

Para potencializar a adesão à TMO, o paciente é orientado a realizar os exercícios miofuncionais incorporando-os às suas atividades de rotina diária como, por exemplo, associado ao momento após escovação dos dentes, durante seu trajeto de deslocamento ao trabalho, durante caminhadas leves na esteira, dentre outros.

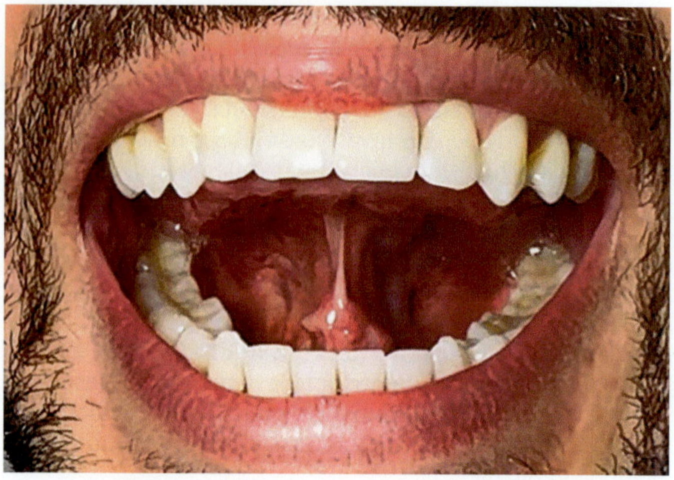

Fig. 10-1. Treino de acoplamento de língua em palato, por meio da sucção da língua contra o palato duro, contração da musculatura intrínseca da língua, além de exercer pressão no sentido inferossuperior da superfície da língua contra o palato ativando a musculatura extrínseca da língua.

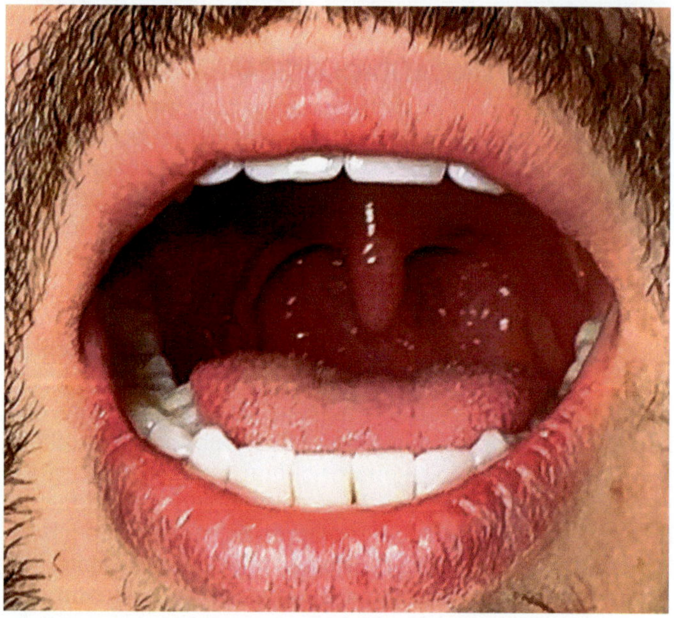

Fig. 10-2. Ativação da musculatura depressora da base de língua, solicitando o máximo de deslocamento de base de língua.

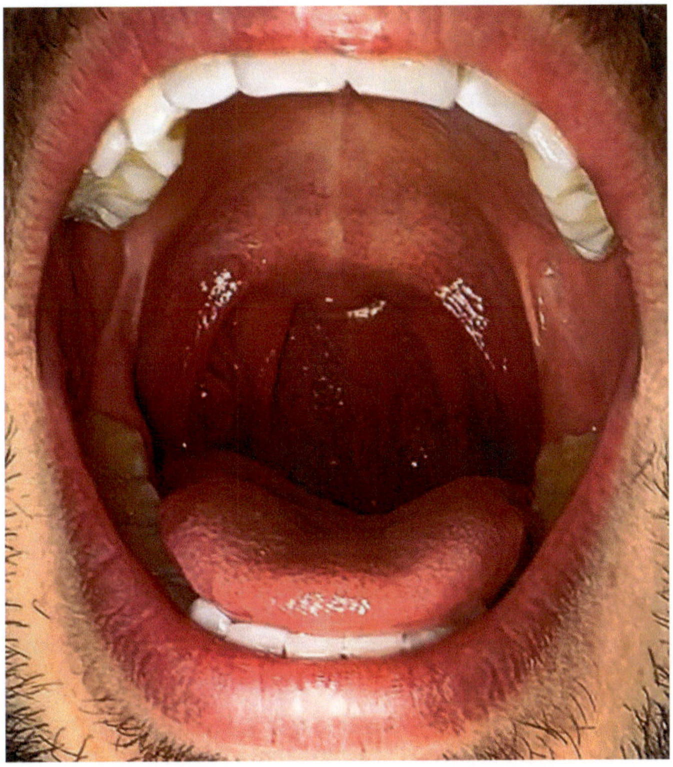

Fig. 10-3. Contração do palato mole e da úvula por meio da emissão intermitente de vogal oral /A/.

Estudos recomendam reavaliação após período de 3 meses de tratamento.[15,30,36] Contudo, na prática clínica, o intervalo entre avaliação inicial e reavaliação pode variar conforme a disponibilidade, individualidades no ritmo de evolução, bem como eventuais intercorrências pessoais. Nesta época, o paciente também é encaminhado para reavaliação e conduta médica.

Sabe-se que a melhora da qualidade do sono e dos sintomas clínicos são observados após 3 meses de TMO, com sessões presenciais semanais supervisionadas.[18] Por outro lado, a interrupção do tratamento por 3 semanas pode resultar em piora do IAH.[19] Embora o período de adesão ao tratamento para alcance dos benefícios seja preconizado, é fundamental que o paciente continue o tratamento e realize retornos periódicos junto ao fonoaudiólogo especialista do sono para que haja manutenção dos resultados.

CONSIDERAÇÕES FINAIS

O tratamento por meio de TMO traz benefícios significativos aos adultos com DRS, promovendo uma melhora mensurável na qualidade do sono por meio de parâmetros da PSG, impactando positivamente a qualidade de vida, com redução dos sintomas diurnos e noturnos. A TMO é um excelente complemento para procedimentos cirúrgicos da VAS e tratamentos ortodônticos em crianças e adolescentes com IAH residual.

Uma possibilidade promissora é a associação da TMO ao uso do CPAP ou do AIO aumentando a adesão ao tratamento e otimizando a eficácia terapêutica. No caso do CPAP, a TMO auxilia na redução do vazamento de ar causado pela abertura involuntária da boca, além de melhorar o conforto do paciente. Quando combinada ao AIO, a TMO também minimiza efeitos adversos, como dores ou desconfortos, ampliando a aceitação e o uso contínuo do dispositivo.

A avaliação médica especializada é essencial para o diagnóstico da AOS e do ronco primário, assim como a avaliação interdisciplinar composta por profissionais especializados em sono, que inclui o fonoaudiólogo. Essa abordagem multidisciplinar permite um tratamento personalizado e eficaz dos DRS, com maior impacto positivo na saúde e no bem-estar do paciente.

REFERÊNCIAS BIBLIOGRÁFICAS

1. Peppard PE, Young T, Barnet JH et al. Increased prevalence of sleep-disordered breathing in adults. Am J Epidemiol. 2013;177(9):1006-14.
2. Phillips CL, O'Driscoll DM. Hypertension and obstructive sleep apnea. Nature and science of sleep. 2013;5:43-52.
3. Shamsuzzaman AS, Gersh BJ, Somers VK. Obstructive sleep apnea: implications for cardiac and vascular disease. Jama. 2003;290(14):1906-14.
4. Eckert DJ, White DP, Jordan AS et al. Defining phenotypic causes of obstructive sleep apnea. Identification of novel therapeutic targets. American journal of respiratory and critical care medicine. 2013;188(8):996-1004.
5. Fogel RB, Malhotra A, Shea SA et al. Reduced genioglossal activity with upper airway anesthesia in awake patients with OSA. Journal of applied physiology (Bethesda, Md: 1985). 2000;88(4):1346-54.
6. Dempsey JA, Veasey SC, Morgan BJ, O'Donnell CP. Pathophysiology of Sleep Apnea. 2010;90:47. Physiological Reviews. 2010;90(2):797-8.
7. Dobrosielski DA, Papandreou C, Patil SP, Salas-Salvado J. Diet and exercise in the management of obstructive sleep apnoea and cardiovascular disease risk. European respiratory review: an official journal of the European Respiratory Society. 2017;26(144):160110.
8. Miller SC, Nguyen SA, Ong AA, Gillespie MB. Transoral robotic base of tongue reduction for obstructive sleep apnea: A systematic review and meta-analysis. The Laryngoscope. 2017;127(1):258-65.
9. Carberry JC, Amatoury J, Eckert DJ. Personalized Management Approach for Obstructive Sleep Apnea. Chest. 2018 Mar;153(3):744-755.
10. Ravesloot MJL, White D, Heinzer R et al. Efficacy of the New Generation of Devices for Positional Therapy for Patients With Positional Obstructive Sleep Apnea: A Systematic Review of the Literature and Meta-Analysis. Journal of clinical sleep medicine: JCSM: official publication of the American Academy of Sleep Medicine. 2017;13(6):813-24.
11. Hoffstein V. Review of oral appliances for treatment of sleep-disordered breathing. Sleep & breathing = Schlaf & Atmung. 2007;11(1):1-22.
12. Kushida CA, Chediak A, Berry RB et al. Clinical guidelines for the manual titration of positive airway pressure in patients with obstructive sleep apnea. Journal of clinical sleep medicine: JCSM: official publication of the American Academy of Sleep Medicine. 2008;4(2):157-71.
13. Weaver TE, Grunstein RR. Adherence to continuous positive airway pressure therapy: the challenge to effective treatment. Proceedings of the American Thoracic Society. 2008;5(2):173-8.
14. Deacon NL, Jen R, Li Y, Malhotra A. Treatment of Obstructive Sleep Apnea. Prospects for Personalized Combined Modality Therapy. Annals of the American Thoracic Society. 2016;13(1):101-8.

15. Guimaraes KC, Drager LF, Genta PR et al. Effects of oropharyngeal exercises on patients with moderate obstructive sleep apnea syndrome. American journal of respiratory and critical care medicine. 2009;179(10):962-6.
16. Kayamori F. Efeitos da terapia miofuncional orofacial em pacientes com ronco primário, apneia obstrutiva do sono na anatomia e função da via aérea. São Paulo: Faculdade de Medicina, Universidade de São Paulo. 2015.
17. de Felício CM, da Silva Dias FV, Trawitzki LVV. Obstructive sleep apnea: focus on myofunctional therapy. Nature and science of sleep. 2018;10:271-86.
18. Kayamori F, Bianchini EMG. Effects of orofacial myofunctional therapy on the symptoms and physiological parameters of sleep breathing disorders in adults: a systematic review. Revista CEFAC. 2017;19:868-78.
19. Diaferia G, Santos-Silva R, Truksinas E et al. Myofunctional therapy improves adherence to continuous positive airway pressure treatment. Sleep & breathing = Schlaf & Atmung. 2017;21(2):387-95.
20. Cunali PA, Almeida FR, Santos CD et al. Mandibular exercises improve mandibular advancement device therapy for obstructive sleep apnea. Sleep & breathing = Schlaf & Atmung. 2011;15(4):717-27.
21. Matsumura E. Caracterização do vazamento de ar pela boca e o efeito da terapia miofuncional orofacial em pacientes com apneia obstrutiva do sono tratados com pressão positiva contínua na via aérea e máscara nasal [Tese]. São Paulo: Universidade de São Paulo. 2023.
22. Ishiyama H, Inukai S, Nishiyama A et al. Effect of jaw-opening exercise on prevention of temporomandibular disorders pain associated with oral appliance therapy in obstructive sleep apnea patients: A randomized, double-blind, placebo-controlled trial. Journal of prosthodontic research. 2017;61(3):259-67.
23. Villa MP, Brasili L, Ferretti A et al. Oropharyngeal exercises to reduce symptoms of OSA after AT. Sleep & breathing = Schlaf & Atmung. 2015;19(1):281-9.
24. Camacho M, Certal V, Abdullatif J et al. Myofunctional Therapy to Treat Obstructive Sleep Apnea: A Systematic Review and Meta-analysis. Sleep. 2015;38(5):669-75.
25. Meghpara S, Chohan M, Bandyopadhyay A et al. Myofunctional therapy for OSA: a meta-analysis. Expert review of respiratory medicine. 2022;16(3):285-91.
26. Zhang F, Tian Z, Shu Y et al. Efficiency of oro-facial myofunctional therapy in treating obstructive sleep apnoea: A meta-analysis of observational studies. Journal of oral rehabilitation. 2022;49(7):734-45.
27. Saba ES, Kim H, Huynh P, Jiang N. Orofacial Myofunctional Therapy for Obstructive Sleep Apnea: A Systematic Review and Meta-Analysis. The Laryngoscope. 2024;134(1):480-95.
28. Camacho M, Guilleminault C, Wei JM et al. Oropharyngeal and tongue exercises (myofunctional therapy) for snoring: a systematic review and meta-analysis. European archives of oto-rhino-laryngology: official journal of the European Federation of Oto-Rhino-Laryngological Societies (EUFOS): affiliated with the German Society for Oto-Rhino-Laryngology - Head and Neck Surgery. 2017.
29. Bandyopadhyay A, Kaneshiro K, Camacho M. Effect of myofunctional therapy on children with obstructive sleep apnea: a meta-analysis. Sleep medicine. 2020;75:210-7.
30. Diaferia G, Santos-Silva R, Truksinas E et al. Myofunctional therapy improves adherence to continuous positive airway pressure treatment. Sleep Breath. 2017 May;21(2):387-395.
31. Guilleminault C, Huang YS, Monteyrol PJ et al. Critical role of myofascial reeducation in pediatric sleep-disordered breathing. Sleep medicine. 2013;14(6):518-25.
32. Marchesan IQ, Berretin-Felix G, Genaro KF. MBGR protocol of orofacial myofunctional evaluation with scores. The International journal of orofacial myology: official publication of the International Association of Orofacial Myology. 2012;38:38-77.
33. Kayamori F, Rabelo FAW, Nazario D et al. Myofunctional assessment for obstructive sleep apnea and the association with patterns of upper airway collapse: a preliminary study. Sleep science (São Paulo, Brazil). 2022;15(1):95-104.
34. Friedman M, Hamilton C, Samuelson CG et al. Diagnostic value of the Friedman tongue position and Mallampati classification for obstructive sleep apnea: a meta-analysis. Otolaryngol Head Neck Surg. 2013;148(4):540-7.
35. de Luccas GR, Berretin-Felix G. Swallowing disorders in patients with obstructive sleep apnea: a critical literature review. Sleep science (Sao Paulo, Brazil). 2021;14(Spec 1):79-85.
36. Ieto V, Kayamori F, Montes MI et al. Effects of Oropharyngeal Exercises on Snoring: A Randomized Trial. Chest. 2015;148(3):683-91.
37. Cattoni D. Alterações da Mastigação e Deglutição. Tratado de Fonoaudiologia. São Paulo: ROCA. 2004:277-91.
38. Furkim AMA. Fisiologia da Deglutição Orofaríngea. Tratado de Fonoaudiologia. 1. ed. São Paulo: Roca. 2004:343-53.

CAPÍTULO 11

IMPACTO DA CIRURGIA NASAL NA APNEIA OBSTRUTIVA DO SONO (AOS)

Bruno Bernardo Duarte ■ Danielle Candia Barra

INTRODUÇÃO

Fisiologia Nasal Durante o Sono

Poucos estudos avaliaram o real impacto do sono normal na respiração nasal. Mesmo assim, estima-se que a resistência nasal não se altera muito durante o sono, apesar da participação do ciclo nasal.[1] O ciclo nasal sim, durante o sono normal, pode alterar-se devido à força da gravidade e do decúbito assumido pelo indivíduo.

A respiração nasal pode ativar receptores localizados na mucosa nasal, resultando em estímulo para uma ventilação espontânea e efetiva, além de estimular o tônus dos músculos dilatadores da via aérea superior.[1] Portanto, verifica-se que os maiores impactos em distúrbios respiratórios obstrutivos do sono ocorrem durante a obstrução nasal aguda, já que não existe uma adaptação da via aérea superior perante uma respiração oral.

Em um estudo de coorte observacional, investigou-se o impacto da obstrução nasal súbita em indivíduos saudáveis, sem histórico prévio de obstrução nasal ou distúrbios respiratórios do sono. Observou-se que a obstrução aguda alterou de maneira significativa a arquitetura do sono, com aumento dos estágios N1 e N2, redução dos estágios N3 e REM, diminuição da eficiência e do tempo total de sono, além do prolongamento do tempo de vigília e do número de despertares por hora ($p < 0,05$). Embora não tenham sido detectados índices patológicos de apneia (acima de cinco eventos por hora; $p = 0,140$), houve aumento significativo nas ocorrências de dessaturação durante a fase de obstrução nasal ($p = 0,006$).[2]

A maioria dos estudos prévios sobre obstrução nasal e apneia do sono concentrou-se na análise dos parâmetros de fluxo aéreo obtidos pela polissonografia. Apesar de a oclusão nasal não resultar em obstrução completa das vias aéreas superiores — devido à compensação pela respiração bucal —, o aumento da pressão intratorácica negativa favorece a fragmentação do sono, mesmo na ausência de apneias propriamente ditas.[3]

A preservação de um sono adequado e restaurador é fundamental para a saúde física e mental. Os resultados aqui apresentados indicam que, mesmo sem a presença de eventos apneicos clássicos, a obstrução nasal compromete a qualidade do sono, com potencial repercussão negativa sobre a saúde geral. Dessa forma, a abordagem precoce da obstrução nasal mostra-se essencial, mesmo na ausência de sintomas típicos de apneia do sono, a fim de garantir um sono reparador e promover a saúde global do indivíduo.

É importante salientar que quando o indivíduo se encontra acordado, especialmente em posição ortostática, a resistência ao fluxo aéreo é maior na respiração nasal do que na oral. De forma contrária, durante o sono, a resistência ao fluxo aéreo pela via aérea é maior quando o indivíduo assume a respiração pela rota oral.[1]

OBSTRUÇÃO NASAL NOS DISTÚRBIOS RESPIRATÓRIOS OBSTRUTIVOS DO SONO (DROS)

O que torna o estudo da obstrução nasal fundamental nos DROS deve-se à alta prevalência de obstrução nasal em indivíduos roncadores e apneicos. Diversos estudos demonstraram que a prevalência de obstrução nasal, por diversas razões etiopatológicas, especialmente os desvios septais significativos e as hipertrofias de conchas nasais inferiores (Fig. 11-1) é maior nos indivíduos portadores de DROS quando comparados com indivíduos sem roncos ou AOS.[4]

No entanto, a relação causal entre obstrução nasal e AOS ainda não está completamente explicada na literatura. Existem algumas teorias sobre como a obstrução nasal poderia causar DROS, porém existe uma dificuldade de se comprovar cada uma delas.

Sabe-se que a fisiopatologia da AOS é multifatorial e ainda não completamente esclarecida. Entretanto, é consenso de que a topografia dos colapsos da via aérea superior durante a inspiração no sono ocorre na faringe. A faringe é um tubo muscular colapsável, localizada entre duas estruturas rígidas (nariz e laringe/traqueia). Como não há estruturas ósseas sustentando a faringe, existe uma clara vulnerabilidade dessa região anatômica durante a pressão inspiratória no sono.[5]

São descritos quatro fatores fisiopatológicos de como a obstrução nasal pode contribuir para os DROS[6]: o modelo resistor de Starling, o desvio da rota nasal para a oral, o reflexo ventilatório nasal e o papel do óxido nítrico.

O modelo resistor de Starling (Fig. 11-2) mostra a faringe como um tubo colapsável entre duas estruturas rígidas (nariz e laringe/traqueia). Esse modelo aponta que a obstrução nasal, com consequente aumento da resistência nasal, causaria um aumento da pressão negativa inspiratória proveniente da via aérea inferior na inspiração durante o sono, resultando em uma maior chance de colabamento da faringe.[6]

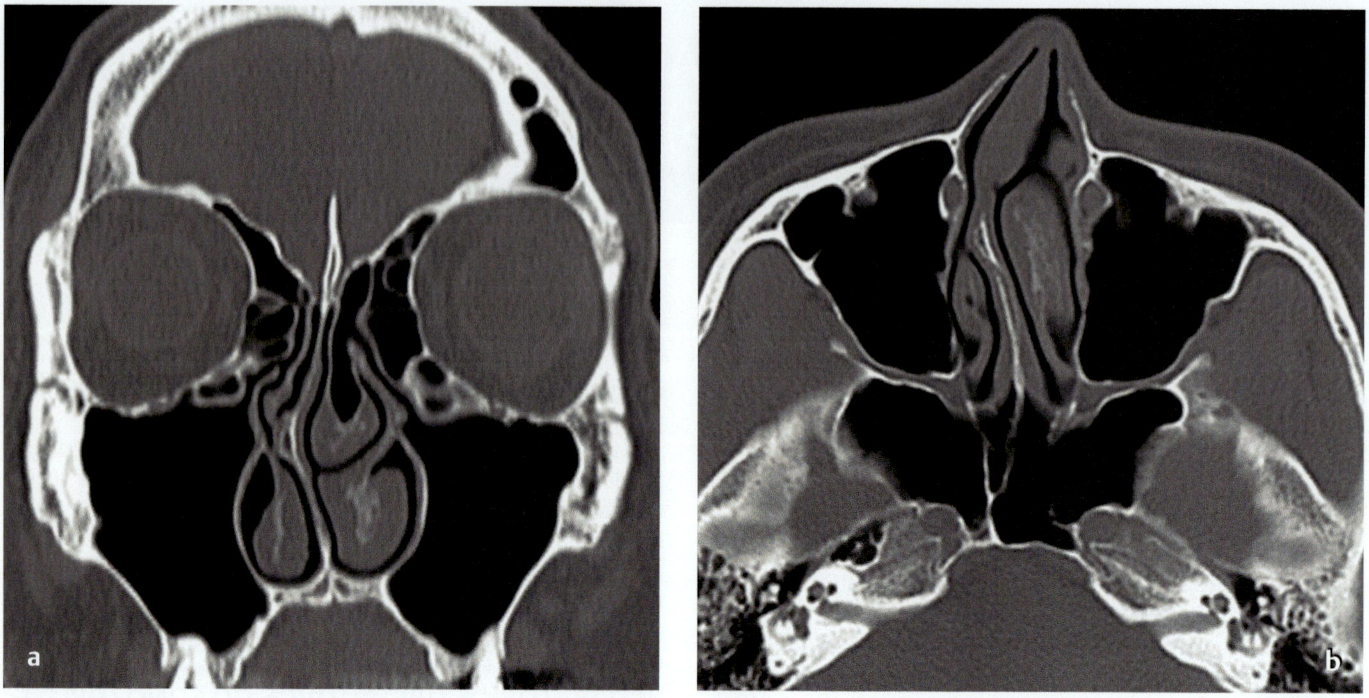

Fig. 11-1. Imagens de tomografia computadorizada de seios paranasais sem contraste (janela para partes ósseas) evidenciando desvio septal osteocartilaginoso à direita com hipertrofia de conchas nasais inferiores, obstruindo significativamente a coluna aérea nasal. (**a**) Corte coronal. (**b**) Corte axial.

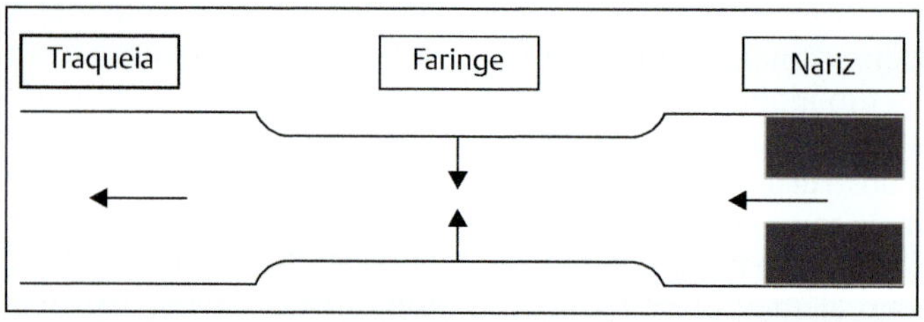

Fig. 11-2. Modelo de resistor Starling.

A alteração da rota respiratória nasal para a oral durante do sono, causada por uma obstrução nasal, também é um fator que contribui para o desenvolvimento de ronco e AOS. Durante o sono a respiração oral resulta em uma maior resistência à entrada do ar na via aérea inferior. Ademais, sabe-se que a respiração oral causa uma rotação horária da mandíbula. Essa rotação causa um estreitamento anteroposterior do lúmen faríngeo (Fig. 11-3), aumentando o risco de um indivíduo desenvolver algum grau de DROS.[6,7]

Os outros dois fatores fisiopatológicos para o desenvolvimento de AOS em um indivíduo portador de obstrução nasal são o reflexo ventilatório nasal e o papel do óxido nítrico. Existem receptores nas fossas nasais que são estimulados pela passagem do ar inspirado pelo nariz. Esses receptores são responsáveis pelo estímulo à contração dos músculos dilatadores da faringe durante o sono. Com a redução da passagem do ar pelas fossas nasais por uma obstrução nasal, existe a possibilidade de a faringe tornar-se mais colapsável. O óxido nítrico é produzido em grande parte pelos seios paranasais e possuem uma importante função de aumentar a taxa ventilação/perfusão nos pulmões. A respiração oral, resultante de uma obstrução nasal, diminuiria a oferta de óxido nítrico para a via aérea inferior, contribuindo para uma pior ventilação nos pacientes.[6]

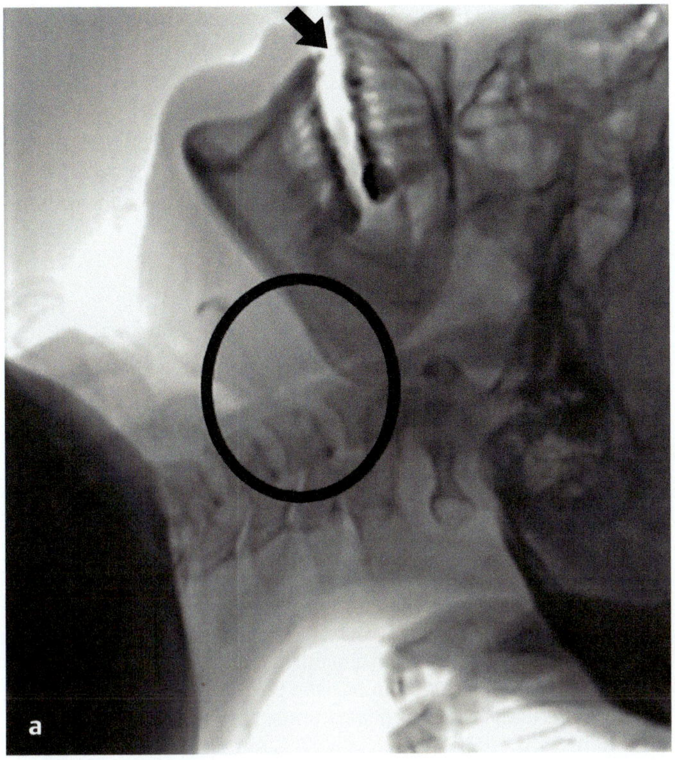

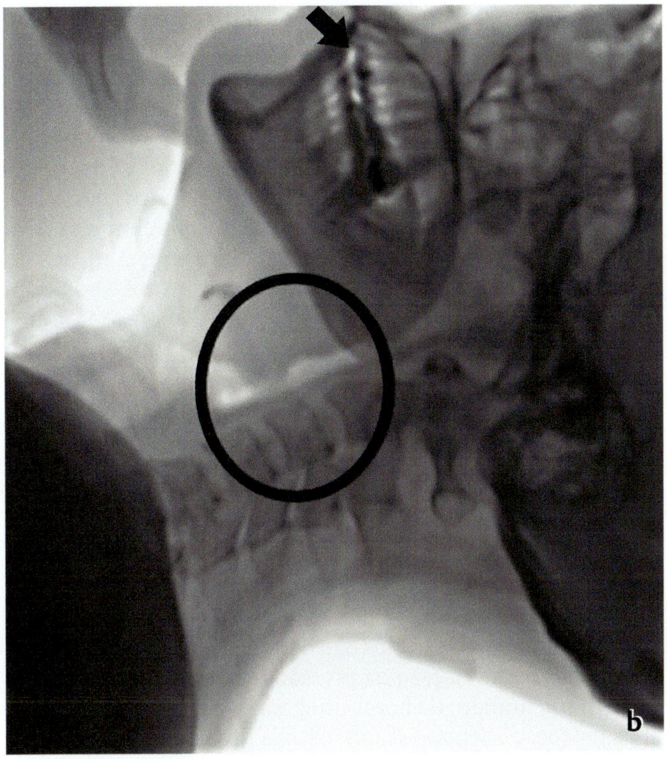

Fig. 11-3. A diferença do tamanho via aérea (círculo, **a** menor e **b** maior) em relação à boca (seta, **a** boca aberta e **b** boca fechada) durante o sono induzido com midazolam ao exame de videofluoroscopia. (**a**) Boca aberta, na posição supina. (**b**) Boca fechada, na posição supina. (Adaptada de Shintaro e Park/2019).[7]

IMPACTO DA CIRURGIA NASAL NA APNEIA OBSTRUTIVA DO SONO (AOS)

Será discutido o impacto das cirurgias nasais na AOS, lembrando que se podem avaliar tanto queixas clínicas quanto parâmetros polissonográficos.

As cirurgias nasais que podem ser realizadas em indivíduos roncadores e apneicos são as cirurgias que visam desobstruir as fossas nasais como septoplastias, turbinectomias e polipectomias, além daquelas que tratam também os distúrbios inflamatórios nasossinusais como as sinusectomias e suas variações. Não existe uma técnica específica para se realizar cirurgia nasal em indivíduos roncadores e apneicos, porém se deve atentar quanto aos riscos cirúrgicos/anestésicos maiores neste grupo de pacientes.

Existe um consenso na literatura acerca do limitado resultado das diversas cirurgias nasais nos parâmetros respiratórios analisados objetivamente pela polissonografia. De forma geral, quando se avalia a cirurgia nasal como tratamento único em indivíduos portadores de AOS, não existem mudanças significativas no índice apneia-hipopneia (IAH), saturação mínima de oxi-hemoglobina e na saturação média da oxi-hemoglobina durante a noite de sono.[8,9]

Cabe ressaltar aqui, que se está discutindo o impacto das cirurgias nasais no tratamento da AOS em adultos. É bem sabido que, quando se trata da população pediátrica, a cirurgia para remoção das tonsilas faríngeas (que estão localizadas posteriormente às fossas nasais, na região da nasofaringe) possui um impacto significativo em crianças roncadoras e apneicas, tanto para melhora dos roncos e da apneia do sono, quanto para melhora da irritabilidade e de desempenho escolar e cognitivo.

Por outro lado, quando se avalia o resultado da cirurgia nasal como tratamento único para os DROS em relação à qualidade de vida e de sono, os resultados são melhores. Diversos estudos demonstram que a qualidade de vida e de sono melhoram significativamente quando um indivíduo apneico se submete a uma cirurgia nasal, mesmo quando os parâmetros polissonográficos não se alteram.[8-10] Estes estudos utilizaram questionários de qualidade de vida e de sono, além de escalas analógicas visuais (EAV).

Quando se avalia se os roncos noturnos diminuíram de intensidade ou se desapareceram com uma cirurgia nasal em pacientes portadores de DROS, ainda existem controvérsias bastante evidentes na literatura. Por exemplo, Li *et al.*[10] demonstraram que a cirurgia nasal como tratamento único em indivíduos apneicos resultou em redução dos roncos noturnos utilizando EAV, mesmo sem alterações polissonográficas. No entanto, Virkkula *et al.*[11] estudaram o impacto da cirurgia nasal em indivíduos portadores de AOS, analisando a intensidade e a duração dos roncos através de microfones colocados no laboratório de sono, e verificaram que não houve alteração destes dois parâmetros após a cirurgia para correção da obstrução nasal.

É importante salientar que não existem estudos analisando o impacto da cirurgia nasal em pacientes portadores de ronco primário. Alguns autores citam que é bastante incerto o resultado cirúrgico nesta condição, mostrando que o desfecho pode ser a manutenção do ronco, assim como a melhora e, em algumas situações, piora da intensidade do ruído.

Durante algum tempo, os estudiosos da área da medicina do sono acreditaram que o tipo do colapso faríngeo poderia alterar-se após uma cirurgia nasal como tratamento único em indivíduos portadores de AOS, apesar da inalteração dos parâmetros polissonográficos. Entretanto, Victores e Takashima[12] realizaram um estudo em que foi realizada sonoendoscopia na indução anestésica de pacientes apneicos que iriam submeter-se à cirurgia para obstrução nasal. Além disso, foi realizado outro estudo sonoendoscópico, após 3 meses do procedimento, a fim de se comparar os exames pré e pós-operatórios. Verificaram então, que não houve alteração significativa tanto na região do colapso, quanto no grau de colapso da faringe após a cirurgia nasal.

Sabe-se que o aparelho de pressão positiva (PAP) é a terapêutica padrão-ouro para o tratamento da AOS, desde que haja adesão adequada. Está bem estabelecido na literatura que a cirurgia nasal reduz em média a pressão terapêutica do CPAP em cerca de 2 cmH_2O.[13] Sabendo-se que a máscara nasal é mais confortável para o paciente usuário de PAP, comparada com as máscaras oronasais ou faciais, há um impacto significativo desta cirurgia nestes pacientes.

Apesar disso, os estudos não demonstraram que a cirurgia nasal, apesar da redução da pressão terapêutica do CPAP, faz aumentar o número de horas utilizadas do PAP pelo indivíduo após o procedimento.[13] Além disso, a literatura também não estipula quando o indivíduo apneico usuário de CPAP submetido à cirurgia nasal, poderia voltar a utilizar o aparelho sem desconforto ou complicações.[13]

Um estudo bastante interessante, realizado por Andrade *et al.*[14] demonstrou que a máscara nasal, além do maior conforto, proporciona melhores resultados que as máscaras oronasais. Neste estudo, demonstrou que a pressão terapêutica dos PAP, são menores quando o indivíduo assume a rota nasal para respirar com o aparelho.

A literatura é bastante escassa ao avaliar a relação entre a obstrução nasal e os aparelhos intraorais (AIO) de avanço mandibular. Infere-se que a respiração nasal é fundamental nos pacientes que utilizam esta modalidade de tratamento, já que estes aparelhos limitam a abertura bucal para não comprometer o espaço faríngeo. Um estudo demonstrou que pacientes usuários de AIO possuem melhores resultados quando possuem fossas nasais menos resistentes, avaliados através de rinomanometria.[15]

INDICAÇÃO DE CIRURGIA NASAL EM PACIENTES PORTADORES DE AOS

A cirurgia para a melhora da obstrução nasal deve ser indicada em todos os indivíduos que tiverem condições clínicas, e que tenham queixas de obstrução nasal, independente se forem portadores de DROS.

Nos indivíduos portadores de AOS, deve-se lembrar que esses pacientes possuem um risco anestésico maior, e, por isso, os riscos/benefícios devem ser discutidos com os pacientes e familiares. O fundamental seria adequar as expectativas de resultados nos DROS dos pacientes apneicos e portadores de obstrução nasal. Todos devem ser orientados das limitações da cirurgia nasal como tratamento único para a melhora da AOS.

Ademais, espera-se que, no futuro, tenhamos de definir um fenótipo de paciente apneico que responda melhor à cirurgia nasal no que tange aos parâmetros polissonográficos. Li *et al.*[16] verificaram, em um estudo preliminar, que os indivíduos que melhor respondem a este tipo de tratamento são os com menor nível de índice de massa corporal (IMC) e aqueles com Malampatti modificado 1 e 2, além de tonsilas palatinas normotróficas.

REFERÊNCIAS BIBLIOGRÁFICAS

1. Cai Y, Goldberg AN, Chang JL. The Nose and Nasal Breathing in Sleep Apnea. Vol. 53, Otolaryngologic Clinics of North America. W.B. Saunders. 2020:385-95.
2. Barra DC. Avaliação do impacto da obstrução nasal aguda no sono de adultos não apneicos e sem queixas nasais, por meio de exame polissonográfico [tese na Internet]. São Paulo: Faculdade de Medicina, Universidade de São Paulo; [Internet]. 2024.
3. Staats R, Bailly S, Bonsignore MR et al. Impact of temperature on obstructive sleep apnoea in three different climate zones of Europe: Data from the European Sleep Apnoea Database (ESADA). J Sleep Res. 2021 Oct;30(5):e13315.
4. Zonato AI, Martinho FL, Bittencourt LR et al. Head and neck physical examination: Comparison between nonapneic and obstructive sleep apnea patients. Laryngoscope. 2005;115(6):1030-4.
5. Eckert DJ, Malhotra A. Pathophysiology of adult obstructive sleep apnea. Proc Am Thorac Soc. 2008 Feb 15;5(2):144-53.
6. Michels DS, Rodrigues AMS, Nakanishi M, et al. Nasal Involvement in Obstructive Sleep Apnea Syndrome. Int J Otolaryngol. 2014;2014:1-8.
7. Shintaro C, Park CS. Establishing a Patent Nasal Passage in Obstructive Sleep Apnea. Sleep Med Clin. 2019;14(1):41-50.
8. Verse T, Maurer JT, Pirsig W. Effect of Nasal Surgery on Sleep-Related Breathing Disorders. The Laryngoscope Lippincott Williams & Wilkins, Inc. 2002.
9. Ishii L, Roxbury C, Godoy A et al. Does Nasal Surgery Improve OSA in Patients with Nasal Obstruction and OSA? A Meta-analysis. Otolaryngol Head Neck Surg. 2015;153(3):326-33.
10. Li HY, Lin Y, Chen NH et al. Improvement in quality of life after nasal surgery alone for patients with obstructive sleep apnea and nasal obstruction. Arch Otolaryngol Head Neck Surg. 2008;134(4):429-33.
11. Virkkula P, Bachour A, Hytönen M et al. Snoring is not relieved by nasal surgery despite improvement in nasal resistance. Chest. 2006;129(1):81-7.
12. Victores AJ, Takashima M. Effects of nasal surgery on the upper airway: a drug-induced sleep endoscopy study. Laryngoscope. 2012;122(11):2606-10.
13. Camacho M, Riaz M, Capasso R et al. The effect of nasal surgery on continuous positive airway pressure device use and therapeutic treatment pressures: A systematic review and meta-analysis. Sleep. 2015;38(2):279-286A.
14. Andrade RGS, Madeiro F, Piccin VS et al. Impact of Acute Changes in CPAP Flow Route in Sleep Apnea Treatment. Chest. 2016;150(6):1194-201.
15. Zeng B, Ng AT, Qian J et al. Influence of nasal resistance on oral appliance treatment outcome in obstructive sleep apnea. Sleep. 2008;31(4):543-7.
16. Li HY, Lee LA, Wang PC et al. Can nasal surgery improve obstructive sleep apnea: Subjective or objective? Am J Rhinol Allergy. 2009; 23(6):e51-5.

CIRURGIA PARA SÍNDROME DA APNEIA OBSTRUTIVA DO SONO (SAOS) – FARINGOPLASTIA LATERAL: EVOLUÇÃO E RESULTADOS

CAPÍTULO 12

Michel Burihan Cahali

INTRODUÇÃO

Ronco e apneia obstrutiva do sono (AOS) originam-se da vibração de tecidos e repetidos colapsos na via aérea superior (VAS) durante o sono. Em geral, estes colapsos são dinâmicos e envolvem múltiplos sítios da VAS.[1] A presença de colapso da parede lateral da faringe é um preditor de insucesso terapêutico para diversas técnicas de palatofaringoplastias com ou sem cirurgias de hipofaringe,[2] cirurgia robótica transoral multinível[3] e implante de estimulador do nervo hipolgosso.[4]

A faringoplastia lateral (FL) introduziu a reconstrução da parede lateral muscular da faringe visando estabilizar as regiões retropalatal e retrolingual, além da própria parede lateral.[5] Na primeira versão desta cirurgia, o músculo palatofaríngeo é rodado superoanterolateralmente para sustentar o palato mole e um retalho de músculo constritor superior da faringe é rodado lateralmente para sustentar a parede lateral da faringe e a base da língua (na qual o músculo constritor se insere).[5] Esta técnica apresentou melhores resultados quando comparada com a uvulopalatofaringoplastia, em um dos poucos estudos prospectivos randomizados da área.[6]

Houve uma evolução contínua da técnica da FL,[7,8] a qual atingiu sua versão atual (versão 6) em 2015.[9] A essência FL permanece a mesma: utilizar retalhos musculares faríngeos para sustentar tridimensionalmente os diferentes níveis da faringe. Isto é feito deslocando-se um longo retalho miomucoso palatofaríngeo de sua inserção posterior para a parede lateral da faringe. O objetivo de transpor este retalho é deslocar o palato mole anteriormente e criar uma tensão longitudinal na parede faríngea lateral (pela retração do retalho), a qual é uma força de estabilização da VAS.

INDICAÇÕES

Pacientes adultos (acima de 18 anos) com índice de massa corpórea até 35 kg/m². Pacientes com cirurgias faríngeas prévias, incluindo tonsilectomia palatina, representam contraindicação ao procedimento atualmente, devido à fibrose resultante na região. Outras contraindicações são insuficiência velofaríngea, grave deformidade do esqueleto facial e uma abertura de boca muito limitada.[10]

TÉCNICA CIRÚRGICA

Sob anestesia geral, por via oral, realiza-se a tonsilectomia palatina bilateral, preservando-se a musculatura ao redor das tonsilas (Fig. 12-1). Se necessário, remove-se tecido supratonsilar para adequada exposição da parede lateral da loja tonsilar. Faz-se a miotomia da parte cranial do constritor superior (Fig. 12-2), dentro da loja tonsilar, mobilizando a parte alta do retalho palatofaríngeo. Em seguida, abaixo desta miotomia, este retalho é separado da parede posterior da faringe (que é formada pelo próprio músculo constritor superior), estendendo o retalho de músculo palatofaríngeo até obter 1,5 a 2 cm de comprimento (Fig. 12-3). Este retalho é suturado na parede lateral (em geral, quatro suturas com fio absorvível multifilamentar, Fig. 12-4), seccionado em sua parte mais inferior (Fig. 12-5) e totalmente separado da parede faríngea posterior por meio de uma incisão transfixante (incisão de alívio, Fig. 12-6). Desta maneira, ficamos com uma área cruenta na parte mais lateral da parede faríngea posterior (área doadora do retalho), com este retalho pediculado no palato mole e suturado na parede lateral (Fig. 12-7). O aspecto pós-operatório, à oroscopia, é de um retalho definitivamente implantado na parede lateral, interposto entre a parede posterior e o palato mole, promovendo estabilização da região nas três dimensões (Figs. 12-8 e 12-9).

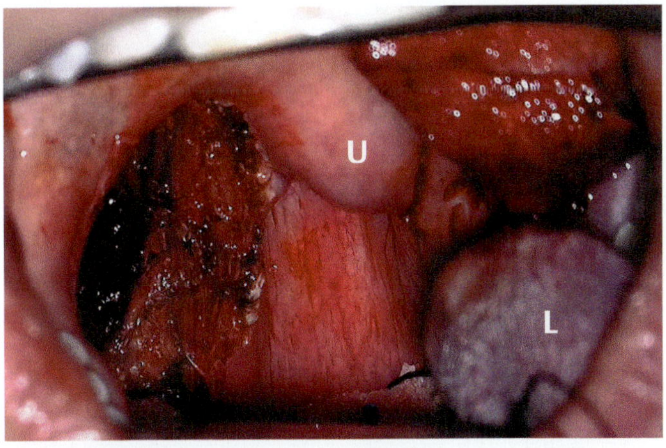

Fig. 12-1. Aspecto após a tonsilectomia palatina no lado direito. U: úvula, L: língua.

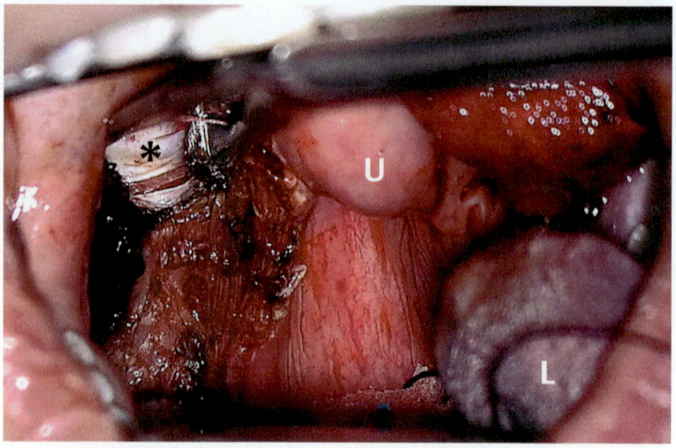

Fig. 12-2. Aspecto após a miotomia da parte cranial do músculo constritor superior da faringe, dentro da loja tonsilar direita, junto ao músculo palatofaríngeo. U: úvula, L: língua. * Fáscia bucofaríngea.

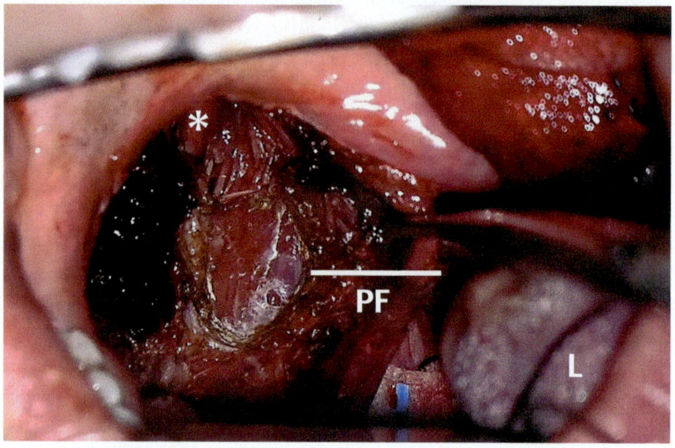

Fig. 12-3. Longo e espesso retalho de músculo palatofaríngeo (PF) direito após sua separação da parede posterior da faringe. L: língua. * Fáscia bucofaríngea.

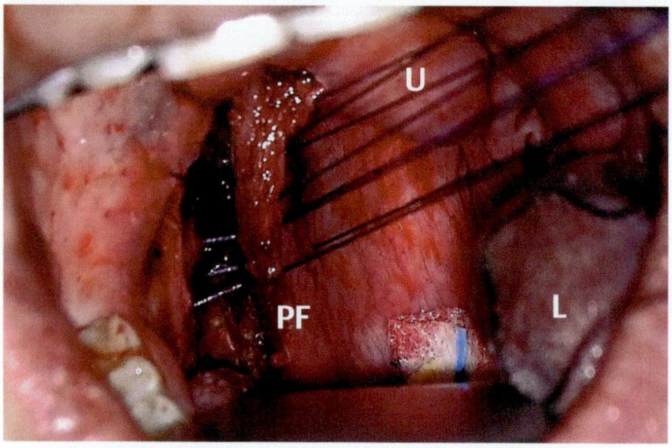

Fig. 12-4. Retalho de músculo palatofaríngeo direito (PF) suturado na parede lateral da faringe com 4 suturas separadas. U: úvula, L: língua.

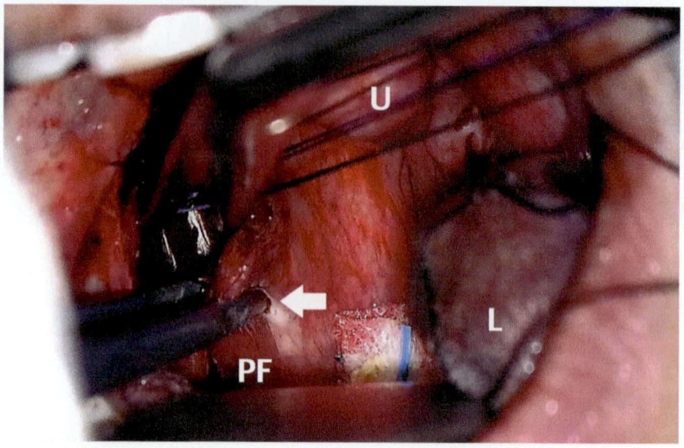

Fig. 12-5. Miotomia do músculo palatofaríngeo direito (PF, seta). U: úvula, L: língua.

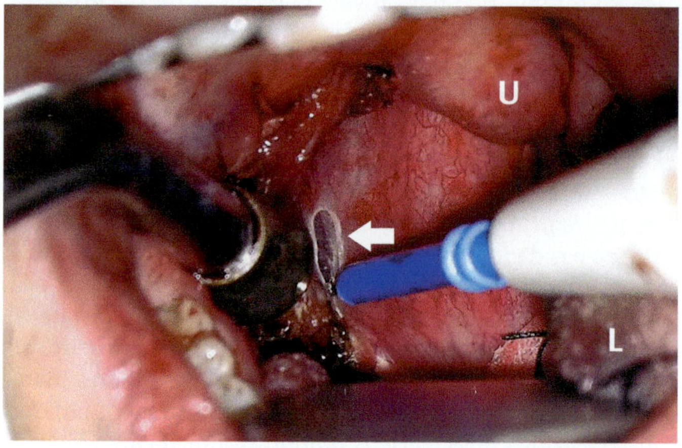

Fig. 12-6. Demarcação da incisão transfixante direita (seta), separando o retalho palatofaríngeo da parede posterior da faringe. U: úvula, L: língua.

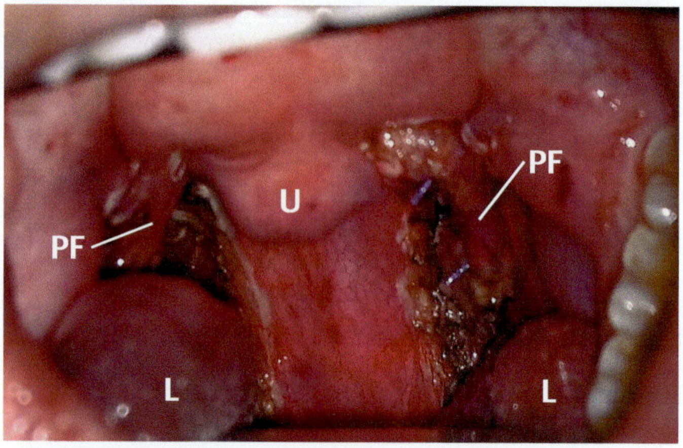

Fig. 12-7. Aspecto ao final da cirurgia, com o retalho palatofaríngeo (PF) totalmente destacado da parede posterior da faringe e reposicionado na parede lateral. U: úvula, L: língua.

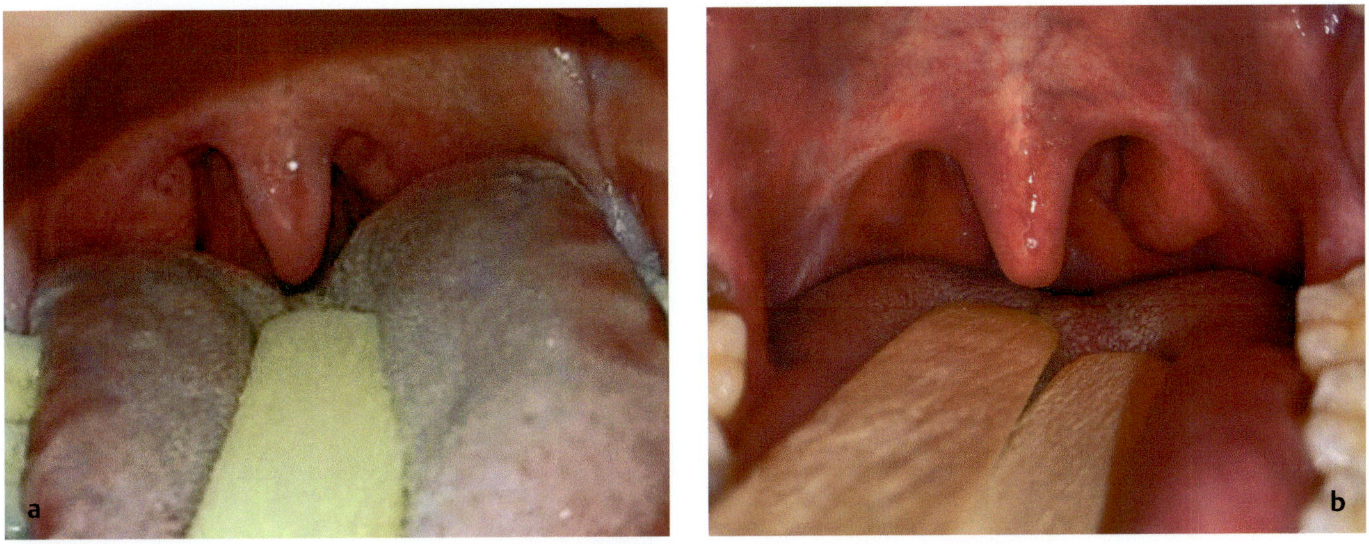

Fig. 12-8. Imagens da oroscopia de um paciente: (**a**) no pré-operatório e (**b**) 26 meses após a faringoplastia lateral.

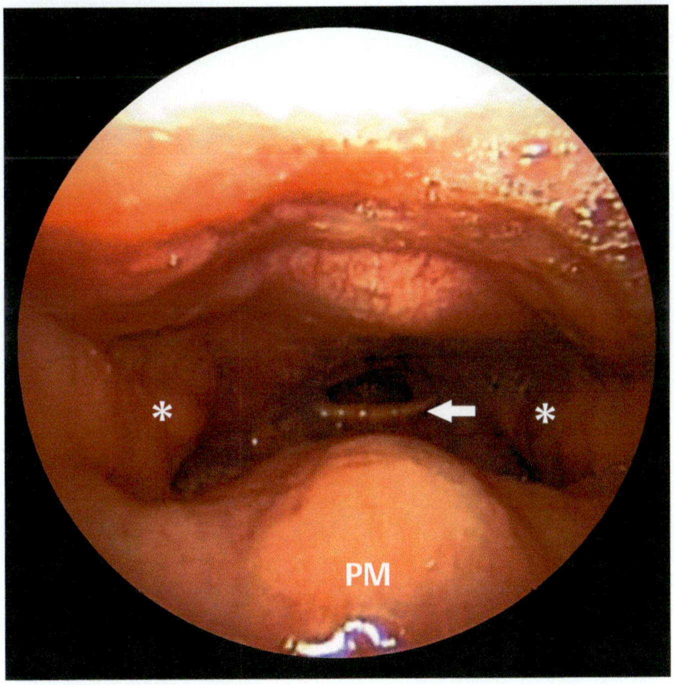

Fig. 12-9. Imagem endoscópica 6 meses após uma faringoplastia lateral. Note o relevo dos retalhos na parede lateral (asteriscos) e a expansão retropalatal. PM: palato mole. Seta: epiglote.

MANEJO PÓS-OPERATÓRIO

Os pacientes recebem antibioticoterapia oral por 7 dias devido ao seroma pós-operatório que se forma na parede lateral da faringe (região contaminada), além de analgésicos comuns. Para analgesia suplementar, se necessário, usamos tramadol. Utilizamos corticosteroides nos primeiros 5 dias, seguido por anti-inflamatórios não hormonais nos 5 dias seguintes, inibidores de bomba de prótons por 1 mês e ácido tranexâmico usualmente até o décimo dia.

A presença das suturas pode impedir a movimentação natural da faringe e, neste período de 1 a 2 meses, os pacientes podem apresentar episódios de refluxo oronasal de líquidos e disfagia para alimentos mais secos, necessitando de líquidos nas refeições. O uso de exercícios de alongamento da VAS (língua, palato, faringe) é extremamente valioso durante o período de recuperação da movimentação da faringe e é iniciado logo após a cirurgia, durante a internação. É prática usual iniciar estes exercícios alguns dias antes da cirurgia, para familiarizar o paciente com esta rotina.

RESULTADOS

Em uma série com 40 casos consecutivos, feita por um grupo independente, a versão atual da FL obteve uma taxa de sucesso cirúrgico de 70%.[11] A média da saturação mínima de oxi-hemoglobina subiu de 79 ± 5,7% para 88 ± 3,5%. Um quarto dos pacientes apresentavam colapso hipofaríngeo completo no exame de sonoendoscopia e eles formaram a maioria dos casos de insucesso. Com a exclusão destes casos, este grupo concluiu que a FL atual consegue tratar 75% dos casos de AOS em adultos com taxa de sucesso cirúrgico de 90%.[11]

REFERÊNCIAS BIBLIOGRÁFICAS

1. Kim JW, Ahn JC, Choi YS et al. Correlation between short-time and whole-night obstruction level tests for patients with obstructive sleep apnea. Sci Rep. 2021;11(1):1509.
2. Green KK, Kent DT, D'Agostino MA et al. Drug-Induced Sleep Endoscopy and Surgical Outcomes: A Multicenter Cohort Study. Laryngoscope. 2019;129(3):761-770.
3. Meraj TS, Muenz DG, Glazer TA et al. Does drug-induced sleep endoscopy predict surgical success in transoral robotic multilevel surgery in obstructive sleep apnea? Laryngoscope. 2017;127(4):971-976.
4. Huyett P, Kent DT, D'Agostino MA et al. Drug-Induced Sleep Endoscopy and Hypoglossal Nerve Stimulation Outcomes: A Multicenter Cohort Study. Laryngoscope. 2021;131(7):1676-1682.
5. Cahali MB. Lateral pharyngoplasty: a new treatment for obstructive sleep apnea hypopnea syndrome. Laryngoscope. 2003;113:1961-8.
6. Cahali MB, Formigoni GGS, Gebrim EMMS et al. Lateral pharyngoplasty versus uvulopalatopharyngoplasty: a clinical,

polysomnographic and computed tomography measurement comparison. Sleep. 2004;27(5):942-50.
7. Cahali MB. Lateral pharyngoplasty. In: Friedman M, ed. Sleep apnea and snoring: surgical and non-surgical therapy. Philadelphia, PA: Saunders Elsevier; 2009. p. 227-32.
8. de Paula Soares CF, Cavichio L, Cahali MB. Lateral pharyngoplasty reduces nocturnal blood pressure in patients with obstructive sleep apnea. Laryngoscope. 2014;124(1):311-16.
9. Cahali MB, Lorenzetti FTM, Kobayashi DY, Pinheiro-Neto CD. Tratamento cirúrgico para ronco e apneia. In: Pignatari SSN, Anselmo-Lima WT, eds. Tratado de Otorrinolaringologia. Rio de Janeiro, Brazil: Elsevier; 2018, chapter 179.
10. Cahali MB. Lateral pharyngoplasty. In Friedman M, Jacobowitz O, eds. Sleep apnea and snoring: surgical and non-surgical therapy. 2nd ed. Philadelphia, PA: Elsevier; 2020. p. 229-34.
11. Elzayat S, El-Sobki A, El-Deeb ME, Moussa HH. Managing obstructive sleep apnea patients with CPAP failure with a novel Lateral Pharyngoplasty as a stand-alone procedure. Am J Otolaryngol. 2020;41(4):102500.

FARINGOPLASTIA EXPANSIVA E VARIAÇÕES TÉCNICAS

Luiz Ubirajara Sennes ■ Vinícius de Moraes Palma
Amanda Ganz Sanchez Sennes

INTRODUÇÃO

A apneia obstrutiva do sono (AOS) é uma doença de alta prevalência, mas ainda pouco elucidada. Sua fisiopatologia é complexa, envolvendo múltiplos mecanismos anatômicos e funcionais. A CPAP é considerada o padrão-ouro no tratamento da apneia obstrutiva do sono, embora apresente baixa adesão a longo prazo. Adota-se como critério de uso adequado utilização acima de 4 horas por noite; contudo, na prática, muitos pacientes utilizam por tempo inferior, o que torna o tratamento pouco efetivo.

A uvulopalatofaringoplastia (UPFP) com remoção de tecidos redundantes da faringe foi amplamente utilizada pelos otorrinolaringologistas, mas com resultados pouco consistentes. Mais recentemente as faringoplastias surgiram como uma proposta mais ativa, modificando a estrutura muscular da faringe em busca da sua estabilização.

A faringoplastia lateral (FL) descrita por Cahali em 2003 foi a primeira proposta de reposicionamento dos músculos da parede lateral da faringe no tratamento da AOS.[1] Baseado nesse novo conceito Pang & Woodson em 2007, descreveram a *Expansion Sphincter Pharyngoplasty* (ESP),[2] conhecida em nosso meio como faringoplastia expansiva. Essas técnicas foram modificadas posteriormente pelos próprios autores e por outros cirurgiões. Em 2013, Sorrenti & Piccin propuseram uma variação mais conservadora da ESP descrita como *Functional Expansion Pharyngoplasty* (FEP).[3]

FARINGOPLASTIA EXPANSIVA (*EXPANSION SPHYNCTER PHARYNGOPLASTY* – ESP)

A faringoplastia expansiva se baseou nos princípios da faringoplastia lateral, que pela primeira vez propôs o reposicionamento dos músculos faríngeos. Até então eram realizadas as uvulopalatofaringoplastias com ressecção da mucosa exuberante e basicamente aproximação dos músculos faríngeos com suturas, o que trazia resultados pouco efetivos.

Os autores da faringoplastia expansiva também se basearam na cirurgia de Orticochea[4] para reconstrução da fissura palatina, quando propuseram a dissecção e isolamento do músculo palatofaríngeo, seguido da sua secção inferior para construir um retalho muscular bilateral de pedículo superior. As extremidades inferiores desses retalhos são rodadas para o lado contralateral, cruzando a linha média e suturados paralelamente junto ao palato mole, reconstruindo e alongando o palato mole defeituoso (Fig. 13-1).

Entretanto Christel SR *et al.* em 2004, observaram que os pacientes submetidos a esse procedimento (*Sphyncter Pharyngoplasty*) apresentavam aumento dos microsdespertares e redução do sono de ondas lentas, embora não desenvolvessem apneia do sono.[5]

Baseado nesses aspectos Pang e Woodson em 2007, propuseram uma adaptação dessa técnica para expandir a faringe que denominaram *Expansion Sphyncter Pharyngoplasty* (ESP) para o tratamento da apneia obstrutiva do sono.[2] Nessa faringoplastia expansiva, ao invés dos retalhos do músculo palatofaríngeo com pedículo superior serem suturados medialmente para reforçar o palato mole, eles são suturados lateral, superior e anteriormente para expandir a faringe. Dessa forma, essa técnica cria tensão nas paredes faríngeas laterais, aumentando a dimensão velofaríngea lateral, prevenindo seu colapso e reduzindo o número de episódios apneicos. Referem que esse procedimento é mais fácil de ser realizado do que a faringoplastia lateral, com menor morbidade (principalmente disfagia pós-operatória) e com menores complicações.

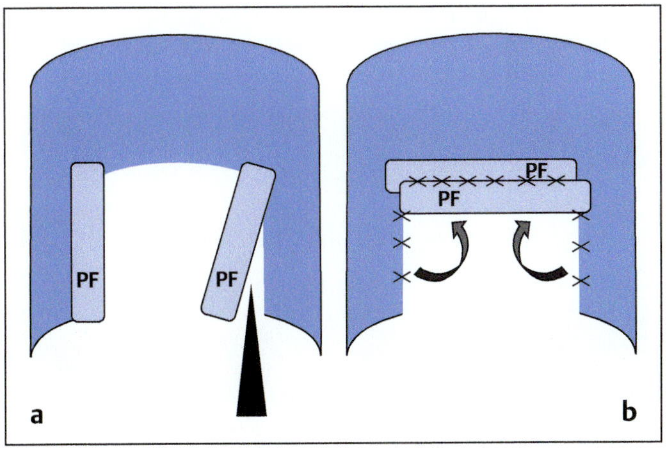

Fig. 13-1. (**a,b**) *Sphyncter Pharyngoplasty.* Descolamento do retalho de músculo palatofaríngeo com pedículo superior (PF) bilateral, com rotação medial e sutura dos retalhos reconstruindo o palato mole.

Técnica Cirúrgica

A cirurgia é realizada por via transoral, sob anestesia geral e intubação orotraqueal. A orofaringe é exposta com o afastamento da língua com o uso de um abridor de boca Mc-Ivor ou Davis. É importante ressaltar que essa exposição pode ser difícil por tratar de pacientes apneicos que frequentemente apresentam sobrepeso, macroglossia relativa e atresia maxilar e/ou mandibular.

A cirurgia é iniciada pela tonsilectomia que deve ser realizada com dissecção cuidadosa da loja amigdaliana, com máxima preservação do músculo constritor da faringe e do músculo palatofaríngeo, que forma o pilar amigdaliano posterior. Temos preferido fazer essa dissecção com o eletrocautério monopolar com ponta agulha e regulado para cauterização em baixa intensidade (entre 6 e 8 watts), trabalhando sempre junto à amígdala e preservando o leito muscular adjacente. Os vasos maiores podem ser cauterizados com o eletrocautério bipolar. Caso o paciente já seja amigdalectomizado, nessa primeira parte do procedimento será necessário remover a mucosa que recobre a loja amigdaliana, expondo os músculos constritor da faringe e palatofaríngeo. Em alguns casos pode existir muita fibrose na loja amigdaliana, dificultando esse procedimento e estando relacionado a piores resultados pós-operatórios.

O músculo palatofaríngeo é então identificado e cuidadosamente dissecado da mucosa que recobre esse pilar amigdaliano posterior que deverá ser preservada (Fig. 13-2). O músculo palatofaríngeo se insere inferiormente no músculo constritor da faringe, devendo ser seccionado transversalmente entre os terços médio e inferior da loja amigdaliana, sendo parcialmente liberado da mucosa para formar um retalho muscular de pedículo superior. A hemostasia do músculo seccionado pode ser feita com cauterização bipolar ou sutura. O músculo palatofaríngeo é isolado, mas deve ser mantido com sua superfície posterior parcialmente fixada aos músculos constritores faríngeos superiores para exercer uma tração no mesmo.

Na técnica original, a fixação superior e anterior do retalho muscular é feita através de uma incisão superolateral no pilar amigdaliano anterior, com exposição das fibras arqueadas dos músculos palatoglosso (Fig. 13-3). A extremidade inferior do retalho do músculo palatofaríngeo é então fixada ao próprio volume muscular com uma sutura em oito com Vicryl 3-0, para que a sutura fique transversa ao sentido das fibras longitudinais do músculo, garantindo a fixação. Em seguida, é realizada uma uvulectomia parcial e os pilares tonsilares anterior e posterior são então aproximados com suturas Vicryl, bilateralmente.

Pang e Woodson em 2007, compararam os resultados da ESP com UPFP em estudo prospectivo, randomizado e controlado.[2] Foram incluídos 45 pacientes com amígdalas pequenas, IMC menor < 30 kg/m^2, Friedman estágio II ou III, Fujita tipo 1 (obstrução da orofaringe isolada), com colapso da parede

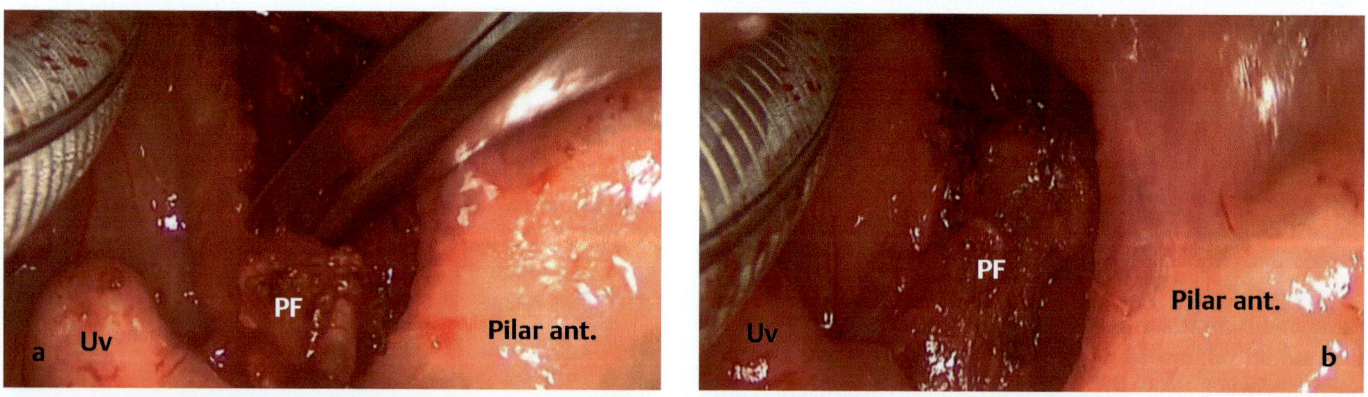

Fig. 13-2. (a,b) Separação do músculo palatofaríngeo da mucosa faríngea e do músculo constritor superior da faringe para confecção de retalho muscular com pedículo superior (PF). Uv: Úvula; PF: músculo palatofaríngeo.

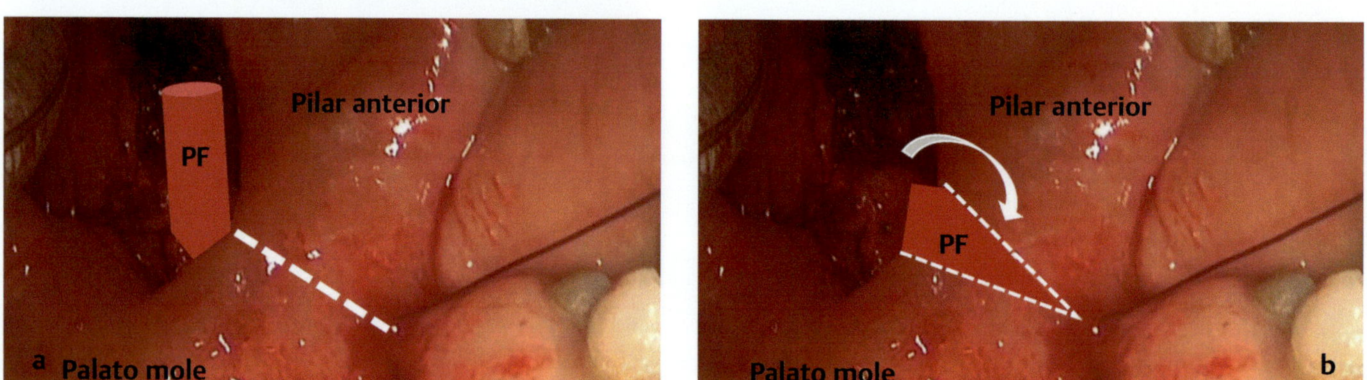

Fig. 13-3. (a,b) Técnica original. Após amigdalectomia e isolamento do retalho do músculo palatofaríngeo (PF) com pedículo superior, é realizada uma incisão laterossuperior no palato mole (linha pontilhada) com exposição do músculo palatoglosso, para onde será deslocado (seta branca) o músculo palatofaríngeo (PF) e fixado por sutura. A mucosa é então fechada.

lateral da faringe. Desses, 23 foram submetidos à ESP e 22 foram à UPFP. O IAH melhorou de 44,2 para 12,0 ($p \leq 0,005$) após EPS e de 38,1 para 19,6 após UPFP ($p \leq 0,005$). O nadir da saturação de oxigênio melhorou de 78,4% para 85,2% o grupo ESP ($p \leq 0,003$) e de 75,1% para 86,6% na UPFP ($p \leq 0,005$). Considerando IAH menor que 20 e sua redução em 50% do inicial, o sucesso foi de 82,6% no ESP e 68,1% na UPFP ($p \leq 0,05$). Considerando IAH menor que 15, o sucesso da ESP foi de 78,2% e da UPFP foi 45,5%. Não foram descritas complicações significativas e não houve disfagia ou mudança da voz a longo prazo.

Variações Técnicas

Faringoplastia Expansiva Funcional (Functional Expansion Pharyngoplasty – *FEP)*

Em 2012, Sorrenti & Piccin, propuseram uma variação mais conservadora dessa técnica que denominaram de faringoplastia expansora funcional (*Functional Expansion Pharyngoplasty* – FEP).[3] Propõem confeccionar um túnel no ápice da loja amigdaliana em direção ao hamulus pterigóideo em vez da incisão palatal. Ao evitar essas incisões na mucosa palatal e mantendo um arco de músculo aderido à mucosa faríngea minimizam a sensação de corpo estranho e garganta seca e, principalmente, o risco de deiscência da sutura e da fixação do retalho do músculo palatofaríngeo e da loja amigdaliana

Os pacientes apneicos, geralmente apresentam um pilar amigdaliano posterior bastante espesso seja pela redundância da mucosa faríngea, seja pela hipertrofia do músculo palatofaríngeo em uma tentativa de compensar o colapso faríngeo. Ao dissecar o retalho muscular da mucosa, essa fica muito delgada, podendo haver sua ruptura e deiscência da sutura de aproximação ao pilar anterior. Além disso, o retalho do músculo palatofaríngeo não deve ser muito espesso para não fazer muito volume no palato mole após ser rodado lateral e superiormente. Assim, propõem confeccionar um retalho muscular mais delgado, deixando parte do músculo palatofaríngeo formando um arco aderido à mucosa (Fig. 13-4). Desse modo é possível exercer a tração lateral, anterior e superior da faringe, ao mesmo tempo que minimiza o risco de deiscência e fibrose (cicatrização por segunda intensão) da parede lateral da faringe. Essa variação da técnica cirúrgica, incorpora parte dos princípios da técnica da faringoplastia lateral que se baseia no retalho mio-mucoso do músculo palatofaríngeo pediculado

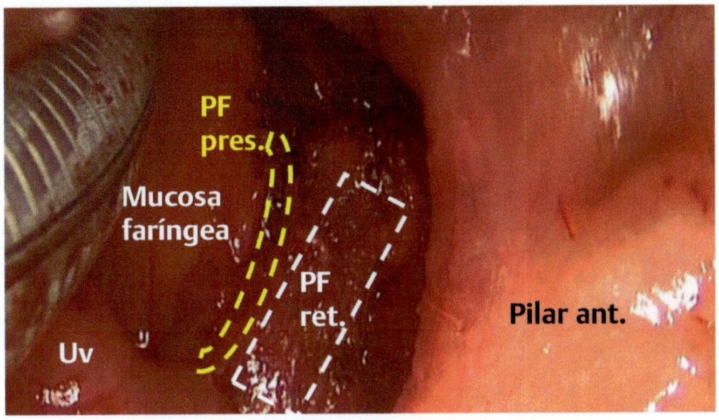

Fig. 13-4. Preservação da porção medial do músculo palatofaríngeo aderido à mucosa faríngea (amarelo) durante a confecção do retalho do músculo palatofaríngeo (branco), formando um retalho mio-mucoso faríngeo mais espesso e resistente para o fechamento da loja amigdaliana. PF ret.: retalho músculo palatofaríngeo; PF pre.: porção do músculo preservado junto à mucosa.

superiormente, que é posicionado anterior e superiormente para avançar a ampliar a parede lateral da faringe.

O túnel abaixo da mucosa e do músculo palatoglosso é feito com uma pinça Mixter introduzida no ápice da loja amigdalina em direção lateral, superior e anterior visando a região do hamulus do processo pterigoide (Fig. 13-5). Introduzimos uma agulha do fio Vicryl 3-0 perfurando a mucosa e o tecido fibroso da transição dos palatos duro e mole, e a exteriorizamos pelo túnel no ápice da loja amigdaliana (Fig. 13-6). Essa sutura é passada no retalho do músculo palatofaríngeo em oito (abraçando transversalmente as fibras longitudianais do músculo).

A agulha então retorna pelo túnel no ápice da loja amigdalina para sair novamente tangenciando a transição dos palatos duro e mole (Fig. 13-7). A tração da sutura faz com que o retalho muscular penetre no túnel onde é fixado. Na sequência, a mucosa da faringe é suturada junto ao pilar amigdaliano anterior (Fig. 13-8). A uvulectomia parcial é realizada somente quando a úvula é muito exuberante.

Sorrenti e Piccin em 2012, relataram bons resultados com a variação técnica da faringoplastia expansiva funcional.[3] Em uma série com 85 pacientes houve redução do IAH médio de 33,3/h para 11,7/h. O tempo total de sono com saturação inferior a 90%, reduziu de 11,2% para 4,6%. Considerando IAH

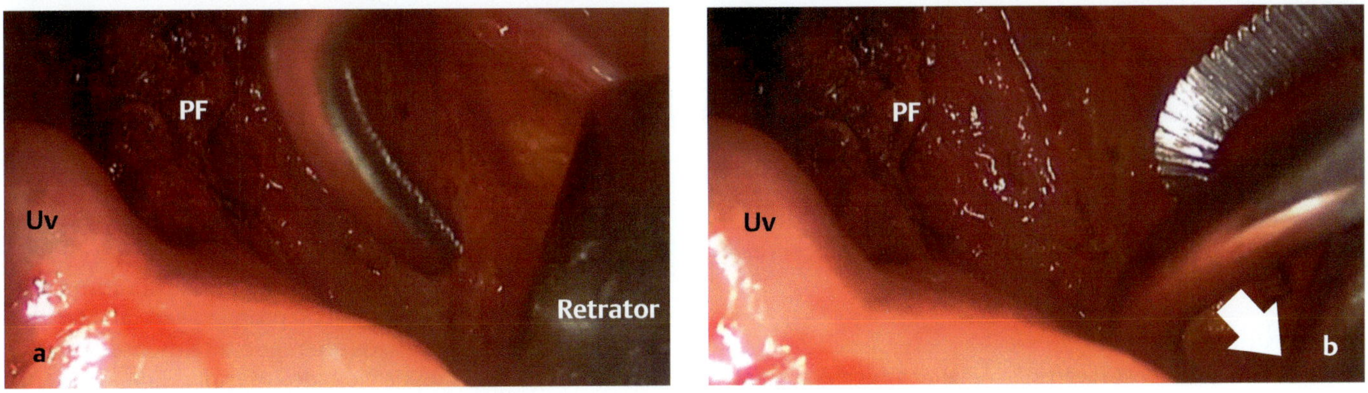

Fig. 13-5. (**a**) Retrator expondo o ápice da loja amigdalina. (**b**) Dissecção e confecção de túnel com pinça Mixter em direção ao *hamulus* pterigóideo (seta branca). PF: retalho de músculo palatofaríngeo; Uv: úvula.

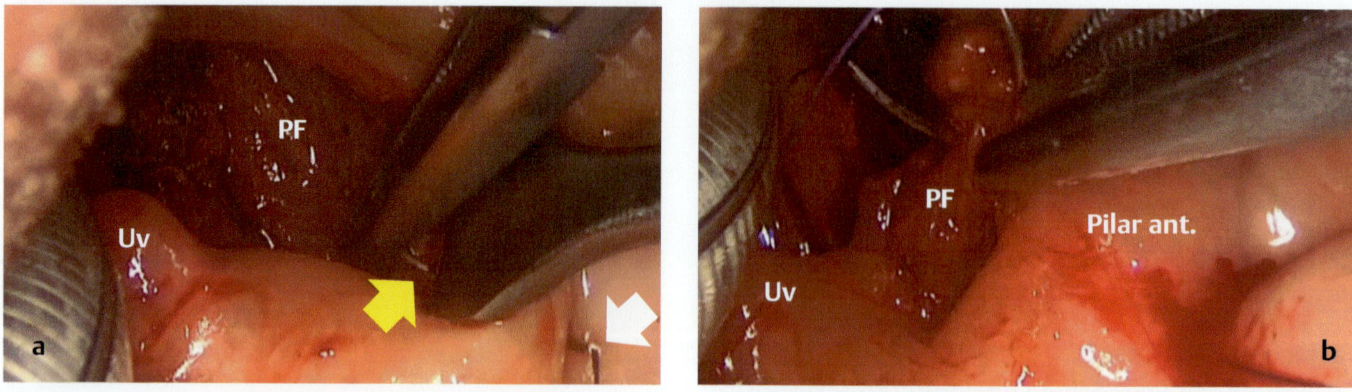

Fig. 13-6. (**a**) Agulha penetrando na mucosa palatal na região de transição do palato duro e mole (seta branca), e se exteriorizando através do túnel confeccionado no ápice da loja amigdalina (seta amarela). (**b**) Sutura transfixando o retalho de músculo palatofaríngeo.

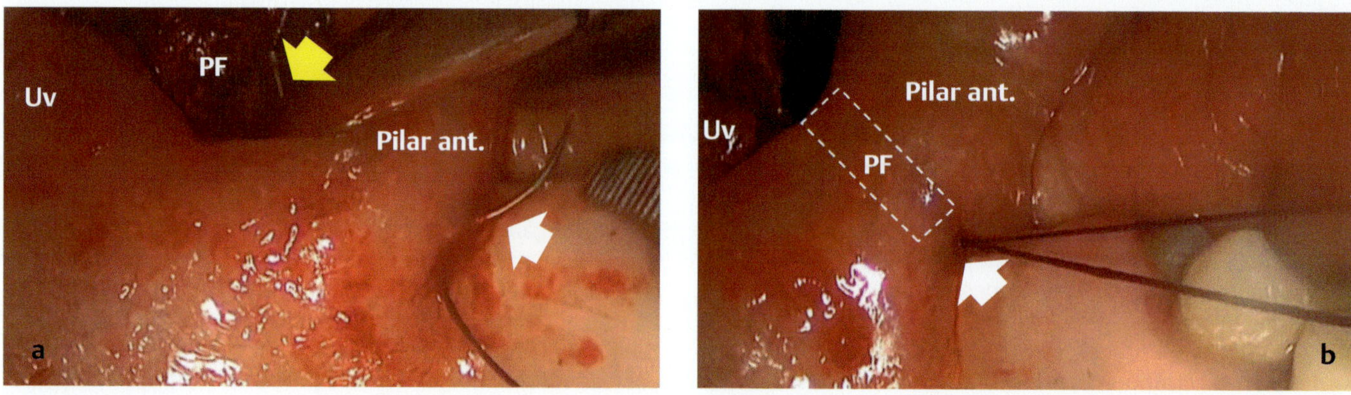

Fig. 13-7. (**a**) Agulha penetrando no túnel confeccionado no ápice da loja amigdaliana (seta amarela) e se exteriorizando na mucosa palatal na região de transição dos palatos duro e mole (seta branca). (**b**) Fixação anterossuperior do retalho de músculo palatofaríngeo com sutura (PF). Uv: úvula.

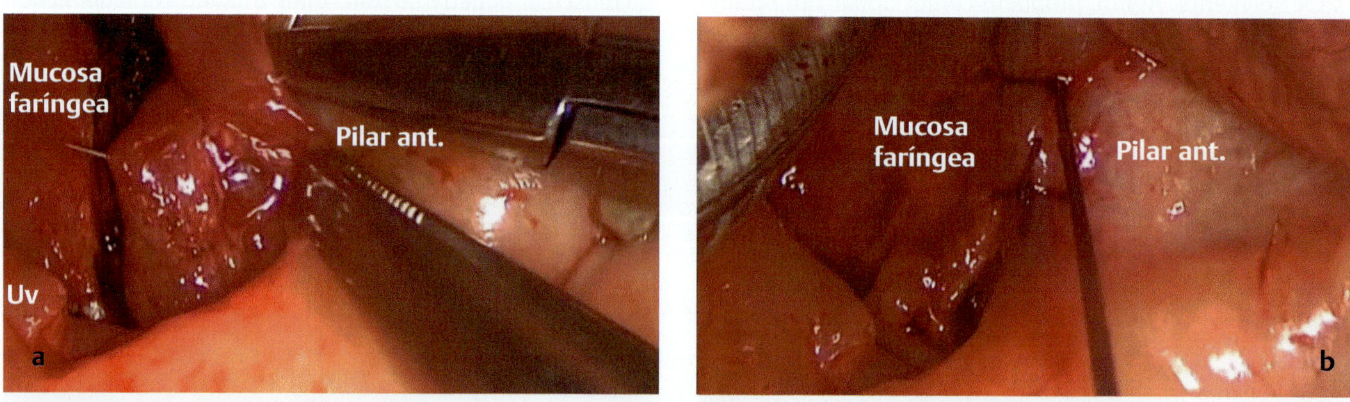

Fig. 13-8. (**a,b**) Fechamento da loja amigdaliana com sutura, aproximando a mucosa faríngea ao pilar anterior. Uv: úvula.

menor que 20 e redução de 50% do IAH inicial, a taxa de sucesso foi de 89,2%. É importante ressaltar que os resultados pós-operatórios foram coletados 6 meses após o procedimento e que este não foi um estudo controlado.

Incisões de Alívio

A sutura da mucosa da faringe no pilar amigdaliano anterior após a rotação do músculo palatofaríngeo traz um risco de ruptura da mucosa e deiscência da sutura como já referimos. Além disso, se essa sutura tencionar a mucosa também poderá afastar a mucosa do músculo constritor da faringe, formando uma ponte mucosa com um espaço morto entre essas estruturas, favorecendo infecção e sangramento. Na última versão da faringoplastia lateral, Cahali propõe a secção inferior e posterior da mucosa faríngea liberando totalmente o retalho miomucoso para ser reposicionado anterior e superiormente sem nenhuma tensão, deixando as regiões inferior e posterior cruentas para cicatrização por segunda intenção. Além disso,

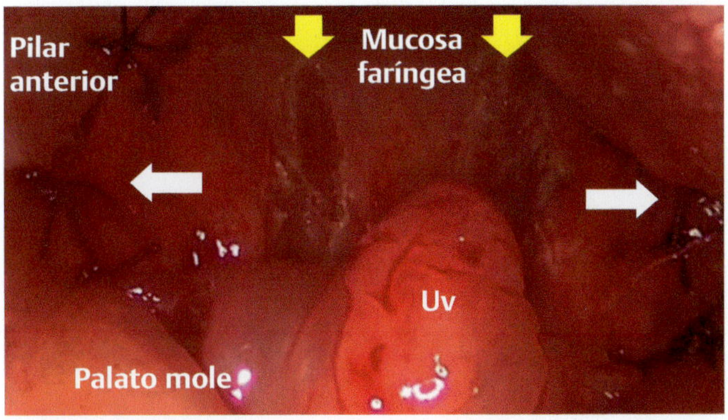

Fig. 13-9. Incisões de alívio na parede posterior (setas amarelas) seccionando mucosa e o músculo constritor, favorecendo lateralização dos tecidos e fechamento das lojas amigdalianas sem tensão (setas brancas).

ao suturar o retalho mio-mucoso à parede lateral da faringe e pilar amigdaliano anterior, propõe que sejam utilizadas suturas em ponto Donati, aproximando toda a extensão transversa do retalho ao músculo constritor da faringe, garantindo a aproximação sem formar espaço morto.

Se observamos tensão na sutura do retalho mucoso ou miomucoso no pilar amigdalino anterior durante o fechamento da faringoplastia expansiva, temos optado por realizar uma incisão de alívio na linha média ou duas incisões mais laterais (Fig. 13-9). Essas incisões que incluem mucosa e músculo, permitem um deslizamento lateral da mucosa para que se ajustem e fiquem em contato com o músculo constritor, minimizando deiscências, áreas cruentas e fibrose na parede lateral da faringe. Também tentamos utilizar os pontos de Donati para melhora ajustar a extensão transversa da mucosa faríngea ao leito do músculo constritor.

Resultados da Faringoplastia Expansiva

Outros trabalhos menos controlados também mostraram bons resultados com a ESP. Hong *et al.* em 2019, avaliaram 63 pacientes com AOS moderada ou grave e com colapso da parede lateral da faringe na DISE, após 6 meses de terem sido submetidos à ESP, uvuloplastia e septoturbinoplastia.[6] Relataram redução no IAH médio de 35,5/h para 17,3/h e melhora da saturação mínima de oxigênio de 78,2% para 86,4%. Consideram que a taxa de sucesso foi de 67% (IAH < 20, com redução de 50% do IAH inicial). Houve também melhora de parâmetros subjetivos como a escala de sonolência de Epworth e escala visual analógica para ronco.

Cayir, Yesildag e Kayabasi em 2021, analisaram 37 pacientes submetidos à ESP (41% com AOS leve, 38% moderada e 23% grave) após 6 meses e 3 anos.[7] Houve redução do IAH médio de 25,17/h para 11,58/h em 6 meses, e redução da escala de sonolência de Epworth (10,4 para 4,4) e na escala visual analógica para ronco (8,6 para 1,9). Não foram observadas complicações e concluem que a ESP é opção de tratamento para AOS leve a grave, para pacientes que não toleram o CPAP.

Pang *et al.* em 2016, realizaram uma revisão sistemática e meta-análise incluindo 5 estudos (155 pacientes com idades entre 8 e 56 anos). Os resultados demonstraram que a ESP reduziu significativamente o IAH comparado com UPFP ou adenotonsilectomia, com taxa de sucesso de 86,3%. Em nova revisão sistemática, Pang *et al.* em 2024, incluiu 12 estudos que apresentavam seguimento pós-operatório de pelo menos 5 anos (1.373 pacientes com idade superior a 18 anos), demonstrando que houve aumento na área e volume anatômico, mas também melhorias significativas e desejadas nos parâmetros polissonográficos, clínicos e bioquímicos após a ESP.[8]

Fiorella *et al.* em 2023, compararam os resultados da ESP (77 pacientes) com o CPAP (107 pacientes) usando o conceito de alívio médio da doença, projetado para determinar a eficácia da terapia com CPAP em função do IAH e da adesão ao tratamento. O CPAP demonstrou ser mais eficaz (81,9 *vs.* 45,6, p < 0,001) e com maior redução no IAH (24,5 *vs.* 17,3, p = 0,016) em comparação com a ESP. No entanto, o alívio médio da doença não foi significativamente diferente entre os dois grupos (54,7 *vs.* 45,7, p = 0,076), mesmo após controlar as diferenças demográficas e clínicas entre os grupos, incluindo idade, gênero, IMC e IAH pré-operatório. Esses dados sugerem que a adesão ao CPAP é uma barreira para o sucesso do tratamento e que, apesar de seu uso levar a maior redução do IAH e ser mais eficaz, a ESP alcança resultados similares quanto ao alívio médio da doença e torna-se uma real alternativa ao CPAP para o tratamento da AOS.[9]

Comparação entre as Técnicas da Faringoplastia Lateral e Expansiva

Embora não exista na literatura nenhum estudo randomizado comparando os resultados da faringoplastia lateral (FL) com as faringoplastias expansivas (ESP/FEP), analisar as técnicas pode sugerir seus efeitos sobre a dinâmica da faringe na manutenção da via aérea durante o sono.[10]

Todas faringoplastias promovem o avanço do palato mole e procuram estabilizar a parede lateral da faringe, o que pode ser observado na nasofaringoscopia (Fig. 13-10). A maior diferença entre as técnicas é no preparo e reposicionamento do músculo palatofaríngeo.[11]

Na FL a mucosa aderida ao músculo palatofaríngeo são separados do músculo constritor superior da faringe formando um retalho miomucoso espesso e resistente com pedículo superior e medial sem conexão inferior e posterior. Após pequena miotomia do músculo constritor no nível do palato mole, o retalho do músculo palatofaríngeo é deslocado e suturado em uma posição mais superior e anterior para reforçar a parede lateral da faringe no nível do palato mole.

Na ESP/FEP o m. palatofaríngeo é separado da mucosa e do m. constritor e seccionado inferiormente, formando um retalho muscular com pedículo superior e medial. A extremidade livre do m. palatofaríngeo é rodada anterossuperolateralmente e suturada na transição do palato duro e mole, por de baixo da mucosa (Fig. 13-11). A parede lateral da faringe é então recoberta pela sutura do retalho mucoso remanescente ao pilar amigdalino anterior.

Em todas as técnicas existe ampliação da orofaringe por remover o m. palatofaríngeo que representa o maior volume da parede lateral da faringe. Além disso, eliminam a tração posteroinferior do palato mole pela contração do m. palatofaríngeo.[11,12]

Na FL o retalho garante a cicatrização da parede lateral da faringe junto ao pilar amigdaliano anterior, apesar da

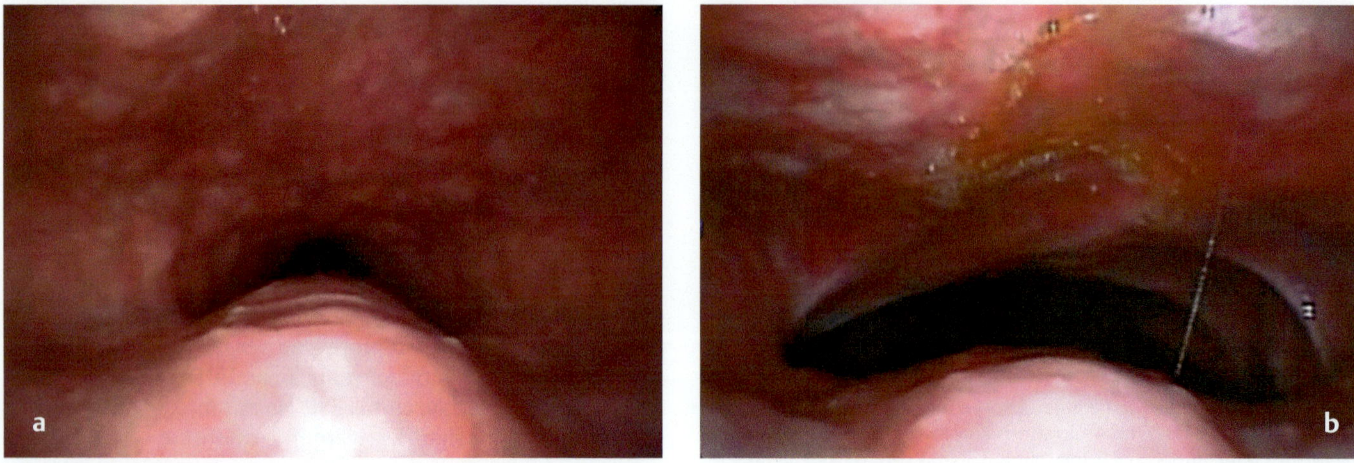

Fig. 13-10. Visão endoscópica da região retropalatal (a) antes e (b) depois de faringoplastia expansiva. Mostrando expansão da faringe.

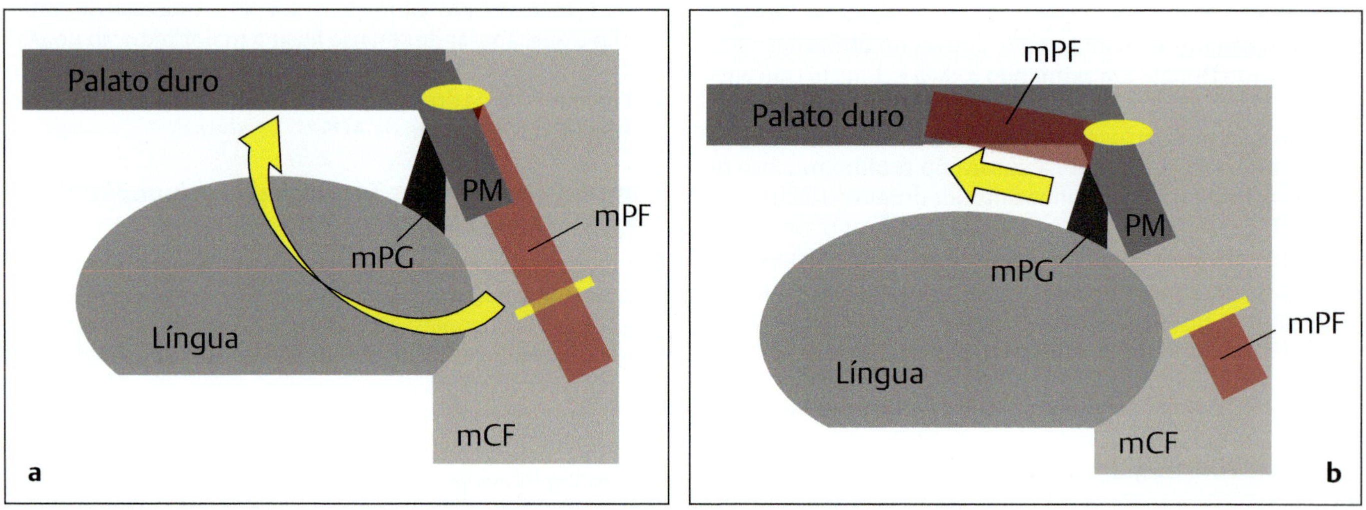

Fig. 13-11. (a,b) Esquema mostrando a secção do músculo palatofaríngeo, e sua rotação e fixação anterior e superior, reduzindo o volume de tecidos moles na faringe e tracionando o palato e a parede lateral da faringe. PM: palato mole; mPG: músculo palatoglosso; mPF: músculo palatofaríngeo.

cicatrização por segunda intenção da região posteroinferior (incisão de alívio). Associado à miotomia do m. constritor, a cirurgia cria uma área retropalatal mais ampla e retangular, sendo mais resistente ao colapso.

Na ESP/FEP o m. palatofaríngeo atua ancorando anteriormente o palato mole e tensionando a parede lateral. Também amplia a área retropalatal, conferindo um formato mais retangular. Porém a cicatrização da parede lateral da faringe com o pilar amigdaliano anterior é mais crítica porque fica coberta somente por um retalho mucoso e não miomucoso como na FL.

Nesse sentido a FL prioriza um retalho miomucoso espesso para reforçar a parede lateral da faringe, enquanto a ESP/FEP prioriza a ancoragem anterior do palato mole e a tração da parede lateral, assumindo maior risco de deiscência pelo delgado retalho mucoso após separação do músculo palatofaríngeo.

Para minimizar esse problema podem-se associar duas manobras a ESP/FEP:

1. Se o músculo palatofaríngeo for volumoso (o que muitas vezes ocorre no paciente com AOS), parte desse músculo pode ser deixada junto com a mucosa, criando um retalho mais espesso e resistente.
2. Se a sutura no pilar amigdaliano anterior criar muita tensão no retalho mucoso, uma ou duas incisões de alívio podem ser feitas na parede posterior da faringe para facilitar a adesão do retalho mucoso à parede lateral da faringe (similar às incisões de alívio da FL).

A FL e a ESP/FEP apresentaram resultados mais consistentes que a UPFP e tiveram grande aceitação entre os cirurgiões. A questão que fica é o que ocorre com o m. palatofaríngeo após seu reposicionamento. Esse músculo passaria a ter uma ação dilatadora da faringe?

Para ter essa resposta precisaríamos saber se o músculo palatofaríngeo reposicionado conserva sua função. O primeiro aspecto é se sua irrigação pelo pequeno pedículo mantém sua estrutura muscular ou se o transforma em tecido fibroso e cicatricial. Mesmo nessa condição, o retalho do músculo palatofaríngeo traria benefício, atuando como um reforço na FL e como ancoragem na ESP/FEP.

O segundo aspecto é se sua inervação motora fica preservada pelo pedículo, mantendo sua ação contrátil. Se isso ocorrer, sua contração na FL enrijeceria a parede lateral da faringe ao nível do palato mole, auxiliando a sustentação da faringe contra o colapso. Na ESP/FEP sua contração tracionaria anterossuperiormente o palato mole e tensionaria a parede lateral da faringe, também favorecendo a abertura e sustentação da faringe. Nesse sentido, a função constritora do m. palatofaríngeo se transformaria em uma ação dilatadora da faringe durante a inspiração.

Ainda não temos estudos nesse sentido. Porém, a progressiva melhora dos resultados cirúrgicos e do aspecto da região retropalatal ao se comparar o período do pós-operatório precoce e tardio, pode sugerir que após um trauma inicial o músculo palatofaríngeo recupera sua função muscular, atuando como mais um dilatador da faringe.

REFERÊNCIAS BIBLIOGRÁFICAS

1. Cahali MB. Lateral pharyngoplasty: a new treatment for obstructive sleep apnea hypopnea syndrome. Laryngoscope. 2003;113:1961-8.
2. Pang KP, Woodson BT. Expansion sphincter pharyngoplasty: a new technique for the treatment of obstructive sleep apnea. Otolaryngol Head Neck Surg. 2007;137:110-114.
3. Sorrenti G, Piccin O. Functional expansion pharyngoplasty in the treatment of obstructive sleep apnea. Laryngoscope. 2013;123:2905-8.
4. Orticochea M. Construction of a dynamic muscle sphincter in cleft palates. Plast Reconstr Surg. 1968;41(4):323-7.
5. Christer SR, Bettega G, Deschaux C, et al. Sphincter pharyngoplasty as a treatment of velopharyngeal incompetence in young people: a prospective evaluation of effects on sleep structure and sleep respiratory disturbances. Chest. 2004;125(3):864-71.
6. Hong SN, Kim HG, Han SY, et al. Indications for and Outcomes of Expansion Sphincter Pharyngoplasty to Treat Lateral Pharyngeal Collapse in Patients With Obstructive Sleep Apnea. JAMA Otolaryngol Head Neck Surg. 2019;145(5):405-412.
7. Cayir S, Yesildag K, Kayabasi S. Long-term efficacy of expansion sphincter pharyngoplasty in obstructive sleep apnea syndrome. Sleep Breath. 2021;25(4):1913-1918.
8. Pang KP, Pang EB, Win MT, et al. Expansion sphincter pharyngoplasty for the treatment of OSA: a systemic review and meta-analysis. Eur Arch Otorhinolaryngol. 2016;273(9):2329-33.
9. Fiorella M, Armache M, Scott E, et al. Comparison of CPAP and Expansion Sphincter Pharyngoplasty using the Mean Disease Alleviation Concept. Laryngoscope. 2023;133(6):1513-1517.
10. Carrasco-Llatas M, Marcano-Acuña M, Zerpa-Zerpa V, Dalmau-Galofre J. Surgical results of different palate techniques to treat oropharyngeal collapse. Eur Arch Otorhinolaryngol. 2015;272:2535-40.
11. Sennes LU. Palatopharyngeus muscle: the key in the pharyngoplasty surgeries for obstructive sleep apnea. Braz J Otorhinolaryngol. 2019;85(4):397-398.
12. Pang KA, Pang KP, Lim JW, et al. Clinical outcomes of expansion sphincter pharyngoplasty-a 17-year systematic review. Eur Arch Otorhinolaryngol. 2024;281(5):2691-2698.

CIRURGIA PARA APNEIA OBSTRUTIVA DO SONO (AOS) – FARINGOPLASTIA COM SUTURA BARBADA

CAPÍTULO 14

Cíntia Felicio Adriano Rosa ▪ Ordival Augusto Rosa

A glória da Medicina é que ela está constantemente avançando, que sempre há mais a aprender.

William James Mayo

INTRODUÇÃO

A apneia obstrutiva do sono (AOS) é um distúrbio respiratório caracterizado por episódios recorrentes de colapso parcial (hipopneia) ou total (apneia) da via aérea superior.[1]

Usando critérios da American Academy of Sleep Medicine (AASM) de 2012 e critério de índice apneia-hipopneia (IAH) de cinco ou mais eventos por hora, estima-se que, no mundo, sejam afetadas quase um bilhão de pessoas considerando homens e mulheres entre 30 e 69 anos.[2] No Brasil, especificamente na cidade de São Paulo, foi demonstrada prevalência de 32,9% na população adulta.[3]

Sexo masculino, idade avançada, sobrepeso/obesidade, aumento de circunferência cervical, anormalidades de via aérea superior e craniofaciais são fatores de risco bem estabelecidos. Estudos também mostram risco aumentado com uso de álcool, tabagismo, menopausa e obstrução nasal. Os pacientes podem apresentar sintomas diurnos e noturnos, além de morbimortalidade aumentada.[4]

O colapso da parede muscular lateral da faringe tem um papel significativo no desenvolvimento da AOS.[5] As faringoplastias são procedimentos cirúrgicos que visam ampliar o espaço faríngeo, podendo ser consideradas como opção de tratamento cirúrgico para pacientes com ronco e apneia do sono. No tratamento cirúrgico, é crucial estabelecer uma tensão apropriada na parede lateral da faringe para prevenir o seu colapso. O procedimento ideal seria aquele que é simples de executar, assim diminuindo o tempo cirúrgico; apresenta baixa morbidade e complicações mínimas; e não necessita de equipamentos especiais.[6]

HISTÓRICO DA TÉCNICA

A faringoplastia lateral, descrita por Cahali em 2003, traz o conceito inovador de ampliar a faringe através da abordagem cirúrgica na parede lateral da faringe.[7] Assim, sem as ressecções mucosas das uvulopalatofaringoplastias, o cirurgião consegue melhores resultados cirúrgicos, podendo evitar complicações indesejadas no pós-operatório, como ressecamento faríngeo, sensação de *globus* ou dificuldade de adaptação no possível uso futuro de aparelhos de pressão positiva (CPAP).

Desde o ano de 2003, novas técnicas de faringoplastia foram publicadas.[8-11] O conceito atual para o tratamento cirúrgico da faringe visa aumentar a dimensão tridimensional da faringe (superior, anterior e lateral). A técnica de sutura barbada (do inglês: *barbed suture*) é uma inovação que tem ganhado popularidade em diversas especialidades médicas, inclusive na otorrinolaringologia.

A sutura barbada possui pequenas "barbas" ao longo de seu comprimento que permitem que a sutura se fixe nos tecidos sem a necessidade de nós. Isso pode resultar em uma distribuição mais uniforme da tensão e uma melhor aproximação dos tecidos, além de proporcionar menor tempo cirúrgico para sua realização.

As suturas barbadas podem ser particularmente úteis em procedimentos de faringoplastia que exigem uma aproximação precisa e duradoura dos tecidos faríngeos, característica desejável em distúrbios como a AOS.

A utilização do fio barbado em cirurgias palatais foi vislumbrada inicialmente pelo cirurgião plástico e otorrinolaringologista Mario Mantovani, com a hipótese de transferir a experiência adquirida com o uso do fio barbado no *lifting* facial para o "levantamento do palato" em pacientes com ronco e apneia obstrutiva do sono.[12]

A partir de 2015, com a publicação do artigo de Vicini *et al.*,[11] a técnica de faringoplastia por relocação com sutura barbada (BRP) foi sendo utilizada por cirurgiões em diversos centros especializados no tratamento cirúrgico de pacientes com AOS, incluindo nossa experiência cirúrgica com o uso do fio barbado, que se iniciou no ano de 2017.

INDICAÇÕES

Embora a faringoplastia possa ser eficaz na redução dos sintomas de AOS em pacientes selecionados, é importante que a indicação cirúrgica seja feita após uma avaliação detalhada por um especialista em sono e um cirurgião otorrinolaringologista. A decisão por este tipo de tratamento deve considerar os riscos, benefícios e a possibilidade de resultados variáveis dependendo do paciente.

A indicação do tratamento a que o paciente será submetido, seja cirúrgico ou clínico, deve ter a participação ativa do paciente na sua escolha. O paciente deve estar ciente que a cirurgia pode ser associada a outros tratamentos complementares. O tratamento com CPAP é considerado o padrão-ouro para pacientes com AOS moderada a severa.[13] Embora a CPAP apresente alta eficácia em reduzir o IAH, a adesão ao tratamento é considerada um desafio. A hipótese de haver uma eficácia cirúrgica parcial, reduzindo o IAH por exemplo em 50%, pode ser comparável com a eficiência parcial do

CPAP, principalmente nos casos em que os pacientes somente conseguem usar o dispositivo por 3 a 4 horas durante à noite.

A faringoplastia não é indicada em nossa prática clínica em pacientes com IMC acima de 35 kg/m^2. Além disso, contraindicamos esta cirurgia em paciente com graves deformidades faciais ou com incompetência velofaríngea. Todos os pacientes devem ser avaliados no pré-operatório e somente liberados para cirurgia em boas condições clínicas. A faringoplastia com sutura barbada pode ser indicada em pacientes com tonsilas palatinas ou previamente submetidos a tonsilectomia; porém neste caso sugerimos a mucosectomia, visto que o tecido cruento pode permitir melhor fixação tecidual, assim diminuindo a possível deiscência e favorecendo a manutenção da relocação tecidual miomucosa.

Devemos lembrar que o colapso da via aérea na região da velofaringe, pela participação do palato e/ou da parede lateral da faringe ocorre na grande maioria dos pacientes com AOS.[5] Além disso, vários estudos científicos evidenciam que mesmo pacientes com obstrução pela epiglote ou retrolingual podem beneficiar-se de técnicas de faringoplastia combinadas, focando assim no tratamento da velo e orofaringe.[14]

DESCRIÇÃO DA TÉCNICA

A cirurgia é realizada sob anestesia geral com intubação transoral ou nasal. O cirurgião posiciona-se na cabeceira da mesa, e as estruturas palatofaríngeas são expostas com o uso de um abridor de boca. É importante que haja simetria no afastamento da língua, inclusive da base da língua, após a colocação do abridor de boca, conseguindo-se assim uma correta exposição do palato e da loja amigdaliana. A dupla checagem e documentação da integridade dentária superior e inferior também é necessária antes de iniciar a cirurgia.

A tonsilectomia é realizada se as amígdalas estiverem presentes; no caso de tonsilectomia já ter sido realizada, é necessário realizar a mucosectomia da fossa tonsilar para expor os músculos palatofaríngeos e facilitar os próximos passos cirúrgicos. A tonsilectomia deve ser conservadora, preservando tecido mucoso e muscular dos pilares anterior e posterior, que são reparos importantes. É recomendado remover um pequeno triângulo de mucosa e gordura na região supratonsilar para não atrapalhar a tensão da sutura.

Após revisão e hemostasia da loja amigdaliana, checamos a posição e espessura do pilar posterior (músculo palatofaríngeo) e com o auxílio de pinça Kelly na extremidade da úvula, testamos a tensão que exerce na posição do palato mole. Consideramos essa manobra de suma importância para decisão sobre a miotomia do músculo palatofaríngeo necessária para cada paciente. A miotomia deve ser realizada após cauterização da porção a ser seccionada.

A marcação rotineira com violeta de genciana é recomendável nos pontos de reparo anatômico. Inicialmente checamos a posição da espinha nasal posterior (ENP) por meio de palpação. A aponeurose que existe na transição entre os palatos duro e mole servirá de sustentação para o fio barbado. Traçamos bilateralmente uma linha entre o hámulo pterigóideo e a porção posterior da linha milo-hióidea da mandíbula. Esta linha corresponde a um importante reparo anatômico, a rafe pterigomandibular, que é uma inserção tendinosa de dois músculos: o músculo constritor superior, inserido posteromedialmente, e o músculo bucinador, anterolateralmente. A ancoragem ideal do fio barbado também permite uma melhor sustentação da sutura na rafe pterigomandibular.

Utilizamos de rotina a sutura com duas unidades do fio Covidien V-loc® 180 3-0. Unimos os fios utilizando o próprio laço de cada. A fim de sepultarmos esta porção unida dos fios, realizamos uma pequena incisão (5 mm abaixo da ENP) entre os palatos duro e mole. A sutura com o fio barbado segue desde a ENP até a rafe pterigomandibular, com um ponto intermediário entre a ENP e a rafe pterigomandibular, e desta em direção à loja amigdaliana. É importante que a agulha seja novamente reintroduzida perto do ponto de saída para evitar extrusão da sutura. A partir da sutura contínua pelo retalho superior do músculo palatofaríngeo (pilar posterior), relocamos essa estrutura faríngea em direção à rafe pterigomandibular (Fig. 14-1). O cirurgião poderá finalizar a sutura nesta posição ou alternativamente terminá-la no palato contralateral. As Figuras 14-2 e 14-3 ilustram o pré-operatório e o pós-operatório imediato.

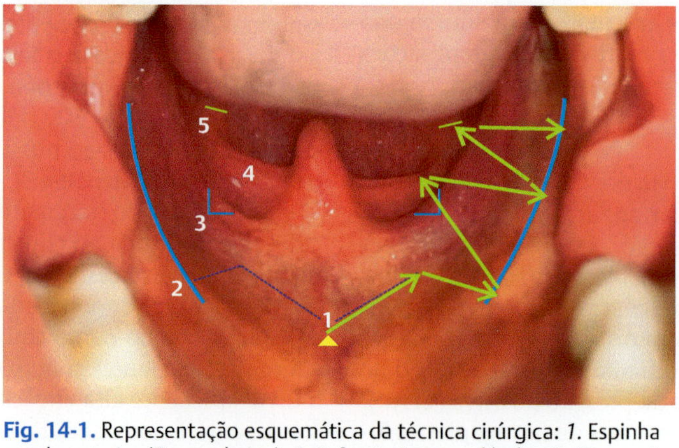

Fig. 14-1. Representação esquemática da técnica cirúrgica: *1.* Espinha nasal posterior (5 mm abaixo); *2.* Rafe pterigomandibular; *3.* Ressecção mucosa e da gordura supratonsilar; *4.* Pilar posterior amigdaliano; *5.* Miotomia do músculo palatofaríngeo. Sinalização da sutura barbada (verde).

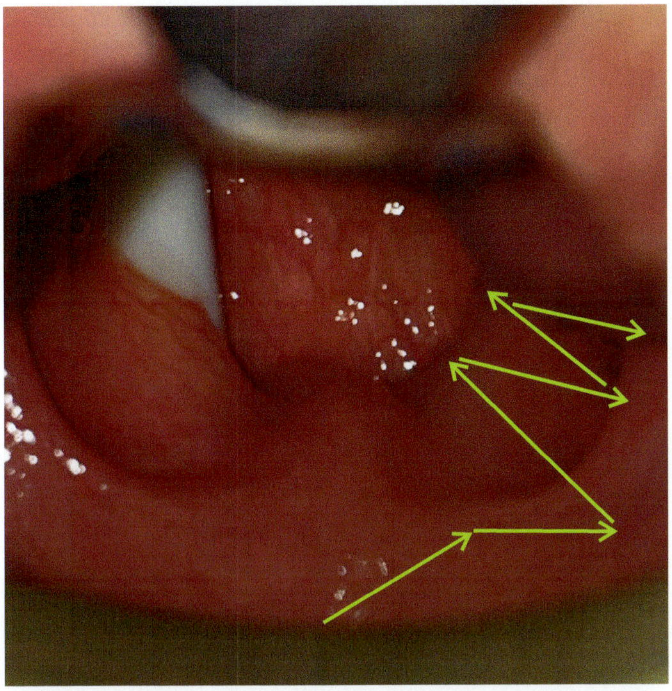

Fig. 14-2. Aspecto inicial da orofaringe antes de ser manipulada (pré-operatório). As setas indicam o trajeto da sutura barbada.

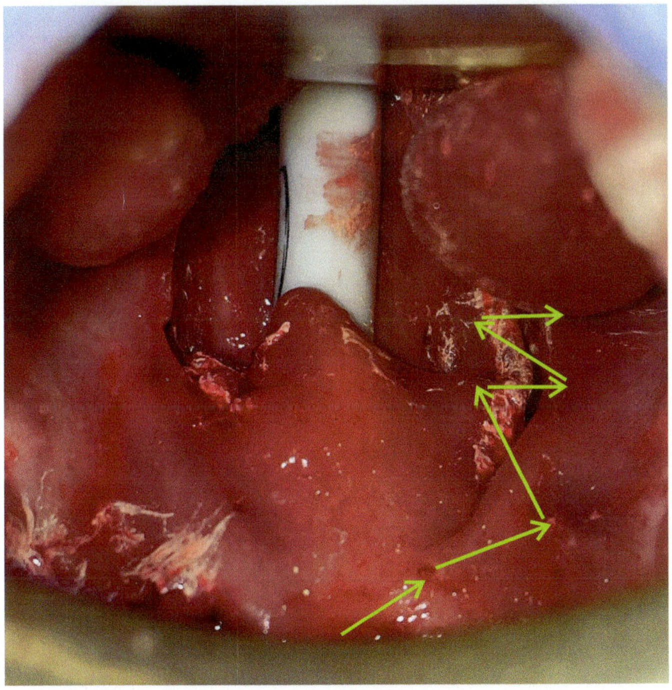

Fig. 14-3. Aspecto final da orofaringe após amigdalectomia e faringoplastia com sutura barbada (pós-operatório imediato de BRP).

CUIDADOS PÓS-OPERATÓRIOS

Os cuidados pós-operatórios na cirurgia faríngea têm como objetivo principal reduzir o risco de complicações após a cirurgia. Um plano de manejo da dor e da alimentação deve ser bem estruturado e incluir estratégias para a transição segura do atendimento hospitalar para o ambiente domiciliar.

Embora não sejam observadas complicações intraoperatórias ou pós-operatórias significativas nos estudos analisados em revisão sistemática, pacientes com AOS, ainda que assintomáticos, podem apresentar desafios específicos que precisam ser considerados.[15,16] Pacientes com AOS podem apresentar doenças cardiovasculares e metabólicas associadas, o que pode aumentar o risco cirúrgico. Além disso, cirurgia da via aérea superior pode levar a complicações específicas como o risco de obstrução de via aérea e dificuldade respiratória. É necessário avaliar vários fatores, tais como: a gravidade da apneia do sono, anormalidades anatômicas e fisiológicas, o estado das doenças concomitantes, o tipo de anestesia, a necessidade de opioides no pós-operatório, a idade do paciente, a qualidade da observação após a alta e as capacidades da unidade ambulatorial.[15]

São pontos fundamentais no cuidado pós-operatório imediato: analgesia pós-operatória, avaliação da oxigenação, posicionamento do paciente em posição semivertical e monitoramento em ambiente de recuperação pós-anestésica.[15] Habitualmente, os pacientes podem receber alta hospitalar no mesmo dia desde que observados os fatores mencionados anteriormente. Segundo revisão sistemática, a média de estadia hospitalar foi de $1,7 \pm 0,5$ dias.[17]

Com relação ao manejo medicamentoso pós-operatório, o uso de opioides, apesar de potente analgesia, pode provocar náusea, vômito e depressão respiratória, sendo fundamental um manejo consciente e adequado. Corticoides ou anti-inflamatórios não hormonais promovem diminuição de edema local, apesar de haver dúvida estatística sobre o potencial risco de sangramento pós-operatório.[18,19] Contudo, estes últimos não devem ser associados, devido ao aumento do risco de necessidade de revisão cirúrgica.[18] Em nossa rotina, prescrevemos prednisolona associada a dipirona e tramadol; ou associada a paracetamol com codeína. Associamos antibiótico via oral por 7 dias. Embora os estudos em amigdalectomia não mostrem diminuição da morbidade com antibioticoterapia, a literatura ainda é escassa em faringoplastias.[20] Em estudo retrospectivo de cirurgia faríngea para AOS, os autores encontraram menor incidência de sangramento, infecção no local cirúrgico, pneumonia, intubação, traqueostomia e readmissão hospitalar em até 30 dias no pós-cirúrgico nos pacientes que receberam antibioticoterapia pós-operatória.[21]

Recomenda-se dieta líquida e pastosa nos primeiros dias. Evitar alimentos quentes, ácidos ou condimentados. É importante ressaltar que a alimentação deve ser encorajada, evitando desidratação e desnutrição.[18] O repouso é indicado e deve ser gradualmente reconsiderado.

As revisões pós-cirúrgicas são realizadas rotineiramente em 7, 30 e 90 dias. Após um período apropriado de cicatrização (de 3 a 6 meses segundo a maioria dos estudos), deve-se solicitar uma nova polissonografia (PSG) para avaliar a eficácia do tratamento.[22]

RESULTADOS

A eficácia da faringoplastia com sutura barbada (BRP) foi testada por diversos estudos, incluindo ensaios clínicos randomizados. Há evidências robustas que apoiam a técnica como uma opção terapêutica para o tratamento da AOS.

Vicini *et al.* mostrou uma melhora objetiva, 6 meses após a cirurgia, por meio de polissonografia, com uma diminuição significativa na média do IAH e do índice de dessaturação de oxigênio (IDO) (43,65 ± 26,83 para 13,57 ± 15,41 [p = 0,007] e 44,7 ± 27,3 para 12,9 ± 16,3 [p = 0,004]). A sonolência diurna, avaliada pela escala de sonolência de Epworth (ESE), reduziu de 11,6 ± 4,86 para 4,3 ± 2 (p < 0,01).[23]

Em estudo multicêntrico prospectivo, foram analisadas 111 faringoplastias com BRP, realizadas sozinhas ou como parte de cirurgias multinível. A média de IAH pré-operatório e pós-operatório foi de 33,4 ± 19,5 e 13,5 ± 10,3, respectivamente (p < 0,001). A pontuação média ESE pré-operatória e pós-operatória foi de 10,2 ± 4,5 e 6,1 ± 3,6, respectivamente (p < 0,001). O índice médio IDO pré-operatório e pós-operatório foi de 29,6 ± 20,7 e 12,7 ± 10,8, respectivamente (p < 0,001) ilustrados na Figura 14-4.[24]

Madkikar *et al.* também observou uma redução na média de IAH de 40,6 para 10,2 (p < 0,001) e no IDO de 42,7 para 12,6 (p < 0,001). A pontuação da ESE mostrou uma redução de 10 pontos.[25]

Em um ensaio clínico randomizado controlado com dois grupos (grupo A: BRP; grupo B: observação) foi registrada uma redução significativa nos valores de IAH, IDO, menor saturação de oxigênio e na ESE no grupo BRP após 6 meses.[26]

Um estudo retrospectivo com 17 casos submetidos a BRP mostrou taxa de sucesso geral de 94,1% conforme critério de Sher (o procedimento bem-sucedido é definido como redução de 50% no IAH e IAH < 20 eventos por hora). O IAH médio pós-operatório foi de 7,8 eventos/hora (P < 0,01) em comparação com o IAH pré-operatório. Além disso, o IDO pós-operatório também mostrou uma melhora estatisticamente significativa (32,3 para 11,2 eventos/hora, P < 0,01) e a ESE diminuiu significativamente (P < 0,05).[27]

Um interessante estudo retrospectivo foi realizado para avaliar a eficácia da BRP e analisar seu impacto nos índices posicionais. Os pacientes foram divididos em grupos de acordo com os critérios de Sher e a classificação posicional da AOS de Amsterdam (APOC). Os pacientes classificados como APOC 2 e, especialmente, os classificados como APOC 3, experimentaram melhora significativa no IAH total, no IAH em posição não supina e também no IAH em posição supina (com uma taxa de sucesso de 60% para APOC 3). Os pacientes exclusivamente posicionais apresentaram uma pior resposta terapêutica (em torno de 22%).[28]

Recente meta-análise com 20 artigos e 762 participantes mostrou uma taxa média de sucesso da BRP de 85,2% (IC 95% 77,6% a 92,7%). Houve uma redução significativa no IDO de −11,7 (IC 95% −16 a −7,4). A saturação mínima de oxigênio melhorou 8,9% (IC 95% 1,3% a 16,7%). A ESE e a pontuação de ronco reduziram significativamente, com diminuições de −6,8 (IC 95% −8,3 a −5,2) e −5,3 (IC 95% −7,9 a −2,7), respectivamente. O IAH diminuiu em −23,9 eventos/h (IC 95% −25,5 a −22,9), o que representa uma redução de 69%.[29]

A Sociedade Italiana de Otorrinolaringologia avaliou 1.014 pacientes submetidos a BRP a partir de 26 estudos, dos quais 24 eram estudos longitudinais; 10, retrospectivos e 14, prospectivos. A média de redução do IAH foi de 62,3%.[30]

Foi realizado estudo retrospectivo de 26 pacientes com AOS tratados cirurgicamente com BRP que não toleraram pressão positiva contínua nas vias aéreas (CPAP) ou para os quais o CPAP não era indicado. Em 65,4% dos pacientes após 6 meses da cirurgia, o IAH diminuiu 50% e ficou abaixo de 20/h. Em 42,3% dos pacientes, o IAH pós-operatório foi inferior a 10/h.[31]

Pacientes com AOS podem beneficiar-se com a cirurgia reduzindo não apenas o IAH e a sonolência diurna, mas também as comorbidades relacionadas com o humor. Em estudo multicêntrico prospectivo foram avaliados desfechos de ansiedade e depressão por meio dos questionários *Beck Anxiety Inventory* e *Beck Depression Inventory-II*. Foram divididos em 2 grupos de 20 pacientes: grupo submetido a BRP e grupo observacional. No seguimento de 6 meses, a BRP demonstrou maior redução no IAH (8,92 ± 2,29 *vs.* 30,66 ± 2,56; p < 0,001) e no IDO (7,65 ± 2,39 *vs.* 24,55 ± 3,20; p < 0,001) do que o grupo

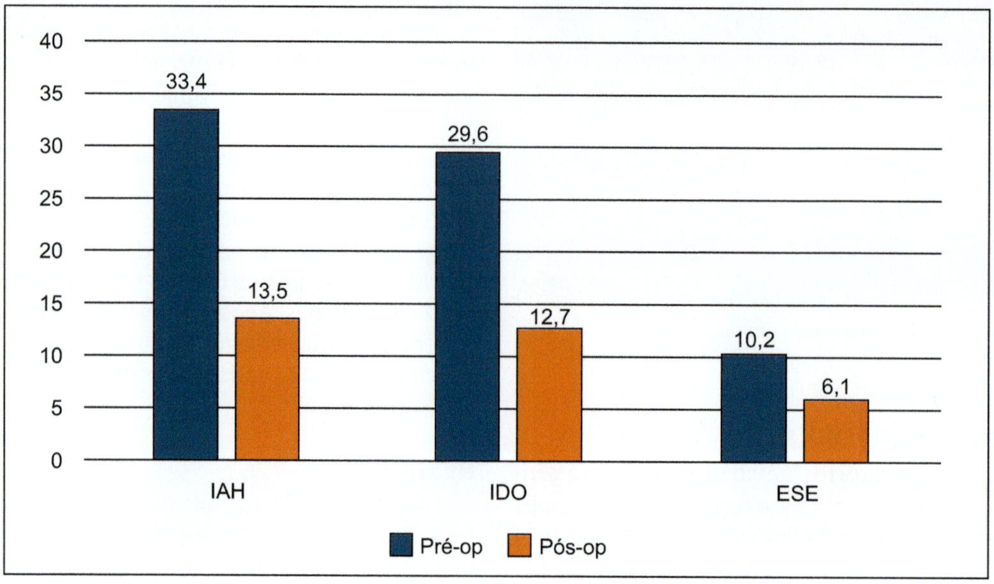

Fig. 14-4. Resultados da BRP segundo estudo prospectivo. (Adaptada de Montevecchi *et al.*)[24]

controle na análise intergrupos. O grupo BRP mostrou dados significativos na sonolência diurna (5,15 ± 1,19 *vs.* 13,15 ± 1,35; p < 0,001), ansiedade (12,65 ± 3,11 *vs.* 24,2 ± 2,37; p < 0,001) e depressão (5,85 ± 1,19 *vs.* 17,55 ± 3,24).[32]

Em pacientes com ronco e AOS, cuidadosamente selecionados, a BRP pode representar uma alternativa terapêutica válida também para o ronco. Ainda são necessários estudos maiores que avaliem o papel da BRP na cirurgia para ronco primário, bem como estudos de maior tempo de seguimento.[33]

Com relação ao exame físico, o volume das amígdalas foi associado à taxa de sucesso da amigdalectomia e da BRP. Um estudo mostrou que um volume das amígdalas superior a 6,5 cm³ foi relacionado com o sucesso da cirurgia no tratamento da AOS.[34]

Uma meta-análise de estudos comparativos entre técnicas palatinas de BRP e faringoplastia expansora (ESP) não encontrou diferença significativa entre as duas nos resultados cirúrgicos em termos de redução do IAH, IAH pós-operatório e ESE, redução do IDO, dor pós-operatória, tempo de hospitalização, tempo até a dieta oral e taxa de sucesso. Os autores ressaltam que, no entanto, a BRP é uma técnica de realização mais rápida do que a ESP.[35]

Os resultados da análise das técnicas de BRP, ESP e UPPP mostraram que os valores do IAH diminuíram de forma mais significativa no grupo BRP do que no grupo ESP (15,76 ± 14,5 *vs.* 10,13 ± 5,3; P < 0,05) e no grupo UPPP (15,76 ± 14,5 *vs.* 6,08 ± 5,5; P < 0,0005). A média das diferenças nos valores do IDO foi maior no grupo BRP do que no grupo UPPP (15,09 ± 17,6 *vs.* 7,13 ± 6,8; P < 0,0005), mas não em comparação com o grupo ESP (15,09 ± 17,6 *vs.* 6,48 ± 7,9; P > 0,05). Os valores da análise subjetiva da sonolência excessiva diurna através da ESE diminuíram de forma mais significativa no grupo BRP do que no grupo ESP (5,52 ± 4,1 *vs.* 4,84 ± 3,3; P < 0,005) e no grupo UPPP (5,52 ± 4,1 *vs.* 1,36 ± 1,9; P < 0,005). Os autores concluem que tanto a BRP quanto a ESP podem conseguir melhores resultados do que a UPPP em parâmetros de PSG e da pontuação da ESE.[36]

Um interessante estudo experimental foi conduzido para avaliar a força de tração necessária para a ruptura do espécime muscular animal (rã). Durante a simulação da técnica de ESP, o valor médio da força de tração foi menor do que na técnica de BRP. Os múltiplos pontos de sutura lateral sustentadora da BRP parecem conferir uma estabilidade maior sob tração do que a única sutura de tração da ESP, e por consequência um menor risco de danos às fibras musculares. Os autores ressaltam na discussão do artigo que a técnica de ESP pode reduzir a espessura da parede faríngea lateral em casos de músculo palatofaríngeo volumoso deslocado anteriormente às fibras do palato mole. Por outro lado, a BRP não reduz a espessura da parede faríngea, apenas desloca lateral e anteriormente o músculo palatofaríngeo. Mais estudos devem ser realizados para determinar esse fator em resultados a longo prazo.[37]

COMPLICAÇÕES

As técnicas mais antigas de cirurgias palatofaríngeas para AOS apresentavam índice maior de complicações, isto porque se baseavam em ressecções amplas de tecido mole. Atualmente, o melhor entendimento da fisiopatologia da doença permitiu o desenvolvimento de técnicas que buscam o reposicionamento muscular e preservam uma maior quantidade de tecido.[38]

Complicações intraoperatórias relatadas segundo revisão sistemática foram: extrusão parcial do fio (3%), sangramento (3%), agulha quebrada (1%) e ruptura da sutura (1%). Sangramento severo e obstrução das vias aéreas superiores não foram encontrados.[39]

Em estudo retrospectivo multicêntrico com seguimento médio de 41,3 meses, dos 40 pacientes submetidos à BRP quatro referiram sensação de secreção na garganta; dois, sensação de garganta seca; e um, sensação de corpo estranho. Nenhum referiu disfagia a longo prazo e todas as queixas foram ocasionais.[38]

Iannella analisou 140 pacientes submetidos à BRP, através do questionário *Palate Postoperative Problem Escore* (PPOPS), em curto e a longo prazos com seguimento médio de 26 meses. A média obtida foi de 9,57, o que representa um bom resultado subjetivo após a cirurgia e uma baixa incidência de complicações. Dor foi a queixa mais comum (71%), mas com resolução total ao final do estudo. Queixas de dificuldade na deglutição foram observadas em 21% dos pacientes nas primeiras semanas e por 19% deles ao final do primeiro mês, provavelmente devido à reabsorção da sutura barbada no palato. Em longo prazo, apenas 1% deles apresentava queixa de disfagia moderada e 8% disfagia leve. Nenhum paciente referiu disfagia severa residual. Sensação de corpo estranho na garganta foi referida por 52% dos pacientes nos primeiros dias, porém a maioria apresentou resolução ao final do estudo. Regurgitação nasal foi referida por 11% dos pacientes e apenas 1% apresentava de forma frequente até o final da pesquisa.[40]

Em estudo multicêntrico prospectivo com 111 faringoplastias com BRP, realizadas sozinhas ou como parte de cirurgias multinível, a disfagia transitória foi a queixa mais comum (21%). A extrusão parcial do fio foi a segunda queixa mais observada (6%). O sangramento pós-operatório aconteceu em 5% dos casos e apenas 1,8% necessitaram de reintervenção cirúrgica para controle do sangramento.[24]

Em meta-análise com pacientes submetidos a BRP sozinha ou associada à cirugia multinível, a escala visual analógica média de dor relatada foi de 6,5 ± 1,1. A extrusão parcial da sutura foi relatada por cinco estudos com uma mediana de 14,7% (variando de 4%-79,2%). A insuficiência velofaríngea transitória foi observada, segundo quatro estudos, em 5,5% (variando de 5% a 6%). Sangramento pós-operatório de amigdalectomia ocorreu com em 5% (variando de 3% a 8%). Granulomas mucosos (5,3%), deiscência da faringoplastia anterior (20%), disfagia (16% a 20%), infecção (6%), secreção pós-nasal (19%), rinolalia (8%), sensação de corpo estranho (20%), disgeusia (3%) e *globus* faríngeo (23%) foram outras complicações referidas.[30]

Revisão sistemática recente com estudos prospectivos de diferentes técnicas de BRP analisou as complicações em curto e em longo prazos (Quadros 14-1 e 14-2). Extrusão do fio (12,4%), disfagia (5,6%), sangramento (1,5%), insuficiência velofaríngea (1,5%), deiscência da faringoplastia anterior (1,2%), sangramento da amigdalectomia (1%), secreção pós-nasal excessiva (1%), infecção (0,2%), granuloma mucoso (0,2%), fibrose cicatricial (0,2%) foram as complicações observadas em curto prazo (Quadro 14-1). Em período maior de seguimento, as complicações relatadas foram sensação de corpo estranho (7,8%), disfagia leve/moderada (3,6%), rinolalia

Quadro 14-1. Complicações de BRP em curto prazo

	Frequência
Extrusão parcial da sutura	12,4%
Disfagia transitória	5,6%
Sangramento pós-operatório	1,5%
Insuficiência velofaríngea	1,5%
Deiscência	1,2%
Sangramento da amigdalectomia	1%
Secreção pós-nasal	1%
Infecção	0,2%
Granuloma mucoso	0,2%

Adaptado de Moffa et al.[39]

Quadro 14-2. Complicações de BRP em longo prazo

	Frequência
Sensação de corpo estranho	7,8%
Disfagia leve a moderada	3,6%
Rinolalia	3,1%
Regurgitação nasal	0,8%
Sensação de garganta seca	0,6%
Globus **faríngeo**	0,3%

Adaptado de Moffa et al.[39]

(3,1%), regurgitação nasal (0,8%), sensação de garganta seca (0,6%) e globus faríngeo (0,3%) (Quadro 14-2). Em resumo, as complicações em curto prazo mais referidas são temporárias: a extrusão do fio e a disfagia. A extrusão quando levar a muito desconforto pode ser manejada ambulatorialmente com a remoção da porção do fio, preferencialmente no mínimo após 3 semanas da cirurgia.[39] A dor não foi avaliada nessa revisão.

CONSIDERAÇÕES FINAIS

A técnica de cirurgia faríngea de reposicionamento como a BRP está respaldada por uma base de evidências científicas. Com indicação e treinamento adequados, esta técnica cirúrgica pode proporcionar alívio significativo dos sintomas, resultados clínicos importantes para pacientes adultos com AOS e baixo índice de complicações.

REFERÊNCIAS BIBLIOGRÁFICAS

1. Guilleminault C, Abad VC. Obstructive sleep apnea syndromes. Med Clin North Am. 2004;88(3):611-30.
2. Benjafield AV, Ayas NT, Eastwood PR et al. Estimation of the global prevalence and burden of obstructive sleep apnoea: a literature-based analysis. Lancet Respir Med. 2019;7(8):687-698.
3. Tufik S, Santos-Silva R, Taddei JA, Bittencourt LR. Obstructive sleep apnea syndrome in the São Paulo Epidemiologic Sleep Study. Sleep Med. 2010;11(5):441-6.
4. Young T, Skatrud J, Peppard PE. Risk factors for obstructive sleep apnea in adults. JAMA. 2004;291(16):2013-6.
5. Park D, Kim JS, Heo SJ. Obstruction Patterns During Drug-Induced Sleep Endoscopy vs Natural Sleep Endoscopy in Patients with Obstructive Sleep Apnea. JAMA Otolaryngol Head Neck Surg. 2019;145(8):730-734.
6. Iannella G, Magliulo G, Di Luca M et al. Lateral pharyngoplasty techniques for obstructive sleep apnea syndrome: a comparative experimental stress test of two different techniques. Eur Arch Otorhinolaryngol. 2020;277(6):1793-1800.
7. Cahali MB. Lateral pharyngoplasty: a new treatment for obstructive sleep apnea hypopnea syndrome. Laryngoscope. 2003;113(11):1961-8.
8. Pang KP, Woodson BT. Expansion sphincter pharyngoplasty: a new technique for the treatment of obstructive sleep apnea. Otolaryngol Head Neck Surg. 2007;137(1):110-4.
9. Li HY, Lee LA. Relocation pharyngoplasty for obstructive sleep apnea. Laryngoscope. 2009;119(12):2472-7.
10. Sorrenti G, Piccin O. Functional expansion pharyngoplasty in the treatment of obstructive sleep apnea. Laryngoscope. 2013;123(11):2905-8.
11. Vicini C, Hendawy E, Campanini A et al. Barbed reposition pharyngoplasty (BRP) for OSAHS: a feasibility, safety, efficacy and teachability pilot study. We are on the giant's shoulders. Eur Arch Otorhinolaryngol. 2015;272(10):3065-70.
12. Mantovani M, Minetti A, Torretta S et al. The Barbed Roman Blinds technique: a step forward. Acta Otorhinolaryngol Ital. 2013;33(2):128.
13. Kushida CA, Littner MR, Hirshkowitz M et al. American Academy of Sleep Medicine. Practice parameters for the use of continuous and bilevel positive airway pressure devices to treat adult patients with sleep-related breathing disorders. Sleep. 2006;29(3):375-80.
14. Montevecchi F, Meccariello G, Firinu E et al. Prospective multicentre study on barbed reposition pharyngoplasty standing alone or as a part of multilevel surgery for sleep apnoea. Clin Otolaryngol. 2018;43(2):483-488.
15. Iannella G, Lechien JR, Perrone T et al. Barbed reposition pharyngoplasty (BRP) in obstructive sleep apnea treatment: State of the art. Am J Otolaryngol. 2022;43(1):103197.
16. Practice Guidelines for the Perioperative Management of Patients with Obstructive Sleep Apnea: An Updated Report by the American Society of Anesthesiologists Task Force on Perioperative Management of Patients with Obstructive Sleep Apnea. Anesthesiology. 2014;120:268-286.
17. Saenwandee P, Neruntarat C, Saengthong P et al. Barbed pharyngoplasty for obstructive sleep apnea: A meta-analysis. Am J Otolaryngol. 2022;43(2):103306.
18. Paganelli A, Ayari Khalfallah S, Brunaud A et al. SFORL Work Group. Guidelines (short version) of the French Oto-Rhino-Laryngology--Head and Neck Surgery Society (SFORL) for the management of post-tonsillectomy pain in adults. Eur Ann Otorhinolaryngol Head Neck Dis. 2014;131(4):227-32.
19. Riggin L, Ramakrishna J, Sommer DD, Koren G. A 2013 updated systematic review & meta-analysis of 36 randomized controlled trials; no apparent effects of non steroidal anti-inflammatory agents on the risk of bleeding after tonsillectomy. Clinical Otolaryngology. 2013;38:115-29.
20. Dhiwakar M, Clement WA, Supriya M, McKerrow W. Antibiotics to reduce post-tonsillectomy morbidity. Cochrane Database Syst Rev. 2012;12:CD005607.
21. Abdelwahab M, Marques S, Previdelli I, Capasso R. Perioperative Antibiotic Use in Sleep Surgery: Clinical Relevance. Otolaryngol Head Neck Surg. 2022;166(5):993-1002.
22. Caples SM, Anderson WM, Calero K et al. Use of polysomnography and home sleep apnea tests for the

longitudinal management of obstructive sleep apnea in adults: an American Academy of Sleep Medicine clinical guidance statement. J Clin Sleep Med. 2021;17(6):1287-1293.

23. Vicini C, Hendawy E, Campanini A et al. Barbed reposition pharyngoplasty (BRP) for OSAHS: a feasibility, safety, efficacy and teachability pilot study. We are on the giant's shoulders. Eur Arch Otorhinolaryngol. 2015;272:3065-3070.
24. Montevecchi F, Meccariello G, Firinu E et al. Prospective multicentre study on barbed reposition pharyngoplasty standing alone or as a part of multilevel surgery for sleep apnoea. Clin Otolaryngol. 2018;43(2):483-488.
25. Madkikar N, Pandey S, Ghaisas V. Multi Level Single Stage: Barbed Reposition Pharyngoplasty and Nasal Surgery in Treatment of OSA—Our Experience. Indian J Otolaryngol Head Neck Surg. 2019;71:309-314.
26. Vicini C, Meccariello G, Montevecchi F et al. Effectiveness of barbed repositioning pharyngoplasty for the treatment of obstructive sleep apnea (OSA): a prospective randomized trial. Sleep Breath. 2020;24:687-694.
27. Pianta L, Bertazzoni G, Morello R et al. Barbed expansion sphincter pharyngoplasty for the treatment of oropharyngeal collapse in obstructive sleep apnoea syndrome: A retrospective study on 17 patients. Clin Otolaryngol. 2018;43(2):696-700.
28. Cammaroto G, Moretti C, Di Prinzio G et al. The Effects of Barbed Repositioning Pharyngoplasty in Positional and Non-Positional OSA Patients: A Retrospective Analysis. J Clin Med. 2022;11(22):6749.
29. Saenwandee P, Neruntarat C, Saengthong P et al. Barbed pharyngoplasty for obstructive sleep apnea: A meta-analysis. Am J Otolaryngol. 2022;43(2):103306.
30. Luca C, Pasquale C, Caterina T et al. Barbed palatal surgery: single stage or multilevel setting-a systematic review by the Young Otolaryngologists of the Italian Society of Otolaryngology. Eur Arch Otorhinolaryngol. 2023 Sep;280(9):3905-3913. Erratum in: Eur Arch Otorhinolaryngol. 2023;280(10):4719.
31. Carrasco Llatas M, Valenzuela Gras M, Martínez Ruiz de Apodaca P, Dalmau Galofre J. Modified reposition pharyngoplasty for OSAS treatment: How we do it and our results. Acta Otorrinolaringol Esp (Engl Ed). 2021;72(3):152-157.
32. Maniaci A, Ferlito S, Lechien JR et al. Anxiety, depression and sleepiness in OSA patients treated with barbed reposition pharyngoplasty: a prospective study. Eur Arch Otorhinolaryngol. 2022;279(8):4189-4198.
33. Moffa A, Giorgi L, Carnuccio L et al. Barbed Pharyngoplasty for Snoring: Does It Meet Expectations? A Systematic Review. Healthcare (Basel). 2023;11(3):435.
34. Matarredona-Quiles S, Carrasco-Llatas M, Apodaca PM et al. Is there a relationship between tonsil volume and the success of pharyngeal surgery among adult patients with obstructive sleep apnea? Braz J Otorhinolaryngol. 2022;88(5):S156-S161.
35. Neruntarat C, Khuancharee K, Saengthong P. Barbed Reposition Pharyngoplasty versus Expansion Sphincter Pharyngoplasty: A Meta-Analysis. Laryngoscope. 2021;131(6):1420-1428.
36. Rashwan MS, Montevecchi F, Cammaroto G et al. Evolution of soft palate surgery techniques for obstructive sleep apnea patients: A comparative study for single-level palatal surgeries. Clin Otolaryngol. 2018;43(2):584-590.
37. Iannella G, Magliulo G, Di Luca M et al. Lateral pharyngoplasty techniques for obstructive sleep apnea syndrome: a comparative experimental stress test of two different techniques. Eur Arch Otorhinolaryngol. 2020;277(6):1793-1800.
38. Pang KP, Vicini C, Montevecchi F et al. Long-term Complications of Palate Surgery: A Multicenter Study of 217 Patients. Laryngoscope. 2020;130(9):2281-2284.
39. Moffa A, Giorgi L, Cassano M et al. Complications and side effects after barbed pharyngoplasty: a systematic review. Sleep Breath. 2023;27(1):31-38.
40. Iannella G, Vallicelli B, Magliulo G et al. Long-Term Subjective Outcomes of Barbed Reposition Pharyngoplasty for Obstructive Sleep Apnea Syndrome Treatment. Int J Environ Res Public Health. 2020;17(5):1542.

CAPÍTULO 15

CIRURGIA MULTINÍVEL PARA APNEIA OBSTRUTIVA DO SONO (AOS)

Fabio Tadeu Moura Lorenzetti
Luciana Balester Mello de Godoy ▪ Sung Ho Joo

INTRODUÇÃO

A apneia obstrutiva do sono (AOS) é um distúrbio respiratório do sono caracterizado por episódios de colapso parcial ou completo de via aérea superior, resultando em hipóxia intermitente e fragmentação do sono por despertares autonômicos. O mecanismo de colapso da via aérea superior é multifatorial e muitos autores acreditam que, nos casos de AOS moderada e grave, os pacientes apresentam colapso multinível, isto é, que pode ocorrer em diferentes áreas da via aérea superior, como palato mole, paredes laterais da faringe, base de língua e epiglote.[1] Avaliação detalhada e cuidadosa da via aérea superior (VAS) é essencial para uma adequada investigação das áreas colapsáveis. Isso engloba o exame físico otorrinolaringológico completo, a vídeo endoscopia flexível da VAS e outros exames subsidiários, quando necessário. Pelo exame endoscópico da via aérea superior é possível avaliar alterações anatômicas e patologias que podem estar relacionadas com AOS: desvio de septo nasal, hipertrofia de conchas nasais inferiores, polipose nasossinusal, hiperplasia de tonsila faríngea (adenoides), redução do espaço retropalatal, hiperplasia de tonsilas palatinas e/ou de tonsila lingual, retroposicionamento de língua ou de epiglote, dentre outras. Para cada uma dessas situações, além dos tratamentos conservadores, pode haver opções cirúrgicas.

A análise para indicação de procedimentos cirúrgicos nos pacientes com AOS deve ser feita considerando o quadro clínico, o estudo do sono (polissonografia completa ou simplificada) e a anatomia do indivíduo. Contudo, tanto o exame físico otorrinolaringológico como a vídeo endoscopia da VAS, costumam ser realizados com o paciente sentado e acordado. Nesse contexto, a endoscopia respiratória sob sono induzido (sonoendoscopia ou DISE, em inglês) pode ser indicada em algumas situações para esclarecer dúvidas sobre os sítios anatômicos colapsáveis. Quando há mais do que uma região da via aérea superior causando os eventos de apneia obstrutiva, a chance de sucesso terapêutico é maior quando se realiza cirurgia multinível.[2,3]

A discussão sobre operar um ou mais sítios de obstrução da VAS no mesmo tempo cirúrgico ou em tempos separados é fruto de discussão entre especialistas no assunto. Neste capítulo serão descritos vários procedimentos que podem ser realizados isoladamente ou em conjunto nos pacientes com AOS.

CIRURGIA NASAL

O ato da inspiração causa uma pressão negativa em toda a via aérea, incluindo áreas retropalatal e retrolingual. Obstruções da passagem de ar pelo nariz fazem com que os pulmões tenham que fazer um "esforço" maior para criar uma pressão mais negativa para inalar o ar oriundo da atmosfera. Essa situação levaria a uma pressão mais negativa também em regiões de velofaringe, orofaringe e hipofaringe, podendo levar à vibração e colapso das respectivas áreas.[1]

Obstrução nasal pode ocorrer em diversas situações: desvio de septo nasal, hipertrofia de conchas nasais, polipose nasossinusal, insuficiência de válvula nasal, dentre outras. O tratamento da obstrução nasal na AOS é muito importante para restabelecer a dinâmica do fluxo aéreo. Sabe-se que a cirurgia nasal isolada apresenta uma taxa de sucesso de apenas 15,8% como tratamento da AOS.[4] Entretanto, apesar da abordagem cirúrgica nasal pouco interferir na melhora dos eventos de apneia obstrutiva de uma forma geral, em cirurgias multinível, a abordagem do nariz deve ser sempre considerada, pois interfere diretamente na qualidade de vida do paciente. E pode facilitar a adaptação e o sucesso de outros tratamentos como aparelho de pressão positiva contínua (CPAP) e aparelho intraoral (AIO). Diferentes técnicas de cirurgia nasal e sinusal podem ser indicadas de acordo com as áreas de obstrução: septoplastia, rinosseptoplastia/correção de válvula nasal, turbinectomia, turbinoplastia, polipectomias/sinusectomias por vídeo, dentre outras.

CIRURGIAS PALATAIS/FARÍNGEAS

A uvulopalatofaringoplastia (UPFP) foi durante muito tempo a técnica cirúrgica mais realizada como tratamento da AOS. Ela era indicada, tradicionalmente, em pacientes com colapso em palato mole observado à videoendoscopia da VAS. Entretanto, muitos autores descreveram maus resultados cirúrgicos em termos de eficácia como tratamento isolado da AOS. Sher *et al.* publicaram uma meta-análise a respeito dos resultados cirúrgicos da uvulopalatofaringoplastia e encontraram uma eficácia de 40%.[5,6] Na tentativa de melhorar os resultados cirúrgicos, Friedman *et al.* descreveram um sistema de estagiamento clínico baseado na relação do palato mole e a língua (classificação de Mallampati modificado), tamanho das tonsilas palatinas (classificação de Brodsky) e índice de massa corporal (IMC), descrito a seguir.[5]

Estágios de Friedman:

- *Estágio I*: Mallampati modificado I ou II + tonsilas palatinas grau 3 ou 4 + IMC < 40.
- *Estágio II*: Mallampati modificado III ou IV + tonsilas palatinas grau 3 ou 4 + IMC < 40 ou Mallampati modificado I ou II + tonsilas palatinas grau 1 ou 2 + IMC < 40.
- *Estágio III*: Mallampati modificado III ou IV + tonsilas palatinas grau 1 ou 2 + IMC < 40.
- *Estágio IV*: IMC > 40 (independente do Mallampati modificado e do tamanho das tonsilas palatinas).

Segundo seu estudo, pacientes que apresentavam tonsilas palatinas volumosas (grau III ou IV de Brodsky) e relação entre palato mole e língua favorável (classificação de Mallampati modificado I ou II), seriam os melhores candidatos para uvulopalatofaringoplastia, com taxa de sucesso cirúrgico de 80,6%.[5] Contudo, pacientes Friedman II e, principalmente Friedman III, apresentavam taxas de sucesso bem menores com UPFP isoladamente.

Neste contexto, muitos autores começaram a desenvolver outras técnicas abordando palato/faringe, buscando melhores resultados para aquela parcela de pacientes que não apresentava a anatomia ideal para a realização de UPFP. Técnicas cirúrgicas que abordavam a parede lateral faríngea, seguindo o conceito de cirurgia reconstrutiva e não mais o conceito anterior de ressecção agressiva de tecidos moles, foram sendo desenvolvidas. Diversas modificações técnicas foram descritas ao longo dos últimos 30 anos, com intuito de maximizar o encurtamento do palato mole nos seus ângulos laterais, lateralizar e anteriorizar os pilares posteriores, aumentando a dimensão lateral da orofaringe, incisando as paredes laterais, preservando a musculatura da linha média para diminuir o colapso do lúmen da orofaringe. Dentre essas técnicas faríngeas, podemos citar a faringoplastia lateral, a faringoplastia expansora do esfíncter e a faringoplastia com suturas barbadas (ou farpadas), entre outras.

Cahali *et al*., em 2003, descreveram a faringoplastia lateral (FL), técnica cirúrgica cuja ideia original era de remover a constrição da faringe criando retalhos dilatadores, sobretudo na parede lateral. Para isso, após a ressecção das tonsilas palatinas, era realizada uma dissecção cuidadosa do músculo constritor superior da faringe, separando-o do músculo palatofaríngeo. Esta técnica da FL foi muito importante no desenvolvimento de outras técnicas de faringoplastia pois mudou o conceito de apenas remover mucosas para trabalhar melhor na musculatura faríngea, abordando menos a linha média e mais as paredes laterais da faringe.[7,8] Ao longo dos anos, a própria técnica original de faringoplastia lateral foi sendo aprimorada e atualmente se encontra na versão 6. A foto adjacente ilustra o aspecto final imediato de uma faringoplastia lateral versão 5, na qual é possível notar duas incisões de relaxamento na parede posterior da orofaringe (Fig. 15-1).

Em 2007, Pang e Woodson descreveram a faringoplastia expansora do esfíncter que consiste na amigdalectomia seguida pela rotação do músculo palatofaríngeo, uvulectomia parcial e fechamento dos pilares amigdalianos.[9] Em uma revisão sistemática com meta-análise, os autores confirmaram uma taxa de sucesso de 86,3% no tratamento da AOS.[10] Em 2013, Sorrenti aprimorou a técnica, estabilizando o músculo palatofaríngeo com uma cirurgia menos agressiva e mais fisiológica, chamando-a de faringoplastia expansora funcional

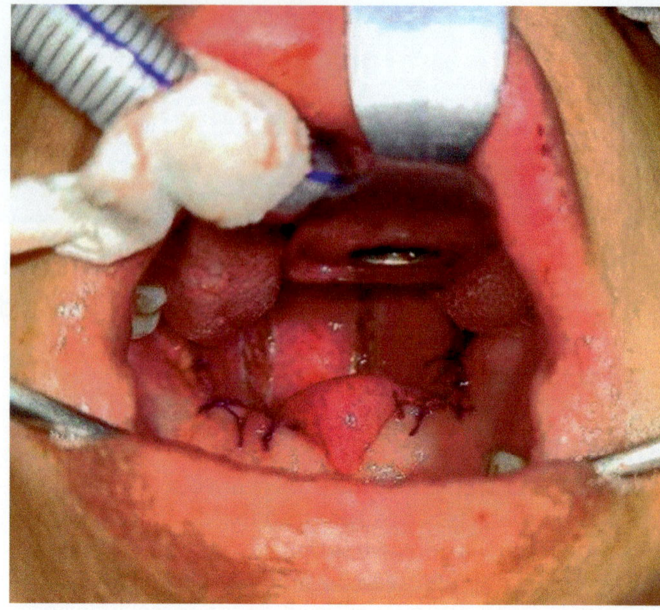

Fig. 15-1. Aspecto final intraoperatório da faringoplastia lateral (versão 5).

(Figs. 15-2 e 15-3).[11] Binar *et al.* realizaram uma metanálise sobre a palatoplastia anterior, tendo encontrado uma taxa de sucesso de 60,6%,[12] evidenciando a necessidade de procedimentos cirúrgicos envolvendo a parede lateral para melhor resultado na cirurgia de pacientes com AOS.

Dentre as diversas técnicas de cirurgias palatofaríngeas descritas nas últimas décadas, algumas merecem ser mencionadas: a faringoplastia de relocação, a zetapalatofaringoplastia (Friedman *et al.* 2004) e a faringoplastia com avanço transpalatal.

Vicini *et al.* descreveram outra variação de faringoplastia, conhecida como faringoplastia com sutura barbada (conhecida em inglês pela sigla BRP de *Barbed Reposition Pharyngoplasty*).[13] São utilizados fio reabsorvíveis com farpas, que são autotravados no tecido, sem a necessidade de nós. A técnica com fios barbados (BRP) suspende a musculatura faríngea e estabiliza o palato com

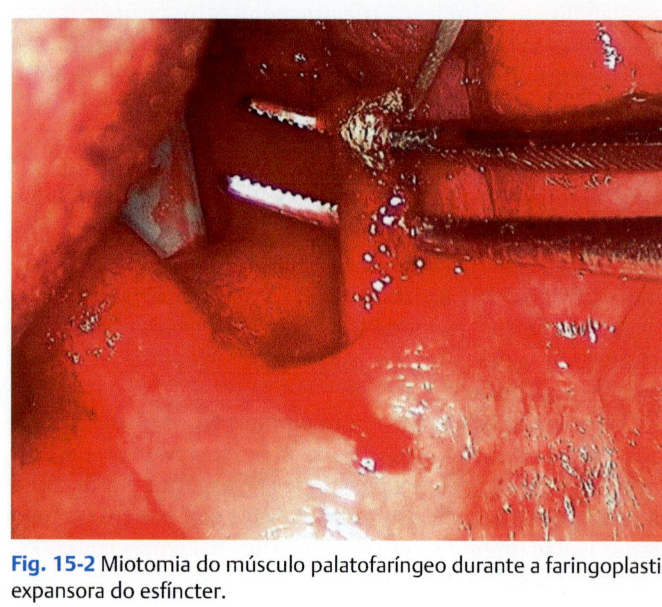

Fig. 15-2 Miotomia do músculo palatofaríngeo durante a faringoplastia expansora do esfíncter.

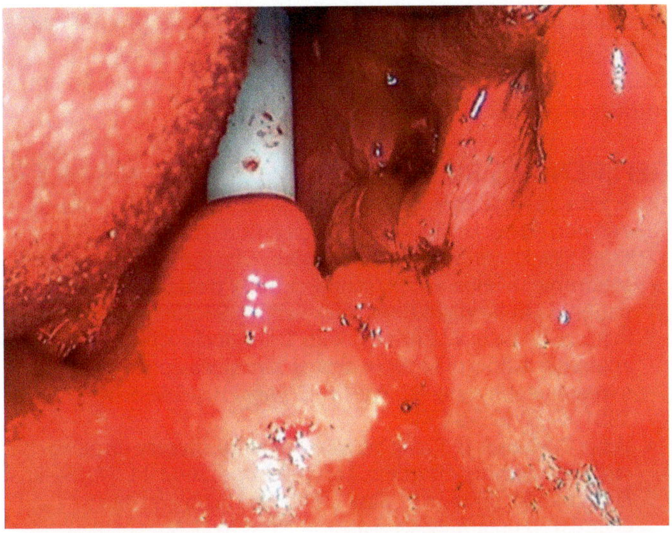

Fig. 15-3. Aspecto final no intraoperatório de faringoplastia expansora do esfíncter.

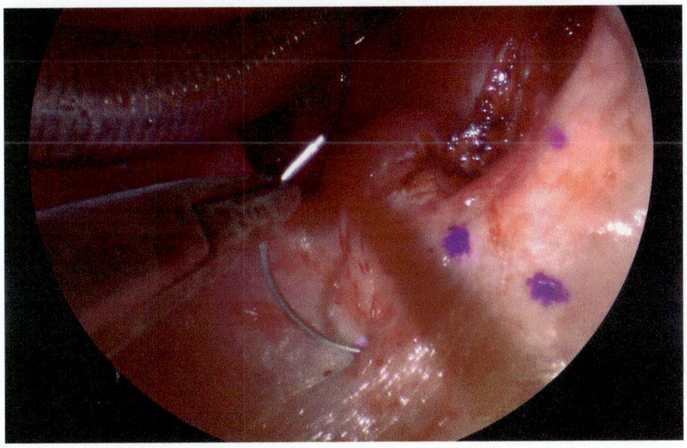

Fig. 15-4. Aspecto inicial intraoperatório da marcação dos pontos de entrada do fio na faringoplastia com sutura barbada.

o objetivo de ampliar a via aérea orofaríngea (Fig. 15-4). Metanálise foi publicada em 2022 demonstrando uma média de sucesso dessa técnica de 85,2%, tendo havido uma significativa redução do IAH de 69% e do índice de dessaturação da oxi-hemoglobina, bem como uma redução do valor da escala de sonolência de Epworth e redução dos roncos.[14] Uma melhora estatisticamente significativa também foi descrita quando essa técnica foi utilizada em cirurgia multinível.

Na literatura, além da BRP, outras técnicas foram descritas utilizado suturas barbadas, sobretudo pelos autores italianos Mantovani *et al.*, 2013 e Salamanca *et al.*, 2014, dentre elas: *Barbed Roman Blinds Technique* (BRBT), *Barbed Lateral Pharyngoplasty* (BLPh), *Barbed Anterior Pharyngoplasty* (BAPh), *Alianza* (uma associação da BRBT com a BAPh).

CIRURGIA EM BASE DE LÍNGUA

A abordagem da base da língua deve ser incluída no contexto das cirurgias multinível associada a cirurgia nasal e faríngea. A técnica cirúrgica da base da língua a ser escolhida dependerá da experiência pessoal do cirurgião e do instrumental

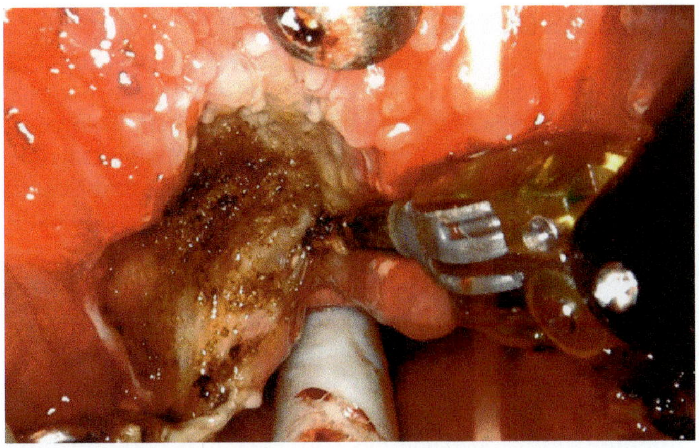

Fig. 15-5. Aspecto intraoperatório de cirurgia robótica transoral de base de língua.

tecnológico disponível, podendo ser realizada glossectomia de linha média com *coblation*, com *laser* de CO_2 ou por meio de cirurgia robótica transoral (TORS) (Fig. 15-5).

Sabe-se que 6,9% dos pacientes com AOS leve apresentam colapso maior do que 50% na região da base da língua, enquanto 65,9% dos pacientes com AOS grave apresentam tal colapso retrolingual.[15] Com esse dado, pode-se inferir que pacientes com AOS grave têm 10 vezes mais chance de apresentar colapso retrolingual do que pacientes com AOS leve. Pacientes com AOS grave, com obstrução em região de base de língua e estágio de Friedman II ou III provavelmente são candidatos à cirurgia multinível para se obter uma maior eficácia no tratamento cirúrgico. A sonoendoscopia também fornece mais dados sobre múltiplas áreas de colapso e pode auxiliar na escolha mais assertiva com relação à cirurgia multinível. Muitos autores concordam que não há evidências de que a associação de cirurgia nasal, faríngea com a da base de língua aumente as taxas de complicação ou morbidade.[16,17]

MIOTOMIA DO HIOIDE

Riley *et al.* descreveram uma abordagem esquelética para obstruções de hipofaringe via miotomia do hioide.[18] A técnica consiste em uma aproximação do osso hioide anteroinferiormente à cartilagem tireóidea. Esse movimento proporciona tensão ao ligamento hioepiglótico, ampliando o espaço hipofaríngeo.

OSTEOTOMIA MANDIBULAR COM AVANÇO DE LÍNGUA

Consiste em uma osteotomia retangular limitada na mandíbula com o objetivo de avançar o músculo genioglosso anteriormente e ampliar o espaço retrolingual. Powell *et al.* descreveram esse procedimento,[19] sendo frequentemente associado a miotomia do hioide.

AVANÇO DE GENIOGLOSSO E MIOTOMIA DO HIOIDE

Esses dois procedimentos costumam ser realizados juntos e muitas vezes associados à cirurgia faríngea. Muitos autores reportaram uma taxa de sucesso variando de 60% a 70% quando o avanço de genioglosso e a miotomia do hioide eram associados à uvulopalatofaringoplastia.[20-22]

CIRURGIAS DE EPIGLOTE

Nos casos em que se identifica, sobretudo pela sonoendoscopia, um colapso obstrutivo no nível de epiglote, pode-se optar por um procedimento cirúrgico na região. Dentre as opções estão a epiglotopexia e a epiglotectomia parcial, que podem ser realizadas de diversas maneiras: com endoscópio ou microscópio, usando *laser*, radiofrequência ou outros métodos. Importante salientar que este tipo de colapso é raro e que a escolha do tratamento deve ponderar também os riscos de complicações, especialmente de broncoaspiração.

TRAQUEOSTOMIA

Não se trata de uma técnica cirúrgica utilizada habitualmente para tratar pacientes com AOS, mas pode ser uma opção em casos extremos, naqueles pacientes com AOS grave que não se adaptam ao CPAP/BiPAP e que não possuem outras opções de tratamento.

OUTRAS OPÇÕES: CIRURGIA BARIÁTRICA

Obesidade é um fator de risco para apneia do sono e a perda de peso deve ser sempre abordada no planejamento terapêutico de pacientes com sobrepeso e obesidade. Nesse contexto, cirurgia bariátrica deve ser incluída nas opções cirúrgicas no tratamento da SAOS em pacientes obesos. É uma cirurgia que, de forma indireta, interfere nos fatores anatômicos relacionados com os eventos obstrutivos da AOS, pois a perda significativa de peso após a cirurgia bariátrica proporciona uma redução do tecido adiposo na via aérea superior, bem como uma melhora da redução da tração caudal causada pela redução da circunferência abdominal. Peppard *et al.* avaliaram a associação da perda de peso com a alteração da gravidade da AOS, e encontraram que a perda de 10% de peso pode reduzir em 26% o índice de apneia/hipopneia.[23]

MANEJO PÓS-OPERATÓRIO

As complicações cirúrgicas graves após cirurgia multinível não são frequentes, mas quando acontecem, costumam ser nas primeira 3 horas.[24,25] Por esse motivo, é importante o paciente ser observado e monitorado atentamente pela equipe médica durante o pós-operatório imediato. Edema de base de língua, de assoalho bucal e de palato mole são complicações descritas, sendo que a cânula nasofaríngea para manter a patência da via aérea superior pode ajudar bastante nestes casos, assim como o decúbito elevado. Sangramento leve, dor e outras complicações menores podem ocorrer com certa frequência, mas o manejo nestas situações costuma ser mais tranquilo. A sintonia entre o cirurgião/anestesista é muito importante nos períodos intra e pós-operatório.

CONCLUSÃO

Pacientes com AOS devem ser detalhadamente avaliados para que seja feito um diagnóstico topográfico do local ou locais de colapso da via aérea relacionados com os eventos respiratórios obstrutivos.

AOS moderada e grave estão frequentemente associadas a múltiplos sítios de colapso da via aérea superior. A abordagem multinível consiste em opção terapêutica com possibilidade de maior chance de sucesso, sem grande aumento das taxas de complicação ou morbidade, de acordo com alguns autores. Contudo, o assunto é complexo e fruto de discussão entre muitos especialistas no assunto.

REFERÊNCIAS BIBLIOGRÁFICAS

1. Friedman M, Jacobowitz O. Sleep Apnea and Snoring: surgical and non-surgicaç therapy. Second edition. 2020:284-294.
2. Riley RW, Powell NB, Guilleminault C. Obstructive sleep apnea syndrome: a review of 306 consecutively treated surgical patients. Otolaryngol Head Neck Surg. 1993;108(2):117-25.
3. Fujita S, Conway W, Zorick F, Roth T. Surgical correction of anatomic azbnormalities in obstructive sleep apnea syndrome: uvulopalatopharyngoplasty. Otolaryngol Head Neck Surg. 1981;89(6):923-34.
4. Verse T, Maurer JT, Pirsig W. Effect of nasal surgery on sleep-related breathing disorders. Laryngoscope. 2002;112(1):64-8.
5. Friedman M, Ibrahim H, Bass L. Clinical staging for sleep-disordered breathing. Otolaryngol Head Neck Surg. 2002;127(1):13-21.
6. Sher AE, Schechtman KB, Piccirillo JF. The Efficacy of Surgical Modifications of the Upper Airway in Adults With Obstructive Sleep Apnea Syndrome. Sleep. 1996;19(2):156-77.
7. Cahali MB. Lateral pharyngoplasty: a new treatment for obstructive sleep apnea hypopnea syndrome. Laryngoscope. 2003;113(11):1961-8.
8. Cahali MB, Formigoni GGS, Gebrim EMMS, Miziara ID. Lateral pharyngoplasty versus uvulopalatopharyngoplasty: a clinical, polysomnographic and computed tomography measurement comparison. Sleep. 2004;27(5):942-50.
9. Pang KP, Woodson BT. Expansion sphincter pharyngoplasty: a new technique for the treatment of obstructive sleep apnea. Otolaryngol Head Neck Surg. 2007;137(1):110-4.
10. Pang KP, Pang EB, Win MTM et al. Expansion sphincter pharyngoplasty for the treatment of OSA: a systemic review and meta-analysis. Eur Arch Otorhinolaryngol. 2016;273(9):2329-33.
11. Sorrenti G, Piccin O. Functional expansion pharyngoplasty in the treatment of obstructive sleep apnea. Laryngoscope. 2013;123(11):2905-8.
12. Binar M, Karakoc O. Anterior Palatoplasty for Obstructive Sleep Apnea: A Systematic Review and Meta-analysis. Otolaryngol Head Neck Surg. 2018;158(3):443-9.
13. Vicini C, Hendawy E, Campanini A et al. Barbed reposition pharyngoplasty (BRP) for OSAHS: a feasibility, safety, efficacy and teachability pilot study. We are on the giant's shoulders. Eur Arch Otorhinolaryngol. 2015;272(10):3065-70.
14. Saenwandee P, Neruntarat C, Saengthong P et al. Barbed pharyngoplasty for obstructive sleep apnea: A meta-analysis. Am J Otolaryngol. 2022;43(2):103306.
15. Pang KP, Terris DJ, Podolsky R. Severity of obstructive sleep apnea: correlation with clinical examination and patient perception. Otolaryngol Head Neck Surg. 2006;135(4):555-60.
16. Busaba NY. Same-stage nasal and palatopharyngeal surgery for obstructive sleep apnea: is it safe? Otolaryngol Head Neck Surg. 2002;126(4):399-403.
17. Rubin AH, Eliaschar I, Joachim Z et al. Effects of nasal surgery and tonsillectomy on sleep apnea. Bull Eur Physiopathol Respir. 1983;19(6):612-5.
18. Riley RW, Powell NB, Guilleminault C. Inferior sagittal osteotomy of the mandible with hyoid myotomy-suspension: a new procedure for obstructive sleep apnea. Otolaryngol Head Neck Surg. 1986;94(5):589-93.
19. Riley RW, Powell NB, Guilleminault C. Obstructive sleep apnea and the hyoid: a revised surgical procedure. Otolaryngol Head Neck Surg. 1994;111(6):717-21.

20. Silverstein K, Costello BJ, Giannakpoulos H, Hendler B. Genioglossus muscle attachments: an anatomic analysis and the implications for genioglossus advancement. Oral Surg Oral Med Oral Pathol Oral Radiol Endod. 2000;90(6):686-8.
21. Vilaseca I, Morelló A, Montserrat JM et al. Usefulness of uvulopalatopharyngoplasty with genioglossus and hyoid advancement in the treatment of obstructive sleep apnea. Arch Otolaryngol Head Neck Surg. 2002;128(4):435-40.
22. Baisch A, Maurer JT, Hörmann K. The Effect of Hyoid Suspension in a Multilevel Surgery Concept for Obstructive Sleep Apnea. Otolaryngology–Head and Neck Surgery. 2006;134(5):856-61.
23. Peppard PE, Young T, Palta M et al. Longitudinal study of moderate weight change and sleep-disordered breathing. JAMA. 2000;284(23):3015-21.
24. Utley DS, Shin EJ, Clerk AA, Terris DJ. A cost-effective and rational surgical approach to patients with snoring, upper airway resistance syndrome, or obstructive sleep apnea syndrome. Laryngoscope. 1997;107(6):726-34.
25. Terris DJ, Fincher EF, Hanasono MM et al. Conservation of resources: indications for intensive care monitoring after upper airway surgery on patients with obstructive sleep apnea. Laryngoscope. 1998;108(6):784-8.

CAPÍTULO 16

CIRURGIAS ESQUELÉTICAS PARA APNEIA OBSTRUTIVA DO SONO

Danielle Yuka Kobayashi ■ George Boraks
Luiz Ubirajara Sennes ■ Nivaldo Alonso

INTRODUÇÃO

A indicação da cirurgia esquelética para apneia obstrutiva do sono (AOS) passou por algumas mudanças ao longo do tempo, sendo inicialmente indicada apenas quando havia falha de procedimentos em tecidos moles (fase I de Stanford).[1] Com a evolução da análise das vias aéreas superiores (VAS), melhor entendimento dos locais de obstrução e da fisiopatologia da AOS, a cirurgia esquelética passa a ser considerada como primeira opção na presença de alterações craniofaciais, AOS graves e colapso da parede lateral ou colapso concêntrico completo da faringe (Fig. 16-1).[2]

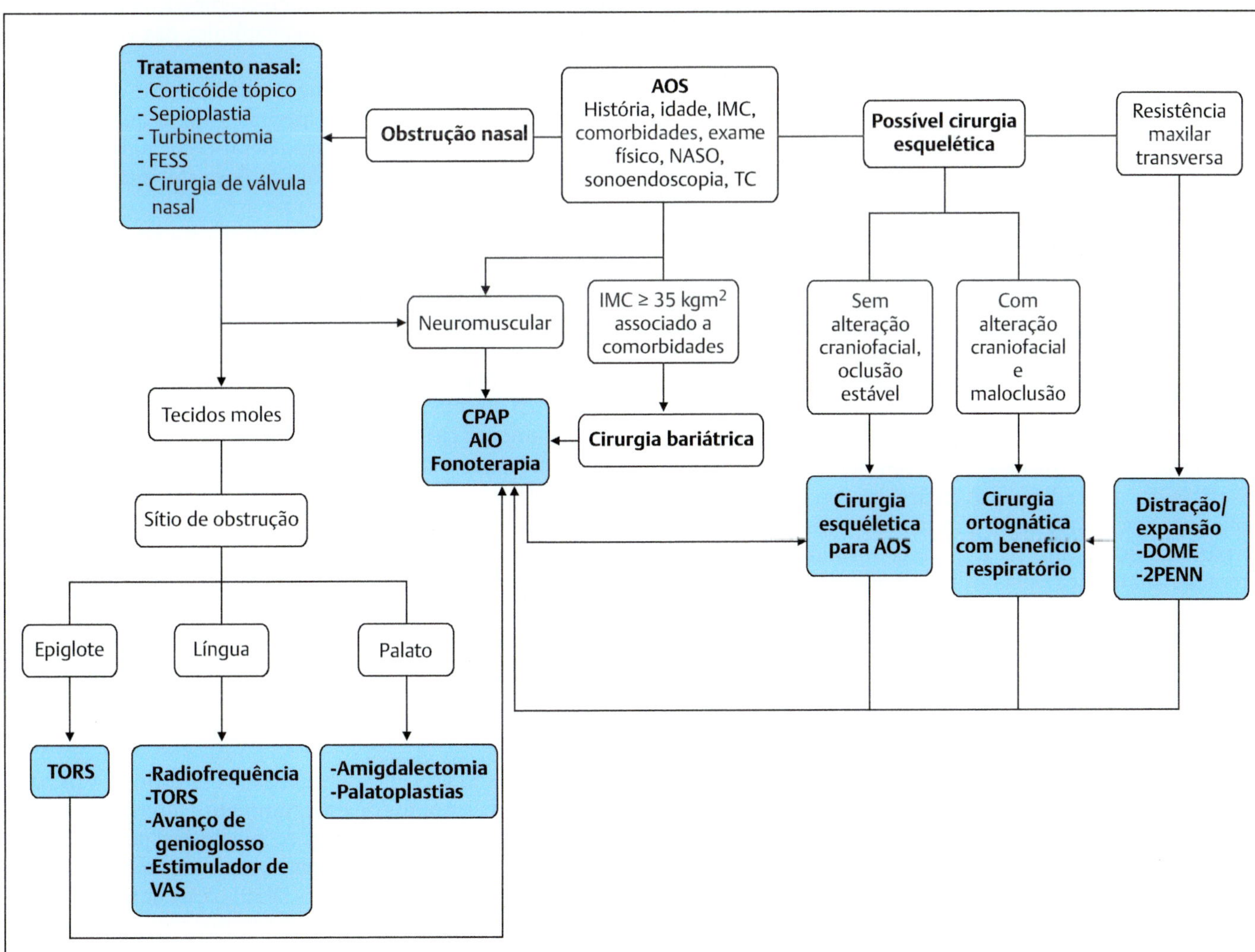

Fig. 16-1. Fluxograma do tratamento da apneia obstrutiva do sono.

Importante ressaltar a diferença do termo cirurgia ortognática, que tem por objetivo a correção da oclusão dentária e estética facial e o avanço maxilomandibular (AMM) para apneia do sono, em que são realizados avanços de pelo menos 10 a 12 mm, podendo ser associados outros movimentos como a rotação anti-horária.[3] Há de se considerar dois cenários distintos: o paciente portador de deformidade craniofacial e maloclusão dentária associada a AOS, em que a cirurgia terá um enfoque ortognático associado à ampliação da via aérea, e o paciente apneico sem deformidade craniofacial, refratário a outros tratamentos clínicos ou cirúrgicos, ao qual se propõe a cirurgia esquelética com movimentos focados somente na ampliação da VAS. O reposicionamento das estruturas ósseas, aumenta o volume retroglossal e retropalatal e estabiliza as paredes lateral e velofaríngea com resgate de tensão e tônus da musculatura faríngea.[2,4] Entretanto, a cirurgia esquelética não é capaz de impedir a progressão da síndrome da apneia obstrutiva do sono.

Quando bem indicada, a cirurgia esquelética pode alcançar altas taxas de sucesso, benefícios sustentados a longo prazo e impacto positivo e persistente na qualidade de vida. Ensaio clínico randomizado de 2010,[5] comparou o AMM de 11 mm com uso de CPAP, demonstrando que a cirurgia é uma alternativa eficaz ao CPAP com base em parâmetros polissonográficos (IAH) e escala de sonolência de Epworth.[6] Revisões sistemáticas e meta-análises de 2010[7] e 2018[8] mostraram taxa de sucesso segundo critérios de Sher[9] (redução em 50% do IAH e IAH < 20 eventos/hora) variando de 86% a 100%, taxa de cura de 4,8% a 43,2%, obtendo-se melhores resultados quando avanço maxilar ≥ 10 mm, idade < 30 anos, menor IMC e menor IAH pré-operatórios. Os benefícios se mantêm no seguimento de 1 a 8 anos com manutenção da melhora do IAH, sonolência e saturação mínima de oxigênio.[3] Observou-se também manutenção da melhora da qualidade do sono, concentração, autoconfiança e satisfação estética no seguimento médio de 19 anos.[10]

Considerando desfechos cardiovasculares, neurológicos e endócrinos, estudos de coorte têm demonstrado maior benefício dos procedimentos cirúrgicos (tecido mole e esquelético) em comparação à indicação exclusiva do CPAP. Acredita-se que a explicação para os resultados seja que a alteração anatômica pela cirurgia é persistente e benéfica durante toda a noite, enquanto o CPAP depende da adesão do paciente e não demonstra, em estudos recentes, impacto relevante em desfechos clínicos com uso inferior a 4 horas por noite.[11]

A cirurgia de esquelética visa reduzir o IAH e a dessaturação de oxigênio, por meio da ampliação da VAS, impactando positivamente na sonolência, na qualidade de vida e nas funções cognitivas e comportamentais.[7,12] A complexidade desse procedimento está na conciliação do tratamento da AOS com resultados funcionais de oclusão dentária e mastigação, além de resultados estéticos satisfatórios.

DESVANTAGENS, RISCOS E CONTRAINDICAÇÕES

O AMM é uma cirurgia que depende de preparo, planejamento e atenção multidisciplinar. Ortodontia é praticamente mandatória, ainda que possa ser realizada após a cirurgia (benefício antecipado), em casos selecionados. Exames de imagem e avaliação funcional minuciosa das estruturas ósseas, moles e dentárias devem ser realizados para planejamento dos movimentos a serem realizados. Os riscos incluem danos permanentes ao nervo trigêmeo (principalmente o ramo alveolar inferior), maloclusão, necessidade de intubação prolongada ou traqueostomia, falha na melhora dos sintomas ou recidiva, insatisfação estética, disfunção temporomandibular, além de outros como deslocamento e infecção de placas e parafusos com necessidade de reabordagem. É contraindicada em pacientes com múltiplas comorbidades, incluindo psiquiátricas, risco aumentado para anestesia e de complicações pós-operatórias, além de idade avançada ou doenças, que dificultam a cicatrização óssea.[8,12] Disfunções graves das articulações temporomandibulares (ATM), limitações dentárias como edentulismo ou doença periodontal podem ser limitadores e demandam avaliação especializada.[13]

PREPARO, ANÁLISE E PLANEJAMENTO CIRÚRGICO

O planejamento cirúrgico para os pacientes candidatos à cirurgia esquelética deve envolver o diagnóstico e a gravidade da AOS, assim como a avaliação anatômica das vias aéreas e da face (Fig. 16-2).

O cuidado ao paciente começa pela avaliação da AOS com polissonografia basal de noite inteira. Listar as questões a serem solucionadas como obstrução nasal, deformidade craniofacial, maloclusão dentária e alterações estéticas, definindo prioridades e sequências de intervenções.

Análises anatômicas da face são realizadas com exame físico otorrinolaringológico e análise facial detalhada, estática e em movimento, considerando assimetrias, hipoplasias, espessura de pele e tecido mole subjacente.[14] As tomografias computadorizadas (TC) de face e pescoço, com cortes finos, em posição natural da cabeça (Fig. 16-3), seja com método tradicional ou *cone beam* (paciente na vertical), possibilitam o planejamento cirúrgico virtual, disponibilizando maior detalhamento que a cefalometria.

Softwares específicos permitem definir osteotomias e movimentos, identificar pontos de referência e alterações anatômicas,[13] confeccionar guias oclusais (*splints*) e de corte, que auxiliam no posicionamento e na fixação final, além de possibilitarem previsões estéticas.[15] Movimentos do esqueleto facial devem ser planejados visando a ampliação da VAS para tratamento da AOS, correções de assimetrias ou queixas estéticas e oclusais, levando-se em consideração que a resposta do tecido mole adjacente é diferente do tecido ósseo.

A análise da VAS deve ser realizada em vários níveis para identificação de pontos de estreitamento e alterações anatômicas. A nasofibrofaringolaringoscopia flexível pode ser complementada com sonoendoscopia (exame endoscópico durante o sono induzido por drogas – DISE) para confirmar locais de obstrução e maior colapsabilidade, por meio da avaliação da pressão de abertura faríngea (PhOP).[12,16] Colapso grave da parede lateral da faringe e colapso circunferencial da velofaringe são alterações que podem ser tratadas com cirurgia esquelética, já que esta possibilita estabilização da parede lateral da faringe (Fig. 16-4).[17]

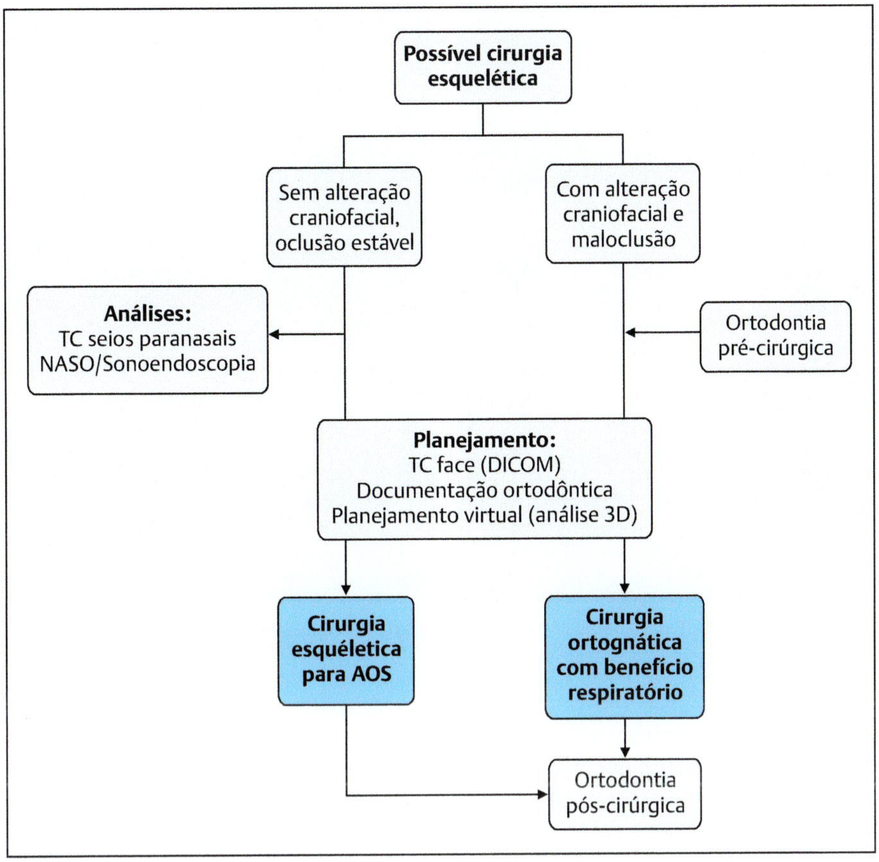

Fig. 16-2. Fluxograma de planejamento cirúrgico de cirurgia esquelética para apneia obstrutiva do sono.

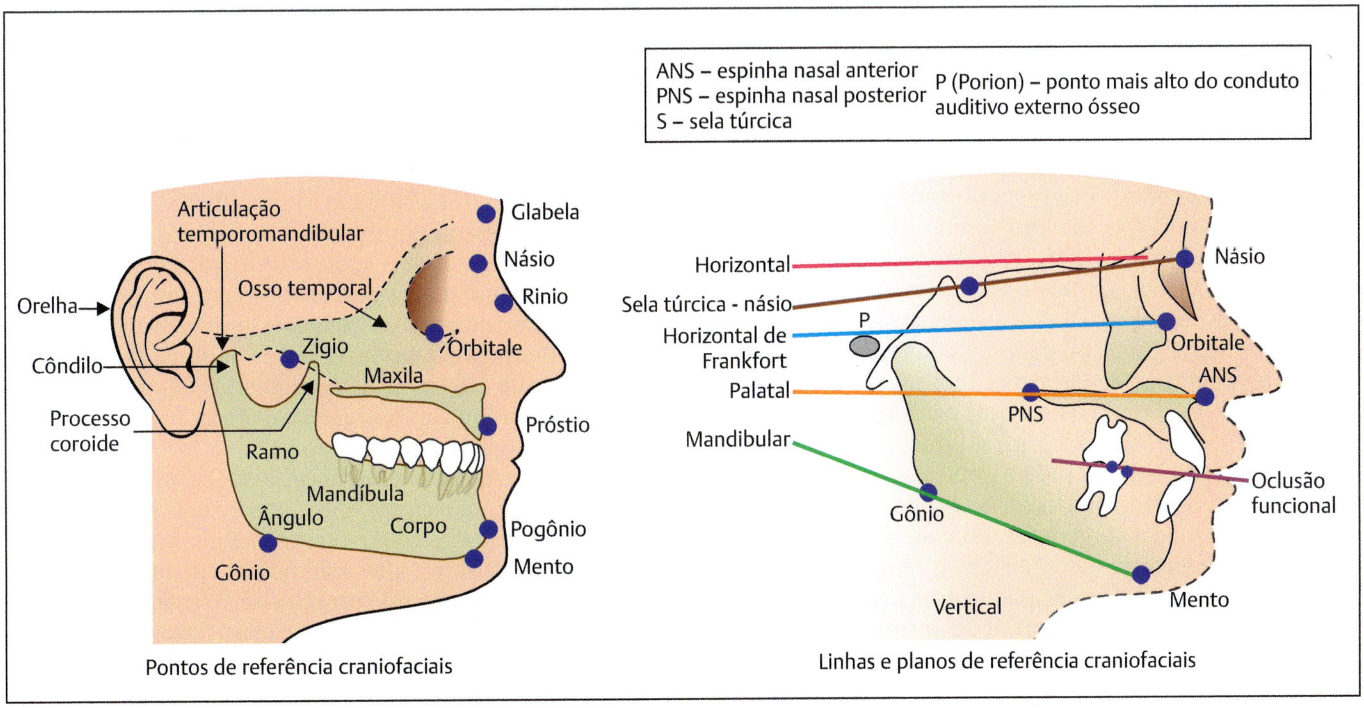

Fig. 16-3. Avaliação radiológica da face e do esqueleto facial: pontos de referência permitem definir linhas e planos de referência craniofacial.

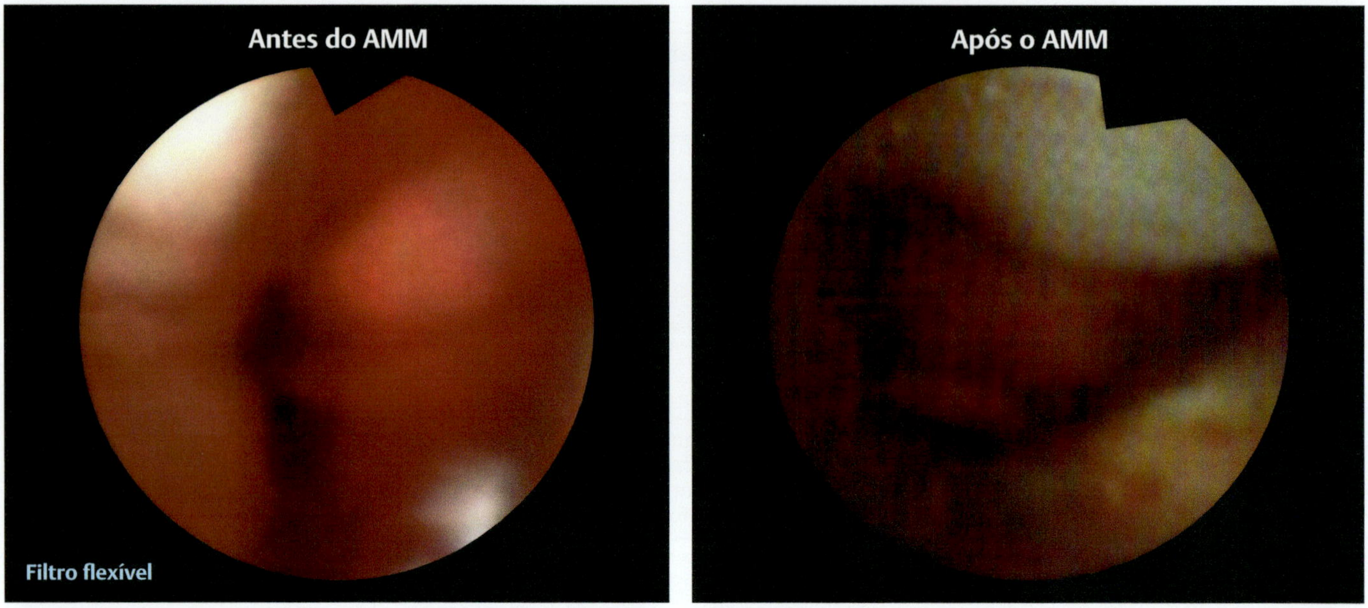

Fig. 16-4. Imagem de nasofibroscopia mostrando colapso das paredes laterais da faringe antes e após a realização do avanço maxilomandibular.

A avaliação das VAS inclui a análise facial, que pode revelar alterações ósseas que impactam na respiração. O estreitamento da cavidade oral e do assoalho nasal, decorrentes da deficiência transversa da maxila, podem restringir o fluxo de ar, causando obstrução da VAS. Além disso, o estreitamento da maxila pode prejudicar o adequado posicionamento da língua na cavidade oral, favorecendo seu retroposicionamento e estreitamento da via aérea faríngea.[18] Quando a maxila está retruída, existe redução do espaço retropalatal que ainda pode ser agravado pela hipertrofia de tecidos como palato mole e amígdalas palatinas, além da hipotonicidade neuromuscular faríngea. A mandíbula retroposicionada também desempenha papel na obstrução, pois, ao se posicionar posteriormente, força a base da língua para trás, o que estreita ainda mais a região retroglossal e dificulta a passagem do ar.[12]

Análise ortodôntica deve ser realizada por ortodontista de confiança que fará todo o preparo do paciente: de extrações dentárias a alinhamentos, descompensações pré-operatórias e ajustes de oclusão pós-operatórios. A documentação ortodôntica pode ser realizada com registros fotográficos e escaneamentos digitais, ou com métodos tradicionais com impressões dentárias, confecção de modelos de gesso, cirurgia de modelo e fabricação de placas oclusais.[13] Alinhadores dentários transparentes podem ser utilizados em vez dos aparelhos fixos tradicionais, embora dependa da experiência e da preferência de cada profissional. O conceito de benefício cirúrgico antecipado (*surgery first approach*) visa encurtar o tempo total de tratamento e melhorar a qualidade de vida do paciente, quando é realizada cirurgia esquelética antes dos ajustes ortodônticos. As indicações incluem apinhamento dentário leve a moderado, sem necessidade de extrações dentárias, relação transversal adequada das arcadas dentárias e AOS. Contraindicações relativas incluem necessidade de extração dentária, assimetria grave, estreitamento transverso exigindo expansão palatal, doença periodontal ativa ou qualquer forma de doença temporomandibular.[15]

A análise psicossocial do paciente é de extrema importância nesse contexto que engloba diversas etapas de tratamento, restrições alimentares e modificações estéticas da face. Entender a motivação, as expectativas, além da compreensão do paciente e de seus familiares em relação à doença e ao tratamento são essenciais para resultados satisfatórios.[14]

A fim de garantir a segurança e otimizar os resultados, é crucial que os pacientes sejam submetidos a avaliações pré-anestésica e nutricional antes do procedimento cirúrgico. Considerando a maior incidência de comorbidades em pacientes apneicos, esses devem estar bem compensados e orientados quanto às restrições alimentares que seguirão por aproximadamente 4 semanas após a cirurgia.

ANATOMIA E TÉCNICA CIRÚRGICA

Diversas técnicas cirúrgicas são detalhadas, incluindo variações no planejamento em modelos de gesso ou virtuais, diferentes sequências de osteotomias e fixações, além do uso de materiais como placas personalizadas e pré-moldadas. A localização das osteotomias e fixações levam em consideração os pilares de força da face e as linhas de força mecânica da mandíbula, que são locais de resistência e suporte, que contribuem para a função mastigatória, proteção de estruturas nervosas e estética facial (Fig. 16-5).[19]

A cirurgia esquelética promove alterações anatômicas que expandem e estabilizam as VAS e podem ser planejadas em modelos virtuais (Fig. 16-6). O avanço e/ou rotação anti-horária da maxila visam a alteração mínima do terço médio da face, com preservação ou correção da oclusão pré-cirúrgica, e aumento da aérea retropalatal ao tracionar diretamente os tecidos moles do palato e os músculos palatoglossos anterior e superiormente, isso aumenta a via aérea retropalatal e suspende a língua para a frente.[13] Há também aumento do espaço aéreo intranasal, com alargamento da base alar. O avanço da mandíbula reposiciona anatomicamente o ventre anterior dos músculos digástrico, milo-hióideo, genioglosso

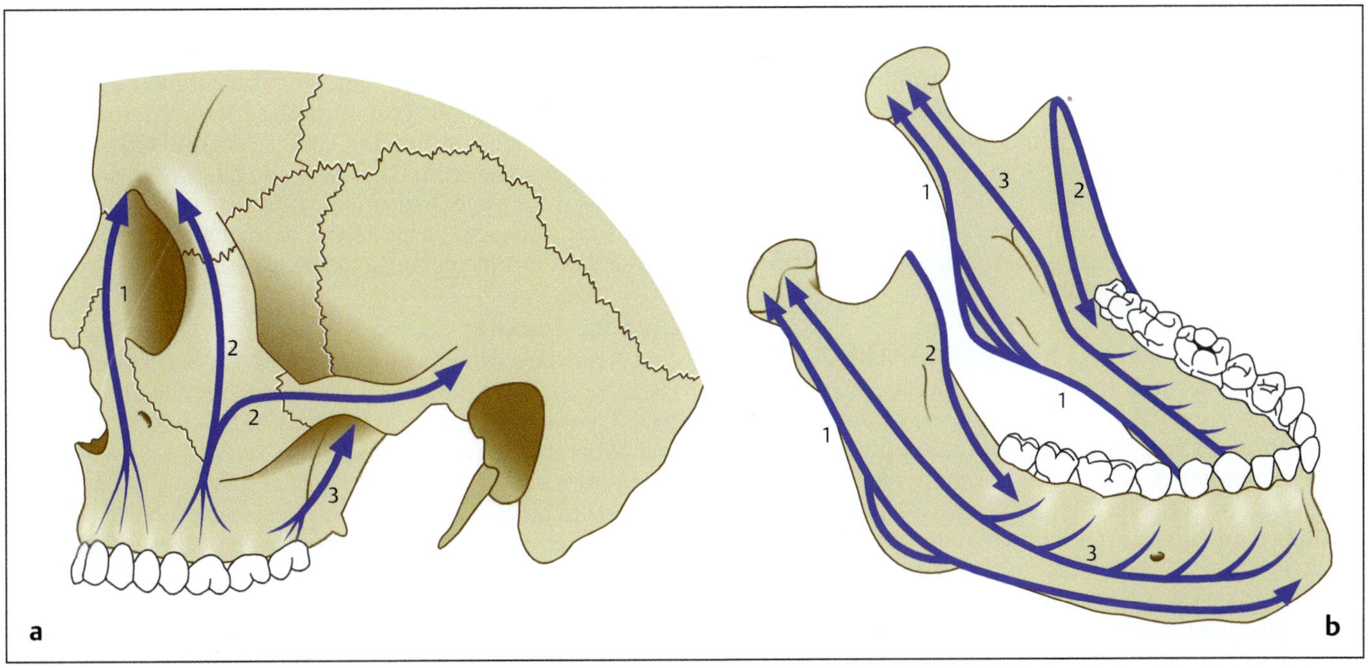

Fig. 16-5. (a) Pilares de força da face: *1.* Canino, *2.* Zigomático; *3.* Pterigóideo. (b) Linhas de força mecânica da mandíbula: *1.* trajetória marginal; *2.* temporal e *3.* alveolar.

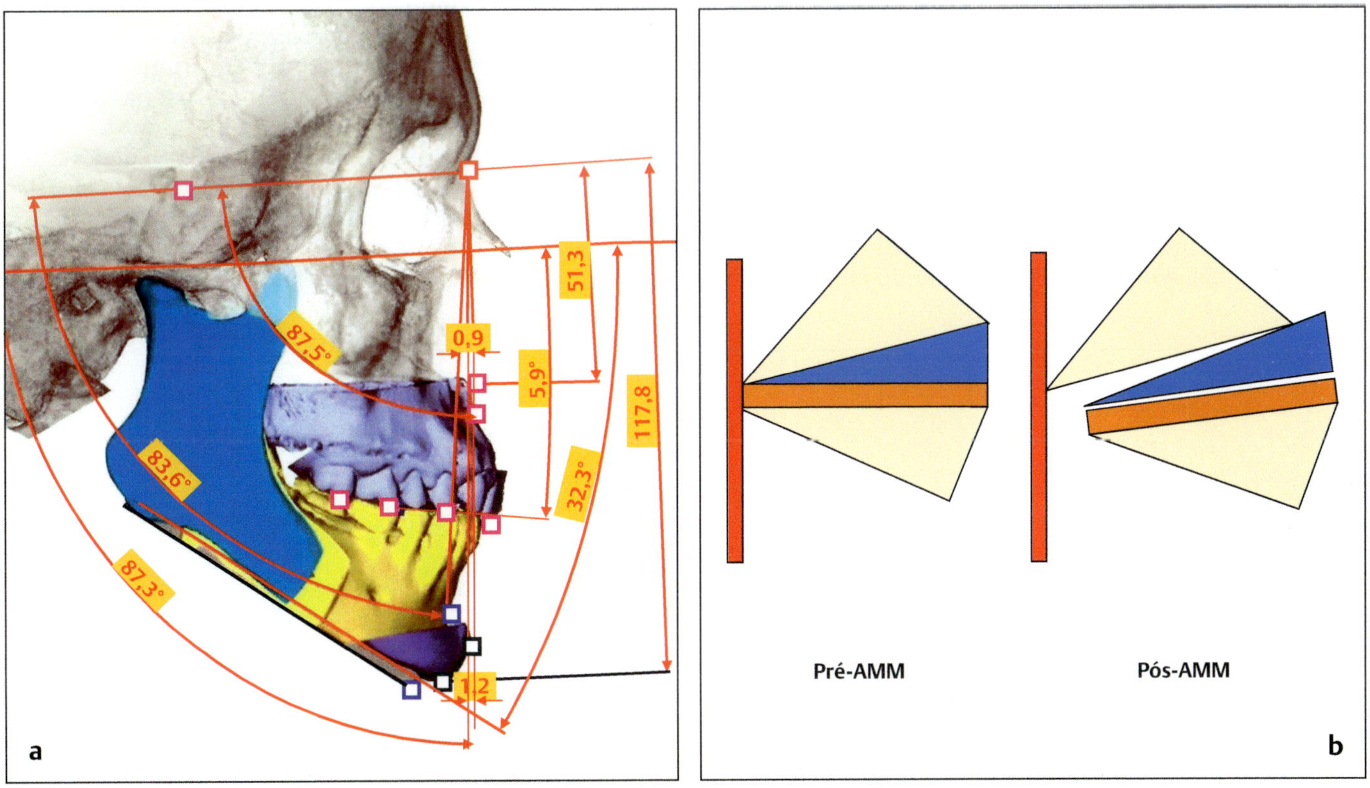

Fig. 16-6. (a) Planejamento virtual do avanço maxilomandibular com rotação anti-horária do plano oclusal e mentoplastia de avanço. (b) Esquema da ampliação da via aérea situação pré e pós-AMM.

e gênio-hióideo, que por sua vez puxa a língua para cima, para a frente e para longe da faringe evitando obstrução e ao mesmo tempo ampliando a via aérea retrolingual. O aumento da atividade do tensor do véu palatino, do genioglosso e da musculatura hióidea aumentam o espaço das vias aéreas e diminuem sua resistência.[12] Movimentos ósseos do plano oclusal (verticais), longitudinais e horizontais também podem ser realizados com o objetivo de corrigir assimetrias, desvios, além de melhorar a oclusão e a estabilidade das articulações temporomandibulares (ATM).[20]

CIRURGIA DO AVANÇO MAXILOMANDIBULAR

A cirurgia se inicia com o preparo da sala, incluindo a verificação de materiais e equipamentos, e a garantia de acesso facilitado aos exames de imagem durante o procedimento. O paciente é posicionado em Trendelenburg reverso, e anestesia hipotensiva (pressão arterial média < 60 mmHg) pode ser utilizada para minimizar perdas sanguíneas. A intubação nasal, fixação e posicionamento do tubo devem ser realizados com cuidado para evitar lesões nas asas nasais. A exposição do campo operatório deve incluir da testa até a clavícula para permitir ao cirurgião avaliar completamente o esqueleto facial reposicionado. A cirurgia pode ser iniciada pela mandíbula ou pela maxila.

Avanço Mandibular

É realizada uma incisão intraoral e dissecado o retalho mucoperiosteal com exposição do ramo da mandíbula, bilateralmente. É então realizada a osteotomia sagital bilateral dos ramos da mandíbula ao longo da crista oblíqua externa, do meio do ramo até a lateral do primeiro molar, preservando o nervo alveolar inferior (Fig. 16-7). Posicionamento de guia oclusal intermediário para o bloqueio maxilomandibular, promovendo o avanço mandibular em relação à maxila ainda em sua posição original. Posicionamento condilar do ramo proximal da mandíbula. Fixação interna rígida da mandíbula, que pode ser realizada com parafusos transfixando diretamente as corticais externa e interna da mandíbula, ou por meio de placas e parafusos. Dependendo do caso, pode ser associado um avanço adicional do mento incluindo a inserção do musculo genioglosso (osteotomia horizontal basilar), com fixação interna rígida. Além de maior projeção do mento (mentoplastia estética), traz ampliação adicional da via aérea por tracionar anteriormente a inserção do principal músculo da língua.

Avanço Maxilar

A maxila é exposta bilateralmente em toda sua extensão através de incisão sublabial e elevação do retalho mucoperiosteal. É então realizada a osteotomia maxilar do tipo Lefort I para liberar a porção inferior da maxila (Fig. 16-8). A osteotomia é horizontal e bilateral, acima das raízes dentárias, desde a abertura piriforme (nasal) em direção ao processo zigomaticomaxilar, até o processo pterigoide do osso esfenoide. Posteriormente é realizada a disjunção pterigomaxilar, preservando o revestimento mucoso e a vascularização da maxila.

Para liberação da porção inferior da maxila é ainda necessária a disjunção na região central da face, com secção do septo nasal, das paredes mediais dos seios maxilares e da porção medial das junções pterigomaxilares (Fig. 16-9)

Após essas secções, é possível a mobilização inferior da maxila (*downfracture*), com descolamento da mucosa do assoalho nasal e preservação dos nervos infraorbitais e do suprimento sanguíneo da maxila através das artérias maxilares e seus ramos (artérias palatinas maiores e artérias palatinas descendentes).

O desgaste de interferências ósseas e o uso de enxertos ósseos podem ser necessários para garantir a estabilidade das grandes movimentações. Quando a maxila é impactada (rotação anti-horária do plano oclusal), a septoplastia e a turbinectomia podem ser necessárias para melhorar a respiração nasal.

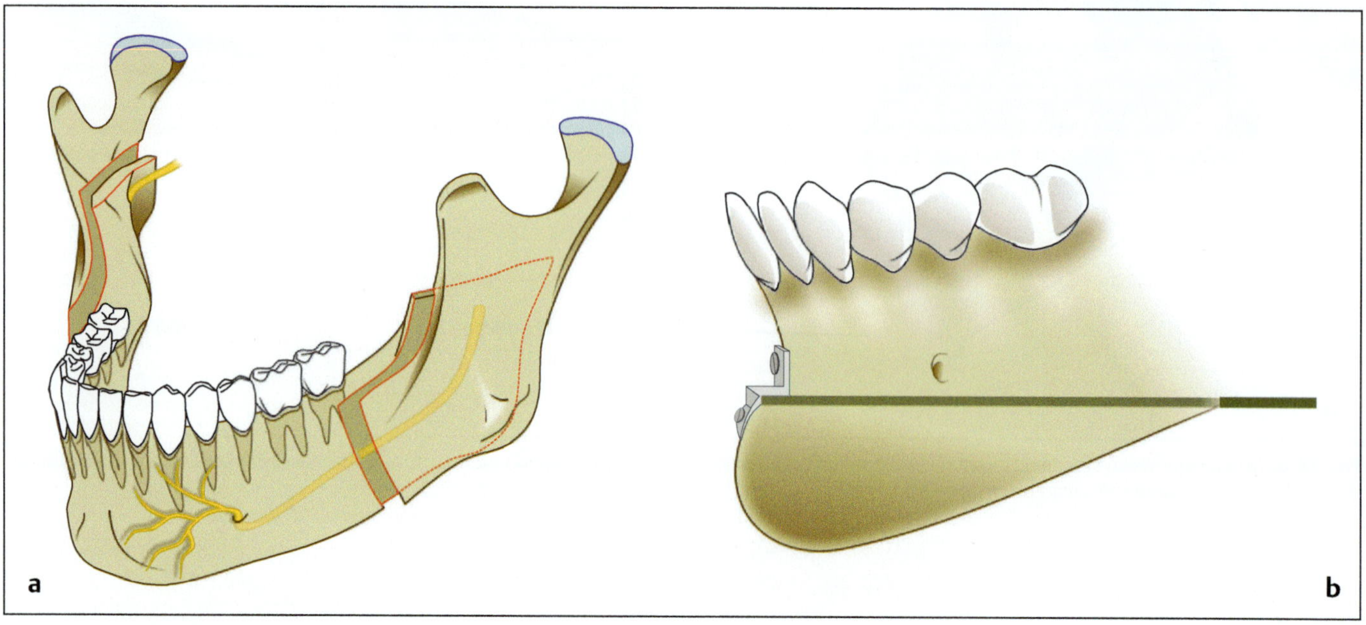

Fig. 16-7. (**a**) Osteotomia sagital bilateral dos ramos da mandíbula, com preservação do nervo alveolar inferior. (**b**) Avanço mentoniano incluindo a inserção do músculo genioglosso.

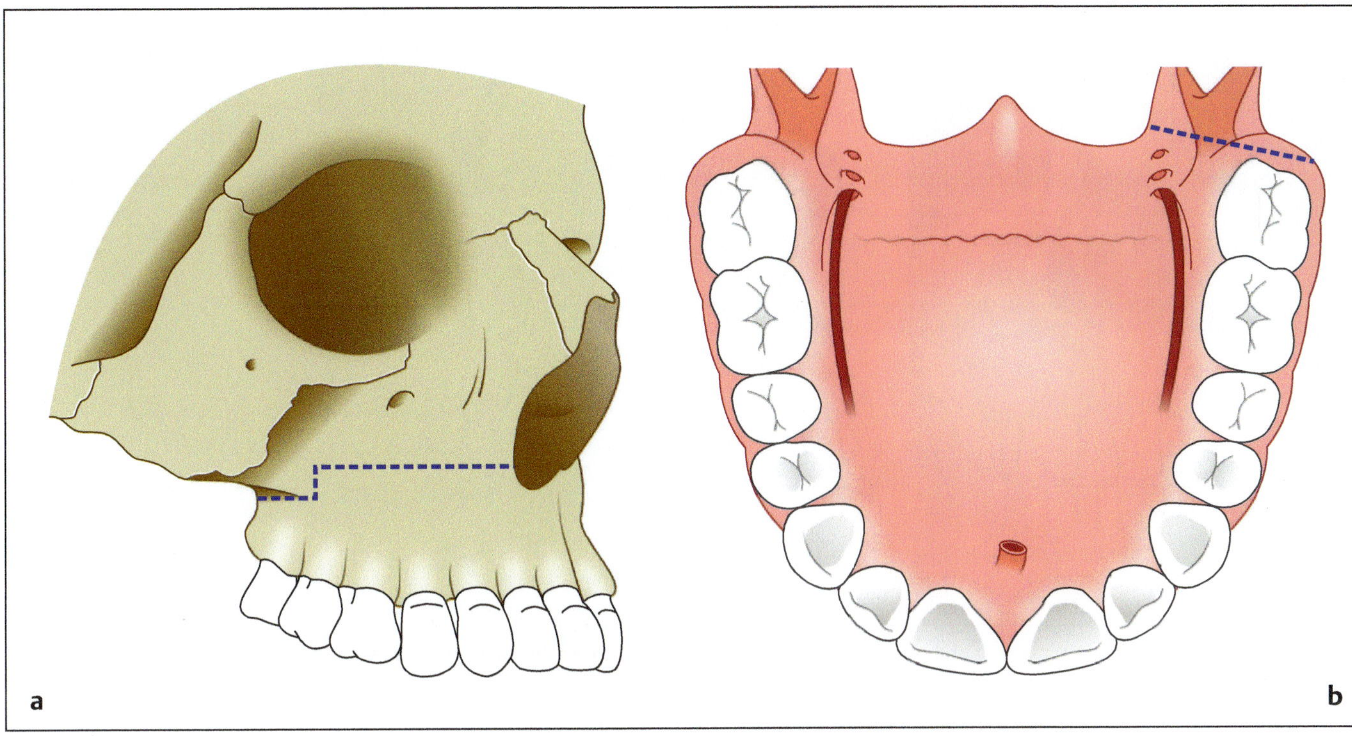

Fig. 16-8. Osteotomia maxilar Le Fort I da abertura piriforme ao processo pterigoide. (**a**) Junção pterigomaxilar sendo desfeita. (**b**) Preservação da vascularização da maxila.

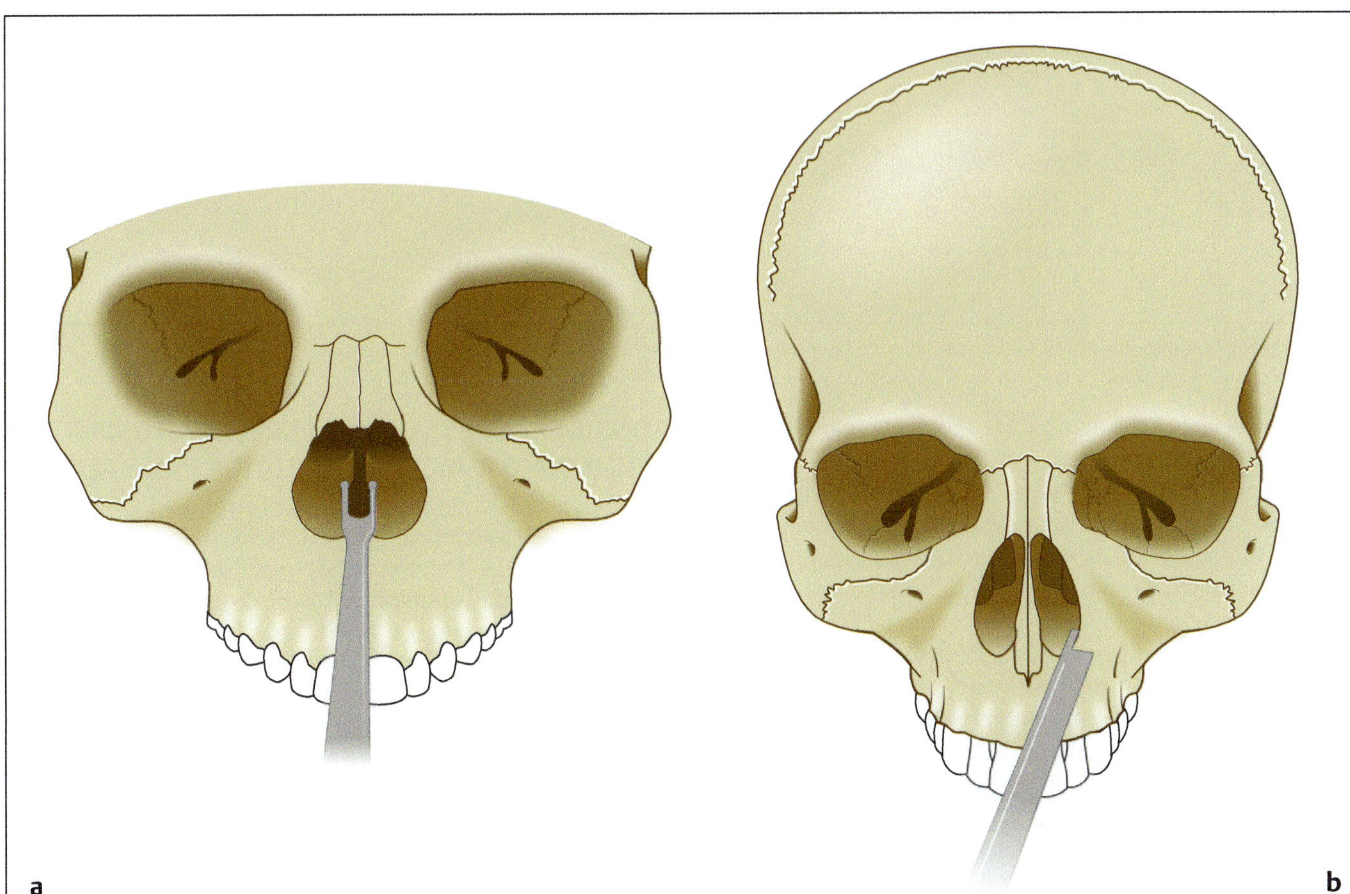

Fig. 16-9. (**a**) Disjunção central do maxilar, com secção do septo nasal. (**b**) Paredes mediais dos seios maxilares.

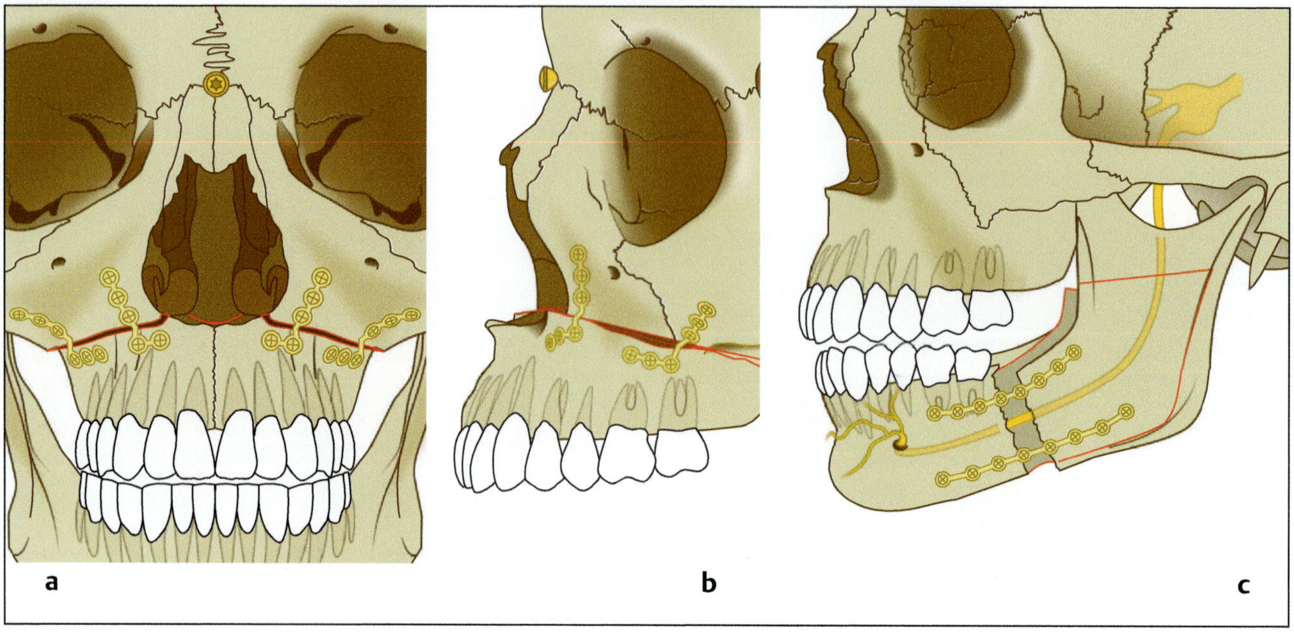

Fig. 16-10. Fixação rígida com placa e parafuso: (**a**,**b**) com estabilização do avanço da maxila e (**c**) da mandíbula.

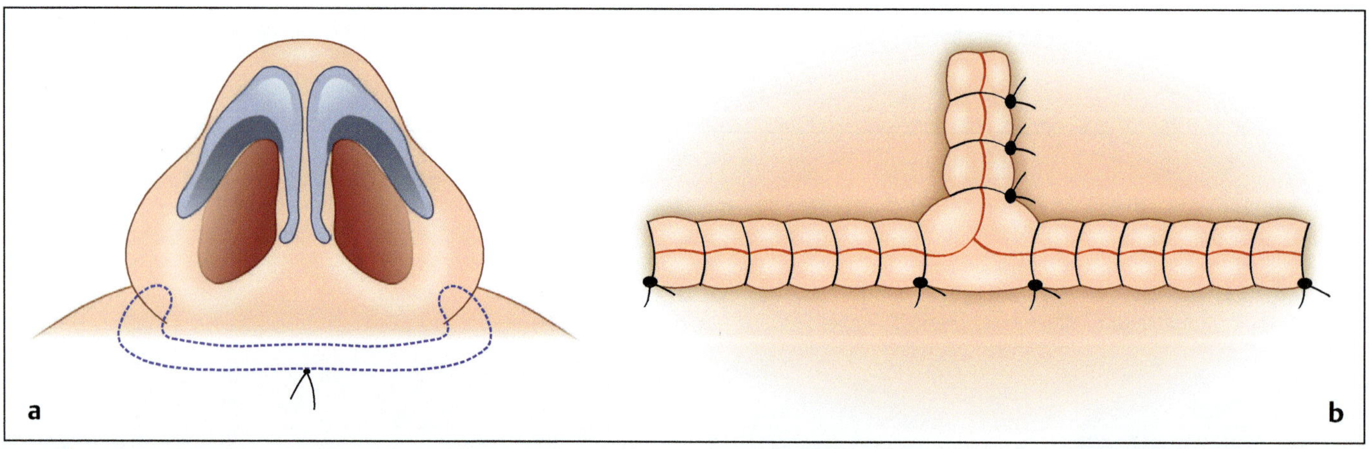

Fig. 16-11. Fechamento dos planos cirúrgicos: (**a**) ponto alar e (**b**) sutura em V-Y para otimizar os resultados estéticos e funcionais.

Para o reposicionamento da maxila e da mandíbula na posição de avanço planejada, é utilizado o guia oclusal final com bloqueio maxilomandibular. Uma vez ajustada a oclusão e conferida a estabilidade e medidas do avanço, é realizada a fixação interna rígida com placas e parafusos (Fig. 16-10).

Após a fixação, é removido o bloqueio maxilomandibular e testado o posicionamento oclusal e condilar. Após revisão da hemostasia e das cavidades cirúrgicas, inicia-se o fechamento das incisões. A precisão no fechamento dos planos cirúrgicos é crucial para otimizar os resultados estéticos e funcionais. O ponto alar, por exemplo, ajuda a prevenir o alargamento da base nasal, enquanto a técnica de fechamento em V-Y contribui para manter a projeção natural dos lábios (Fig. 16-11). A decisão de manter o paciente em fixação intermaxilar ou em elásticos depende da experiência do cirurgião, mas deve-se levar em consideração os riscos de obstrução da via aérea, sendo preferidos os elásticos.[20]

CONSIDERAÇÕES SOBRE A FIXAÇÃO INTERNA RÍGIDA NA CIRURGIA ESQUELÉTICA PARA AOS

O uso de fixação interna rígida introduzido na cirurgia maxilofacial a partir da década de 1980 contribuiu com inúmeras vantagens e melhorias de resultados, sobretudo em relação à estabilidade biomecânica pós-operatória dos segmentos ósseos maxilares. No entanto, as taxas de recidivas, soltura de material e outras complicações relacionadas continuaram a se manifestar. Na cirurgia esquelética para AOS, a falha da fixação interna rígida é crítica devido à instabilidade causada pelas grandes movimentações das bases ósseas.[21] Essa falha pode levar a mobilidade, soltura do material, infecção pós-operatória, perda da função mastigatória e, até perda do tônus da musculatura faríngea, comprometendo o ganho de via aérea obtido com a cirurgia.

A literatura científica documenta amplamente a relação entre a movimentação das bases ósseas e a estabilidade pós-operatória, sendo este um fator crucial no sucesso da fixação interna rígida.[21] Contudo, é imperativo destacar que a instabilidade oclusal em qualquer fase do tratamento, a persistência da respiração bucal, o posicionamento inadequado da língua, a deglutição atípica e a inexperiência no manejo da posição condilar, a força muscular e a postura das inserções musculares aumentam significativamente o risco de perda da estabilidade pós-operatória.

CUIDADOS PÓS-OPERATÓRIOS

Os cuidados pós-operatórios devem levar em consideração o manejo do paciente apneico e suas comorbidades associadas. A prevenção da obstrução da VAS é prioritária, sendo que a oximetria de pulso contínua e a monitorização hemodinâmica são mandatórias. O controle rigoroso da administração de fluidos, a monitorização do uso de opioides e o posicionamento de cânula nasofaríngea antes do término do efeito da anestesia são medidas essenciais para prevenir edema excessivo de tecidos moles, obstrução das vias aéreas e dessaturação de oxigênio. Cabeceira da cama elevada, compressas frias e pressão arterial média abaixo de 90 mmHg são medidas que contribuem para a prevenção de sangramentos.[13]

A antibioticoterapia é realizada profilaticamente e soluções com clorexidina podem auxiliar na higiene oral. O controle de dor raramente é um desafio e a dieta deve ser gradualmente introduzida, progredindo de líquida para pastosa ao longo de 4 a 6 semanas. O acompanhamento depende da evolução do paciente e da preferência do cirurgião. O CPAP é contraindicado no pós-operatório imediato devido ao risco de enfisema subcutâneo, mas deve ser reintroduzido em torno de 3 a 4 semanas. Uma nova polissonografia deve ser realizada entre 6 e 12 meses para avaliar se o CPAP é ainda necessário.[12,13]

COMPLICAÇÕES CIRÚRGICAS

As complicações cirúrgicas são raras, mas podem ocorrer acidentes e complicações transoperatórias, como fraturas indesejadas dos segmentos ósseos, hemorragias, falha no posicionamento condilar e perda da estabilidade oclusal. O uso de serras e cinzéis delicados, manipulação gentil dos tecidos envolvidos, uso de guias (*splints*) transoperatórios, bem como um planejamento cirúrgico bem executado, diminui consideravelmente a chance dos acidentes. Por outro lado, ressaltamos que estas complicações podem resultar em reabordagem cirúrgica de urgência, necessidade de reintubação, traqueostomia, hospitalização prolongada, eventos cardiovasculares e até mesmo óbito. Complicações de vias aéreas, especialmente nas primeiras 72 horas após a cirurgia, representam um risco significativo e exigem monitoramento rigoroso.[12,22]

As complicações cirúrgicas tardias, especialmente relacionadas com alterações sensoriais, como hipoestesia e a parestesia, são frequentemente observadas após cirurgias esqueléticas. A hipoestesia facial é quase universal no pós-operatório imediato e deve ser esclarecida ao paciente. Estudos indicam que a anestesia persistente do nervo alveolar inferior pode ocorrer em 12,5% dos pacientes, enquanto a parestesia persistente é relatada em 14,2% dos casos.[7] Sangramento tardio pode ocorrer pela ruptura de pseudoaneurismas que podem formar-se pela manipulação cirúrgica e pelo processo cicatricial (granulomas) em torno de vasos sanguíneos mais calibrosos. Outras complicações incluem maloclusão dentária, disfunção da ATM, infecção com necessidade de remoção de materiais de fixação, falha no dispositivo de fixação com deslocamento ósseo, instabilidade da maxila e não consolidação óssea. Em caso de lesão ou cauterização das artérias palatinas descendentes durante a cirurgia, ou se a maxila permanecer deslocada (*downfracture*) por tempo excessivo ou sofrer múltiplas fragmentações, há risco de necrose maxilar. Embora rara, a necrose pode ocorrer tardiamente e, por isso, diante de qualquer sinal ou possibilidade de isquemia tecidual durante a cirurgia, a maxila deve ser imediatamente reposicionada e fixada. Em casos mais extremos, a interrupção da cirurgia deve ser considerada.[13]

TÉCNICAS MINIMAMENTE INVASIVAS

Cirurgias minimamente invasivas têm sido propostas com menores incisões, desde que permitam acesso adequado, minimizando o trauma, otimizando os cuidados perioperatórios e proporcionando recuperação mais rápida ao paciente.[23] Essas técnicas têm evoluído com o uso dos sistemas de vídeo-endoscopia nas cirurgias ortognáticas[24] e dos osteótomos piezoelétricos, que permitem secção linear e seletiva do osso através de vibrações ultrassônicas em alta frequência, preservando tecidos moles e neurovasculares, proporcionando melhor cicatrização óssea.[25]

DISTRAÇÃO OSTEOGÊNICA

A distração osteogênica é um processo biológico de formação de novo tecido ósseo no espaço entre dois fragmentos ósseos afastados gradualmente por tração, com auxílio de distratores. Utilizada na cirurgia craniomaxilofacial desde o início dos anos 1990, tem por objetivo o crescimento ósseo e, consequentemente de tecidos moles adjacentes, evitando enxertos, com menor reabsorção e recidiva dos movimentos.[26] Muito utilizada no tratamento de assimetrias faciais, hipoplasias ósseas e síndromes como na sequência de Pierre Robin, na qual a micrognatia pode ser severa, acarretando obstrução da VAS (Figs. 16-12 e 16-13).

A distração osteogênica também pode ser utilizada para grandes movimentos do esqueleto facial para correção estético-funcional em pacientes sindrômicos, trazendo grande ampliação da via aérea e resolução de quadros de AOS (Fig. 16-14).

Existem vários protocolos, a depender da idade, com tempo de latência após osteotomias para início da distração, ritmo de afastamento dos segmentos e tempo de consolidação.[26] Embora existam poucos estudos referentes à distração osteogênica para tratamento de AOS, os dados disponíveis são promissores. A distração no adulto pode ser realizada quando há necessidade de grandes avanços, podendo alcançar até 29 mm, e, segundo metanálise de 2016, apresentou taxa de sucesso de 100% e taxa de cura da AOS variando de 82% a 100%. Em relação às crianças, é possível o controle dos sintomas de AOS, prevenção da traqueostomia ou decanulação.[27]

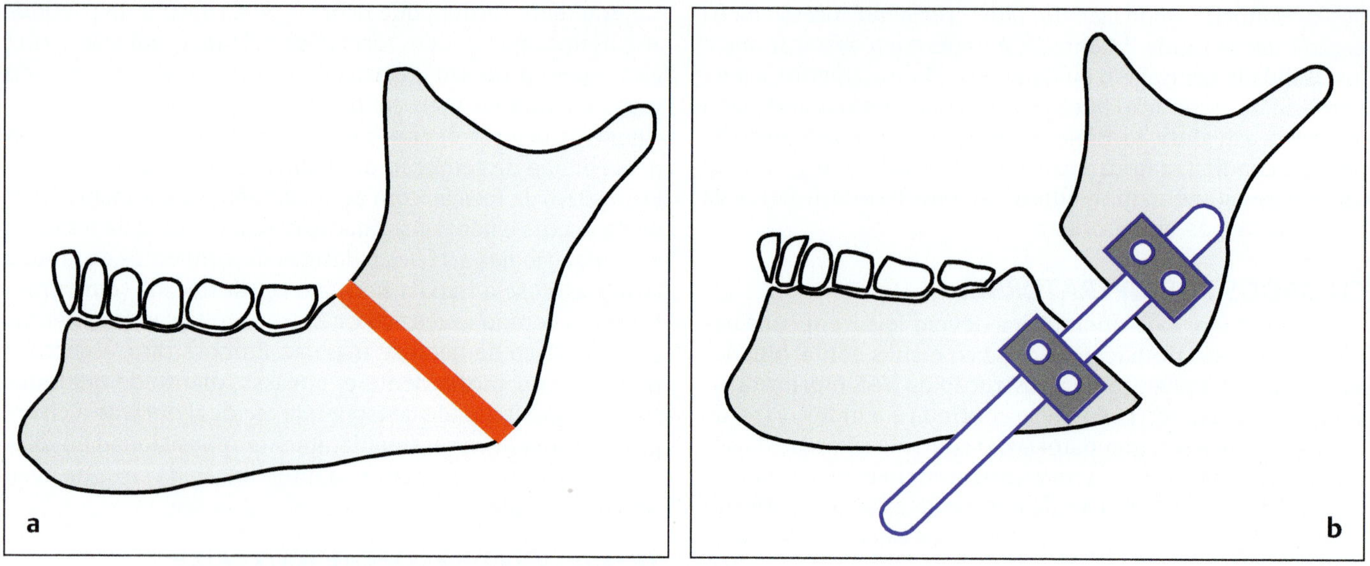

Fig. 16-12. (a) Osteotomia da mandíbula. (b) Colocação do distrator osteogênico.

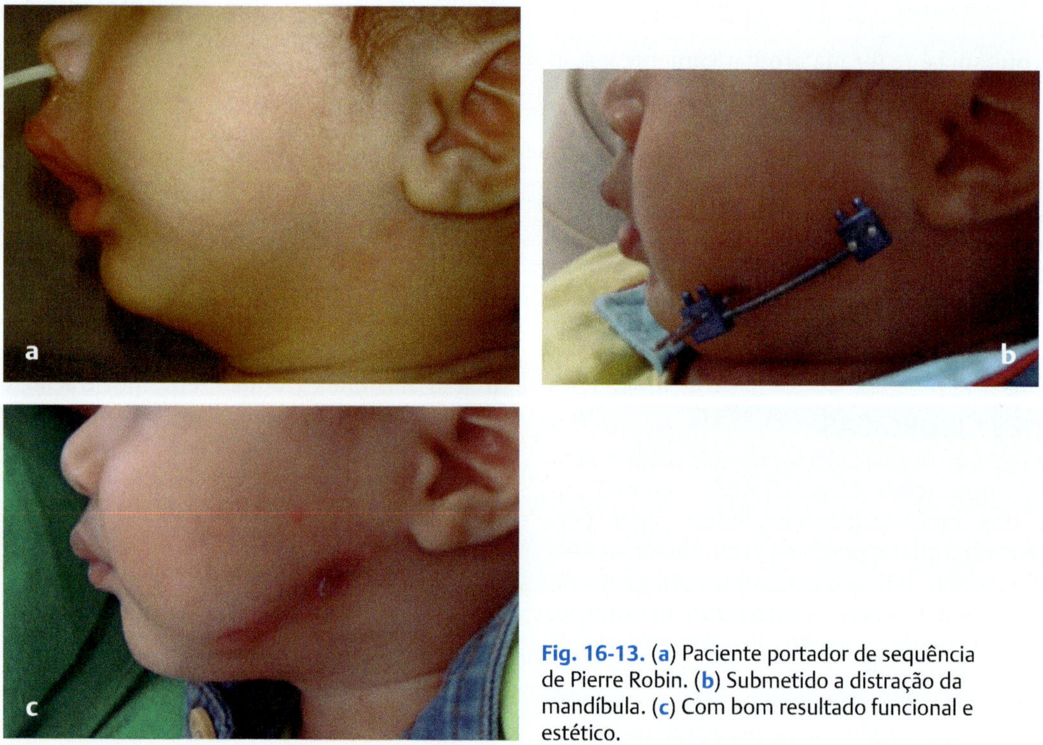

Fig. 16-13. (a) Paciente portador de sequência de Pierre Robin. (b) Submetido a distração da mandíbula. (c) Com bom resultado funcional e estético.

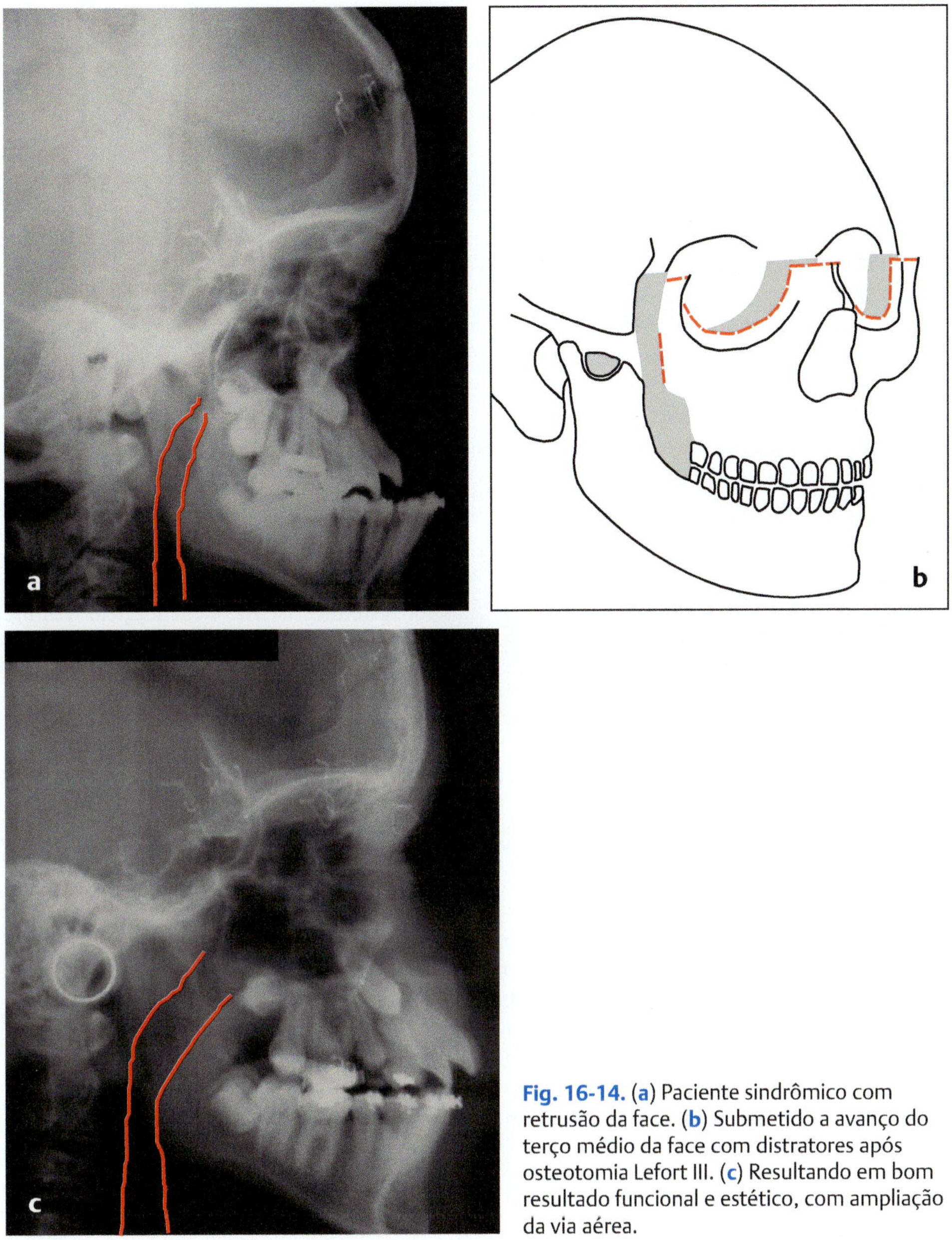

Fig. 16-14. (**a**) Paciente sindrômico com retrusão da face. (**b**) Submetido a avanço do terço médio da face com distratores após osteotomia Lefort III. (**c**) Resultando em bom resultado funcional e estético, com ampliação da via aérea.

EXPANSÃO MAXILAR

A maxila hipoplásica em seu diâmetro transverso pode contribuir para a obstrução da VAS.[28] Sua expansão é possível ortodonticamente até a adolescência, sendo que nos adultos é necessária a osteotomia cirúrgica devido à fusão da sutura palatina mediana. Podem ser utilizados expansores ancorados nos dentes (SARPE) ou nos ossos (MARPE) para fazer a distração osteogênica da maxila.[23]

A osteotomia maxilar com distração osteogênica (DOME) para melhora da obstrução nasal e apneia obstrutiva do sono foi publicada em 2019 pelo grupo de Stanford, mostrando bons resultados.[29] Implantes customizados foram instalados no palato duro, seguidos de osteotomia maxilar mediana, com auxílio de piezoelétrico, sem osteotomia do processo pterigoide. Em 2022, o mesmo grupo publicou a variação da técnica por via endoscópica, com incisões menores.[30] Em 2023, o grupo da Pensilvânia publicou a Expansão Palatina Posterior via Endoscopia Subnasal (2PENN) na qual é realizada osteotomia Lefort I com auxílio de guia customizado e vídeoendoscopia, possibilitando melhor acesso e expansão do terço posterior do palato, com bons resultados no tratamento da AOS.[31]

Inúmeras técnicas vêm sendo desenvolvidas: cirurgias esqueléticas assistidas por robô,[32] cirurgia piezoelétrica assistida por computador, navegação intraoperatória orientando acesso a regiões profundas,[33] entre outros. Inteligência artificial e aprendizado de máquina (*machine learning*) estão aprimorando o diagnóstico, o planejamento cirúrgico, e a previsão de complicações e prognósticos.[34]

DESFECHOS

A avaliação do resultado das cirurgias esqueléticas para AOS envolve diversos aspectos. Subjetivamente, a satisfação do paciente em relação ao resultado final do ponto de vista clínico, funcional e estético devem ser levados em consideração. Embora o IAH seja o principal indicador para avaliar e comparar diferentes técnicas cirúrgicas, nem sempre a redução do IAH garante benefícios clínicos relevantes para o paciente.

Falhas de tratamento com a cirurgia esquelética podem ocorrer por recidiva de movimentos e avanços ou rotações insuficientes. IAH pré-operatório aumentado (≥ 44,5 eventos/hora), idade avançada (≥ 45 anos de idade), ganho ponderal ou IMC pré-operatório ≥ 24,8 kg/m^2 representaram fatores de risco para falha terapêutica.[3] A persistência ou recidiva de aumento de volume na base de língua, seja por tensão insuficiente ou ganho ponderal significativo, podem ser tratados com radiofrequência local ou cirurgia robótica transoral (TORS). Na falha após a cirurgia, devemos considerar que o AMM modifica a dinâmica faríngea e tende a eliminar o colapso circunferencial da faringe, tornando o paciente candidato ao uso do estimulador de nervo hipoglosso.[13] Por fim, é importante considerar que a cirurgia esquelética não impede a progressão da doença e que os músculos, ainda que tensionados, apresentam componente de disfunção neuromuscular que pode não ser totalmente reversível.[35]

CONSIDERAÇÕES FINAIS

A cirurgia esquelética para tratamento de AOS tem evoluído ao longo do tempo, proporcionando bons resultados quando bem indicada. Atua em todos os níveis da VAS: rinofaringe, orofaringe e hipofaringe, ampliando o espaço respiratório, estabilizando as musculaturas faríngeas e prevenindo colapsos obstrutivos. Seu planejamento deve ser minucioso e demanda acompanhamento multidisciplinar. Pode alcançar níveis de cura e seus resultados a longo prazo demonstram manutenção da melhora da apneia (IAH), da sonolência diurna, da qualidade de vida, e de outros desfechos que permeiam a AOS, embora não altere sua evolução natural.

REFERÊNCIAS BIBLIOGRÁFICAS

1. Riley RW, Powell NB, Guilleminault C. Obstructive sleep apnea syndrome: A surgical protocol for dynamic upper airway reconstruction. Journal of Oral and Maxillofacial Surgery. 1993;51(7):742-7.
2. Liu SYC, Wayne Riley R, Pogrel A, Guilleminault C. Sleep Surgery in the Era of Precision Medicine. Vol. 27, Atlas of the Oral and Maxillofacial Surgery Clinics of North America. W.B. Saunders. 2019:1-5.
3. Camacho M, Noller MW, Del Do M, et al. Long-term Results for Maxillomandibular Advancement to Treat Obstructive Sleep Apnea: A Meta-analysis. Vol. 160, Otolaryngology - Head and Neck Surgery (United States). SAGE Publications Inc. 2019:580-93.
4. Liu SYC, Huon LK, Powell NB, et al. Lateral Pharyngeal Wall Tension After Maxillomandibular Advancement for Obstructive Sleep Apnea Is a Marker for Surgical Success: Observations From Drug-Induced Sleep Endoscopy. Journal of Oral and Maxillofacial Surgery. 2015;73(8):1575-82.
5. Vicini C, Dallan I, Campanini A, et al. Surgery vs ventilation in adult severe obstructive sleep apnea syndrome. Am J Otolaryngol. 2010;31(1):14-20.
6. Naimaier Bertolazi A, Chaves Fagondes S, Santos Hoff L, et al. Validação da escala de sonolência de Epworth em português para uso no Brasil* Portuguese-language version of the Epworth sleepiness scale: validation for use in Brazil. J Bras Pneumol. 2009;35.
7. Holty JEC, Guilleminault C. Maxillomandibular advancement for the treatment of obstructive sleep apnea: A systematic review and meta-analysis. Vol. 14, Sleep Medicine Reviews. 2010:287-97.
8. John CR, Gandhi S, Sakharia AR, James TT. Maxillomandibular advancement is a successful treatment for obstructive sleep apnoea: a systematic review and meta-analysis. Vol. 47, International Journal of Oral and Maxillofacial Surgery. Churchill Livingstone. 2018:1561-71.
9. Sher AE, Schechtman B, Piccirillo JR. The Efficacy of Surgical Modifications of the Upper Airway in Adults With Obstructive Sleep Apnea Syndrome. 1996;19.
10. Pottel L, Neyt N, Hertegonne K, et al. Long-term quality of life outcomes of maxillomandibular advancement osteotomy in patients with obstructive sleep apnoea syndrome. Int J Oral Maxillofac Surg. 2019;48(3):332-40.
11. Ibrahim B, De Freitas Mendonca MI, Gombar S, et al. Association of Systemic Diseases with Surgical Treatment for Obstructive Sleep Apnea Compared with Continuous Positive Airway Pressure. JAMA. 2021;147(4):329-35.
12. Nedrud S, Salman SO. Maxillomandibular Advancement. In: Modern Management of Obstructive Sleep Apnea. Springer International Publishing. 2019:89-106.
13. Liu SYC, Powell NB, Riley RW. Chapter 57: Maxillofacial Surgical Techniques for Hypopharyngeal Obstruction in Obstructive Sleep Apnea. In: Friedman M, Jacobowitz O, editors. Sleep Apnea and Snoring: Surgical and Non-Surgical Therapy. 2nd ed. Elsevier. 2020.
14. Ayoub A, Khambay B, Benington P, et al. Handbook of Orthognathic Treatment: A Team Approach. 1st ed. Wiley Blackwell. 2014.
15. Jandali D, Barrera JE. Recent advances in orthognathic surgery. Curr Opin Otolaryngol Head Neck Surg. 2020;28(4):246-50.
16. Yu JL, Thuler E, Seay EG, et al. The Accuracy and Reliability of Visually Assessed Pharyngeal Opening Pressures During Drug-Induced Sleep Endoscopy. Otolaryngology. 2023;168(4):868-75.
17. Liu SYC, Huon LK, Iwasaki T, et al. Efficacy of Maxillomandibular Advancement Examined with Drug-Induced Sleep Endoscopy and Computational Fluid Dynamics Airflow Modeling. In: Otolaryngology - Head and Neck Surgery (United States). SAGE Publications Inc. 2016:189-95.
18. Thuler E, Seay EG, Woo J, et al. Transverse Maxillary Deficiency Predicts Increased Upper Airway Collapsibility during Drug-Induced Sleep Endoscopy. Otolaryngology. 2023;169(2):412-21.
19. Posnick JC. Pioneers and Milestones in the Field of Orthodontics and Orthognathic Surgery. In: Orthognathic Surgery: Principles and Practice. Elsevier Inc. 2013:18-60.
20. Mesa J, Buchman SR, MacKay DR, et al. Atlas of Operative Craniofacial Surgery - John Mesa, Steven R. Buchman, Donald R. MacKay, Joseph E. Losee, Robert J. Havlik. 2019:554.
21. Proffit WR, Turvey TA, Phillips C. The hierarchy of stability and predictability in orthognathic surgery with rigid fixation: An update and extension. Head Face Med. 2007;3(1).
22. Li K, Guilleminault C. Maxillomandibular Advancement for OSA: Serious Complications and Failures. Orthod Fr. 2022;93:61-73.
23. Andriola FO, Weinberg Y, Swennen GRJ. Background and introduction to minimally invasive (MI) orthognathic surgery. In: Minimally Invasive (MI) Orthognathic Surgery: A Systematic

Step-by-Step Approach. Springer International Publishing. 2023:1-9.
24. Resnick CM, Kaban LB, Troulis MJ. Minimally invasive orthognathic surgery. Vol. 25, Facial Plastic Surgery. 2009. p. 49-62.
25. Bertossi D, Lucchese A, Albanese M, Turra M, Faccioni F, Nocini P et al. Piezosurgery versus conventional osteotomy in orthognathic surgery: A paradigm shift in treatment. J Craniofacial Surg. 2013 Sep;24(5):1763-6.
26. Markiewicz MR, Miloro M, Yates D. Distraction Osteogenesis of the Craniomaxillofacial Skeleton. In: Miloro M, Ghali GE, Larsen PE, Waite PD, editors. Peterson's Principles of Oral and Maxillofacial Surgery. 4th ed. Springer; 2022. p. 2089-134.
27. Tsui WK, Yang Y, Cheung LK, Leung YY. Distraction osteogenesis as a treatment of obstructive sleep apnea syndrome A systematic review. Vol. 95, Medicine (United States). Lippincott Williams and Wilkins; 2016.
28. Vinha PP, Thuler ER, de Mello-Filho FV. Effects of surgically assisted rapid maxillary expansion on the modification of the pharynx and hard palate and on obstructive sleep apnea, and their correlations. Journal of Cranio-Maxillofacial Surgery. 2020 Apr 1;48(4):339-48.
29. Yoon A, Guilleminault C, Zaghi S, Liu SYC. Distraction Osteogenesis Maxillary Expansion (DOME) for adult obstructive sleep apnea patients with narrow maxilla and nasal floor. Sleep Med. 2020 Jan 1;65:172-6.
30. Liu SYC, Ibrahim B, Abdelwahab M, Chou C, Capasso R, Yoon A. A Minimally Invasive Nasal Endoscopic Approach to Distraction Osteogenesis Maxillary Expansion to Restore Nasal Breathing for Adults with Narrow Maxilla. Facial Plast Surg Aesthet Med. 2022 Dec 1;24(6):417-21.
31. Jara SM, Thuler ER, Hutz MJ, Yu JL, Cheong CS, Boucher N et al. Posterior Palatal Expansion via Subnasal Endoscopy (2PENN) for Maxillary Deficiency: A Pilot Study. Laryngoscope. 2024 Apr 1;134(4):1970-7.
32. Han JJ, Woo SY, Yi WJ, Hwang SJ. Robot-assisted maxillary positioning in orthognathic surgery: A feasibility and accuracy evaluation. J Clin Med. 2021 Jun 2;10(12).
33. Bianchi A, Badiali G, Piersanti L, Marchetti C. Computer-Assisted piezoelectric surgery: A navigated approach toward performance of craniomaxillofacial osteotomies. J Craniofacial Surg. 2015;26(3):867–72.
34. Mohaideen K, Negi A, Verma DK, Kumar N, Sennimalai K, Negi A. Applications of artificial intelligence and machine learning in orthognathic surgery: A scoping review. Vol. 123, Journal of Stomatology, Oral and Maxillofacial Surgery. Elsevier Masson s.r.l.; 2022. p. e962-72.
35. Bilston LE, Gandevia SC. Biomechanical properties of the human upper airway and their effect on its behavior during breathing and in obstructive sleep apnea. J Appl Physiol. 2014;116:314-24.

CAPÍTULO 17

IMPLANTE DO NERVO HIPOGLOSSO PARA APNEIA OBSTRUTIVA DO SONO (AOS)

Thomaz Fleury Curado ▪ Patrícia dos Santos Cé ▪ Luiz Ubirajara Sennes

ETIOLOGIA, FATORES DE RISCO E PREVALÊNCIA DA APNEIA OBSTRUTIVA DO SONO

A apneia obstrutiva do sono (AOS) é um distúrbio respiratório relacionado com o sono, caracterizado por obstrução parcial ou completa e repetitiva das vias aéreas superiores, resultando geralmente em diminuição da saturação arterial de oxigênio e despertares do sono.[1,2] É a forma mais comum de distúrbio respiratório do sono, afetando de 9% a 38% da população adulta,[3] estando relacionada com relaxamento e contração inadequada da língua e dos músculos dilatadores das vias aéreas superiores durante o sono.[2]

TRATAMENTO

O tratamento padrão-ouro da AOS moderada a grave é a pressão positiva contínua nas vias aéreas (CPAP). No entanto, a taxa de adesão e o uso prolongado do CPAP são bastante baixos. Outras opções de tratamento incluem terapia com aparelhos intraorais (AIO) personalizados, cirurgia das vias aéreas superiores (VAS) e cirurgia esquelética de avanço maxilomandibular (AMM). A ativação elétrica dos músculos das VAS por meio do estimulador do nervo hipoglosso (ENH), surgiu como um tratamento promissor para pacientes com AOS moderada a grave que falharam com a terapia com CPAP. A estimulação das VAS superiores tem mostrado sucesso favorável e baixa morbidade.[1]

TRATAMENTO CIRÚRGICO

O algoritmo cirúrgico de *Stanford* (Fig. 17-1) é uma abordagem de duas fases para a cirurgia do sono. A fase I consiste em cirurgia multinível, incluindo cirurgia nasal, retalho uvulopalatal e avanço do genioglosso (AGG). Os não respondedores na polissonografia (PSG) de acompanhamento pós-operatório de 6 meses poderiam ser recomendados para a fase II, que é o AMM.[4]

A atualização do algoritmo cirúrgico de *Stanford* (Fig. 17-2), agora incorpora uma precisão maior em três áreas fundamentais — seleção de pacientes, identificação de fenótipos anatômicos não abordados anteriormente e técnicas aprimoradas de procedimentos previamente estabelecidos —, a estimulação do nervo hipoglosso (ENH) emerge como uma opção viável para pacientes com AOS. Essa abordagem é especialmente relevante para aqueles que recusam a cirurgia esquelética, que apresentam recidiva após a cirurgia, ou que necessitam de uma combinação de cirurgia esquelética e estimulação das VAS para casos mais severos da doença. Além disso, o conhecimento expandido sobre os fenótipos dos pacientes possibilitou que a ENH seja considerada mesmo após outros procedimentos cirúrgicos, beneficiando pacientes que inicialmente eram inelegíveis para essa terapia.[4] Diferente da abordagem original de fase 1 e 2 de *Riley* e *Powell*, que se concentrava na taxa de sucesso cirúrgico individual, este algoritmo se esforça por um sucesso geral do tratamento com modalidades multimodais e centradas no paciente.[3]

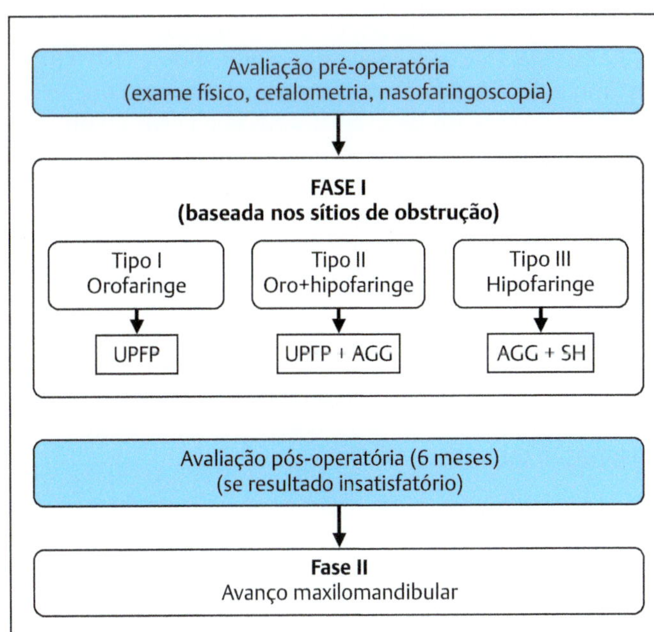

Fig. 17-1. Algoritmo original de Stanford para cirurgia do sono.

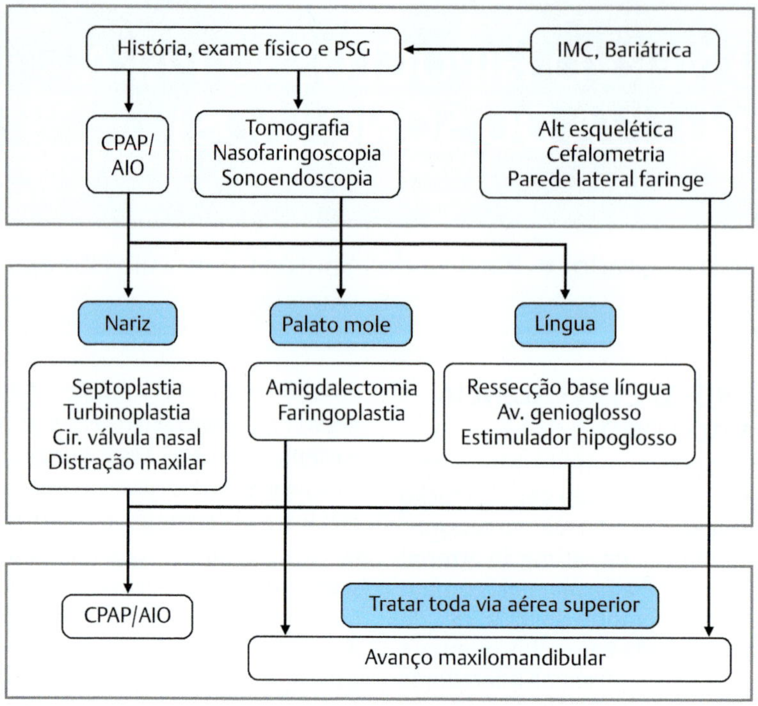

Fig. 17-2. Algoritmo atualizado de Stanford para cirurgia do sono.

ESTIMULAÇÃO DO NERVO HIPOGLOSSO (ENH)

Evidências mostram que os eventos respiratórios obstrutivos que ocorrem durante o sono podem estar relacionados com a redução da atividade dos músculos dilatadores da faringe, inervados pelo nervo hipoglosso (NC XII).[5,6] A estimulação elétrica deste nervo tornou-se uma opção na prevenção do colapso VAS.[7] A introdução da ENH revolucionou as intervenções cirúrgicas para a AOS sendo a única intervenção cirúrgica que não propõe tratar a anatomia, mas sim repor a atividade neuromuscular deficiente. É um tratamento eficaz e que apresenta melhor adesão do paciente em comparação com o CPAP. Estudos sugerem que a ENH tem eficácia semelhante ao CPAP na melhoria da eficiência do sono, medidas de qualidade de vida e redução do índice de apneia-hipopneia (IAH).[8] O dispositivo funciona estimulando o XII nervo cranial, nervo hipoglosso, que controla a língua, sincronizando ou não (a depender da tecnologia) com a inspiração durante o sono.[3]

Histórico da ENH

A ENH como opção para o tratamento da AOS está sendo estudada desde a década de 1990, inicialmente com eletrodos de superfície e posteriormente com eletrodos implantados. Schwartz *et al.* (1993) realizaram o primeiro teste de ENH na colapsibilidade das vias aéreas superiores em gatos, analisaram as relações pressão-volume em diferentes frequências (0 a 100 Hz) e concluíram que a estimulação do nervo hipoglosso aumentou o fluxo inspiratório máximo, diminuiu o Pcrit e reduziu a colapsibilidade das VAS devido à protrusão da língua.[9] Miki *et al.* em 1989, realizaram um experimento semelhante em cães anestesiados, observando que a estimulação do nervo hipoglosso em frequências acima de 50 Hz diminuía a resistência das VAS para um nível estável, prevenindo o colapso por meio da estimulação do músculo genioglosso.[10] Bailey *et al.* em 2003, testaram a estimulação dos músculos protrusores da língua e a coativação dos músculos protrusores e retratores em ratos, concluindo que a estimulação dos protrusores dilatou a via faríngea em volumes altos, enquanto a coativação teve resultados semelhantes em volumes altos, mas não dilatou em volumes baixos.[11] Oliven *et al.* em 2003, observaram em cães anestesiados que a ENH reduziu a colapsibilidade das vias aéreas superiores, aumentou a dilatação e a rigidez, diminuiu a resistência de 90 para 3 cmH_2O e aumentou o fluxo inspiratório máximo de 28 para 207 L/s com aumento do Pcrit (de –27 para 21 cmH_2O).[12]

O primeiro dispositivo para estimulação do nervo hipoglosso (ENH) em humanos foi aprovado pela FDA em 2014, com base no estudo principal *Stimulation Treatment for Apnea Reduction* (STAR), que utilizou o dispositivo Inspire®. Este estudo demonstrou melhoras objetivas e subjetivas significativas em pacientes com apneia obstrutiva do sono (AOS) moderada a grave.[13] O estudo incluiu 126 participantes com IAH entre 15 e 65 eventos por hora, que não toleravam a terapia de pressão positiva nas vias aéreas (PAP). Dos 126 pacientes iniciais, 97 (78%) retornaram para o controle de 5 anos. As medidas dos índices de apneia e hipopneia (IAH) e de dessaturação da oxi-hemoglobina (IDO) diminuíram significativamente em relação à linha de base após 12 meses e permaneceram estáveis aos 36 e 60 meses. Aos 5 anos, 75% dos participantes mantiveram uma redução superior a 50% no IAH, com 44% apresentando IAH inferior a 5 e 78% inferior a 15. A análise indicou um IAH médio de 15,1 aos 5 anos, com uma taxa de resposta de 63%, semelhante à observada aos 12 meses. A análise multivariada revelou que o IDO basal mais baixo foi preditivo de uma melhor resposta ao IAH após 5 anos. As melhoras nos escores FOSQ (*Functional Outcomes of Sleep Questiuonaire*) e ESS (escala de sonolência de Epworth) persistiram, com 67% relatando FOSQ normal e 78% ESS normal após 5 anos. Os relatos dos parceiros indicaram uma redução significativa no ronco, e 80% dos participantes ainda usavam o dispositivo regularmente. Embora não houvesse mudanças significativas na distribuição dos estágios do sono, o índice de despertares foi reduzido. Em termos de eventos adversos, 6% dos participantes enfrentaram complicações, sendo a maioria resolvida com ajustes ao longo do tempo.[14] Em 2019, foi aprovado na Comunidade Europeia um outro dispositivo para ENH, o sistema Genio® para estimulação bilateral do nervo hipoglosso, com base no estudo Nyxoah BLAST OSA (Estimulação Bilateral do Nervo Hipoglosso para Tratamento da Apneia Obstrutiva do Sono). Foi um estudo prospectivo que avaliou a segurança e o desempenho do Genio® em sete centros na França e na Austrália. Concluiu que o sistema Genio™ reduziu a gravidade da apneia obstrutiva do sono (AOS) e melhorou a qualidade de vida, sem complicações relacionadas com o dispositivo. Os resultados foram comparáveis com os ENH previamente publicados, mas com menos componentes implantados e um algoritmo de estimulação simples.[15]

Critérios de Inclusão e Exclusão para ENH

Atualmente, os critérios de inclusão para a estimulação das vias aéreas superiores (VAS) incluem pacientes com um IAH máximo de 100 eventos por hora, índice de massa corporal (IMC) até 40 kg/m², ausência de colapso concêntrico do véu palatino durante a sonoendoscopia induzida por drogas, e com apneias centrais ou mistas representando menos de 25% do IAH. Além disso, é necessário que os pacientes não apresentem doença neuromuscular, doença cardiopulmonar mórbida grave ou outros distúrbios crônicos do sono. Os critérios também especificam que a estimulação VAS é indicada para adultos acima de 18 anos e para pacientes com síndrome de Down acima de 13 anos.[16] A presença de outro dispositivo implantável, geralmente considerada um critério de exclusão devido à possibilidade de interação não intencional com o estimulador do nervo hipoglosso foi avaliada em um estudo de viabilidade recente envolvendo 14 pacientes, o qual demonstrou que o uso simultâneo do ENH (*Inspire Medical System*®) com dispositivos eletrônicos cardíacos implantáveis transvenosos pode ser seguro, eficaz e sem qualquer interação entre os dispositivos.[17]

CARACTERÍSTICAS ANATÔMICAS DAS VAS

Forma da Faringe

Leiter em 1996, sugeriu inicialmente que a língua desempenhava um papel maior no controle da patência faríngea em pacientes com lúmen faríngeo elíptico orientado com seu eixo maior na dimensão lateral e eixo menor na dimensão anteroposterior.[18] Nessas circunstâncias, um determinado grau de protrusão da língua produziria maiores aumentos na patência do que em pacientes com colapso faríngeo elíptico em comparação com colapso faríngeo concêntrico. Este conceito é endossado por estudos fisiológicos que relatam reduções muito maiores na colapsabilidade faríngea em pacientes com colapso faríngeo predominantemente anteroposterior em vez de lateral sob sonoendoscopia. No entanto, as respostas podem ser atenuadas naqueles com palato mole volumoso, sugerindo que a língua e as estruturas ósseas também podem afetar essas respostas.

Local do Colapso Faríngeo

A forma do lúmen faríngeo nos segmentos retropalatal e retroglossal e a conformação da língua sob estimulação também podem prever as respostas à estimulação.[19] A maioria dos pacientes apneicos exibe colapso retropalatal em vez de retroglossal como o principal local de obstrução das vias aéreas durante o sono, embora locais secundários de obstrução também possam ser observados mais distalmente. Respondedores à estimulação do nervo hipoglosso exibiram maiores graus de ampliação retropalatal do que os não respondedores, apesar de graus semelhantes de ampliação retroglossal. As respostas à estimulação do nervo hipoglosso podem depender do grau de interação do palatoglosso e/ou da liberdade espacial dentro do complexo maxilomandibular.[19]

ENDOSCOPIA DO SONO INDUZIDA POR DROGAS (SONOENDOSCOPIA)

A sonoendoscopia é atualmente uma ferramenta diagnóstica essencial, capaz de identificar o local específico do colapso (p. ex., retropalatal, retrolingual), o padrão (concêntrico, anteroposterior, lateral) e o grau (completo, parcial) da obstrução, durante a avaliação pré-operatória do paciente. A sonoendoscopia é extremamente útil para descartar um colapso concêntrico completo (CCC) no nível do véu palatino, provavelmente a contraindicação mais robusta para a ENH. Este padrão de obstrução é comum, com uma prevalência de 20% a 25% em pacientes com OSA e intolerância ao CPAP. Nesses casos, embora os outros critérios permitam a implantação do dispositivo, o padrão anatômico de colapso prevê um alto risco de falha do tratamento e a terapia ENH é contraindicada.[17]

SISTEMAS DE ESTIMULAÇÃO DO NERVO HIPOGLOSSO

A língua possui uma estrutura complexa composta por músculos intrínsecos e extrínsecos, funcionando como um hidrostato muscular. Quando estimulada, a língua provoca a ativação de outros músculos da faringe e o aumento do volume das vias aéreas superiores. O músculo genioglosso, inervado pelo nervo hipoglosso, é responsável pela protrusão da língua e é o principal músculo dilatador da faringe. A estimulação seletiva do tronco deste nervo, caracterizado por ser multifasciculado, é capaz de estimular o genioglosso em conjunto com os demais músculos dilatadores da faringe, atuando para evitar o colapso da faringe em portadores de AOS.[16]

Apesar de no Brasil a tecnologia de estimulação do nervo hipoglosso ainda não ter sido aprovada pela ANVISA, este procedimento já é realizado na Europa e nos Estados Unidos com bons resultados e baixas taxas de complicação. Existem atualmente três opções principais: o Inspire (Inspire Medical Systems Inc.), o Aura6000 (Livanova) e o Nyxoah (Genio). As diferenças entre cada sistema estão especificadas no Quadro 17-1, sendo que todos apresentam resultados clínicos semelhantes.[15,20,21]

Quadro 17-1. Histórico do desenvolvimento da estimulação do nervo hipoglosso

1993	Estudos pioneiros em animais, seguidos pelos primeiros estudos em humanos
1995	Importância da colocação do eletrodo e ativação do genioglosso
1996	Dilatação e enrijecimento das vias aéreas com ENH
1997	Colocação cirúrgica do eletrodo em humanos
1998	Segurança da ENH crônica em animais
2001	Primeiro dispositivo implantável crônico em humanos (Inspire I)
2011	Primeiro dispositivo ENH cronicamente implantável e comercial (Apnex Medical)
2012	Eficácia do dispositivo Inspire de segunda geração (Inspire II)
2013	Eficácia do sistema Aura6000 (ImThera) e descontinuação da Apnex Medical
2014	Aprovação do Inspire II pela FDA
2019	Aprovação do sistema Genio pela CE
Atual	Ensaios em andamento para os sistemas Genio, Aura6000 e Inspire

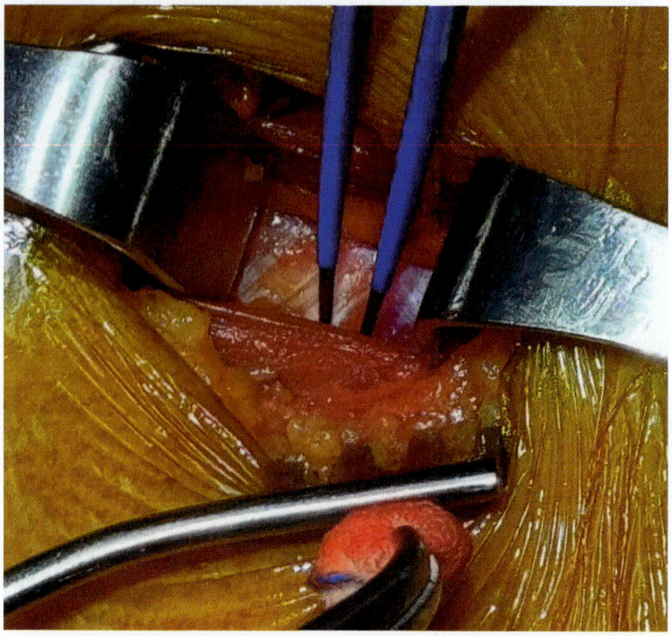

Fig. 17-3. Exposição do segundo espaço intercostal: a retração romba do músculo peitoral maior permite a exposição dos músculos intercostais. O músculo intercostal externo é identificado pela direção contrária ao intercostal interno subjacente.

Inspire®: Eletroestimulação Seletiva do Nervo Hipoglosso

O sistema de estimulação das VAS Inspire (Inspire Medical Systems Inc., Maple Grove, MN) consiste em um sensor de respiração, gerador de pulso implantado programável e eletrodos estimulantes. O sensor é colocado na direção medial para lateral entre os músculos intercostais externos e internos, para detectar os esforços respiratórios de excursões torácicas, que são analisadas pelo gerador (Fig. 17-3). O gerador é implantado habitualmente no hemitórax superior direito sob a fáscia do músculo peitoral maior e fornece estimulação sincronizada com o ciclo respiratório para o eletrodo de estimulação. O eletrodo de estimulação (Fig. 17-4) é colocado nos ramos anteriores (protusores linguais) do nervo hipoglosso e do 1º nervo espinhal cervical (C1).

Após a estimulação, esses nervos causam protrusão anterior da língua, estimulando o músculo genioglosso (Fig. 17-5). Além disso, a estimulação de C1 causa um deslocamento anterossuperior do osso hioide, ambos aumentando o tamanho da via aérea orofaríngea. Estudos anteriores mostraram que o efeito da estimulação das vias aéreas superiores não se limita ao nível da base da língua, mas também melhora a permeabilidade das vias aéreas no nível do palato.[1]

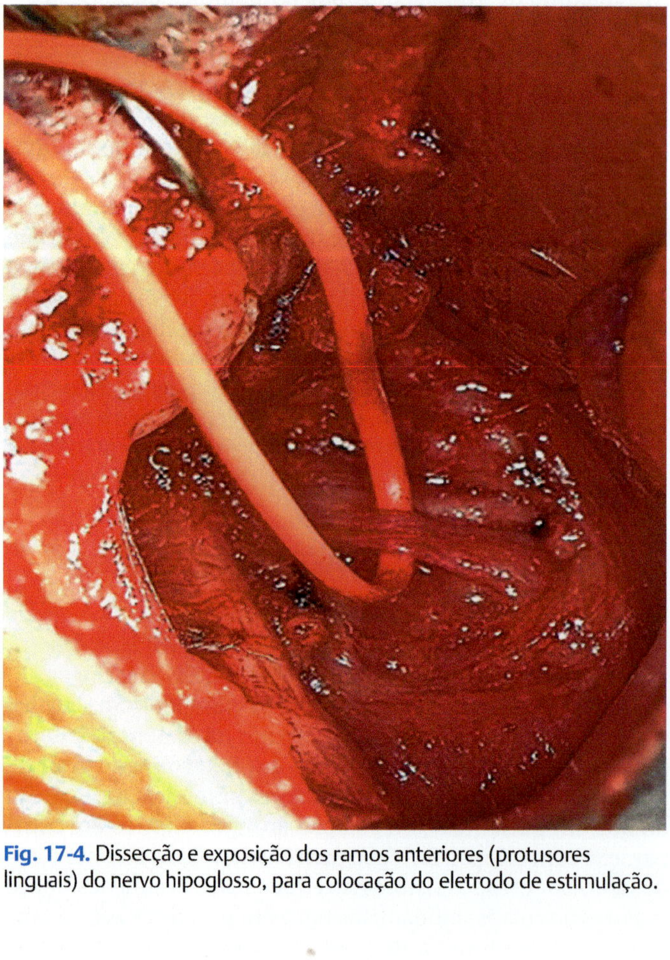

Fig. 17-4. Dissecção e exposição dos ramos anteriores (protusores linguais) do nervo hipoglosso, para colocação do eletrodo de estimulação.

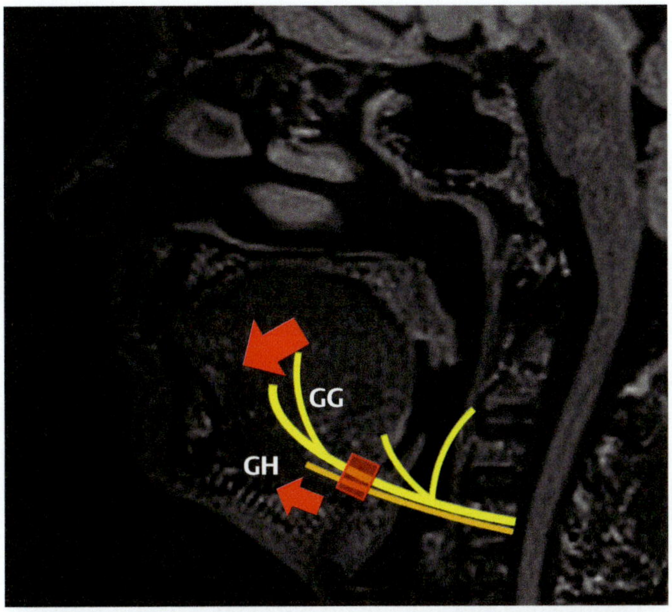

Fig. 17-5. Sistema Inspire II: Eletroestimulação unilateral do nervo do hipoglosso (amarelo) e C1 (laranja), por meio de um eletrodo distal (quadrado), levando à contração dos músculos genioglosso (GG) e gênio-hióideo (GH), anteriorizando a língua e ampliando a via aérea (setas).

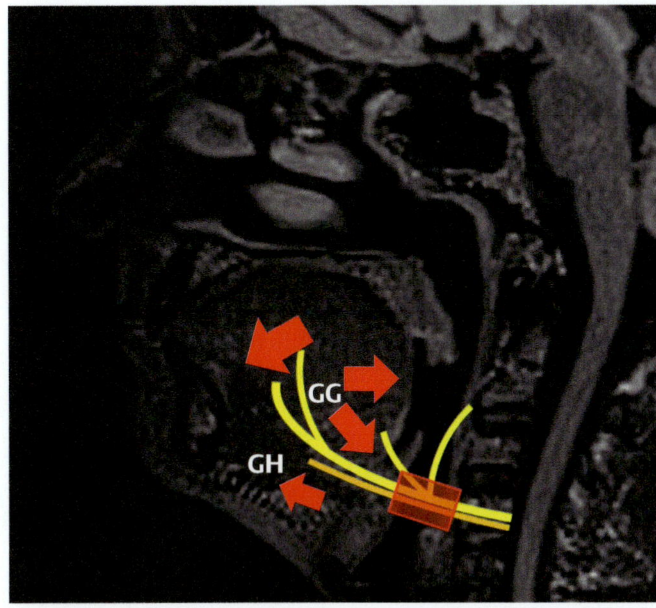

Fig. 17-6. Sistema Aura6000: Eletroestimulação unilateral do nervo do hipoglosso (amarelo) e C1 (laranja), por meio de um conjunto de seis eletrodos colocados na porção proximal do nervo (retângulo), levando à contração dos músculos genioglosso (GG), gênio-hióideo (GH) e outros extrínsecos estabilizando e ampliando a faringe (setas).

Ativação e Titulação do Dispositivo

A terapia não deve ser iniciada até aproximadamente 4 semanas após o procedimento, para permitir a cicatrização completa. Pelo menos um estudo do sono é necessário após a ativação da terapia para ajustar as configurações de estimulação. Acompanhamentos regulares devem ser agendados para monitorar a condição da bateria do IPG e confirmar se os valores da terapia são apropriados.

Imthera – Aura6000: Eletroestimulação Direcionada do Nervo Hipoglosso

O dispositivo Aura6000 é composto por um gerador, um implante com seis eletrodos de contato e o fio de interligação. O sistema não utiliza um sensor respiratório intercostal, evitando o risco de complicações pulmonares. O gerador será implantado inferiormente à clavícula direita, dentro de uma bolsa subcutânea, sendo conectado por via subcutânea ao eletrodo posicionado ao redor do nervo hipoglosso na sua porção mais proximal (Fig. 17-6). A estimulação é testada por telemetria e confirmada pela movimentação da língua. A bateria do dispositivo é recarregável por via transcutânea por um carregador externo. O tempo de carga é de cerca de 1 hora. O gerador possui memória de registro para carga e uso, e é acessado remotamente para programar os parâmetros de estimulação, a fim de evitar a obstrução da via aérea durante o sono.

Ativação e Titulação do Dispositivo

A ativação da eletroestimulação será iniciada 4 semanas após o procedimento, após um teste inicial, aumentando progressivamente a intensidade do estímulo até que os pacientes percebam uma sensação indolor (limiar sensorial). Sequencialmente, por meio de nasofibrolaringoscopia, o dispositivo é novamente ativado até que ocorra o maior movimento da base da língua (limiar motor), observando-se o movimento ventral da base da língua e a anteriorização da epiglote. Os pacientes são então submetidos a polissonografia para teste e seleção dos eletrodos (1 a 6) que serão ativados na terapia. As avaliações clínicas após a implantação ocorrem com 1 semana, 2 semanas, 1 mês, 2 meses, 3 meses e 6 meses. A polissonografia para verificar a eficácia da terapêutica com a eletroestimulação é realizada 6 meses após a implantação. Para avaliar o sucesso do tratamento, são analisadas a melhora subjetiva do ronco e da sonolência diurna (escala de sonolência *Epworth* – ESS e questionário de Berlin), e a análise objetiva dc parâmctros polissonográficos, comparando os resultados pré e pós-tratamento.

A eficácia a longo prazo do uso do sistema Imthera Aura6000 foi conduzida por Freidman *et al.* em 2016.[22] Eles examinaram 46 pacientes que tiveram o dispositivo implantado e fizeram um acompanhamento de 6 meses (43/46). No estudo, os pacientes foram classificados em respondedores e não respondedores (respondedores à terapia EHN tinham as seguintes características: IMC < 35 kg/m^2, IAH na linha de base < 65, AI na linha de base ≤ 30 eventos por hora e ≤ 15 eventos por hora de diminuição no $SpO_2 > 10\%$). Respondedores atingiram os principais objetivos que incluem uma redução estatisticamente significativa no IAH e IDO (de 35,7 eventos por hora na linha de base para 8,5 eventos por hora aos 6 meses e de 32,6 eventos por hora na linha de base para 7,9 eventos por hora aos 6 meses, respectivamente). Respondedores também tiveram uma redução significativa no índice de despertar de 43,9 eventos por hora na linha de base para 20,4 eventos por hora aos 6 meses e redução no ESS de 13 para 8,4.

Nyxoah – Genio: Eletroestimulação Bilateral do Nervo Hipoglosso

O estimulador Genio consiste em dois conjuntos de eletrodos estimuladores emparelhados e uma antena receptora central envoltos em silicone. Os eletrodos estão localizados em pernas flexíveis, ajustando-se às variações anatômicas na localização dos ramos do nervo hipoglosso e acomodando o movimento do músculo genioglosso. O *design* do estimulador permite o posicionamento bilateral com os eletrodos sobre os ramos terminais do nervo hipoglosso para ambos os músculos genioglossos (Fig. 17-7). Este é o único componente implantável do sistema Genio, o qual é ativado por transmissão de energia sem fio de um *chip* de ativação que o paciente usa durante o sono, prendendo-o a um adesivo descartável. Todas as manhãs, o paciente remove o *chip* do adesivo, descarta o adesivo e recarrega o *chip*. A memória do *chip* contém os parâmetros específicos de estimulação programados pelo médico.[10]

Ativação e Titulação do Dispositivo

Seis semanas após a cirurgia, o paciente retorna para ativar o dispositivo. Inicialmente, utiliza-se uma configuração de estímulo de baixa intensidade para auxiliar na adaptação sensitiva. A PSG de titulação é realizada 2 semanas após, durante a qual os parâmetros ideais de estimulação do paciente serão definidos. Os seguintes parâmetros são programáveis: comprimento, frequência, intervalo e amplitude de pulso. A estimulação programada é cíclica, com períodos de estímulo ON/OFF programados.

COMPLICAÇÕES DA ENH

A base de dados da US Food and Drug Administration (FDA) e a Manufacturer User Facility Device Experience (MAUDE) para notificação voluntária de efeitos adversos provém dados para a avaliação de dispositivos. As complicações mais comumente relatadas na literatura são dor, neuropraxia, migração do eletrodo e infecção.[14,23,24]

As fraturas de eletrodo em implantes de ENH são raras, mas clinicamente significativas, pois podem levar à recorrência dos sintomas de AOS. Um estudo retrospectivo examinou 352 pacientes que receberam implantes de ENH entre 2016 e 2023, dos quais 16 necessitaram de reintervenção cirúrgica.[8] A fratura do eletrodo foi a principal causa, ocorrendo em 11 dos casos (68,8%). Outros problemas incluíram migração de eletrodos e mau funcionamento do gerador de pulsos implantáveis (GPI). Os resultados sugeriram que pode haver uma correlação entre a abordagem cirúrgica e as fraturas de eletrodos, sendo que a maioria dos eletrodos que falharam eram de dispositivos implantados através da abordagem de três incisões, salientando que o avanço na técnica pode ter um desempenho positivo na redução do número de falhas dos eletrodos.

Islam *et al.* em 2024, avaliaram a incidência de falhas no cabo do sensor do estimulador VAS que necessitaram de cirurgia de revisão, em conjunto com uma revisão dos relatórios do banco de dados MAUDE sobre eventos adversos associados ao componente do cabo sensor.[25] Dos 190 pacientes implantados na instituição dos autores durante o período do estudo, quatro (2,1%) pacientes apresentaram falhas no cabo sensor. O banco de dados MAUDE revelou 122 relatos de eventos adversos associados ao componente do cabo sensor, com 72% (88/122) desses casos requerendo cirurgia de revisão. O evento adverso mais frequentemente relatado foi a separação da ponta do cabo sensor do corpo do cabo, observado em 46% desses relatos (56/122). Concluíram que o cabo sensor do dispositivo de estimulação tem uma baixa taxa de falha, mas, em caso de mau funcionamento, a cirurgia de revisão pode ser necessária. É prática dos autores remover qualquer sensor com forma de onda patológica; no entanto, o estudo não demonstra que a cirurgia de revisão é sempre necessária para resolver o problema ou manter a eficácia da terapia, pois não realizou avaliações de PSG no momento da identificação das formas de onda irregulares.

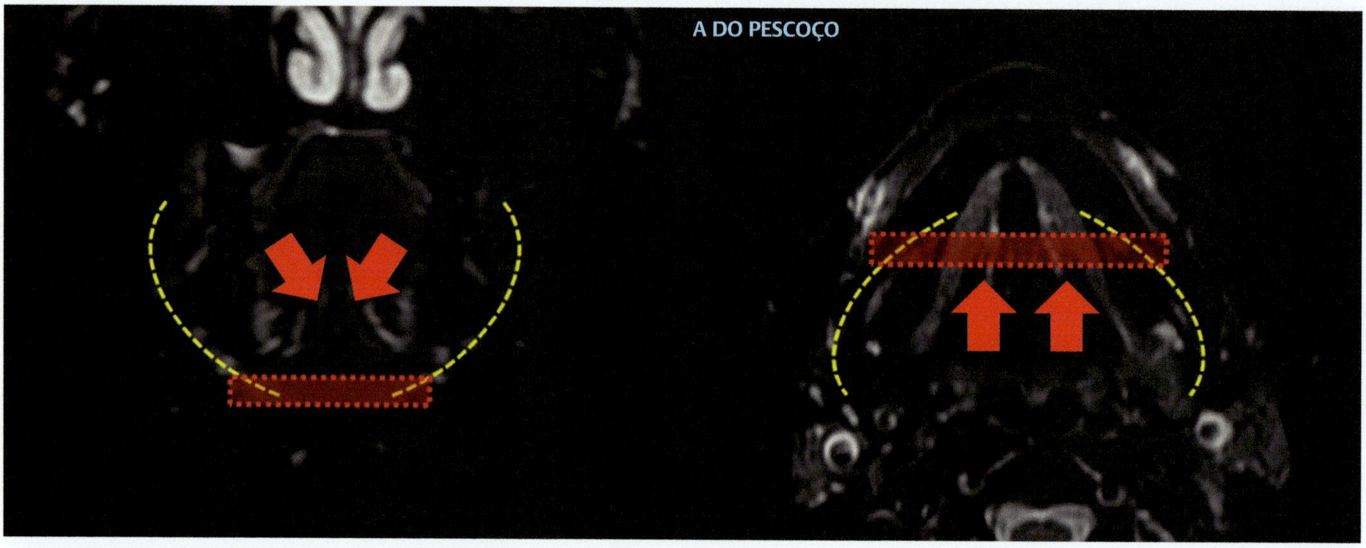

Fig. 17-7. Eletroestimulação bilateral Nyxoah (Genio) do nervo hipoglosso (amarelo). A estimulação distal e bilateral do nervo (retângulo) promove a contração do músculo genioglosso bilateralmente (setas) ampliando a via aérea.

ESTUDOS RECENTES E ATUAIS

Chang *et al.* em 2023, compararam pacientes elegíveis submetidos a ENH com pacientes que eram inicialmente inelegíveis à estimulação do hipoglosso e tornaram-se aptos após cirurgia multinível (protocolo de Stanford). As médias das pontuações da escala de sonolência de Epworth (ESS) e da escala de severidade de fadiga (FSS) pós-tratamento reduziram-se significativamente nos dois grupos.[3] O IAH médio pré-tratamento no grupo cirurgia multinível + ENH reduziu de 49 ± 29 para 35 ± 5 eventos por hora, com uma voltagem média de 18 V ± 0,9. O IAH médio no grupo ENH isolado reduziu de 33 ± 14 para 5,3 ± 6 eventos por hora com voltagem média de 19 V ± 0,3. Quando ajustado para idade, IMC e sexo, o grupo de cirurgia multinível +ENH teve uma redução significativamente maior do IAH (18 eventos/h, p < 0,001).

Veugen *et al.* em 2023, observaram sucesso cirúrgico (redução do IAH) em 92% aos 6 meses e 96% aos 12 meses após tratamento da AOS com estimulador do hipoglosso.[1] Eventos adversos foram relatados por 36% dos pacientes aos 6 meses e 28% aos 12 meses, sendo o desconforto relacionado com a estimulação o mais comum. A sonolência diurna dos pacientes melhorou significativamente, e a maioria relatou melhora clínica e maior satisfação com a ENH em comparação com o CPAP, com alta probabilidade de escolher e recomendar a terapia novamente.

ESTIMULAÇÃO DO NERVO HIPOGLOSSO EM CRIANÇAS

A Academia Americana de Otorrinolaringologia recomenda a adenotonsilectomia como tratamento de primeira linha para crianças com AOS. Porém em crianças com síndrome de Down (SD), apenas 16-33% terão resolução da AOS com adenotonsilectomia. Essa baixa taxa de resposta é atribuída à obstrução multinível na SD, pois tais crianças têm uma taxa mais alta de padrões obstrutivos que envolvem outros locais além das amígdalas e adenoides, como a base da língua. Técnicas cirúrgicas adicionais são necessárias, pois apenas 50% das crianças com SD e AOS toleram suporte respiratório não invasivo. A estimulação do nervo hipoglosso é um tratamento seguro e eficaz para adultos com apneia obstrutiva do sono e agora é um tratamento aprovado pela FDA para crianças com SD e AOS que atendem a critérios específicos, como idade maior ou igual a 10 anos,[10,22] AOS – grave persistente (IAH > 10) após adenotonsilectomia e incapacidade de tolerar pressão positiva nas vias aéreas.[26]

Chieffe *et al.* em 2024, avaliaram 53 pacientes com SD submetidos ao implante de um estimulador do hipoglosso.[26] Um total de 30 eventos adversos foram observados, 17 destes não foram graves, sendo o mais comum o desconforto temporário na língua ou dor que durou semanas ou raramente meses. As complicações graves observadas incluíram readmissão (cinco pacientes), reoperação (oito pacientes) e desenvolvimento de úlcera por pressão (um paciente). Os motivos para a reoperação incluíram inserção incompleta do eletrodo sensorial (um paciente), extrusão do dispositivo (um paciente), esgotamento da bateria (três pacientes), mau funcionamento do ENH após um acidente com veículo motorizado (um paciente) e uma quebra do eletrodo sensorial (um paciente).

A comparação entre as características e especificações dos diferentes estímulos do nervo hipoglosso (ENH) disponíveis estão resumidas no Quadro 17-2.

Quadro 17-2. Comparativo entre os diferentes tipos de estimuladores do nervo hipoglosso

	Estimulação Seletiva		**Estimulação direcionada**
Especificações clínicas e do dispositivo	**INSPIRE® ENH unilateral**	**Nyxoah Genio System™ ENH bilateral**	**Aura6000™ System ENH unilateral**
Idade	> 18 anos Síndrome de Down > 13 anos	> 18 anos	> 22 anos
IAH	15-65 eventos/hora 15-100 eventos/hora (FDA)	15-65 eventos/hora	20-65 eventos/hora +IA ≤ 30 despertares/hora +< 15 eventos/hora Redução de SpO_2 ≥10%
IMC	< 40 kg/m²	< 35 kg/m²	< 35 kg/m²
Apneia central e mista	Índice de apneia central e/ou mista < 25% do IAH	Índice de apneia central e/ou mista < 25% do IAH	Índice de apneia central e/ou mista < 25% do IAH
DISE	Necessária para excluir CCC	Não necessário. Indicado para pacientes com CCC (CE, mas ainda não aprovado pela FDA)	Não necessário
Dispositivo implantável	Três peças (IPG, eletrodo de estimulação, eletrodo sensor	Uma peça (eletrodo de estimulação)	Duas peças (IPG, eletrodo de estimulação)
Incisões para o implante	2	1	2
Eletrodo de estimulação	Ramos medial e distal (seletiva) do NH	Ramos medial e distal (seletiva) do NH bilateral	Ramo principal do NH

(Continua)

Quadro 17-2. *(Cont.)* Comparativo entre os diferentes tipos de estimuladores do nervo hipoglosso

	Estimulação Seletiva		Estimulação direcionada
Especificações clínicas e do dispositivo	**INSPIRE® ENH unilateral**	**Nyxoah Genio System™ ENH bilateral**	**Aura6000™ System ENH unilateral**
Dependência do ciclo respiratório	Sim (sensor intercostal, sensor de pressão)	Dependente do ciclo de estimulação	Não
Expectativa de vida da bateria	~10,7 anos	Bateria externa e IPG (indução)	10-15 anos
Carregamento	Não	Diário, bateria externa	2 dias por 10-15 min
Substituição da bateria	IPG	Não	IPG
Programação	Telemetria	Programação externa	Telemetria
Ressonância magnética	1,5T (FDA), não aprovado CE	3,0 T	Não compatível
Hipótese terapêutica	Abertura ativa da via aérea superior por meio de estimulação seletiva dependente do ciclo respiratório (inspiração)	Abertura ativa da via aérea superior por meio de estimulação dependente do ciclo de trabalho (*duty cycle*)	Tonificação dos músculos por variação temporal dos vetores do campo de estimulação, que é independente do ciclo respiratório

REFERÊNCIAS BIBLIOGRÁFICAS

1. Veugen CCAFM, Dieleman E, Hardeman JA, Stokroos RJ, Copper MP. Upper Airway Stimulation in Patients with Obstructive Sleep Apnea: Long-Term Surgical Success, Respiratory Outcomes, and Patient Experience. Int Arch Otorhinolaryngol. 2022 Aug 1;27(1):e43-e49.
2. Tong JY, Gocal WA, Haft SJ. Adverse events associated with device assisted hyoid and tongue base suspension for obstructive sleep apnea. Am J Otolaryngol. 2024;45(3):104237.
3. Chang CP, Poomkonsarn S, Giannakopoulos H, Ma Y, Riley R, Liu SY. Comparative Efficacy of Obstructive Sleep Apnea Patients Undergoing Multilevel Surgery Followed by Upper Airway Stimulation Versus Isolated Upper Airway Stimulation. J Oral Maxillofac Surg. 2023 May;81(5):557-565.
4. Liu SYC, Riley RW, Yu MS. Surgical algorithm for obstructive sleep apnea: An update. Clin Exp Otorhinolaryngol. 2020;13(3):215-224.
5. Patil SP, Schneider H, Marx JJ, Gladmon E, Schwartz AR, Smith PL. Neuromechanical control of upper airway patency during sleep. J Appl Physiol (1985). 2007 Feb;102(2):547-56.
6. Jordan AS, White DP, Owens RL, Eckert DJ, Rahangdale S, Yim-Yeh S, Malhotra A. The effect of increased genioglossus activity and end-expiratory lung volume on pharyngeal collapse. J Appl Physiol (1985). 2010 Aug;109(2):469-75.
7. Strollo PJ Jr, Gillespie MB, Soose RJ, Maurer JT, de Vries N, Cornelius J, et al. Upper airway stimulation for obstructive sleep apnea: Durability of the treatment effect at 18 months. Sleep. 2015;38(10):1593-1598.
8. Alapati R, Wagoner SF, Nieves AB, Lawrence A, Rouse D, Larsen C. Upper airway stimulation device failure: A 7-year single center experience. Am J Otolaryngol. 2024;45(2):104153.
9. Schwartz AR, Eisele DW, Hari A, Testerman R, Erickson D, Smith PL. Electrical stimulation of the lingual musculature in obstructive sleep apnea. J Appl Physiol. 1985;81(2):643-652.
10. Miki H, Hida W, Shindoh C, Kikuchi Y, Chonan T, Taguchi O, Inoue H, Takishima T. Effects of electrical stimulation of the genioglossus on upper airway resistance in anesthetized dogs. Am Rev Respir Dis. 1989;140(5):1279-1284.
11. Bailey EF, Fregosi RF. Pressure-volume behaviour of the rat upper airway: effects of tongue muscle activation. J Physiol. 2003;548(Pt 2):563-568.
12. Oliven A, O'Hearn DJ, Boudewyns A, Odeh M, De Backer W, van de Heyning P, et al. Upper airway response to electrical stimulation of the genioglossus in obstructive sleep apnea. J Appl Physiol. 2003;95:2023-2029.
13. Strollo PJ Jr, Soose RJ, Maurer JT, de Vries N, Cornelius J, Froymovich O, et al. Upper-Airway Stimulation for Obstructive Sleep Apnea. N Engl J Med. 2014;370(2):139-149.
14. Woodson BT, Strohl KP, Soose RJ, Gillespie MB, Maurer JT, de Vries N, et al. Upper Airwaf y Stimulation for Obstructive Sleep Apnea: 5-Year Outcomes. Otolaryngol Head Neck Surg. 2018;159(1):194-202.
15. Eastwood PR, Barnes M, MacKay SG, Wheatley JR, Hillman DR, Nguyên XL, et al. Bilateral hypoglossal nerve stimulation for treatment of adult obstructive sleep apnoea. Eur Respir J. 2020;55(1):1901320.
16. Serghani MM, Heiser C, Schwartz AR, Amatoury J. Exploring hypoglossal nerve stimulation therapy for obstructive sleep apnea: A comprehensive review of clinical and physiological upper airway outcomes. Sleep Med Rev. 2024;76:101947.
17. Baptista PM, Costantino A, Moffa A, Rinaldi V, Casale M. Hypoglossal nerve stimulation in the treatment of obstructive sleep apnea: Patient selection and new perspectives. Nat Sci Sleep. 2020;12:151-159.
18. Leiter JC. Upper airway shape: Is it important in the pathogenesis of obstructive sleep apnea? Am J Respir Crit Care Med. 1996;153(3):894-898.
19. Fleury Curado T, Oliven A, Sennes LU, Polotsky VY, Eisele D, Schwartz AR. Neurostimulation Treatment of OSA. Chest. 2018;154(6):1435-1447.
20. Certal VF, Zaghi S, Riaz M, Vieira AS, Pinheiro CT, Kushida C, et al. Hypoglossal nerve stimulation in the treatment of obstructive sleep apnea: A systematic review and meta-analysis. Laryngoscope. 2015;125(5):1254-1264.
21. Wray CM, Thaler ER. Hypoglossal nerve stimulation for obstructive sleep apnea: A review of the literature. World J Otorhinolaryngol Head Neck Surg. 2016;22;2(4):230-233.
22. Friedman M, Jacobowitz O, Hwang MS, Bergler W, Fietze I, Rombaux P, et al. Targeted hypoglossal nerve stimulation for the treatment of obstructive sleep apnea: Six-month results. Laryngoscope. 2016;126(11):2618-2623.

23. Woodson BT, Soose RJ, Gillespie MB, Strohl KP, Maurer JT, de Vries N, et al. Three-Year Outcomes of Cranial Nerve Stimulation for Obstructive Sleep Apnea: The STAR Trial. Otolaryngol Head Neck Surg. 2016;154(1):181-188.
24. Bellamkonda N, Shiba T, Mendelsohn AH. Adverse Events in Hypoglossal Nerve Stimulator Implantation: 5-Year Analysis of the FDA MAUDE Database. Otolaryngol Head Neck Surg. 2021;164(2):443-447.
25. Islam AS, Pingree G, Chafin A, Fitzpatrick TH 4th, Nord RS. Respiratory Sensing Lead Malfunction in Upper Airway Stimulation: A Single Institution Report. Laryngoscope. 2024;134(3):1479-1484.
26. Chieffe D, Liu RH, Hartnick C. Challenges and adverse events in pediatric hypoglossal nerve stimulation. Int J Pediatr Otorhinolaryngol. 2024;176:11831.

CAPÍTULO 18

NEUROMODULAÇÃO DO NÚCLEO HIPOGLOSSO PARA APNEIA OBSTRUTIVA DO SONO (AOS)

Thomaz Fleury Curado ■ Patrícia dos Santos Cé ■ Luiz Ubirajara Sennes

PATOGÊNESE DA APNEIA OBSTRUTIVA DO SONO (AOS)

Nos seres humanos tanto fatores mecânicos quanto neurais desempenham papel na patogênese da apneia obstrutiva do sono (AOS). Na população infantil os fatores anatômicos são prontamente identificados como a principal causa, porém nos adultos a etiologia e os sítios de obstrução permanecem imprecisos. Entre fatores anatômicos de estreitamentos da via aérea temos a diminuição da permeabilidade nasal por fatores obstrutivos (desvio septal, hipertrofia de conchas nasais), redundância do tecido palatal, hipertrofia das tonsilas faríngeas, palatinas e linguais, aumento do tecido adiposo parafaríngeo, alterações craniofaciais, vasodilatação dos vasos cervicais, inflamação e edema nos tecidos faríngeos devido a vibração e traumas crônicos do ronco e redistribuição de edema intersticial dos membros inferiores para o pescoço durante a noite. Porém, frequentemente, indivíduos com via aérea similar apresentam diferentes valores de colapsibilidade, sugerindo que a expressão fenotípica não é necessariamente determinante da gravidade da doença: há pacientes com graves fatores de estreitamento da faringe sem apneia e, inversamente, pacientes com adequada área luminal portadores de apneia grave. Portanto, as teorias de estreitamento da via aérea, em suas diversas apresentações, não explicam a AOS em sua totalidade.[1]

ANATOMIA DA LÍNGUA E FARINGE

Ao nascimento, a faringe humana é similar aos demais mamíferos e primatas. A úvula e a epiglote apresentam-se próximas, possibilitando uma via aérea curta e segura mesmo durante movimentos de sucção ou respiração. No ser humano, porém, a partir dos 18 meses, a laringe descende à altura da quinta vértebra para que possa desenvolver sua função adicional, a fonação. A faringe funcionará como um tubo muscular que, ao alterar suas dimensões e formatos, modula os sons gerados na laringe. Ao contrário dos demais mamíferos, ao alongar-se para permitir a fonação a faringe tornou-se instável. A apneia do sono seria, portanto, o preço pela vocalização. A língua representa grande parte da via aérea superior sendo composta por músculos intrínsecos e extrínsecos. Os músculos intrínsecos (vertical, transversal, longitudinal inferior e superior) têm sua origem e término dentro da língua, enquanto os músculos extrínsecos (genioglosso, estiloglosso, palatoglosso e hioglosso) inserem-se na língua a partir de estruturas externas. Representa órgão único onde o tecido muscular tem a capacidade de fornecer suporte estrutural além de criar movimento. Estas particularidades fazem da língua um modelo de hidrostato muscular. Ou seja, uma estrutura biológica encontrada em animais, constituída por músculo esquelético sem suporte ósseo, onde o volume do tecido é constante, sendo redistribuído conforme contrai-se permitindo uma variedade de movimentos exercidos com precisão.[2]

ATIVIDADE NEUROMUSCULAR

Teorias que apontam para a falha da atividade neuromuscular na gênese da AOS foram desenvolvidas. Sabe-se que na AOS o colapso da via aérea ocorre principalmente nas fases profundas do sono, justamente quando há um maior relaxamento da musculatura faríngea. Acredita-se que nestes pacientes ocorram alterações do sistema neuromuscular com prejuízo do tônus muscular durante o sono. Em indivíduos sadios a faringe apresenta-se pérvia com a pressão intraluminal em nível atmosférico e requer valores negativos acentuados para o fechamento. Já os pacientes com AOS apresentam pressão positiva de fechamento faríngeo, isto é, ocorre fechamento mesmo com pressão intraluminal atmosférica. Durante a inspiração em condições normais observa-se um reflexo caracterizado pelo aumento da atividade dos músculos dilatadores da faringe, visando minimizar o estreitamento causado pela pressão intraluminal negativa. Indivíduos com AOS durante a vigília apresentam aumento da atividade destes músculos quando comparado com o indivíduo normal. Isto ocorre como mecanismo compensatório para manter a permeabilidade faríngea, caso contrário estes pacientes apresentariam eventos oclusivos mesmo quando acordados. O sono, porém, atenua esse reflexo. Suspeita-se que, como consequência dos apneicos manterem hiperatividade durante todo período de vigília, a queda paradoxal da atividade neuromuscular vista no sono destes seja maior que a fisiológica.[1]

NEUROMODULAÇÃO DO NÚCLEO DO HIPOGLOSSO

Pacientes com AOS também apresentam respostas neuromusculares atenuadas à obstrução das vias aéreas superiores, o que contribui ainda mais para o colapso noturno das vias aéreas. Mecanismos adrenérgicos e serotoninérgicos estimulam os motoneurônios hipoglossos, mas os inibidores da recaptação de serotonina e noradrenalina não têm sido eficazes. Mais recentemente, o canal de potássio retificador interno foi identificado como um novo alvo farmacológico para a AOS, mas moléculas que modulam este canal ainda não foram descobertas.[3]

O núcleo motor hipoglosso inerva os músculos intrínsecos e extrínsecos da língua (com exceção do palatoglosso) e, juntos, a coativação desses músculos durante a eupneia, hipercapnia e hipóxia contribui para aumentar e/ou enrijecer o espaço aéreo superior com a consequência mecânica de uma maior resistência ao colapso das vias aéreas.[4,5] A diminuição da atividade de outros músculos faríngeos durante o sono, como os do palato mole inervados pelos motoneurônios do trigêmeo, também contribui para o aumento da resistência das vias aéreas superiores e da predisposição à oclusão das vias aéreas durante o sono. Não foi até 2001, no entanto, que os mecanismos do sistema nervoso central subjacentes à modulação dos motoneurônios hipoglossos e da atividade muscular faríngea começaram a ser investigados em estados de vigília e sono natural após o desenvolvimento de modelos animais apropriados.[5]

A neuromodulação do núcleo hipoglosso para o tratamento da AOS é uma técnica emergente que se distingue da estimulação do nervo hipoglosso (EHN) convencional, focando diretamente na modulação dos neurônios motores localizados no núcleo hipoglosso. Este método visa melhorar o controle neural da musculatura das vias aéreas superiores, especialmente o músculo genioglosso, que desempenha um papel crucial na manutenção da patência das vias aéreas durante o sono. A neuromodulação do núcleo hipoglosso envolve a aplicação de estímulos elétricos ou outros tipos de modulação para ajustar a atividade neuronal dentro do núcleo hipoglosso. Este núcleo, localizado no tronco cerebral, é responsável pela inervação motora dos músculos da língua. Ao modular diretamente este núcleo, é possível obter uma resposta mais coordenada e eficaz na abertura das vias aéreas superiores, minimizando os episódios de apneia.

Os motoneurônios do hipoglosso, que controlam os músculos da língua, são modulados por uma variedade de neuromoduladores, incluindo serotonina, noradrenalina, histamina, glicina, GABA e acetilcolina. Essas substâncias variam em sua atividade dependendo do estado do sono, influenciando a excitabilidade dos motoneurônios e, consequentemente, o tônus muscular das vias aéreas. Durante a vigília, a atividade dos sistemas neuromodulatórios é elevada, o que ajuda a manter as vias aéreas abertas. No entanto, durante o sono, especialmente no sono REM, essa atividade diminui significativamente, aumentando o risco de colapso das vias aéreas, uma condição que está fortemente associada à AOS.

Medicamentos que afetam a serotonina e a noradrenalina têm mostrado algum sucesso na modulação da atividade dos motoneurônios do hipoglosso, embora seus efeitos sejam mais pronunciados durante o sono não REM. Apesar de promissores, esses tratamentos ainda apresentam limitações, especialmente no sono REM, no qual a supressão do tônus muscular é mais acentuada. Além disso, a eficácia a longo prazo e os efeitos colaterais potenciais desses medicamentos ainda não são totalmente compreendidos, uma vez que os estudos disponíveis geralmente envolvem períodos de acompanhamento relativamente curtos. A compreensão aprofundada desses mecanismos pode levar ao desenvolvimento de novas abordagens terapêuticas para a AOS, particularmente em pacientes que não respondem bem aos tratamentos tradicionais, como a pressão positiva contínua nas vias aéreas (CPAP). A modulação farmacológica dos neuromoduladores que influenciam o núcleo hipoglosso pode representar uma via promissora para melhorar o tratamento da AOS, especialmente em casos mais difíceis de tratar.

Horner, em 2008, avaliou o papel de mecanismos inibitórios, como aqueles mediados por glicina e GABA, que também influenciam a atividade dos motoneurônios do hipoglosso.[5] A acetilcolina, que possui tanto efeitos excitadores quanto inibitórios, também é discutida em termos de sua influência na modulação desses motoneurônios. Novos conceitos sobre o controle desses neurônios por sedativos hipnóticos são apresentados, destacando a relevância clínica desse controle no tratamento de distúrbios respiratórios do sono. O autor sugere que a modulação endógena dos motoneurônios do hipoglosso, especialmente via sistemas noradrenérgicos, é um fator-chave na ativação dos músculos respiratórios durante a vigília e o sono REM, estados que são críticos para a manutenção da patência das vias aéreas superiores. A identificação desses mecanismos abre caminho para o desenvolvimento de novas abordagens terapêuticas que poderiam ser direcionadas para melhorar o tratamento da AOS, especialmente em pacientes que não respondem adequadamente às terapias convencionais, como a PAP. O estudo fornece uma visão abrangente sobre a neurobiologia do controle das vias aéreas superiores durante o sono e oferece perspectivas sobre como intervenções farmacológicas ou terapias direcionadas poderiam ser otimizadas para tratar a AOS com mais eficácia.

QUÍMIO E OPTOGENÉTICA

Embora a manipulação genética seja uma ferramenta poderosa para avaliar a função de proteínas, ela frequentemente enfrenta desafios como controle temporal inadequado, ocorrência de fenômenos compensatórios e até letalidade embrionária. A quimiogenética surgiu como uma solução para essas limitações, utilizando um pequeno ligante exógeno para controlar a atividade de uma macromolécula endógena.[6]

A primeira geração de receptores criados artificialmente para serem ativados seletivamente por certos ligantes foram os RASSL (Receptor Activated Solely by a Synthetic Ligand). Straders *et al.*, em 1991, foram pioneiros no desenvolvimento de um receptor acoplado à proteína G (GPCR), especificamente o receptor opioide K, que podia ser ativado exclusivamente por uma substância sintética, sem interação com agonistas endógenos.[6] Esse trabalho foi fundamental ao demonstrar que a substituição de aminoácidos no sítio de ligação podia alterar a especificidade de um receptor, evidenciando o potencial do *design* racional de ligantes para atuar de maneira específica em receptores geneticamente modificados, antecipando o desenvolvimento dos DREADD (*Designer Receptor Exclusively Activated by Designer Drugs*). Os DREADD são receptores projetados para serem ativados exclusivamente por fármacos específicos. Para evitar que os ligantes sintéticos destinados a ativar os RASSL também ativassem receptores endógenos, tanto o domínio de ligação do receptor quanto a pequena molécula sintética foram projetados, resultando na criação dos DREADD.[7] A grande vantagem desses receptores modificados é sua capacidade de se acoplar a uma

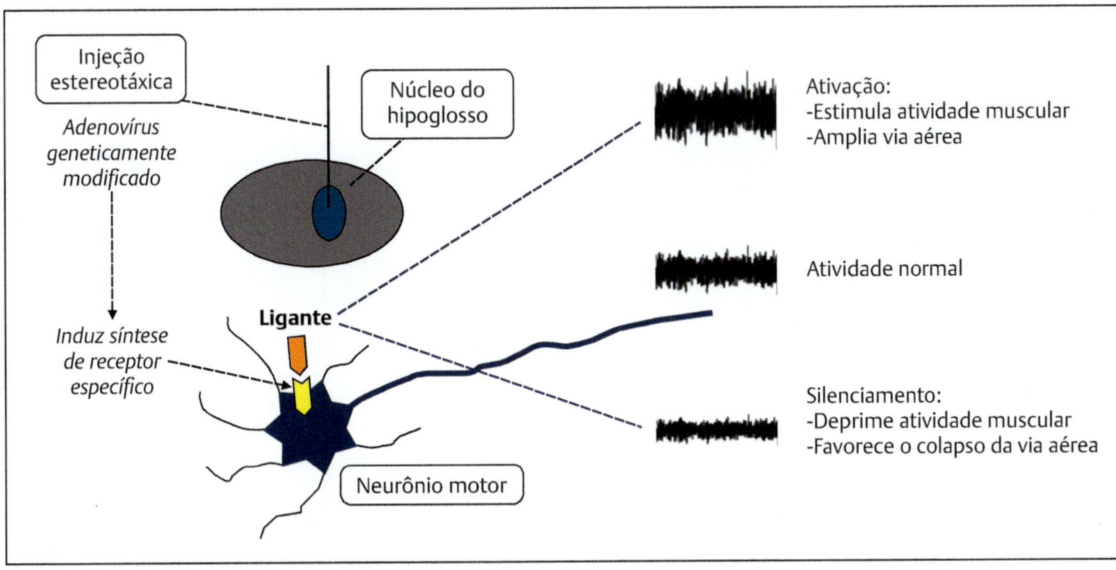

Fig. 18-1. Neuromodulação quimiogenética por DREADD: Injeção de adenovírus geneticamente modificado no núcleo do hipoglosso de camundongos induziu a produção de receptores específicos pelos motoneurônios (amarelo). A utilização de ligantes específicos (laranja) pode ativar ou silenciar a atividade do motoneurônio, estimulando ou deprimindo a atividade do músculo genioglosso, ampliando ou favorecendo o colapso da via aérea.

única proteína G heteróloga ou a uma das proteínas arrestinas. Além disso, os DREADD não respondem aos ligantes naturais, mas sim a um ligante farmacologicamente inerte. Outra vantagem significativa é a possibilidade de controlar a expressão desses receptores, garantindo especificidade tecidual ou mesmo celular.[8]

A optogenética envolve a expressão de proteínas sensíveis à luz (ou seja, channelrhodopsin-2 [ChR2]) em neurônios. A contração ativada pela luz de uma variedade de músculos foi demonstrada quando o ChR2 é implantado no córtex motor, motoneurônios periféricos ou músculos esqueléticos. Em relação às vias aéreas superiores, essa abordagem não é prática para aplicação clínica pois requer a iluminação dos motoneurônios e/ou músculos das vias aéreas superiores. Uma abordagem alternativa é implantar receptores projetados exclusivamente ativados por drogas projetadas (DREADD) em motoneurônios com subsequente ativação por um ligante único, clozapina-N-óxido (CNO).[1]

Fleury Curado *et al.* em 2017, objetivaram determinar em estudo utilizando modelo animal (camundongos) se a patência das vias aéreas superiores poderia ser melhorada usando uma abordagem quimiogenética, implantando DREADD nos motoneurônios hipoglossos.[1] Os autores relataram que a excitação dos motoneurônios hipoglossos mediados por DREADD aumentou dramaticamente tanto a atividade tônica quanto a atividade fásica máxima do músculo genioglosso e melhorou significativamente a patência das vias aéreas superiores ao longo do ciclo respiratório. Os resultados encontrados sugerem que a abordagem quimiogenética pode ser considerada uma opção de tratamento para a AOS e outros distúrbios dos motoneurônios. Possibilitando uma nova linha de pesquisa para a farmacoterapia da AOS (Fig. 18-1).

Esse mesmo princípio mostrou-se eficaz para deprimir o núcleo do hipoglosso (Fig. 18-1). Camundongos obesos desenvolvem distúrbio respiratório durante o sono por hipoventilação, mas não por apneia obstrutiva.[9] Fleury Curado *et al.*, em 2018, demostraram que o silenciamento dos motoneurônios do hipoglosso utilizando DREADD geraram distúrbio respiratório similar à apneia do sono em camundongos normais (não obesos) ao causar limitação do fluxo inspiratório (Fig. 18-2).[10]

Embora eficiente, a injeção direta por cirurgia estereotáxica no núcleo do hipoglosso é de difícil aplicabilidade prática. Desse modo, Fleury Curado *et al.*, em 2021, demonstraram a eficácia da neuromodulação após injeção do vetor viral diretamente na língua, que ascendeu retrogradamente até o núcleo do hipoglosso e induziu a expressão de um receptor específico (DREADD).[11] Quando estimulado pelo ligante J60 ativou o músculo genioglosso, estabilizou a faringe e melhorou a respiração em camundongos obesos durante o sono (Fig. 18-3).

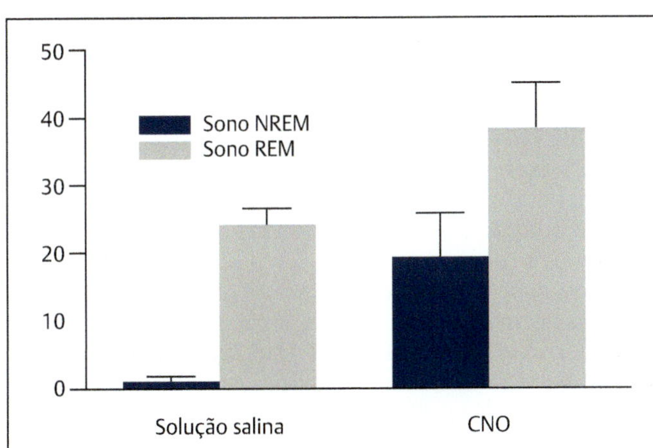

Fig. 18-2. Camundongo C57BL/6J normalmente (não obeso) tratado com DREADD inibitório (CNO). As barras denotam a frequência de limitação do fluxo inspiratório (% de todas as respirações) – $p \leq 0,05$ comparado com a solução salina.

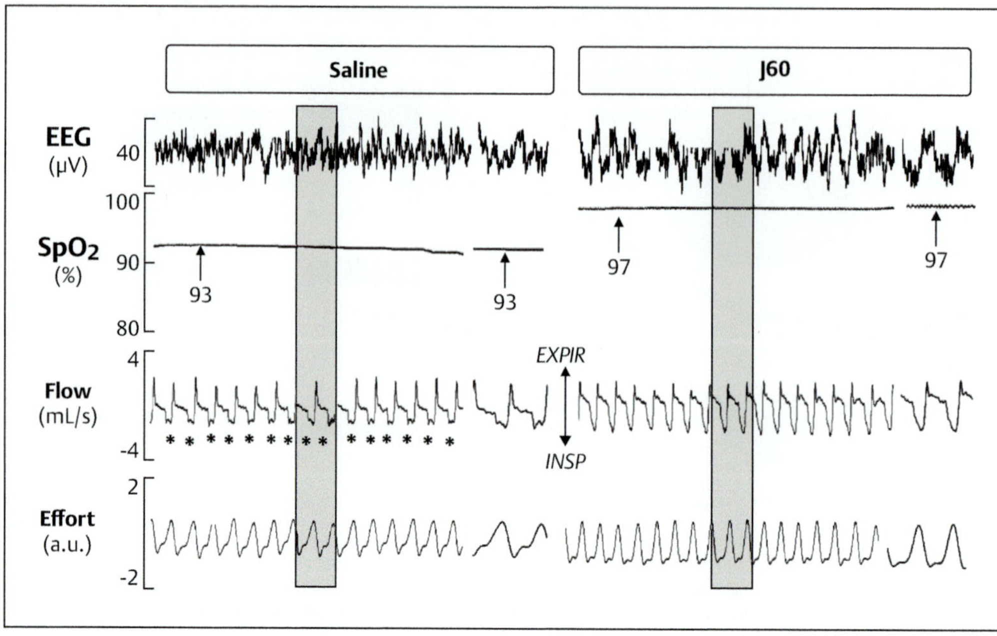

Fig. 18-3. Neuromodulação quimiogenética por DREADD injetado na língua de camundongos obesos. Comparação do sono NREM após administração de solução salina e J60 (ligante específico). Observe como J60 reduziu a limitação do fluxo inspiratório e aumentou a saturação da oxi-hemoglobina. * Respirações com limitação de fluxo.

Os resultados encontrados sugerem que a abordagem quimiogenética pode ser considerada uma opção de tratamento para a AOS e outros distúrbios dos motoneurônios, possibilitando uma nova linha de pesquisa para a farmacoterapia da AOS.

A neuromodulação da via aérea também pode ser obtida com uso de receptores pré-existentes no tronco cerebral e envolvidos no controle central da respiração, como os receptores de leptina. A leptina é um hormônio relacionado com a sensação de saciedade e, embora esteja elevado em camundongos obesos, não consegue atravessar a barreira hematoencefálica e atuar no sistema nervoso central. Berger *et al.*, em 2019, conseguiram vencer essa resistência ao aplicar leptina por via intranasal.[12] Os distúrbios respiratórios durante o sono em camundongos obesos foram significantemente atenuados com o uso de leptina nasal. Entretanto, o uso prolongado desse hormônio para tratar apneia do sono certamente trará distúrbios sistêmicos indesejáveis.

Em humanos, observamos com imuno-histoquímica que existe alta expressão dos receptores de leptina na parede celular dos neurônios motores do núcleo do hipoglosso, mas que os receptores de leptina também são expressos em vários outros núcleos do tronco cerebral com inúmeros efeitos.[13] Por outro lado, pode ter indicação de um uso restrito em situações específicas com risco para apneia, como no uso de opioides na dor pós-operatória. Freire *et al.*, em 2021, demonstraram que a administração de leptina endonasal reduziu a letalidade por *overdose* de morfina em camundongos, sem prejudicar seu efeito analgésico.[14]

Existem características fisiopatológicas identificáveis ("endotipos") que, individualmente e coletivamente, predispõem um indivíduo à AOS. O resultado final em todos os casos, no entanto, é que as vias aéreas superiores se fecham apenas durante o sono e não durante a vigília. Um componente-chave da patogênese da AOS é o impacto dos mecanismos do sono no tônus muscular faríngeo e nas respostas motoras compensatórias. Identificar esses mecanismos é um pré-requisito para identificar alvos racionais e estratégias para manipular esses mecanismos em benefício dos pacientes.

Descobertas em modelos animais identificaram que um impulso noradrenérgico endógeno contribui para uma excitação tônica ao núcleo motor hipoglosso, que é retirada durante o sono. Descobertas também identificaram que um mecanismo receptor muscarínico medeia a forte inibição motora hipoglossal no sono REM (*rapid eye moviment*). Essas descobertas de modelos animais constituíram a primeira identificação de mecanismos que controlam a saída para o principal músculo faríngeo durante o sono, central para a AOS em humanos, e levaram à seleção de combinações de drogas colinérgicas-noradrenérgicas para a potencial farmacoterapia da AOS.

Uma triagem não tendenciosa identificou alvos adicionais de alto interesse para modular a atividade hipoglossal para a potencial farmacoterapia da AOS e forneceu um banco de dados deles com medicamentos aprovados pela Food and Drug Administration (FDA). Os receptores muscarínicos e noradrenérgicos, que são os principais controladores da atividade motora da língua durante o sono e os alvos bem-sucedidos na farmacoterapia da AOS, foram identificados nessa triagem. A triagem também foi a razão pela qual a taltirelina, um análogo do hormônio liberador de tirotropina (TRH), foi o foco de investigações recentes para identificar efeitos na atividade muscular faríngea. O RNA do receptor de TRH mostra um alto grau de expressão diferencial no grupo de motoneurônios hipoglossos, sendo 6,3 vezes maior em comparação com o resto do cérebro, com fortes projeções de neurônios positivos para TRH ao núcleo motor hipoglosso.

A taltirelina tem atividade endócrina mínima, mas propriedades favoráveis de estímulo neural, incluindo o aumento seletivo da atividade motora da língua durante o sono, com microperfusão no núcleo motor hipoglosso em ratos ou administração sistêmica. No entanto, embora uma mudança na atividade muscular predominante da língua seja uma medida útil e conveniente da resposta de ativação às intervenções farmacológicas no núcleo motor hipoglosso, como em estudos anteriores, isso não captura outra propriedade-chave do controle motor faríngeo que é particularmente relevante para a patogênese da AOS e a farmacoterapia. A farmacoterapia pode ser eficaz na redução da gravidade da AOS ao aumentar a atividade muscular faríngea e/ou a capacidade de resposta motora.

A capacidade de resposta do músculo faríngeo é uma das características fisiopatológicas-chave na AOS humana e um forte contribuinte para melhoras na gravidade da AOS com a farmacoterapia. Em estudos humanos, por exemplo, essa medida é capturada a partir da resposta muscular faríngea ao aumento do impulso excitador durante a apneia e pode aumentar mais de três vezes com a farmacoterapia.

Aggarwal *et al.*, em 2023, desenvolveram ferramentas para caracterizar uma medida paralela em camundongos.[15] Usando controle óptico agudo e temporalmente preciso de células geneticamente direcionadas, ou seja, "optogenética", identificaram a capacidade de resposta motora hipoglossal a partir da resposta de ativação a estímulos excitadores discretos aplicados nos estados de sono-vigília. No presente estudo, os autores combinaram microperfusão simultânea do núcleo motor hipoglosso com estimulação óptica de motoneurônios hipoglossos em camundongos geneticamente modificados que expressam channelrhodopsin-2 (ChR2) em neurônios colinérgicos para identificar os efeitos do análogo de TRH taltirelina na atividade motora hipoglossal e na capacidade de resposta nos estados de sono-vigília *in vivo*. Os autores identificaram que estímulos ópticos aplicados em uma faixa de potências e a microperfusão de taltirelina no núcleo motor hipoglosso aumentaram a atividade motora da língua durante o sono em camundongos ChAT-ChR2. Notavelmente, no entanto, embora a taltirelina tenha aumentado o nível predominante de atividade motora tônica de fundo da língua, ela não alterou as respostas motoras a estímulos ópticos excitadores aplicados nos estados de sono-vigília. Esse efeito diferencial da taltirelina na atividade motora basal hipoglossal *versus* responsividade identifica propriedades dos motoneurônios hipoglossos que não seriam (ou não poderiam ser) identificadas *in vivo*. Como esperado, o aumento da potência da estimulação óptica provocou respostas motoras aumentadas na língua. Neurônios menores seriam recrutados preferencialmente com a estimulação óptica em qualquer plano anatômico dado, enquanto neurônios maiores seriam recrutados em potências mais altas, contribuindo para as respostas resultantes maiores. Além disso, com o aumento da potência da estimulação óptica, neurônios adicionais seriam excitados em planos anatômicos mais profundos, contribuindo também para as respostas maiores com o aumento da potência. Houve uma dependência do estado de sono-vigília das respostas motoras da língua em um determinado nível de estimulação óptica do grupo de motoneurônios hipoglossos, com respostas na vigília sendo maiores do que no sono REM e respostas intermediárias no sono não REM. No geral, esses efeitos são consistentes com uma excitabilidade motora hipoglossal progressivamente diminuída da vigília para o sono REM, cuja base iônica foi identificada em gravações intracelulares de motoneurônios hipoglossos como sendo devido a mudanças na polarização da membrana, resistência de entrada e reobase.

Singer *et al.* em 2023, testaram a hipótese de que a injeção de um vetor de vírus adeno-associado (AAV) que codifica a channelrhodopsin-2 (ChR2) na língua de camundongos permitiria a ativação dos músculos da língua induzida por luz durante a respiração espontânea.[16] Os pesquisadores injetaram um vetor AAV9 que expressa ChR2-Venus na base da língua dos camundongos. Após 12 semanas, os camundongos foram anestesiados, e a atividade eletromiográfica (EMG) da língua foi registrada durante a respiração espontânea, enquanto um estímulo de luz era direcionado para o local da injeção. Os resultados mostraram que a fotoestimulação induziu respostas EMG nos músculos da língua, com a amplitude das respostas aumentando proporcionalmente à intensidade e à duração dos pulsos de luz. Os estímulos de luz (com duração de 250 ms) foram capazes de evocar explosões de EMG comparáveis com a ativação muscular endógena que ocorre durante a inspiração. A análise histológica confirmou a expressão do transgene nos músculos da língua, especialmente na região posterior, próxima ao local da injeção do AAV. O estudo demonstra que a injeção intralingual de AAV9-ChR2 permite a ativação da EMG da língua induzida por luz, estabelecendo uma base para aplicações clínicas dessa abordagem em terapias que visam aumentar a atividade muscular da língua. O estudo também abordou as possíveis aplicações clínicas dessa técnica, sugerindo que a optogenética da língua pode ser utilizada para tratar condições em que a ativação muscular da língua é reduzida, como na AOS. A precisão temporal e espacial proporcionada pela optogenética poderia ser vantajosa em relação a outras abordagens terapêuticas, como a estimulação elétrica, especialmente devido à capacidade da optogenética de controlar a ativação muscular com alta precisão.

Wang *et al.*, em 2024, exploraram uma nova abordagem terapêutica para tratar a AOS usando optogenética bioluminescente (BL-OG). Esta técnica combina as vantagens da optogenética tradicional e da quimiogenética, utilizando proteínas de fusão que geram luz internamente para ativar canais iônicos sensíveis à luz, aumentando assim a excitabilidade neuronal.[17] O estudo foi conduzido em um modelo de camundongo com distúrbio respiratório induzido pela dieta. Os pesquisadores usaram um vetor viral (rAAV2/Retro) para transduzir neurônios motores hipoglosso com a proteína eLMO3. A administração de coelenterazina (CTZ) resultou na produção de bioluminescência que ativou a channelrhodopsina ligada, aumentando significativamente a atividade dos motoneurônios hipoglosso e a atividade muscular do músculo genioglosso, que é crucial para manter as vias aéreas superiores abertas. Os resultados mostraram que essa terapia não apenas melhorou a ventilação das vias aéreas superiores, reduzindo o índice de apneia, mas também não alterou a estrutura do sono dos camundongos. Este estudo pioneiro demonstra o potencial da BL-OG como uma terapia genética inovadora e minimamente invasiva para tratar distúrbios respiratórios do sono como a AOS, abrindo caminho para futuras aplicações clínicas.

Os avanços na neuroestimulação das vias aéreas sugerem uma tendência em direção a terapias mais integradas e personalizadas, adaptadas às características individuais de cada paciente, com o objetivo de otimizar a eficácia do tratamento da AOS. À medida que as tecnologias de estimulação do nervo hipoglosso continuam a evoluir, a neuromodulação se estabelece como mais uma ferramenta viável e eficaz para muitos pacientes em busca de soluções mais adaptativas e eficientes para a AOS.

REFERÊNCIAS BIBLIOGRÁFICAS

1. Fleury Curado T, Fishbein K, Pho H et al. Chemogenetic stimulation of the hypoglossal neurons improves upper airway patency. Sci Rep. 2017;7:44392.
2. Fleury Curado T, Oliven A, Sennes LU, et al. Neurostimulation Treatment of OSA. Chest. 2018;154(6):1435-1447.
3. Jordan AS, White DP, Owens RL et al. The effect of increased genioglossus activity and end-expiratory lung volume on pharyngeal collapse. J Appl Physiol (1985). 2010;109(2):469-75.
4. Bailey EF, Fregosi RF. Coordination of intrinsic and extrinsic tongue muscles during spontaneous breathing in the rat. J Appl Physiol (1985). 2004;96(2):440-9.
5. Horner RL. Neuromodulation of hypoglossal motoneurons during sleep. Respir Physiol Neurobiol. 2008;164(1-2):179-96.
6. Strader CD, Gaffney T, Sugg EE et al. Allele-specific activation of genetically engineered receptors. J Biol Chem. 1991;266(1):5-8.
7. Keifer O, Kambara K, Lau A et al. Chemogenetics a robust approach to pharmacology and gene therapy. Biochem Pharmacol. 2020;175:113889.
8. Thiel G. Designer receptors exclusively activated by designer drugs. Humana Press. 2015.
9. Fleury Curado T, Pho H, Berger S et al. Sleep-disordered breathing in C57BL/6J mice with diet-induced obesity. Sleep. 2018;41(8):zsy089.
10. Fleury Curado TA, Pho H, Dergacheva O et al. Silencing of Hypoglossal Motoneurons Leads to Sleep Disordered Breathing in Lean Mice. Front Neurol. 2018;9:962.
11. Fleury Curado T, Pho H, Freire C et al. Designer Receptors Exclusively Activated by Designer Drugs Approach to Treatment of Sleep-disordered Breathing. Am J Respir Crit Care Med. 2021;203(1):102-110.
12. Berger S, Pho H, Fleury-Curado T et al. Intranasal Leptin Relieves Sleep-disordered Breathing in Mice with Diet-induced Obesity. Am J Respir Crit Care Med. 2019;199(6):773-783.
13. Martins MG, Magliarelli Filho PA, Marie SKN, Sennes LU. Distribution of leptin receptors in the brain stem: possible route in the pathophysiology of neuromuscular control of airway resistance during sleep. Sleep Med. 2022;93:56-62.
14. Freire C, Pho H, Bevans-Fonti S et al. Intranasal leptin improves survival after opioid overdose in a mouse model. J Transl Med. 2021;19(1):134.
15. Aggarwal J, Ladha R, Liu WY et al. Optical and pharmacological manipulation of hypoglossal motor nucleus identifies differential effects of taltirelin on sleeping tonic motor activity and responsiveness. Sci Rep. 2023;13(1):12299.
16. Singer ML, Benevides ES, Rana S et al. Optogenetic activation of the tongue in spontaneously breathing mice. Respir Physiol Neurobiol. 2023;309:103998.
17. Wang R, Guo J, Yao H et al. Protocol for near-infrared optogenetics manipulation of neurons and motor behavior in C. elegans using emissive upconversion nanoparticles. STAR Protoc. 2024;5(1):102858.

CAPÍTULO 19

APNEIA DO SONO NA CRIANÇA – DIAGNÓSTICO

Renata C. Di Francesco ▪ Thereza Lemos de Oliveira Queiroga
Rosana Cardoso Alves ▪ Nathália Novello Ferreira

INTRODUÇÃO

Quando a respiração da criança é perturbada durante sono, o corpo acha que está se sufocando. Assim há o aumento da frequência cardíaca e da pressão sanguínea, o cérebro desperta e o sono é interrompido. Há queda da saturação de oxigênio (American Academy of Otolaryngology Head and Neck Foundation).

A descrição acima traduz o claramente o que acontece no distúrbio respiratório do sono (DRS) na criança. Situação que compreende um espectro de padrões anormais da respiração que se caracterizam pelo esforço respiratório. Dependendo da gravidade, a obstrução pode variar de ronco primário, síndrome da resistência das vias aéreas superiores e apneia obstrutiva do sono.[1]

Problemas do sono são muito frequentes na faixa etária pediátrica e rotineiramente são queixa no atendimento médico, uma vez que chegam a desestabilizar toda a dinâmica familiar. Em 1% a 5% das crianças o quadro está relacionado com apneia obstrutiva do sono, em menor proporção nas crianças com apneia central ou mista. O ronco primário acomete em torno de 10%. Nas crianças, a prevalência da apneia obstrutiva do sono é mais comum no sexo masculino e na idade pré-escolar. Se não tratada, a apneia do sono pode levar a sérias sequelas nas crianças.[2-5]

Apneia obstrutiva do sono é caracterizada pela obstrução intermitente parcial ou completa da via aérea, com perturbação ou ruptura da ventilação durante o sono, assim como os padrões da arquitetura do sono. As crianças roncam mais raramente que os adultos, e qualquer episódio apneico obstrutivo deve ser considerado patológico.[6]

Apneia obstrutiva do sono se inadequadamente diagnosticada/tratada, pode estar associada a problemas comportamentais, dificuldades de aprendizagem, complicações cardiovasculares e atraso no crescimento.[7-9]

Até 40% das crianças com distúrbios respiratórios do sono apresentam comportamento anormal, enurese noturna, hiperatividade, comportamento agressivo, ansiedade e até depressão. Há, ainda, relação com problemas escolares baixa qualidade de vida, comparável a crianças com condições crônicas como asma, artrite reumatoide juvenil.[10]

O diagnóstico precoce da condição pode reduzir a ocorrência de complicações sistêmicas ao longo do tempo, embora o diagnóstico da apneia obstrutiva do sono seja, infelizmente, frequentemente tardio.[11]

A apneia obstrutiva do sono (AOS) está associada a déficits neurocomportamentais, alterações cardiovasculares, redução na qualidade de vida e maior utilização de cuidados de saúde, sendo importante a detecção precoce e a instituição do tratamento. A Academia Americana de Pediatria (AAP), por exemplo, recomenda o rastreio da AOS em consultas rotineiras. O diagnóstico deve ser considerado em crianças com ronco, sono agitado ou hiperatividade diurna, e/ou em portadores de distúrbios craniofaciais, neurológicos ou genéticos, sendo confirmados por polissonografia. Os principais sintomas da apneia obstrutiva do sono na infância, foram citados no Quadro 19-1.[6,12]

Quadro 19-1. Principais sinais e sintomas correlacionados com o diagnóstico clínico de AOS na infância

Sintomas diurnos	Sintomas noturnos
▪ Instabilidade de humor	▪ Ronco
▪ Voz hipernasal	▪ Sono agitado
▪ Desatenção	▪ Apneia testemunhada
▪ Irritabilidade e agressividade	▪ Respiração oral
▪ Cefaleia matinal	▪ Enurese noturna
▪ Depressão	▪ Despertar frequente
▪ Dificuldade de aprendizado	▪ Movimentos torácicos paradoxais

FISIOPATOLOGIA E CAUSAS

Ainda não se conhece detalhadamente a fisiopatologia dos distúrbios respiratórios do sono, mas sabe-se que há uma complexa interação entre a resistência das vias aéreas, a colapsabilidade da faringe, o tônus dos músculos dilatadores da faringe e a pressão negativa intraluminal gerada pelos músculos da respiração.[13]

A maior causa de desconforto respiratório do sono em crianças é o aumento das tonsilas faríngea e palatina, sendo que a patofisiologia em crianças está relacionada com a combinação de estreitamento anatômico das vias aéreas e alteração da função neuromuscular (tamanho relativo e estruturação das vias aéreas superiores).[14]

A patogênese da AOS é multifatorial. Em crianças com idade menor que 23 meses, anormalidades craniofaciais desempenham um papel importante na obstrução das vias aéreas

Quadro 19-2. Principais anomalias craniofaciais que estão relacionados com quadro de AOS

■ Acondroplasia ■ Síndrome de Apert ■ Beckwith-Wiedemann ■ Estenose de coana ■ Síndrome de Crouzon ■ Síndrome de Down ■ Síndrome de Goldenhar	■ Síndrome de Hallerman-Streiff ■ Síndrome de Kippel-Feil ■ Laringomalacia ■ Síndrome de Marfan ■ Micrognatia ■ Hipoplasia da face média ■ Síndrome de Nager	■ Retrognatia ■ Sequência de Robin ■ Alteração do palato ■ Rubinstein-Taybi ■ Síndrome de Stickler ■ Estenose subglótica ■ Síndrome de Treacher-Collins

Quadro 19-3. Distúrbios neurológicos relacionados com AOS

Malformação de Arnold-Chiari	Miastenia *gravis*	Atrofia muscular espinhal
■ Paralisia cerebral ■ Síndrome de Mobius ■ Distrofia muscular	■ Mielomeningocele ■ Distrofia miotônica ■ Poliomielite	■ Siringobulbia ■ Siringomielia

Quadro 19-4. Comorbidades diversas que podem estar correlacionadas com AOS

■ Hipertrofia adenoamigdaliana ■ Obesidade ■ Papilomatose das vias aéreas ■ Hipotireoidismo congênito	■ Queimaduras na face e no pescoço ■ História familiar de síndrome da apneia obstrutiva do sono ■ Histórico de prematuridade	■ Mucopolissacaridoses ■ Síndrome do ovário policístico ■ Síndrome de Prader Willi ■ Anemia falciforme

superiores, como por exemplo na sequência de Pierre Robin. Síndromes que afetam o centro de controle respiratório também podem estar associadas a apneia como, Down, Prader-Willi, Beckwith-Wideman ou Noonan, acondroplasia, Ehlers-Danlos e anemia falciforme. Outras causas incluem obstruções laríngeas ou nasais, doenças neurológicas e neuromusculares.[12,15]

Nas crianças com mais de 2 anos, a hipertrofia adenoamigdaliana é a causa mais comum de redução da patência das vias aéreas superiores. Nas crianças mais velhas e adolescentes, a obesidade se torna um importante fator de risco uma vez que a gordura no tecido mole da faringe reduz o calibre do lúmen.[4,12,16]

A rinite alérgica, por sua vez, devido a inflamação da mucosa nasal pode aumentar a resistência das vias aéreas e favorecer a AOS.[6,17]

AOS caracteriza-se muito mais como uma síndrome uma vez que pode ser decorrente de múltiplos fatores etiológicos. Os Quadros 19-2 a 19-4, exemplificam algumas condições predisponentes da apneia obstrutiva do sono em crianças.[4]

CAUSAS PRINCIPAIS

Hipertrofia Adenoamigdaliana

É a condição mais frequente associada à apneia obstrutiva do sono pediátrica. Há uma correlação significativa entre o volume das amígdalas e a gravidade dos distúrbios respiratórios do sono.[18]

Obesidade

A obesidade é um fator de risco importante na faixa pediátrica e desempenha um papel predominante na adolescência. Em um estudo prospectivo, a prevalência de apneia obstrutiva do sono foi de 4% em adolescentes (com idades entre 16 e 19 anos), a maioria dos quais não apresentou distúrbios respiratórios ou ronco na infância.[19]

A obesidade e o sexo masculino são relatados como maiores fatores de risco para apneia obstrutiva em adolescentes. Outro estudo com 37 adolescentes obesos demonstrou incidência de 45% de apneia obstrutiva do sono.[20] Sabe-se atualmente que obesidade é um fator de risco independente para apneia obstrutiva do sono.[21]

Inflamação

Estudos mostraram uma correlação entre apneia obstrutiva do sono e inflamação.[22] A obesidade, por exemplo, aumenta a produção de mediadores pró-inflamatórios, como leptina, interleucina 6 e fator de necrose tumoral alfa.[23]

Nas crianças com asma, aquelas portadoras de obesidade apresentam um risco quatro vezes maior de desenvolver apneia obstrutiva do sono, principalmente se tiverem controle inadequado. Na literatura foi relatada melhora da apneia obstrutiva do sono em pacientes tratados com montelucaste e corticoesteroides tópicos nasais.[24]

Anomalias Craniofaciais

As principais são palato ogival, hipoplasia maxilar, retromicrognatia e macroglossia. Alterações odontológicas e faciais estão presentes em 15-47% das crianças com apneia obstrutiva do sono e foi relatada melhora dos distúrbios do sono após tratamento ortodôntico.[25]

No entanto, há estudos mostrando melhoria do padrão odontológico após adenotonsilectomia, sugerindo a hipótese de que as anomalias dentofaciais podem ser uma consequência da apneia obstrutiva do sono e não sua causa.[26] Distúrbios Neuromusculares

Podem gerar um controle central e periférico insuficiente do fluxo de ar, com uma tendência aumentada ao colapso das paredes faríngeas e hipofaríngeas, reduzindo seu tônus muscular.[27]

A síndrome de Down é um exemplo de malformações anatômicas associadas a distúrbios neuromusculares gerando a apneia obstrutiva do sono em 81% das crianças com a síndrome. Nesta síndrome é possível observar hipoplasia do maxilar superior, palato ogival, macroglossia e hipotonia muscular. A Academia Americana de Pediatria recomenda a realização de polissonografia em todas as crianças com trissomia 21 dentro dos 4 anos de idade.[28]

Outros

Demais fatores de risco são históricos de prematuridade ou gestações múltiplas, exposição ambiental ao tabagismo, asma e rinite alérgica.[29]

Sabe-se que a rinite alérgica reduz o tempo de sono REM em crianças com hipertrofia adenoamigdaliana, mesmo na ausência da apneia obstrutiva do sono.[30]

COMORBIDADES ASSOCIADAS AO DISTÚRBIO RESPIRATÓRIO DO SONO

A apneia obstrutiva do sono não tratada pode levar a diversas complicações e consequências adversas, principalmente devido à hipoxemia intermitente. Estas crianças apresentarão risco aumentado de complicações cardiovasculares e pulmonares, como por exemplo hipertensão arterial, hipertensão pulmonar ou insuficiência cardíaca direita, além de alterações de crescimento e desenvolvimento de síndrome metabólica precoce.[6]

Devido à fragmentação do padrão normal de sono, podem apresentar déficits de função cognitiva ou neuropsicológica (como déficit de inteligência geral ou verbal, funções executivas, aprendizagem, memória, habilidades visuoespaciais, linguagem, habilidades matemáticas e pensamento abstrato e analítico).[6,12,15,29,31]

Atraso de Crescimento

O retardo de crescimento é uma das consequências mais severas da apneia obstrutiva do sono. Há uma menor secreção do GH (hormônio de crescimento), interferindo no crescimento. Há redução do fator de crescimento *insulina-like* ligado à proteína 3 (IGFBP-3). Acredita-se que uma ruptura na arquitetura do sono das crianças, decorrente dos despertares frequentes em consequência à apneia ocorre, principalmente, na fase de sono com ondas lentas, sendo o mecanismo responsável pela redução da secreção do GH. Há reversão do quadro após adenotonsilectomia.[32,33]

A apneia obstrutiva do sono deve ser considerada em crianças em investigação do déficit de crescimento.[34]

Distúrbios do Comportamento e Problemas de Aprendizado

Estudos mostram uma alta prevalência (28%) de alterações comportamentais em crianças com distúrbio respiratório do sono, tais como sintomas de hiperatividade, agressividade e déficit de atenção.[34]

Um grande estudo americano demonstrou apneia obstrutiva do sono em 18% das crianças com 10% das piores notas no primeiro ano escolar (idade de cerca de 6 anos), havendo melhora significante após adenotonsilectomia.[35]

Um estudo brasileiro encontrou uma alta prevalência de crianças com respiração bucal em defasagens de aprendizagem na pré-escola.[36]

O déficit nas funções executivas encontrado em crianças com apneia obstrutiva do sono poderia refletir uma disfunção do lobo frontal, apesar de que outras regiões do cérebro também podem ser afetadas. Problemas de memória e atenção seletiva e sustentada são o que mais frequentemente leva ao baixo desempenho escolar.

Os resultados mostram uma melhora da atenção após a tonsilectomia, sugere que a atenção e os problemas de comportamentais devem ser considerados na indicação cirúrgica.

ENURESE

É frequente a presença de enurese noturna no distúrbio respiratório do sono, variando de 41% até 50%. Pode estar associada a uma secreção irregular do peptídeo atrial natriurético. Após a adenotonsilectomia, há 60-75% de chance de resolver e 80-85% de melhorar significativamente os sintomas de enurese.[37]

Repercussões Cardiopulmonares

Crianças com tonsilas palatinas e faríngea aumentadas apresentam um menor volume pulmonar e ainda uma menor pressão inspiratória.

Durante o sono com apneia obstrutiva, há hipóxia e hipercapnia que são o estímulo para a vasoconstrição dos leitos pulmonar e sistêmico que gera aumento da resistência e da pressão sanguínea, o que se traduz clinicamente em hipertensão pulmonar e sistêmica. O coração então responde a esse aumento de pós-carga com remodelamento de câmaras, que em último caso leva à insuficiência cardíaca congestiva.[38]

Se houver predomínio da hipertensão pulmonar e esta causar uma disfunção cardíaca direita, a criança terá remodelamento de ventrículo direito, pressão atrial direita aumentada, retorno venoso diminuído com progressão natural para congestão hepática, edema periférico e ascite. Se a vasculatura sistêmica for a mais acometida pela vasoconstrição e evoluir para uma disfunção de câmaras cardíacas esquerdas, as consequências para o paciente pediátrico serão edema pulmonar e diminuição do débito cardíaco.

Estas crianças merecem cuidados anestésicos especiais, pacientes que sofrem AOS com hipertensão pulmonar e/ou disfunção de ventrículo direito têm um pós-operatório de risco, como por exemplo de edema agudo de pulmão. Devem ser monitorizadas no pós-operatório.

ABORDAGEM DA CRIANÇA COM DISTÚRBIO RESPIRATÓRIO DO SONO

Anamnese

Avaliar o *status* respiratório destas crianças. A criança acordada pode subestimar a gravidade do quadro durante o sono, assim uma história detalhada deve ser feita. Avaliar a presença de roncos frequentes (três ou mais noites por semana), respiração com esforço durante o sono ou ofegante, enurese noturna, se a criança dorme em posições estranhas, (ex.: como sentado ou com hiperextensão da cabeça), se apresenta cianose, sonolência diurna nos pacientes mais velhos e agitação durante o dia, sintomas de desatenção ou hiperatividade, dificuldade de aprendizado.

Exame Físico

Ao exame físico deve-se observar a respiração oral, fácies adenoideana, aumento das tonsilas ou obesidade. O exame no consultório consiste na avaliação da orofaringe e classificação do tamanho das tonsilas palatinas. A classificação mais comum é a de Brodsky, 1989, na qual os graus III e IV são considerados obstrutivos. A tonsila faríngea é avaliada pela radiografia de perfil (ou de *cavum*), observando-se o grau de obstrução da nasofaringe e nasofibrolaringoscopia flexível. O exame é bem tolerado quando realizado por um médico treinado e um aparelho com calibre apropriado. Sugere-se de 1,9 a 3,2 mm. O tamanho das tonsilas isoladas pode não estar correlacionados com a severidade dos distúrbios respiratórios do sono, entretanto uma análise combinada com a anatomia craniofacial e o tônus muscular podem contribuir.[39]

Dentre as características craniofaciais mais importantes deve-se ter em mente um perfil convexo, com retroposicionamento da mandíbula o que contribui para mais estreitamento das vias aéreas. Deformidade torácica tipo *pectus escavatum* sugere aumento do esforço respiratório de longa duração.

- Avaliar no exame físico:[6] baixo peso/déficit de crescimento:
  - Hipertrofia adenoamigdaliana.
  - Hipertensão arterial.
- Obesidade ou sobrepeso:
  - Palato estreito, micro ou retrognatia.
  - Face adenoideana.

Diagnóstico

O diagnóstico deve ser considerado em crianças com ronco, sono agitado ou hiperatividade diurna, ou na presença de fatores de risco como distúrbios craniofaciais, neurológicos ou genéticos e é confirmado com polissonografia noturna.[40]

Atualmente, o padrão-ouro para o diagnóstico dos distúrbios respiratórios do sono é a polissonografia realizada em laboratório do sono. Entretanto a polissonografia é cara e nem sempre é disponível. Outros testes, tais como oximetria noturna apresentam baixo valor preditivo.[6]

A endoscopia do sono induzido por medicamentos (DISE) é uma ferramenta diagnóstica que pode ser utilizada para avaliar a via aérea superior dos pacientes que roncam e fazem apneia em condições que imitam o sono natural.[5]

Não é necessário o estudo formal do sono de rotina antes da adenotonsilectomia para a crianças com obstrução. A polissonografia deve ser indicada principalmente para crianças menores de 2 anos de idade ou na presença de obesidade, síndrome de Down, anomalias craniofaciais, doenças neuromusculares, anemia falciforme ou mucopolissacaridose.[39]

A anamnese e a história clínica, são os métodos iniciais mais importantes associados à avaliação das características craniofaciais e o grau de obstrução dos tecidos linfoides.

A polissonografia mostra a gravidade da apneia do sono, sendo considerada anormal com IAH (índice de apneia-hipopneia) maior ou igual a 1. Entretanto não mostra uma associação importante com morbidade neurocomportamental e/ou sua resposta após o tratamento.

A tabulação dos sintomas em questionários direcionados como o Questionário Pediátrico do Sono (PSQ – *Pediatric Sleep Questionnaire*) pode ser mais compreensivo em comportamento, qualidade de vida e sintomas.[41]

O questionário Teenager STOP-BANG também pode contribuir para o diagnóstico.[42]

POLISSONOGRAFIA

O exame de polissonografia é caracterizado pelo registro de múltiplas variáveis fisiológicas durante o sono do indivíduo. Dentre os vários parâmetros fisiológicos que são monitorizados termos: a atividade elétrica cerebral através do eletroencefalograma (EEG), a movimentação ocular, a movimentação dos membros e da musculatura submentoniana (EMG), além da respiração, dos batimentos cardíacos e gases sanguíneos (O_2 e CO_2).[43]

Os registros do EEG é parâmetro de fundamental importância para estagiamento do sono. Os movimentos oculares são registrados por meio de eletro-oculograma (EOG) e são importantes para a avaliação do estágio REM. Os registros de movimentos dos membros e a monitorização da musculatura submentoniana são necessários para avaliar o tônus e os movimentos. O registro dos movimentos respiratórios é realizado através de sensores ou captadores de fluxo colocados próximos ao nariz e à boca (termístor e/ou cânula nasal) e pelos movimentos respiratórios.[44]

A apneia obstrutiva, ou cessação do fluxo aéreo com manutenção do esforço respiratório, é definida com uma duração de pelo menos, 10 segundos em adultos. Como as crianças apresentam frequência respiratória maior que a dos adultos, a duração de uma apneia obstrutiva em uma criança é duas vezes o intervalo respiratório típico. Uma hipopneia é a cessação parcial do fluxo aéreo. A apneia central é a cessação de fluxo aéreo como resultado da falta de esforço respiratório. Os dados observados no estudo do sono são reportados como IAH.[45]

Os critérios polissonográficos comumente utilizados para diagnóstico de AOS na criança são baseados em estudos em crianças saudáveis e representam um valor estatístico e estão apresentados nos Quadros 19-5 e 19-6. Para crianças e adolescentes < 18 anos utiliza-se o IAH > 1/hora associado a dessaturação da oxi-hemoglobina < 92% e/ou retenção do gás carbônico > 50 mmHg. A critério do médico especialista em sono, o critério de adultos pode ser usado em adolescentes > 13 anos.[3]

Quadro 19-5. Parâmetros de alterações polissonográficas para distúrbios respiratórios em menores de 18 anos

- Valores anormais de polissonografia pediátrica
- Índice apneia-hipopneia (IAH) > 1 hora
- IAH 1 a 4 = leve
- IAH 5 a 10 = moderada
- IAH maior que 10 = grave
- Pico de CO_2 final expirado maior que 53 mmHg
- CO_2 final expirado maior que 50 mmHg para mais do que 10% do total de tempo de sono
- SpO_2 mínima de oxi-hemoglobina abaixo de 92%

Quadro 19-6. Principais indicações para a realização de videopolissonografia em crianças e adolescentes

Indicações para PSG na criança e adolescente
▪ Apresentação clínica de AOS ▪ História de adenotonsilectomia prévia para tratar AOS com persistência dos sintomas ▪ Avaliar potencial AOS residual em crianças de alto risco (AOS grave, obesidade, anomalias craniofaciais e distúrbios neurológicos) ▪ Titulação de CPAP ▪ Casos de hipoventilação, seja central (síndrome hipoventilação alveolar central congênita ou periférica (distúrbios neuromusculares ou deformidades da parede torácica) ▪ Antes da decanulação em casos de traqueostomia

A hipoventilação obstrutiva é identificada quando a pressão de CO_2 expirado é igual ou maior que 50 mmHg para mais de 8-10% do tempo total do sono.[7]

Em muitos distúrbios do sono, o diagnóstico pode ser firmado do ponto de vista clínico. No entanto toda vez que houver necessidade de esclarecimento diagnóstico, a PSG é o exame de eleição. O ideal é que sempre se realize a videopolissonografia, o que possibilita o diagnóstico diferencial entre comportamentos anormais durante o sono. No entanto, existem limitações quanto ao estudo da noite de sono pois o ambiente não habitual, associado aos desconfortos com canais de monitorização, podem levar a um exame com baixa qualidade para se concluir o diagnóstico na faixa etária pediátrica.[46]

REFERÊNCIAS BIBLIOGRÁFICAS

1. Katz ES, D'Ambrosio CM. Pathophysiology of pediatric obstructive sleep apnea. Proc Am Thorac Soc. 2008;5:253-62.
2. Kaditis AG, Alonso Alvarez M.L, Boudewyns A et al. ERS statement on obstructive sleep disordered breathing in 1-to 23-month-old children. Eur Respir. J. 2017;50:1700985.
3. Kaditis A, Gozal D. Sleep Studies for Clinical Indications during the First Year of Life: Infants Are Not Small Children. Children (Basel). 2022;9(4):523.
4. Bitners AC, Arens R. Evaluation and Management of Children with Obstructive Sleep Apnea Syndrome. Lung. 2020;198:257-270.
5. Esposito S, Ricci G, Gobbi R et al. Diagnostic and Therapeutic Approach to Children and Adolescents with Obstructive Sleep Apnea Syndrome (OSA): Recommendations in Emilia-Romagna Region, Italy. Life. 2022;12:739.
6. Marcus CL, Brooks LJ, Draper KA et al. Diagnosis and Management of Childhood Obstructive Sleep Apnea Syndrome. Pediatrics. 2012;130:576-584.
7. Marcus CL, Greene MG, Carroll JL. Pressão arterial em crianças com apneia obstrutiva do sono. Am J Respir Crit Care Med. 1998;157:1098-103.
8. Beebe DW, Ris MD, Kramer ME et al. The association between sleep disordered breathing, academic grades, and cognitive and behavioral functioning among overweight subjects during middle to late childhood. Sleep. 2010;33(11):1447-56.
9. Guilleminault C, Lee JH, Chan A. Pediatric obstructive sleep apnea syndrome. Arch Pediatr Adolesc Med. 2005;159(8):775-85.
10. Stewart MG Witsell DL, Goldstein NA, Hannley MT et al. Quality of life outcomes after tonsillectomy – results from the TO TREAT study. Otolaryngology Head and Neck Surgery. 2005:133(2):109-110.
11. Richards W, Ferdman RM. Prolonged morbidity due to delays in the diagnosis and treatment of obstructive sleep apnea in children. Clin Pediatr (Phila). 2000;39(2):103-8.
12. Lumeng JC, Chervin RD. Epidemiology of Pediatric Obstructive Sleep Apnea. Proc Am Thorac Soc. 2008;5:242-252.
13. Remmers JE, de Groot WJ, Sauerland EK, Anch AM. Pathogenesis of upperairway occlusion during sleep. J Appl Physiol. 1978;44:931-8.
14. Marcus CL. Sleep-disordered breathing in children. Am J Respir Crit Care Med. 2001;164:16-30.
15. Gulotta G, Iannella G, Vicini C et al. Risk Factors for Obstructive Sleep Apnea Syndrome in Children: State of the Art. Int. J. Environ. Res. Public Health. 2019;16:3235.
16. Kaditis AG, Alvarez MLA, Boudewyns A et al. Obstructive sleep disordered breathing in 2-to 18-year-old children: Diagnosis and management. Eur Respir J. 2016;47:69-94.
17. Sakarya EU, Muluk NB, Sakalar EG et al. Use of intranasal corticosteroids in adenotonsillar hypertrophy. J. Laryngol. Otol. 2017;131:384-390.
18. Fregosi RF, Quan SF, Kaemingk KL et al. Sleep-disordered breathing, pharyngeal size and soft tissue anatomy in children. J Appl Physiol (1985). 2003;95(5):2030-8.
19. Spilsbury JC, Storfer-Isser A, Rosen CL et al. Remission and incidence of obstructive sleep apnea from middle childhood to late adolescence. Sleep. 2015;38(1):23-9.
20. Hannon TS, Rofey DL, Ryan CM et al. Relationships among obstructive sleep apnea, anthropometric measures, and neurocognitive functioning in adolescents with severe obesity. J Pediatr. 2012;160(5):732-5.
21. Lam YY, Chan EY, Ng DK et al. The correlation among obesity, apnea-hypopnea index, and tonsil size in children. Chest. 2006;130(6):1751-6.
22. Bhattacharjee R, Kim J, Kheirandish-Gozal L, Gozal D. Obesity and obstructive sleep apnea syndrome in children: a tale of inflammatory cascades. Pediatr Pulmonol. 2011;46(4):313-23.
23. Redline S, Tishler PV, Schluchter M et al. Fatores de risco para distúrbios respiratórios do sono em crianças. Associations with obesity, race, and respiratory problems. Am J Respir Crit Care Med. 1999;159(5 Pt 1):1527-32.
24. Goldbart AD, Greenberg-Dotan S, Tal A. Montelucaste para crianças com apneia obstrutiva do sono: um estudo duplo-cego, controlado por placebo. Pediatrics. 2012;130:e575-80.
25. Villa MP, Malagola C, Pagani J et al. Rapid maxillary expansion in children with obstructive sleep apnea syndrome: 12-month follow-up. Sleep Med. 2007;8(2):128-34.
26. Zettergren-Wijk L, Forsberg CM, Linder-Aronson S. Changes in dentofacial morphology after adeno-/tonsillectomy in young children with obstructive sleep apnoea-a 5-year follow-up study. Eur J Orthod. 2006;28(4):319-26.
27. Alves RS, Resende MB, Skomro RP et al. Sleep and neuromuscular disorders in children. Sleep Med Rev. 2009;13(2):133-48.
28. Marcus CL, Keens TG, Bautista DB et al. Obstructive sleep apnea in children with Down syndrome. Pediatrics. 1991;88:132-9.
29. Tapia IE, Shults J, Doyle LW et al. Perinatal Risk Factors Associated with the Obstructive Sleep Apnea Syndrome in School-Aged Children Born Preterm. Sleep. 2016;39(4):737-42.
30. Di Francesco RC, Alvarez J. Allergic rhinitis affects the duration of rapid eye movement sleep in children with sleep-disordered breathing without sleep apnea. Int Forum Allergy Rhinol. 2016;6:465-471.
31. Chervin RD, Hedger KE, Dillon J, Pituch KJ. Pediatric sleep questionnaire (PSQ): Validity and reliability of scales for sleep-disordered breathing, snoring, sleepiness, and behavioral problems. Sleep Med. 2000;1:21-32.
32. Di Francesco R, Junqueira PA, Frizzarini R, Zerati FE. Crescimento pôndero-estatural de crianças após adenoamigdalectomia. Rev Bras Otorrinolaringol. 2003;69(2):193-6.

33. Marcus CL, Moore RH, Rosen CL et al. A randomized trial of adenotonsillectomy for childhood sleep apnea. N Engl J Med. 2013;368(25):2366-76.
34. Mitchell RB, Archer SM, Ishman SL et al. Clinical Practice Guideline: Tonsillectomy in Children (Update)-Executive Sum-mary. Otolaryngol Head Neck Surg. 2019;160(2):187-205.
35. Ali NJ, Pitson D, Stradling JR. Snoring, sleep disturbance and behaviour in 4–5 year olds. Arch Dis Child. 1993;68: 360-366.
36. Chedid KAK, DiFrancesco RC, Junqueira PAS. A influência da respiração oral no processo de aprendizagem da leitura e escrita em crianças pré-escolares. Rev. de Psicopedagogia. 2004;21(65):157-63.
37. Brooks LJ, Topol HI. Enuresis in children with sleep apnea. J Pediatr. 2003;142:515-518.
38. Paul GR, Pinto S. Sleep and the Cardiovascular System in Childr Sleep Med Clin. 2017;12(2):179-191.
39. Mitchell RB, Archer SM, Ishman SL et al. Clinical Practice Guideline: Tonsillectomy in Children (Update)-Executive Summary. Otolaryngol Head Neck Surg. 2019;160(2):187-205.
40. Arens R, Marcus CL. Pathophysiology of upper airway obstruction: a developmental perspective. Sleep. 2004;27(5):997-1019.
41. Rosen CL, Wang R, Taylor HG et al. Utility of symptoms to predict treatment outcomes in obstructive sleep apnea syndrome. Pediatrics. 2015;135(3):e662-71.
42. Leung TN, Cheng JW, Chan AK. Paediatrics: How to manage obstructive sleep apnoea syndrome. Drugs Context. 2021;10.
43. Gerdung CA, Castro-Codesal ML, Nettel-Aguirre A et al. Feasibility of split night polysomnography in children to diagnose and treat sleep related breathing disorders. Sleep Med. 2022;96:107-112.
44. Pessoa JHL, Pereira Jr JC, Alves RSC. Distúrbios do sono na criança e no adolescente: uma abordagem para pediatras. 2 ed. São Paulo: Editora Atheneu. 2015.
45. Al-Shamrani A, Alharbi AS. Diagnosis and management of childhood sleep-disordered breathing. Clinical approach. Saudi Med J. 2020;41(9):916-929.
46. Parakh A, Dhingra D, Abel F. Sleep Studies in Children. Indian Pediatr. 2021;58(11):1085-1090.

APNEIA DO SONO NA CRIANÇA – TRATAMENTO

CAPÍTULO 20

Nathália Novello Ferreira ▪ Renata C. Di Francesco

INTRODUÇÃO

Apneia obstrutiva do sono é caracterizada por episódios de obstrução completa ou parcial das vias aéreas superiores, associada a alterações gasométricas e padrões de sono atípicos. Pode estar associada a alterações comportamentais, dificuldades de aprendizagem, complicações cardiovasculares e atraso de crescimento.[1-3]

A origem da apneia é multifatorial. Em crianças com idade menor que 23 meses, geralmente, será proveniente de anormalidades craniofaciais. Já nas crianças com 2 anos ou mais, a hipertrofia de tonsilas faríngeas e/ou palatinas serão a principal causa (Figs. 20-1, 20-2 e Vídeo 20-1). Pacientes com hipertrofia adenoamigdaliana podem apresentar respiração oral crônica ocasionando alterações faciais típicas (Fig. 20-3). A obesidade, por sua vez, será um fator de risco nas crianças maiores e adolescentes. Um outro fator causador é a rinite alérgica devido ao aumento da resistência das vias aéreas.[4-8]

As crianças com apneia do sono deverão receber abordagem multidisciplinar no diagnóstico, tratamento e cuidados. Uma equipe multidisciplinar ideal inclui, por exemplo, pediatra, pneumologista, otorrinolaringologista, neuropsiquiatra infantil e dentista.[9] O tratamento da apneia vai ser definido a partir da gravidade dos sintomas, da sua etiologia e das comorbidades associadas.

As opções de tratamento poderão ser cirúrgicas, como a adenoamigdalectomia e correções das anomalias craniofaciais. Dentre as opções não cirúrgicas podem-se utilizar tratamentos ortodôntico e miofascial, medicações e terapia ventilatória. A escolha do tratamento será definida a partir da gravidade dos sintomas, da sua etiologia e das comorbidades associadas.[9]

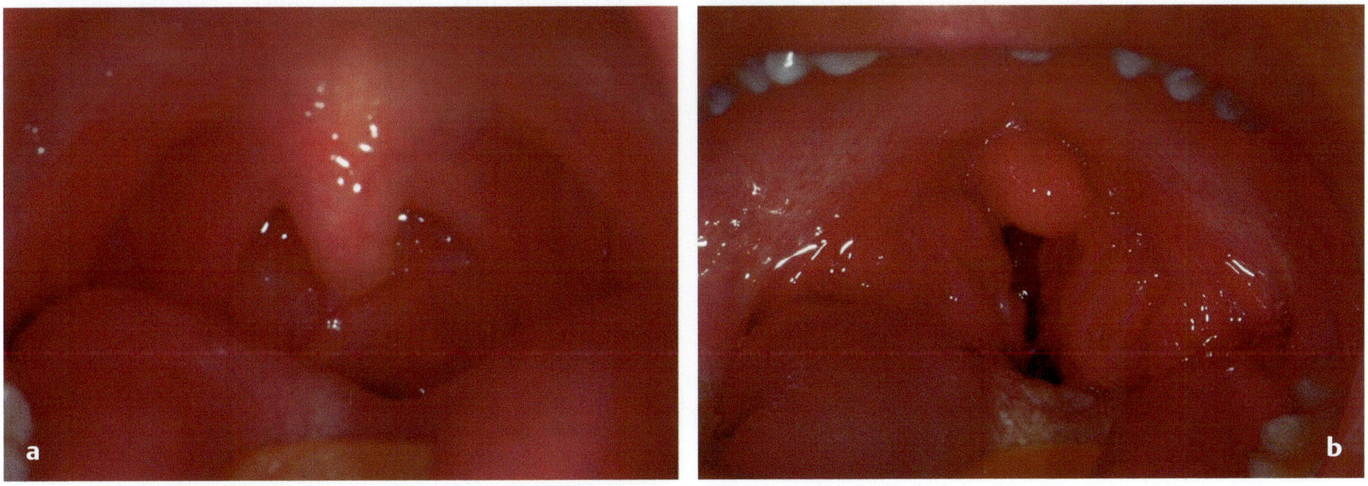

Fig. 20-1. Comparação de uroscopia: (a) amigdalas normotróficas e (b) amigdalas hipertróficas.

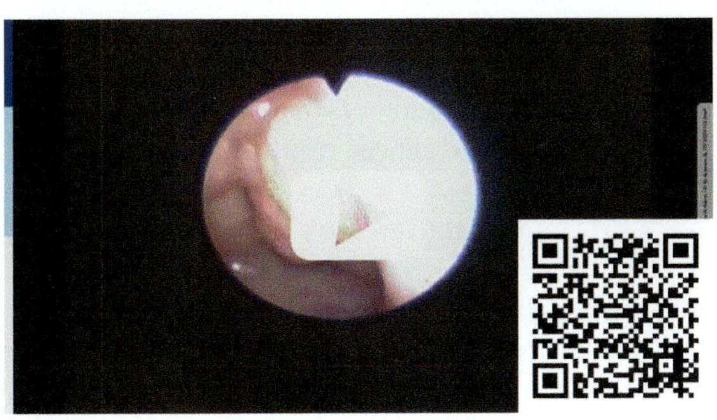

VÍDEO 20-1 – Aumento das tonsilas faríngeas. Exame de nasofibrolaringoscopia flexível. (Arquivo pessoal Profa. Dra. Renata di Francesco.)

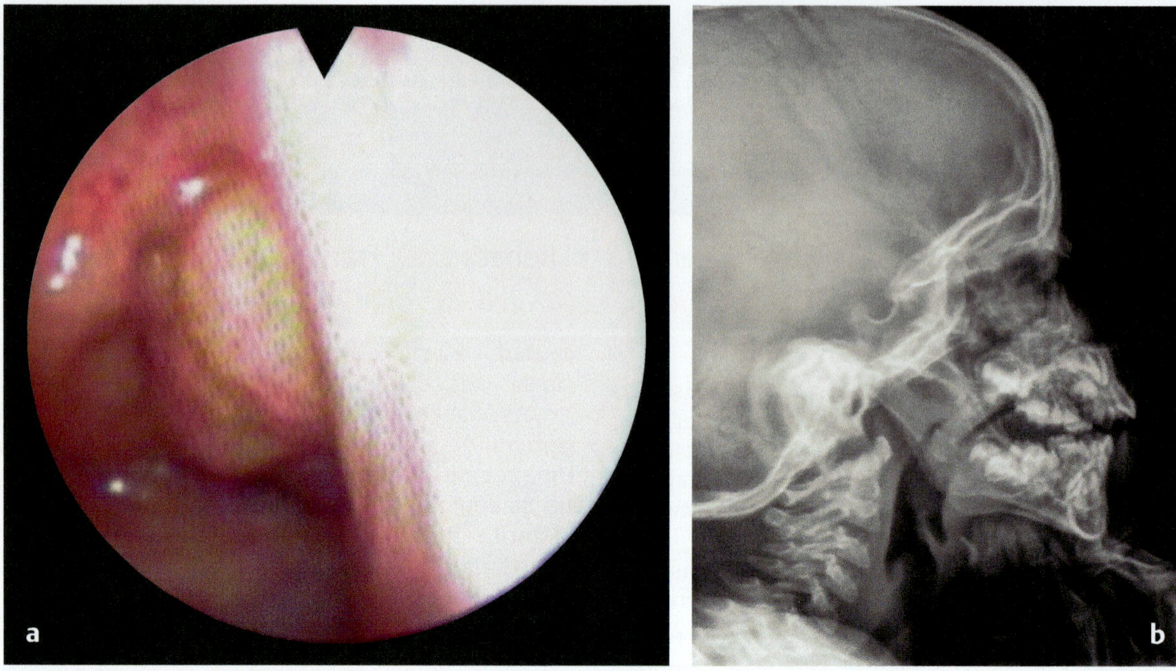

Fig. 20-2. Hipertrofia de adenoide: (a) no exame endoscópico e (b) na radiografia de *cavum*.

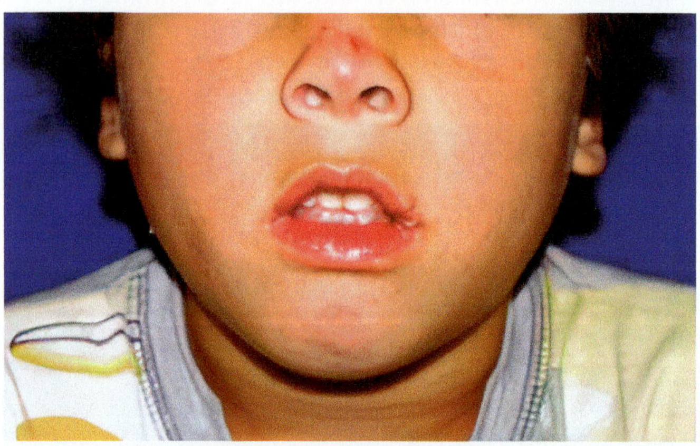

Fig. 20-3. Face respirador oral.

TRATAMENTO CIRÚRGICO

Adenoamigdalectomia

O tratamento de primeira linha é a amigdalectomia com ou sem adenoidectomia.[4]

As revisões sistemáticas mostram-nos que a adenotonsilectomia é o tratamento de escolha frente ao aumento das tonsilas palatinas e faríngea nos casos de apneia do sono na criança tanto em testes objetivos como subjetivos com importante melhora na qualidade de vida das crianças.[10,11]

Após adenotonsilectomia há melhora do desenvolvimento ponderoestatural e da enurese noturna. Os biomarcadores de crescimento aumentam significativamente após o procedimento em 27% a 62% dos casos.[12,13]

Uma pesquisa (CHAT – *The Childhood Adenotonsillectomy Trial*) mostra que há melhora significativa no índice de apneia obstrutiva do sono em comparação com crianças em idade escolar não operadas, uma melhora significativa nos sintomas neurocomportamentais, inclusive medidos com testes específicos, melhora no sono e no comportamento em crianças operadas.[10]

O tratamento cirúrgico em crianças pequenas parece evitar os problemas escolares, sendo de 3 a 5 anos um período considerado uma janela de oportunidade para o tratamento da SAOS.[14] Adenotonsilectomia traz melhora da qualidade de vida em crianças com distúrbio respiratório do sono.[11]

Em um estudo multicêntrico de quase 600 crianças submetidas a adenoamigdalectomia para SAOS, o IAH diminuiu de 18,2 para 4,1, mas a resolução completa da SAOS foi observada em apenas 27,2% das crianças. Os fatores de risco para persistência incluem idade maior que 7 anos, doença grave, asma crônica e obesidade.[15,16] A frequência de casos de insucesso é muito variável, entretanto devem-se considerar as alterações craniofaciais, doenças neuromusculares, além de hipertrofia de cornetos inferiores, desvio de septo nasal e presença de paredes faríngeas aumentadas· A obesidade é um fator de insucesso da tonsilectomia isolada.[17]

A adenotonsilectomia, mais comumente, é uma cirurgia realizada em hospital dia, mas devem ser consideradas situações em que o paciente deve permanecer no hospital para monitorização noturna, como por exemplo: menores de 3 anos, apneia grave, complicações cardíacas da SAOS, déficit de crescimento acentuado, obesidade mórbida, anomalias craniofacias, doenças neuromusculares.[4,10]

Outras Cirurgias das Vias Aéreas Superiores

Procedimentos cirúrgicos além da adenoamigdalectomia são geralmente reservados para crianças com comorbidades que levam à obstrução das vias aéreas em vários níveis ou para crianças com SAOS persistente após a adenoamigdalectomia.

Outras causas de obstrução das vias aéreas incluem hipertrofia dos cornetos, desvio do septo nasal, tecido palatino redundante, aumento da base da língua, retrognatia, recidiva das adenoides, laringomalacia ou hipertrofia de amígdala.[18]

A obstrução no nível da base da língua pode ser tratada utilizando uma série de procedimentos, incluindo amigdalectomia lingual e glossectomia da linha média posterior. A obstrução também pode ser tratada no nível do palato com uvulopalatofaringoplastia, nas paredes laterais da faringe com faringoplastia, na cavidade nasal com redução dos cornetos nasais e no *cavum* com adenoidectomia.[19-22]

Quando a obstrução das vias aéreas for grave devido a distúrbios das vias éreas superiores, abordagens cirúrgicas mais extensas poderão ser indicadas. Em crianças com hipoplasia mandibular, como visto na sequência de Pierre-Robin, síndrome de Treacher-Collins e outras causas de retrognatia congênita, o avanço mandibular ou a distração mandibular podem reduzir a obstrução das vias aéreas superiores e evitar a necessidade de traqueostomia.[23,24]

Abordagens no genioglosso e hioide também têm sido utilizadas no tratamento da SAOS, embora o número de evidências seja pequeno e a maioria dos estudos envolvam apenas adultos.[25,26]

A traqueostomia é uma opção de tratamento cirúrgico definitivo para SAOS. A maioria dos pacientes que necessitam de traqueostomia apresentam anormalidades craniofaciais graves ou condições neuromusculares que causam hipotonia importante. Ainda que muitas crianças permaneçam dependentes de traqueostomia, o procedimento também pode ser usado como uma medida temporária para controlar SAOS grave enquanto aguardam outro tratamento cirúrgico.

TRATAMENTOS NÃO CIRÚRGICOS

Tratamento com Pressão Positiva

A terapia com pressão positiva mantém a permeabilidade das vias aéreas, levando ao aumento da área transversal das vias aéreas ao longo do ciclo respiratório. Pode ser do tipo CPAP, quando a pressão positiva é contínua ou BiPAP quando são utilizados dois níveis de pressão. Ambos são igualmente eficazes, porém o CPAP é utilizado com maior frequência.

O tratamento com CPAP ou BiPAP melhora os parâmetros respiratórios e as sequelas neurocomportamentais da SAOS, como capacidade de atenção, hiperatividade, sonolência diurna e desempenho escolar.[27,28]

Entretanto, a eficácia é limitada pela baixa adesão em alguns estudos. Em um estudo prospectivo observou uma alta taxa de abandono (35%) e baixo uso noturno médio (5,3 horas/noite).[27]

A baixa adesão pode estar associada ao desconforto relacionado com o uso da máscara facial. Alguns fatores podem melhorar a adesão, como, por exemplo, acompanhamento clínico rigoroso, educação intensiva e introdução gradual da máscara.[29]

Os efeitos colaterais associados ao CPAP e ao BiPAP são congestão nasal, ressecamento oronasal, epistaxe, irritação ocular por vazamento de ar, dor facial e abrasão da pele.[30]

O uso prolongado do CPAP pode promover hipoplasia do terço médio da face e retrusão da face média. Essas alterações esqueléticas parecem ser comuns, pois o achatamento global da face e a retrusão maxilar podem ser observados em 68% e 37% dos pacientes, respectivamente. Portanto, é essencial o acompanhamento de rotina com atenção especial ao crescimento da face média em crianças em uso prolongado do CPAP.[31-33]

Tratamento Medicamentoso

Em pacientes com SAOS leve podemos utilizar tratamentos clínicos como alternativa à cirurgia.[9]

Medicações como corticoides tópicos nasais e antagonistas do receptor de leucotrienos podem ser utilizados como medicamentos anti-inflamatórios para pacientes com hipertrofia adenoamigdaliana, já que estes consistem em tecidos linfoides hipertróficos.[34,35]

Os corticoides possuem efeito anti-inflamatório reduzindo a liberação de mediadores inflamatórios e inibindo o recrutamento de células inflamatórias para a mucosa nasal, adenoideana e amigdaliana.[36]

A inflamação das vias aéreas superiores, observada em crianças com rinite alérgica, por exemplo, pode levar ao aumento da resistência nasal e contribuir para os sintomas respiratórios do sono. O tratamento com corticoide tópico nasal pode contribuir com o controle dos sintomas.

Os principais corticoides tópicos nasais utilizados são a budesonida, fluticasona e mometasona. O propionato de fluticasona e mometasona parecem ter maior potência tópica do que a beclometasona e budesonida.

O uso de budesonida intranasal uma vez ao dia por 6 semanas demonstrou melhorar a qualidade de vida e os parâmetros respiratórios medidos na polissonografia com um efeito sustentado 2 meses após sua descontinuação, e uma meta-análise apontou que o montelucaste melhorou o IAH em 55% isoladamente e em 70% quando utilizado em conjunto com corticosteroides intranasais em crianças com SAOS leve.[37-40]

Um estudo com 25 crianças portadoras de apneia obstrutiva do sono avaliou o efeito de um curso de 6 semanas de propionato de fluticasona intranasal (50 μg por narina duas vezes ao dia durante a primeira semana, depois uma vez ao dia durante 5 semanas) *versus* placebo. O uso da fluticasona reduziu o IAH misto/obstrutivo de 4,9 ± 1 eventos por hora e aumentou em 2,2 ± 3,3 eventos por hora no grupo placebo.[41]

Os antagonistas do receptor de leucotrienos melhoram a apneia obstrutiva do sono por meio da redução da inflamação da via aérea superior, diminuindo a sinalização proliferativa e inflamatória no tecido adenoamigdaliano.[42]

Dentre os antagonistas do receptor de leucotrieno o montelucaste demonstrou ser o mais eficaz.[43]

O montelucaste é utilizado para doenças como asma e rinite, as quais frequentemente estão presentes na criança com apneia do sono, e foi considerado uma opção terapêutica para os quadros leves de apneia.[42]

O montelucaste possui efeito benéfico de curto prazo e clinicamente significativo nas crianças com apneia do sono saudáveis, não obesas e não tratadas cirurgicamente. Foi observada a redução do número de apneias, hipopneias e despertares durante o sono, além de melhorar a SpO_2 durante o sono.[44]

Também se observou melhora do IAH e redução da hipertrofia adenoideana. O montelucaste deve ser administrado em um curso de 3 meses.[45]

O uso combinado do corticoide tópico nasal com o antagonista do receptor de leucotrieno é significativamente mais eficaz na redução da apneia e dos sintomas noturnos. Esse benefício, por sua vez, será menor nos pacientes com hipertrofia adenoideana importante.[46,47]

Um estudo retrospectivo demonstrou que 62% das crianças com apneia do sono leve apresentaram polissonografia normal após corticoide tópico nasal e montelucaste, principalmente nas não obesas e mais jovens.[48]

O uso combinado também permite redução dos sintomas em menos tempo quando comparado com o uso isolado do corticoide tópico nasal ou montelucaste.[47,49]

Essa combinação terapêutica, portanto, será recomendada por um período de 1-6 meses nas crianças com hipertrofia adenoamigdaliana e com apneia do sono leve a moderada, particularmente em crianças menores de 7 anos e não obesas.

O uso dessas terapias é promissor como tratamento para SAOS leve não complicada em crianças. É importante lembrar, porém, que crianças obesas e com idade maior que 7 anos têm menor probabilidade de se beneficiar da terapia anti-inflamatória.[49]

Tratamento Odontológico

Em crianças com restrição maxilar e maloclusão dentária pode-se indicar a expansão rápida de maxila. A expansão rápida da maxila é um procedimento ortodôntico que aumenta a largura do palato duro utilizando um dispositivo dentário fixado sobre os dentes maxilares acompanhado de um parafuso de expansão.[50,51]

Os aparelhos orais, incluindo dispositivos de língua e dispositivos de avanço mandibular, são capazes de mover a língua e a mandíbula para a frente e para longe da faringe posterior a fim de melhorar a permeabilidade das vias aéreas superiores.[52]

CONCLUSÃO

O distúrbio respiratório do sono é uma condição relativamente comum na infância, sua prevalência varia entre 1-3%, com pico entre 2 e 8 anos de idade. A maior causa de desconforto respiratório do sono em crianças é o aumento das tonsilas faríngea e palatina resultando em retardo do crescimento ponderoestatural, *cor pulmonale* e outros acometimentos cardiovasculares, enurese secundária, problemas neurocognitivos e de comportamento e baixo rendimento escolar. O tratamento poderá ser cirúrgico, medicamentoso, odontológico ou com uso de CPAP/BiPAP. A instituição da terapêutica precocemente reverte as consequências, melhorando sobremaneira a qualidade de vida destas crianças.

REFERÊNCIAS BIBLIOGRÁFICAS

1. Marcus CL, Greene MG, Carroll JL. Blood pressure in children with obstructive sleep apnea. Am J Respir Crit Care Med. 1998;157:1098-103.
2. Guilleminault C, Lee JH, Chan A. Pediatric obstructive sleep apnea syndrome. Arch Pediatr Adolesc Med. 2005;159:775-85.
3. Beebe DW, Ris MD, Kramer ME et al. The association between sleep-disordered breathing, academic grades, and cognitive and behavioral functioning among overweight individuals during mid-and late childhood. Sleep. 2010;33:1447-56.
4. Marcus CL, Brooks LJ, Draper KA et al. American Academy of Pediatrics. Diagnosis and treatment of obstructive sleep apnea syndrome in childhood. Pediatrics. 2012;130:714-755.
5. Chervin RD, Hedger KE, Dillon J, Pituch KJ. Pediatric Sleep Questionnaire (PSQ): Validity and reliability of scales for sleep disorders, snoring, drowsiness, and behavioral problems. Sleep Med. 2000;1:21-32.
6. Combs D, Goodwin JL, Quan SF et al. Modified STOP-bang tool to stratify risk for obstructive sleep apnea in adolescent children. PLoS ONE. 2015;10:e0142242.
7. Leung TN, Cheng JW, Chan AK. Pediatrics: How to manage obstructive sleep apnea syndrome. Context of Drugs. 2021.
8. Sakarya EU, Muluk NB, Sakalar EG et al. Use of intranasal corticosteroids in adenotonsillar hypertrophy. J. Laringol. Otol. 2017;131:384-390.
9. Mussi N, Forestiero R, Zambelli G et al. The First-Line Approach in Children with Obstructive Sleep Apnea Syndrome (OSA). J Clin Med. 2023;12(22):7092.
10. Mitchell RB, Archer SM, Ishman SL et al. Clinical Practice Guideline: Tonsillectomy in Children (Update)-Executive Summary. Otolaryngol Head Neck Surg. 2019;160(2):187-205.
11. Di Francesco RC, Fortes FSG, Komatsu CL. Improved quality of life in children after adenotonsillectomy. Rev. Bras ORL. 2004;70:748-751.
12. Katz ES, D'Ambrosio CM. Pediatric obstructive sleep apnea syndrome. Clin Chest Med. 2010;31:221-234.
13. Jeyakumar A, Rahman SI, Armbrecht ES, Mitchell R. The association between sleep-disordered breathing and enuresis in children. Laryngoscope. 2012;122:1873-1877.
14. Jackman AR, Biggs SN, Walter LM et al. Sleep-disordered breathing in preschool children is associated with behavioral, but not cognitive, impairments Sleep Med. 2012;13(6):621-31.
15. Bhattacharjee R, Kheirandish-Gozal L, Spruyt K et al. Results of adenotonsillectomy in the treatment of obstructive sleep apnea in children: a multicenter retrospective study. Am J Respir Crit Care Med. 2010;182:676-83.
16. Imanguli M, Ulualp SO. Risk factors for residual obstructive sleep apnea after adenotonsillectomy in children. Laryngoscope. 2016;126:2624-2629.
17. Di Francesco RC, Kreibich MS. Is the difference in the volume of the pharyngeal space, as measured by acoustic pharyngometry, before and after tonsillectomy proportional to the volume of the excised tonsils? Clinics. 2016;71(5):285-290.
18. Bluher AE, Ishman SL, Baldassari CM. Managing the child with persistent sleep apnea. 2019;52:891-901.
19. Com G, Carroll JL, Tang X et al. Surgical and clinical characteristics and outcomes of severely obese children with obstructive sleep apnea. J Clin Sleep Med. 2015;11:467-474.
20. Ulualp SO. Modified sphincter expansion pharyngoplasty for treatment of children with obstructive sleep apnea. JAMA Otolaryngol – Head Neck Surg. 2014;140:817-822.
21. Cheng PW, Fang KM, Su HW, Huang TW. Improved objective outcomes and quality of life after adenotonsillectomy with inferior turbinate reduction in pediatric obstructive sleep apnea with inferior turbinate hypertrophy. Laryngoscope. 2012;122:2850-2854.
22. Grindle CR, Murray RC, Chennupati SK et al. Incidence of revision adenoidectomy in children. Laryngoscope. 2011;121:2128-2130.
23. Noller MW, Guilleminault C, Gouveia CJ et al. Mandibular advancement for pediatric obstructive sleep apnea: a systematic review and meta-analysis. J Cranio-Maxillofacial Surg. 2018;46:1296-1302.
24. Tahiri Y, Viezel-Mathieu A, Aldekhayel S et al. The effectiveness of mandibular distraction in improving airway obstruction in the pediatric population. 2014.
25. Wootten CT, Shott SR. Evolving therapies to treat retroglossal and tongue base obstruction in pediatric obstructive sleep apnea. Arch Otolaryngol – Head Neck Surg. 2010;136:983-987.
26. Song SA, Wei JM, Buttram J et al. Isolated hyoid surgery for obstructive sleep apnea: a systematic review and meta-analysis. Laryngoscope. 2016;126:1702-1708.

27. Marcus CL, Rosen G, Ward SLD et al. Adherence and effectiveness of positive airway pressure therapy in children with obstructive sleep apnea. Pediatrics. 2006;117:e442-51.
28. Uong EC, Epperson M, Bathon SA, Jeffe DB. Adherence to nasal positive airway pressure therapy among school-aged children and adolescents with obstructive sleep apnea syndrome. 2007.
29. Kirk VG, O'Donnell AR. Continuous positive airway pressure for children: A discussion of how to maximize compliance. Sleep Med Rev. 2006;10:119-127.
30. Pépin JL, Leger P, Veale D et al. Side effects of nasal continuous positive airway pressure in sleep apnea syndrome. Study of 193 patients in two French sleep centers. Chest. 1995;107:375-81.
31. Li KK, Riley RW, Guilleminault C. An unreported risk in the use of home nasal continuous positive pressure and home nasal ventilation in children: midfacial hypoplasia. Chest. 2000;117:916-8.
32. Roberts SD, Kapadia H, Greenlee G, Chen ML. Facial and dental changes associated with nasal positive airway pressure in children with obstructive sleep apnea and craniofacial conditions. J Clin Sleep Med. 2016;12:469-75.
33. Fauroux B, Lavis JF, Nicot F et al. Facial side effects during noninvasive positive pressure ventilation in children. Intensive Care Med. 2005;31:965-9.
34. Leung TN, Cheng JW, Chan AK. Paediatrics: How to manage obstructive sleep apnoea syndrome. Drugs Context. 2021;10:FALTA PÁGINA.
35. Ishman SL, Maturo S, Schwartz S et al. Expert Consensus Statement: Management of Pediatric Persistent Obstructive Sleep Apnea After Adenotonsillectomy. Otolaryngol. Head Neck Surg. 2023;168:115 130.
36. Carla A, Pereira B, Boukail H et al. Acute respiratory distress syndrome subphenotypes and therapy-responsive characteristics among preclinical models: Protocol for a systematic review and meta-analysis. Breathe. Res. 2020;21:81.
37. Peroni D, Bodini A, Miraglia Del Giudice M et al. Effect of budesonide and montelukast in asthmatic children exposed to relevant allergens. Allergy. 2005;60:206-210
38. Gudnadottir G, Ellegård E, Hellgren J. Intranasal budesonide and quality of life in pediatric sleep-disordered breathing: a randomized controlled trial. Otolaryngol – Head Neck Surg (United States). 2018;158:752-759.
39. Kheirandish L, Goldbart AD, Gozal D. Intranasal steroids and oral leukotriene modifying therapy in residual sleep-disordered breathing after tonsillectomy and adenoidectomy in children. Pediatrics. 2006;117:10.1542.
40. Liming BJ, Ryan M, Mack D et al. Montelukast and nasal corticosteroids to treat pediatric obstructive sleep apnea: a systematic review and meta-analysis. Otolaryngol – Head Neck Surg (United States). 2019;160:594-602.
41. Brouillette RT, Manoukian JJ, Ducharme FM et al. Efficacy of fluticasone nasal spray for pediatric obstructive sleep apnea. J. Pediatr. 2001;FALTA NÚMERO;FALTA PÁGINA.
42. Torretta S, Marchisio P, Esposito S et al. Diagnostic accuracy of the nasal obstruction index in detecting adenoid hypertrophy in children without allergies. Int. J. Pediatr. Otorhinolaryngol. 2011;75:57-61.
43. Dayyat E, Serpero LD, Kheirandish-Gozal L et al. Leukotriene pathways and in vitro adenotonsillar cell proliferation in children with obstructive sleep apnea. Chest. 2009;FALTA NÚMERO;FALTA PÁGINA.
44. Kuhle S, Hoffmann DU, Mitra S, Urschitz MS. Anti-inflammatory medications for obstructive sleep apnea in children. Cochrane Database Syst. Rev. 2020;FALTA NÚMERO;FALTA PÁGINA.
45. Goldbart AD, Greenberg-Dotan S, Tal A. Montelukast for children with obstructive sleep apnea: A double-blind, placebo-controlled study. Pediatrics. 2012;130:e575-e580.
46. Yang DZ, Liang J, Zhang F et al. Clinical effect of montelukast sodium combined with inhaled corticosteroids in the treatment of children with OSAS. Medicine. 2017;96:e6628.
47. Locci C, Cenere C, Sotgiu G et al. Adenotonsillectomy in children with obstructive sleep apnea syndrome: clinical and functional results. J. Clin. Med. 2023;12:5826.
48. Tingting X, Danming Y, Xin C. Non-surgical treatment of obstructive sleep apnea syndrome. Eur. Arch. Oto-Rhino-Laryngol. 2018;275:335-346.
49. Kheirandish-Gozal L, Bhattacharjee R, Bandla HP, Gozal D. Outcomes of anti-inflammatory therapy for mild OSA in children. Chest. 2014;146:88-95.
50. Villa MP, Malagola C, Pagani J et al. Rapid maxillary expansion in children with obstructive sleep apnea syndrome: 12-month follow-up. Sleep Med. 2007;8:128-13451.
51. Pirelli P, Saponara M, Guilleminault C. Rapid maxillary expansion in children with obstructive sleep apnea syndrome. Sleep. 2004;27:761-766.
52. Ferati K, Bexheti-Ferati A, Palermo A et al. Diagnosis and Orthodontic Treatment of Obstructive Sleep Apnea Syndrome Children-A Systematic Review. Diagnostics (Basel). 2024;14(3):289.

PARTE II ALTERAÇÕES DENTOALVEOLARES

CAPÍTULO 21

IMPACTO DA RESPIRAÇÃO ORAL CRÔNICA NO DESENVOLVIMENTO DA FACE

Renata C. Di Francesco ▪ Vanessa N. Mourão

INTRODUÇÃO

A falta da respiração nasal, muito frequente em crianças, resulta em aumento da resistência nasal e consequentemente respiração oral o que prejudica sobremaneira a harmonia do desenvolvimento dentocraniofacial que interfere na qualidade de vida dos pacientes além de poder exercer um impacto psicológico negativo. A causa mais frequente é o aumento da tonsila faríngea que acomete 42-70%,[1] entre outras como rinopatia alérgica, desvio septal etc.

Grande parte do desenvolvimento da face ocorre no período pós-natal, em conjunto com o desenvolvimento de funções fisiológicas básicas como a respiração nasal e a alimentação, resultado da interação de fatores sistêmicos: genéticos, endócrinos, metabólicos e locais: dentição, hábitos inadequados (chupeta, sucção de dedo etc.), alterações musculares e a respiração[4] de modo a garantir um desenvolvimento craniofacial harmonioso. Qualquer alteração funcional nas crianças vai resultar em distúrbios do crescimento. O crescimento da face é completado em idade precoce. Sessenta por cento do crescimento craniofacial ocorre durante os quatro primeiros anos e 90% até os 12 anos. O desenvolvimento da mandíbula completa-se por volta dos 18 anos.[2]

A respiração oral gera sinais diferentes ativando sistemas distintos para o estímulo do crescimento, podendo resultar em uma variação morfológica da face, mais comumente caracterizada como uma face mais alongada, antigamente chamada de "fácies adenoideano".[3]

O indivíduo com respiração oral apresenta um crescimento desarmônico da face, o que resulta em típicas características faciais (Fig. 21-1 e Quadro 21-1).

Apesar de ainda controverso, sabe-se que a obstrução nasal e a consequente suplência por respiração oral resultam em alterações posturais que alteram o crescimento e o desenvolvimento craniofacial: posição mais baixa da língua, e mandíbula e elevação da posição da cabeça. É a postura da mandíbula e da língua rebaixadas que se for mantida durante o crescimento pode alterar a relação dos arcos dentários, causando um aumento da altura facial inferior e palato estreito[4] e inoclusão labial.[5]

Segundo *Enlow* a patência da via aérea é a peça-chave para o desenvolvimento da face e crescimento e desenvolvimento do complexo nasomaxilar.[4] A passagem do ar promove a reabsorção óssea na parte interna das fossas nasais e a deposição óssea na parte externa, contribuindo para o rebaixamento do palato duro.[2]

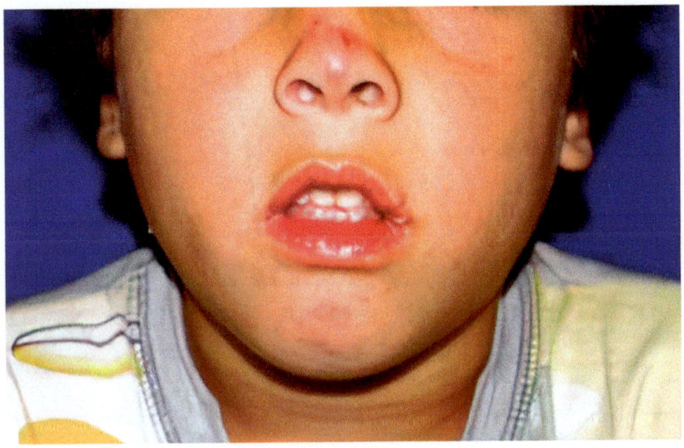

Fig. 21-1. Características faciais do respirador oral.

Quando a respiração oral se torna habitual, diversas mudanças posturais podem ocorrer, gerando alterações neuromusculares, esqueléticas e dentárias. Para se criar uma passagem de ar pela boca, os lábios tornam-se entreabertos, a mandíbula é mantida numa posição inferior e a língua, deslocada para baixo e para a frente. Se a boca é mantida aberta durante um longo período, é possível que o crescimento da mandíbula seja levado a uma rotação maior para baixo e para trás, o que permite a irrupção contínua dos dentes posteriores e o crescimento alveolar excessivo. Está instalada a mordida aberta esquelética. Isso ocorre devido à falta de contato entre os dentes superiores e inferiores durante a deglutição. Os músculos supra-hioideos contraem-se, enquanto o masseter, o pterigóideo interno e o temporal ficam relaxados, dificultando o fechamento da mandíbula. O crescimento alveolar e a irrupção dentária irrestritos inibem, cada vez mais, a volta da mandíbula à sua posição original, perpetuando as modificações craniofacias.[4,6]

Quadro 21-1. Características faciais dos respiradores orais

- Maxila atrésica
- Protusão de incisivos superiores
- Mordidas aberta e cruzada
- Eversão de lábio inferior
- Lábio superior hipodesenvolvido
- Narinas estreitas
- Hipotonia da musculatura perioral

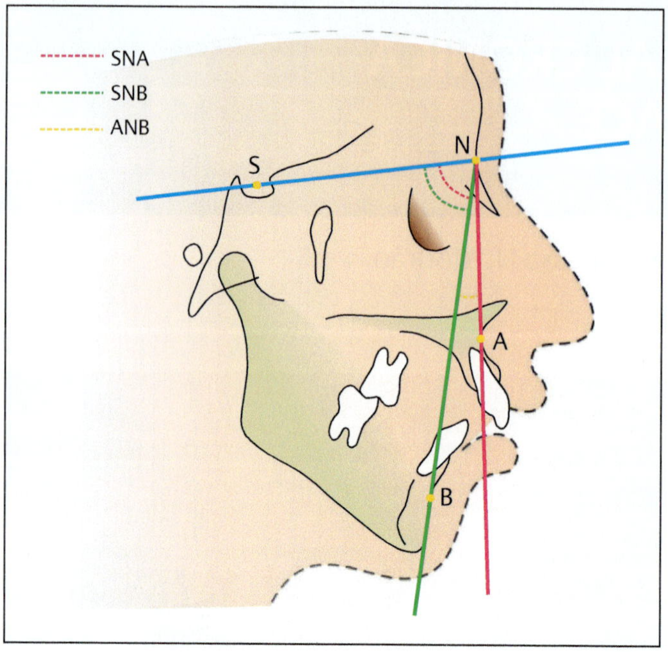

Fig. 21-2. Desproporção maxilomandibular (observa-se o ponto B, mais posterior em relação ao ponto A.

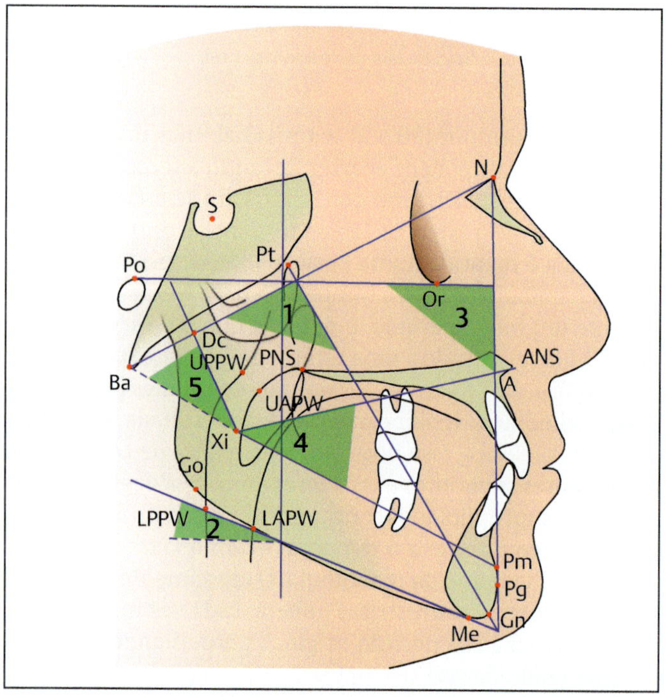

Fig. 21-3. Análise cefalométrica segundo Ricketts:[7] *1.* Eixo facial (EF) – determinado pelo ângulo formado pelas linhas Ba-Na com o plano Pt-Gn. *2.* Altura facial inferior (AFI) – é o ângulo formado pelas linhas Xi-ENA e Xi-Pm. *3.* Profundidade facial (PF) – determinada pelo ângulo formado entre os planos de Frankfurt e facial. *4.* Arco mandibular (AM) – determinado pelo ângulo formado entre os planos Xi-Dc e a projeção de Xi-Pm. *5.* Ângulo do plano mandibular (PM) – determinado pelo ângulo formado entre os planos de Frankfurt e mandibular.

Uma vez que em crianças com respiração oral a mandíbula segue uma rotação para trás e para baixo, o plano oclusão torna-se muito mais inclinado.[5]

As características craniofaciais de respiradores orais podem ser mais bem estudadas e descritas por meio do estudo cefalométrico. Este consiste e uma análise de pontos anatômicos de referência em um traçado do esqueleto facial em perfil, a partir de uma telerradiografia da cabeça. Algumas alterações são mais frequentes em respiradores orais: tais como a relação SNA e SNB (Fig. 21-2), que se refere à posição da mandíbula, comumente mais retroposicionada nos respiradores orais. Em pacientes classe 3 de *Angle*, o comprimento da nasofaringe, assim com a profundidade da nasofaringe são diminuídos.[4]

Di Francesco *et al.* em 2012, estudaram as características morfoesqueléticas de respiradores orais por meio da Cefalometria e concluíram que os meninos fácies mais longas (dolicofaciais), e menor ângulo seja mandíbula e está mais retroposcionada e que podem estar correlacionados com maior prevalência da apneia do sono em adultos.[7]

Uma vez que em crianças com respiração oral a mandíbula segue uma rotação para trás e para baixo, o plano oclusão torna-se muito mais inclinado,[5] levando a diversas alterações oclusais que serão descritas em outro capítulo, assim, pode-se ter a característica da face dolicofacial, alongada e estreita. No respirador oral com face dolicofacial (alongada), comumente se pode encontrar redução nos ângulos 1, 3 e 5, sendo o ângulo 4 aumentado (Fig. 21-3).[7]

Dessa forma, o diagnóstico precoce da obstrução nasal em crianças é mandatório a fim de evitar as repercussões no crescimento craniofacial.

REFERÊNCIAS BIBLIOGRÁFICAS

1. Ma Y, Xie L, Wu W. The effects of adenoid hypertrophy and oral breathing on maxillofacial development: a review of the literature. J Clin Pediatr Dent. 2024;48(1):1-6.
2. Enlow DH, Hans MG. Noções Básicas sobre Crescimento Facial. Tradução Terezinha Oppido. 1ª ed. São Paulo: Santos. 1998. p. 304.
3. Calvo-Henríquez C, Martins-Neves S, Faraldo-García A et al. Are pediatricians and otolaryngologists well prepared to identify early signs of vertical facial growth? Int J Pediatr Otorhinolaryngol. 2019;119:161-165.
4. Jaiswal S, Sayed F, Kulkarni VV et al. Comparative Evaluation of the Relationship Between Airway Inadequacy, Head Posture, and Craniofacial Morphology in Mouth-Breathing and Nasal-Breathing Patients: A Cephalometric Observational Study. Cureus. 2023;15(10):e47435.
5. Zhao Z, Zheng L, Huang X et al. Effects of mouth breathing on facial skeletal development in children: a systematic review and meta-analysis. BMC Oral Health. 2021;21(1):108.
6. Stool ES, Vig,K, Petrone JFA. Postnatal craniofacial growth and development. In: Blustone, CD; Stool, SE; Kenna, M. Pediatric Otolaryngology. 3rd edition. Saunders.Phliadelphia. 1996:1-18.
7. Di Francesco R, Monteiro R, Paulo ML et al. Craniofacial morphology and sleep apnea in children with obstructed upper airways: differences between genders. Sleep Med. 2012;13(6):616-20.

CAPÍTULO 22

DISTÚRBIOS OCLUSAIS E ORTODONTIA

Walter Ribeiro Nunes Junior ▪ Renata C. Di Francesco

INTRODUÇÃO

Distúrbios oclusais são alterações da relação entre os dentes superiores e inferiores quando em contato durante a mastigação e fechamento da boca e frequentemente apresentam forte correlação com distúrbios respiratórios. Portanto, profissionais que atuam no tratamento dos pacientes com estes desequilíbrios, necessitam somar competências para que a qualidade e o sucesso dos resultados sejam cada vez mais eficientes e completos.

Os pacientes com obstrução de vias aéreas e/ou com hábito de respiração bucal devem ter sempre prioridade na avaliação ortodôntica, pois essas alterações podem potencialmente agravar desvios de crescimento facial e comprometer a qualidade de vida.

A primeira alteração que o indivíduo que é respirador bucal crônico tende a apresentar é a atresia de maxila por desequilíbrio na posição da língua, comprometendo o padrão de crescimento da face. Com o passar do tempo esta atresia pode alterar o encaixe entre as arcadas dentárias podendo resultar em prognatismos, retrognatismos, cruzamentos posteriores ou anteriores, sobremordida profunda ou abertura da mordida. Quanto mais cedo as alterações forem detectadas e solucionadas, menos complexa e mais eficiente será a solução (Figs. 22-1 e 22-2).

A **ortodontia** é a especialidade da odontologia relacionada com o estudo, a prevenção e o tratamento dos problemas de crescimento, desenvolvimento e amadurecimento da face, dos arcos dentários e da oclusão, ou seja, disfunções dentofaciais.[1]

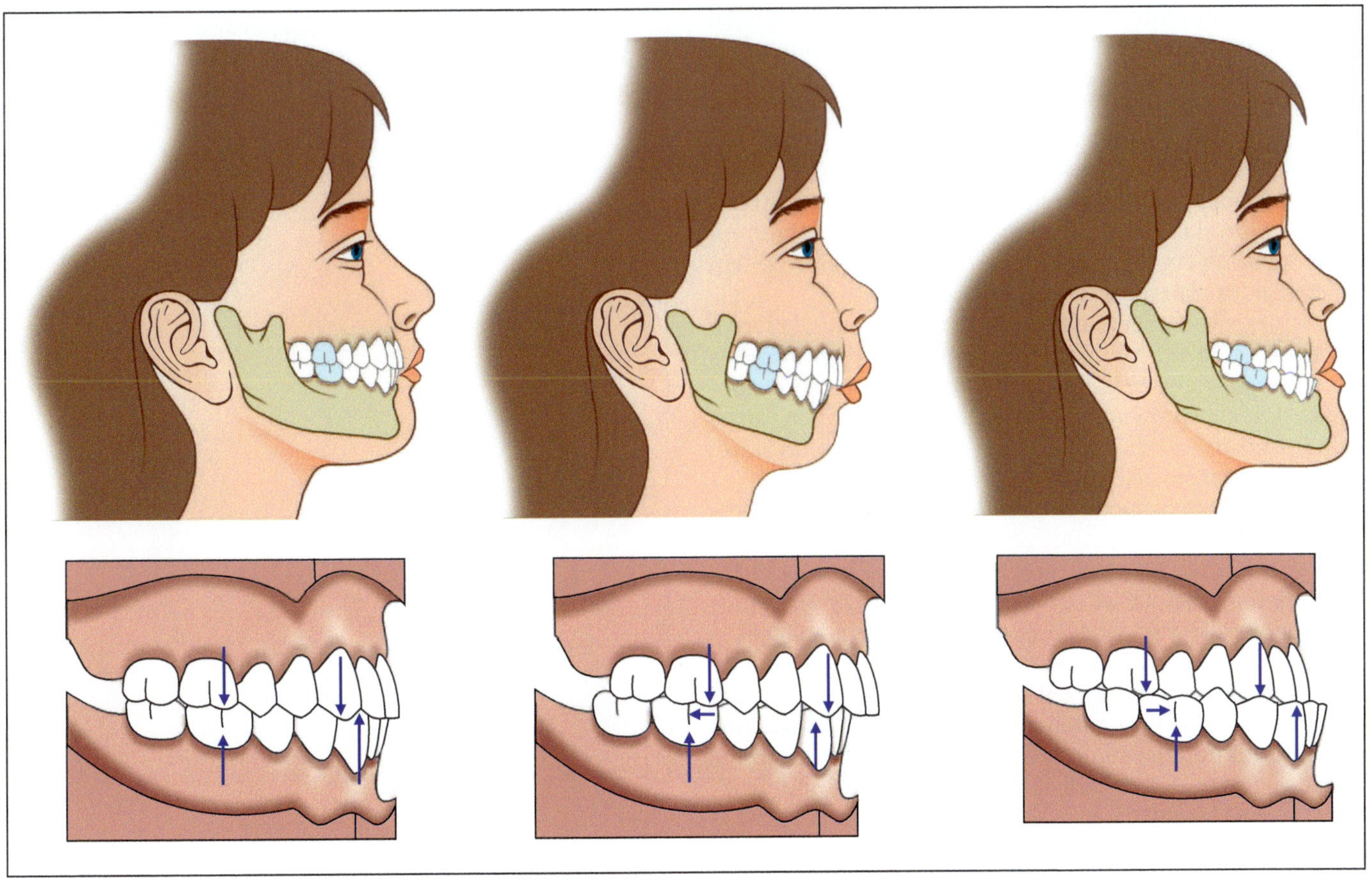

Fig. 22-1. Distúrbios oclusais. (a) Oclusão normal (classe 1). (b) Retrognatismo (classe 2). (c) Prognatismo (classe 3).

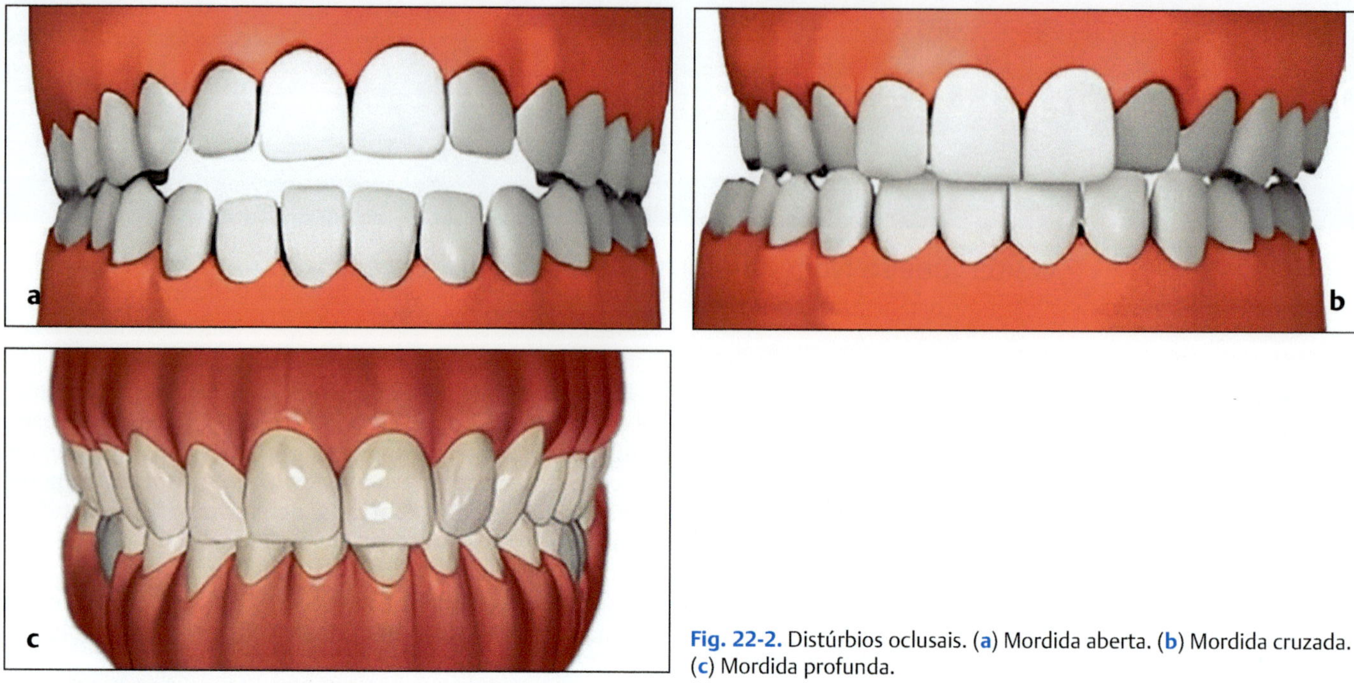

Fig. 22-2. Distúrbios oclusais. (**a**) Mordida aberta. (**b**) Mordida cruzada. (**c**) Mordida profunda.

Esta especialidade tem ampliado a importância da atuação junto à área médica,[2] auxiliando na recuperação das funções respiratórias com procedimentos de correção de desvios oclusais como expansão maxilar (aparelhos orais ortopédicos, expansores e disjuntores) auxiliando o reequilíbrio funcional da língua, musculatura perioral e articulações temporomandibulares (ATM), que podem refletir em aumento das vias aéreas com melhora na qualidade da respiração, do sono e dos desempenhos físico e cognitivo.[3]

Alterações ortodônticas e craniofaciais também estão relacionadas Com distúrbios respiratórios do sono.[4] Na atresia maxilar, a arcada dentária superior fica estreita refletindo em aumento da divergência facial,[5] que em muitos casos podem ser corrigidos com recursos ortodonticos.

No desenvolvimento da cabeça, o crescimento da face é muito maior do que o aumento das dimensões do crânio (Fig. 22-3). Nesse processo, fica evidente a importância de um adequado desenvolvimento do sistema estomatognático (arcos dentários e anexos) para que exista o crescimento favorável do segmento médio e inferior da face.[6]

Dentro deste contexto fica evidente a relevância da ortodontia na promoção da saúde auxiliando na solução de distúrbios respiratórios e suas implicações ao longo da vida.[7] Crescimento craniofacial desarmônico e má oclusão dentária podem estar associados à respiração oral em crianças,[3,5] que tem como uma das causas mais comuns o aumento de tonsilas palatinas e faríngea.[3,4] Essas alterações morfológicas e funcionais estão diretamente relacionadas com distúrbios respiratórios do sono como ronco, microdespertares e eventos de apneia,[4] além de déficits de crescimento e neurocognitivos,[8] hiperatividade, bruxismo, incontinência urinária, e complicações pulmonares e cardíacas.

A primeira opção de tratamento para respiração bucal crônica tem sido a remoção das tonsilas e adenoides,[9] mas em alguns casos a adenotonsilectomia isoladamente não é suficiente para solucionar estas discrepâncias de crescimento e desenvolvimento facial.[10] Estudos têm mostrado que apenas uma parcela das crianças submetidas a adenotonsilectomia apresentaram completa resolução dos distúrbios respiratórios do sono após a cirurgia.[11,12] A utilização de análises cefalométricas e métodos de avaliação da colapsibilidade das vias aéreas superiores podem ser importantes auxiliares para delinear as características relacionadas com as falhas de resposta após

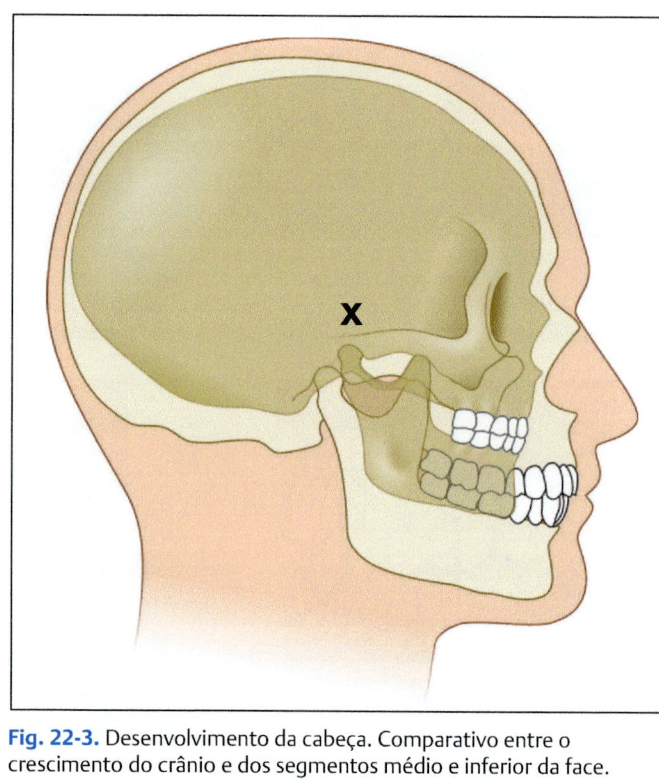

Fig. 22-3. Desenvolvimento da cabeça. Comparativo entre o crescimento do crânio e dos segmentos médio e inferior da face.

as adenotonsilectomias.[11] A divergência maxilomandibular e a posição do osso hioide são medidas cefalométricas correlacionadas como preditoras de tendência a apneia hipopneia obstrutiva do sono.[13]

Observou-se uma redução favorável no ângulo mandibular em crianças de 6 anos de idade que foram submetidas a adenotonsilectomia aos 4 anos de idade, mas as arcadas dentárias estreitas não foram normalizadas.[14] Em outro estudo, os mesmos autores concluíram que não ocorreram mudanças no desenvolvimento dentofacial dos pacientes submetidos a adenotonsilectomias e que, apesar de uma resposta favorável dos sintomas respiratórios ter sido notada, a intervenção ortodôntica estaria também indicada.[15]

Obstrução das vias aéreas superiores associadas a mudanças nos padrões de sono, estão diretamente relacionadas a problemas de crescimento e aprendizagem, interferindo com a qualidade de vida dessas crianças. Métodos de expansão maxilar já mostraram efeito favorável sobre a função respiratória.[3] Aparelhos expansores e disjuntores intraorais têm sido usados no tratamento do ronco e apneia do sono, buscando reequilibrar a postura da mandíbula e da língua para melhorar a função respiratória (Fig. 22-4).[16]

A expansão maxilar e treinamento funcional da língua, lábios e mandíbula auxiliam o restabelecimento dos padrões respiratório e de sono.[2]

A disjunção rápida pode ser efetiva na resposta respiratória após fase final de dentição mista e em dentição permanente jovem.[17] Estudos têm confirmado uma relação entre atresia maxilar e retrusão mandibular em grupos de pacientes com problemas de apneia do sono.[15] A normalização da posição e função da língua na deglutição, também pode ter relação com a dinâmica e a tensão superficial da faringe e sua relação nas obstruções respiratórias do sono.[18] O tratamento de apneia/hipopneia obstrutiva do sono em pacientes infantis tem sido foco de vários estudos.[2,19,20]

Estudo sobre a correlação entre morfologia craniofacial e doença da orelha média, sugerem que as alterações bucodentofaciais relacionadas com hiperplasia tonsilar também podem causar problemas auditivos.[21]

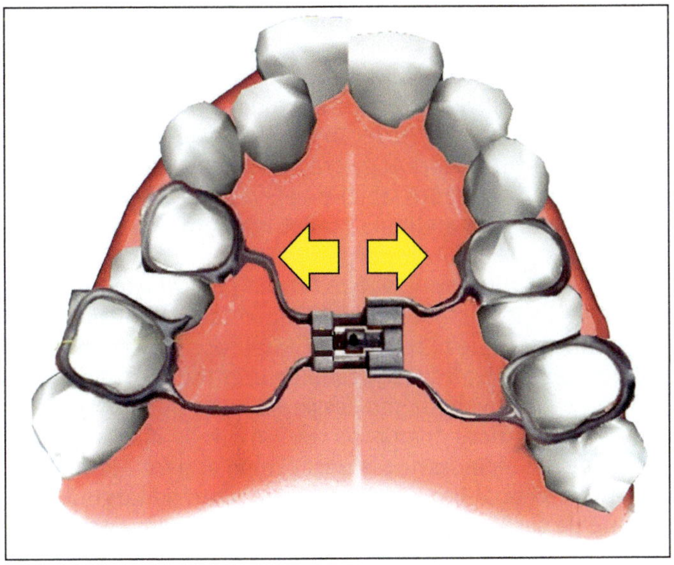

Fig. 22-4. Aparelho ortodôntico para respiração bucal crônica.

Em estudo relacionando obstrução respiratória e oclusão dental,[2] os autores avaliaram 114 crianças com idades entre 3 e 12 anos (idade média = 6,7; d. p. + 2,3 anos), sendo 65 (57,0%) do sexo masculino, e 49 (43,0%) do sexo feminino. O padrão de hiperplasia linfoide mostrou associação estatisticamente significante com a relação oclusal sagital. Foi constatado um índice de cruzamento anterior e classe III mais expressivo nos casos de hiperplasia obstrutiva de tonsilas palatinas isoladas. A sobressaliência e a relação sagital em classe II foi mais frequente nos pacientes com hiperplasia obstrutiva de tonsilas faríngeas, e também nos pacientes com hiperplasia obstrutiva de tonsilas palatinas e faríngeas em conjunto. Foi constatado um índice de mordida cruzada posterior elevado em todos os grupos, indicando que todos os tipos de obstrução por hipertrofia adenoideana ou adenoamigdaliana podem ter influência no desenvolvimento transversal da maxila destas crianças.

Em uma revisão sobre tratamento ortodôntico na prevenção da apneia do sono,[7] o autor enfatiza que, compreendendo a hipótese da matriz funcional, torna-se fácil interpretar a relação dos pacientes com apneia obstrutiva do sono apresentarem osso hioide em posição mais baixa, palato mole longo e via respiratória estreita. O autor acredita que a pressão negativa intratoráxica traciona a língua e a mandíbula para baixo e para trás influenciando o crescimento facial. Defende a hipótese de que sendo reduzida esta pressão negativa pela remoção das tonsilas ou através de um tratamento ortodôntico que recupere a patência das vias respiratórias, a mandíbula pode crescer normalmente e pode haver uma prevenção ou redução do número de apneias no futuro.

Diversos procedimentos ortodônticos estão descritos na literatura que podem ser indicados na recuperação da forma e função do sistema estomatognático e a seguir faremos algumas considerações sobre estas metodologias.

EXPANSÃO ATIVA DA MAXILA (DISJUNÇÃO MAXILAR)

Apesar de que procedimentos de expansão da maxila estejam descritos na literatura há mais de um século,[22] sua relação com a função respiratória foi mais evidenciada a partir da publicação de Haas,[23] na qual os pacientes submetidos à disjunção maxilar em dentição permanente jovem relataram melhora da respiração nasal dependendo do grau de estenose no início da terapia. Nas análises cefalométricas com utilização de traçados frontais notou-se rebaixamento das paredes palatinas, expansão nasal e rebaixamento do assoalho das fossas nasais. Este método de disjunção abre a sutura com um aparelho fixado em bandas nos primeiros molares permanentes e primeiros pré-molares. Utilizando parafuso e apoio acrílico na região de palato e com ativação diária, abre-se a sutura na primeira ativação por pressão de força mecânica, sendo reativado diariamente e readequando a dimensão transversal em menos de 20 dias. No entanto, o aparelho deve ser mantido passivo por 6 meses aguardando a formação óssea e a estabilização do resultado. Atualmente disjunção maxilar tem sido utilizada também em pacientes em crescimento com apneia obstrutiva do sono.[24,25]

TRATAMENTO ORTOPÉDICO FUNCIONAL

Frankel, em 1974, divulgou o uso de aparelhos reguladores de função atuando com escudos vestibulares influenciando os tecidos moles circunvizinhos (língua, lábios e vestíbulo oral) e conseguiu expansão média de 4,5 mm na região de primeiros molares em pacientes na faixa de 9 a 13 anos de idade.[26] Estes aparelhos atuam por presença, reequilibrando a função neuromuscular. Foram notadas também alterações positivas nos casos de classe III com retração da maxila e também no padrão de erupção dos incisivos em pacientes tipo classe II. Em 1980, publicou estudo[27] onde demostrou a importância do treinamento do selamento labial no tratamento da mordida aberta esquelética. Frankel descreveu a existência de quatro válvulas no complexo dentofacial: V1 – válvula nasal; V2 – selamento labial; V3 – língua e palato mole; e V4 – epiglote. Referiu que para manter uma pressão atmosférica fisiológica nos espaços oral e nasofaríngeo deve haver um selamento labial competente e que a função vital de respiração depende da patência adequada destes espaços e do funcionamento apropriado destas válvulas.

Em estudo de avaliação cefalométrica das dimensões das vias respiratórias superiores e orofaringe de pacientes classe II submetidos a tratamento ortopédico com avanço mandibular em mordida construtiva,[28] os autores relacionaram a retrusão mandibular como fator de redução da via respiratória na orofaringe. O objetivo foi avaliar o uso de aparelhos ortopédicos para o aumento destas vias respiratórias nestes pacientes com retrognatismo mandibular. Foram comparados 26 pacientes tratados com 15 do grupo-controle. As dimensões orofaríngeas aumentaram significativamente nos pacientes tratados, especialmente naqueles com complexo maxilomandibular mais estreito sagitalmente e mais retrognatas, com menores dimensões orofaríngeas iniciais.

BIOAJUSTA X

O aparelho Bioajusta X combina a expansão ativa da maxila com treinamento funcional da língua e vedamento labial. Nesta metodologia combinam-se os princípios de que os métodos de expansão maxilar já mostraram efeito favorável sobre a função respiratória e que aparelhos removíveis intraorais têm sido usados no tratamento do ronco e da apneia do sono, buscando reequilibrar a postura da mandíbula e da língua para melhorar a função respiratória (Fig. 22-5).

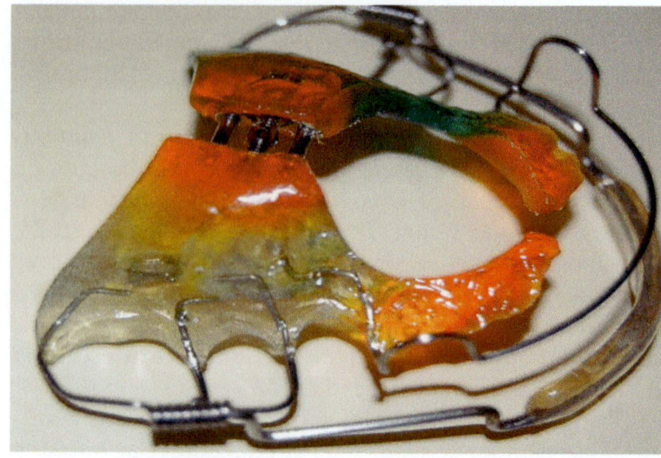

Fig. 22-5. Aparelho Bioajusta X.

Em um estudo clínico randomizado realizado no ambulatório do HCFMUSP[3] foram comparadas as dimensões da faringe, o crescimento craniofacial e os sintomas respiratórios obstrutivos em crianças com ronco e aumento das tonsilas faríngeas e palatinas em tratamento com aparelho ortodôntico e ortopédico bucal Biojusta X.

Foram avaliadas 40 crianças de 6 a 9 anos de idade com tonsilas faríngeas e palatinas graus 3 e 4, que apresentavam maxila atrésica e sobressaliência anterior. As dimensões da faringe foram medidas por faringometria acústica. Cefalometria avaliou o crescimento facial, incluindo os valores relacionados com a apneia do sono. Os pais preencheram questionários sobre os sintomas respiratórios da criança. Os pacientes foram reavaliados após 6 meses, em ambos os grupos.

A faringometria acústica confirmou um aumento volumétrico na faringe, no grupo de estudo e uma redução volumétrica no grupo não tratado ($p < 0,001$). A área mínima de colapsibilidade no grupo de estudo apresentou incremento estatisticamente significante, enquanto houve uma redução no grupo-controle ($p < 0,001$). A cefalometria comprovou crescimento craniofacial mais favorável no grupo de estudo, em comparação com os controles, incluindo os valores relacionados com apneia do sono, como ANB (ângulo da relação maxilomadibular anteroposterior), MMPA (ângulo de divergência entre plano maxilar e mandibular) e H-ML (distância do osso hioide ao plano mandibular) ($p < 0,001$). O questionário de sintomas confirmou uma melhora no padrão de respiração e sono no grupo tratado. As crianças que foram submetidas a esse protocolo de tratamento apresentaram aumento de dimensões da faringe, direção de crescimento mais favorável, e uma melhora na respiração e qualidade do sono. Considerando que o ronco em crianças está relacionado com prejuízos cognitivos relevantes,[8] estas metodologias ortodônticas têm contribuído positivamente na qualidade de vida destas crianças, além de auxiliar na redução de problemas decorrentes da SAHOS no futuro.[7]

Na Figura 22-6 temos um comparativo radiográfico do mesmo paciente ao início do tratamento e 6 meses após, evidenciando os efeitos deste procedimento no crescimento facial.

Comparando-se as telerradiografias de perfil do mesmo paciente ao início do tratamento ortodôntico e 6 meses após, pode-se notar, além da correção da relação de oclusão dental, uma correção dos padrões de crescimento da face, permitindo o correto vedamento labial e a elevação da língua (hioide mais próximo da mandíbula), refletindo também na postura da cabeça e no equilíbrio corporal.

MARPE (*miniscrew assisted rapid palatal expansion*) e SARME (*surgically assisted rapid maxillary expansion*) são procedimentos que têm ganhado ampla atenção em pesquisas recentes devido à sua aplicabilidade em adultos, cujo crescimento e desenvolvimento cessaram, pois ainda produzem efeitos esqueléticos favoráveis.[29,30,31] Além de alargar o arco maxilar, estas técnicas de disjunção maxilar para adultos têm mostrado efeitos significativos no aumento da largura e do volume da cavidade nasal. Foi demonstrado que as técnicas de expansão esquelética maxilar aumentam o volume das vias aéreas superiores e melhoram a respiração, tornando-as

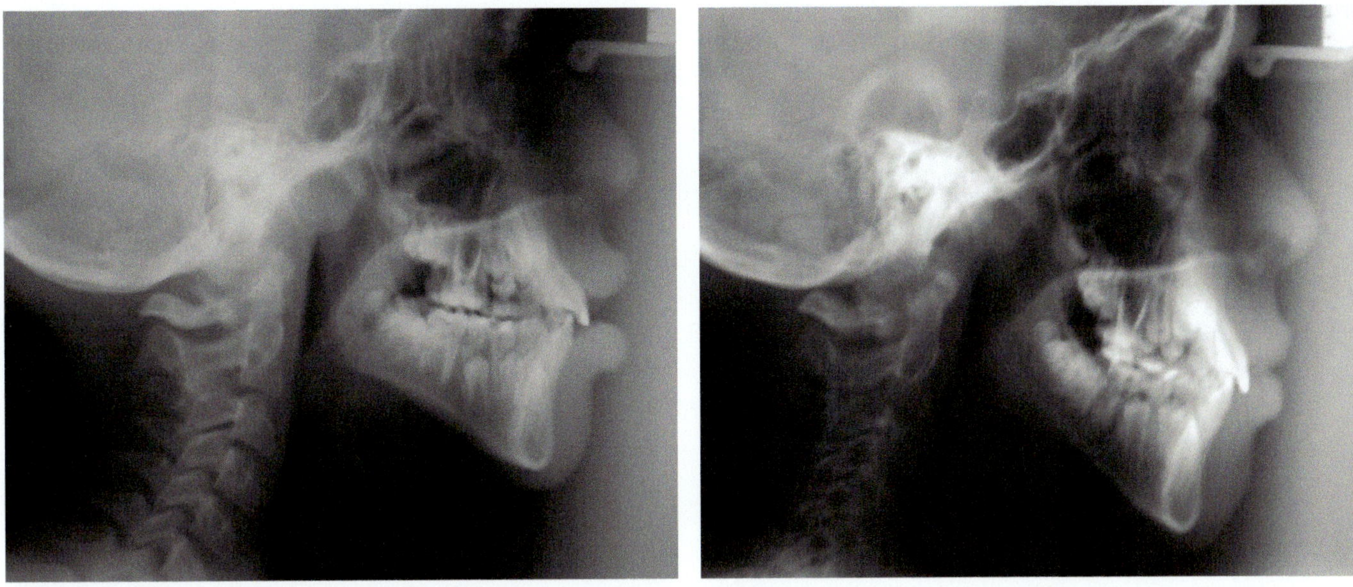

Fig. 22-6. Avaliação radiográfica de tratamento ortodôntico no crescimento facial.

potencialmente valiosas no tratamento da apneia obstrutiva do sono (AOS). Pela relevância clínica, estes estudos podem fornecer recomendações clínicas de ponta para os profissionais de saúde formularem melhores estratégias clínicas.

Devido à complexidade e correlação dos fatores anatomofuncionais envolvidos no paciente com alterações respiratórias, a relação e a atuação da equipe multiprofissional com sintonia nos fatores otorrinolaringológicos, ortodônticos e fonoaudiológicos é fundamental para o sucesso do tratamento.

REFERÊNCIAS BIBLIOGRÁFICAS

1. Vilella V O Desenvolvimento da Ortodontia no Brasil e no mundo. R Dental Press Ortodon Ortop Facial. 2007;12(6):131-156.
2. Nunes Jr WR, Di Francesco RC. Variation of Patterns of Malocclusion by Site of Pharyngeal Obstruction in Children. Arch. Otolaryngol. Head and Neck Surgery. 2010;136(11):1116-20.
3. Nunes Jr W, Gozal DR, Di Francesco RC. Cephalometric and Pharyngometric Evaluation in Snoring Children with Sleep-Disordered Breathing and Adenotonsillar Hypertrophy Under an Orthodontic or Orthopedic Treatment. Journ of Child Science. 2019.
4. Guilleminault C, Lee JH, Chan A. Pediatric Obstrutive Sleep Apnea Syndrome Arch Pediatric Adolescent Medicine.2005;159(8):775-785.
5. Peltomäki T. The effect of mode of breathing on craniofacial growth. Revisited Eur J Orthod. 2007;29:426-429.
6. Ovsenik M, Farcnik FM, Korpar M, Verdenik I. Follow-up study of functional and morphological malocclusion trait changes from 3 to12 years of age. Eur J Orthod. 2007;29(5):523-9.
7. Kikuchi M. Orthodontic treatment in children to prevent sleep-disordered breathing in adulthood Sleep Breath. 2005;(9):146-158.
8. Kennedy JD, Blunden S, Hirte C et al. Reduced Neurocognition in Children Who Snore. Pediatric pulmonology. 2004;37:330-337.
9. Di Francesco RC, Passerotti G, Paulucci B, Miniti A. Respiração oral na criança, repercussões diferentes de acordo com o diagnóstico. Rev. Bras. de Otorrinolaringol. 2004;70(5):665-70.
10. Guilleminault C, Li KK, Khramstov A et al. Sleep disordered breathing: surgical outcomes in prepuberal children. Laryngoscope. 2004;14(1):132-7.
11. Tauman R, Gulliver T, Krishna J et al. Persistence of Obstructive Sleep Apnea Syndrome in Children After Adenotonsillectomy. J Pediatr. 2006;149:803-8.
12. Mitchell RB. Adenotonsillectomy for obstructive sleep apnea in children: outcome evaluated by pre- and postoperative polysomnography. Laryngoscope. 2007;117(10):1844-54.
13. Pirilä-Parkkinen K, Löppönen H, Nieminen P et al. Cephalometric evaluation of children with nocturnal sleep-disordered breathing. European Journal of Orthodontics. 2010;32:662-671.
14. Löfstrand-Tideström B, Hultcrantz E. The development of snoring and sleep related breathing distress from 4 to 6 years in a co-hort of Swedish children. Int J Pediatr Otorhinolaryngol. 2007;71:1025-33.
15. Löfstrand-Tideström B, Hultcrantz E. Development of craniofacial and dental arch morphology in relation to sleep disordered breathing from 4 to 12 years. Effects of adenotonsillar surgery. Int J Pediatr Otorhinolaryngol. 2009;FALTA NÚMERO:FALTA PÁGINA.
16. Johal A, Hamoda M, Almeida F et al. The role of oral appliance therapy in obstructive sleep apnoe. Eur. Respir. Rev. 2023;32(168):FALTA NÚMERO.
17. Sari Z, Uysal T, Usumez S, Basciftci FA. Rapid maxillary expansion. Is it better in the mixed or in the permanent dentition? Angle Orthod. 2003;73(6):654-61.
18. Sato K, FALTAM 2 AUTORES et al. Effects of oral care in Down syndrome children with obstructive sleep apnea Journal of Oral Science. 2010;52(1):145-147.
19. Villa MP, Miano S, Rizzoli A. Mandibular advancement devices are an alternative and valid treatment for pediatric obstructive sleep apnea syndrome Sleep Breath. 2012 Dec;16(4):971-6.
20. Marino A, Ranieri R, Chiarotti F et al. Rapid maxillary expansion in children with Obstructive Sleep Apnea Syndrome (OSAS), Eur. J. Paediatr Dent. 2012;13(1):57-63.
21. Di Francesco RC. Correlação entre a morfologia craniofacial e doença da orelha média em adultos. 79p. [Tese] São Paulo: Faculdade de Medicina, Universidade de São Paulo. 2001.
22. Angle E. Treatment of Malocclusion of the teeth. Philadelphia: White Dental Manufacturing Co; 1907.

23. Haas AJ. Rapid expansion of the maxillary dental arch and nasal cavity by oppening the midpalatal suture. Angle orthod. 1960;31(2):73-90.
24. Pirelli P, Saponara M. Guilleminault C. Rapid maxillary expansion in children with OSAS. Sleep. 2004;27(4):761-766.
25. Villa MP, Miano S, Rizzoli A. Mandibular advancement devices are an alternative and valid treatment for pediatric obstructive sleep apnea syndrome. Sleep Breath. 2004 Jun 15;27(4):761-6.
26. Frankel R. Decrowding during eruption under the screening influence of vestibular Shields Am J Orthod. 1974;65(4):372-406.
27. Fränkel R. Lip seal training in the treatment of skeletal open bite. Eur J Orthod. 1980;2(4):219-28.
28. Ozbek MM, Memikoglu TU, Gogen H et al. Oropharyngeal Airway dimensions and functional-orthopedic treatment in skeletal Class II cases. Angle Orthod. 1998;68(4):327-36.
29. Feng Z, FALTAM 2 AUTORES et al. Evolution, current status, and future trends of maxillary skeletal expansion: a bibliometric analysis Clin. Oral Investigations. 2024;28:14.
30. Brunetto DP, Moschik C, Dominguez-Mompel R et al. Mini-implant assisted rapid palatal expansion (MARPE) effects on adult obstructive sleep apnea (OSA) and quality of life: a multi-center prospective controlled trial. Prog Orthod. 2022 Feb 1;23(1):3.
31. Lan Li, Mingrui Zhai, Mengqiao Wang et al. Three-Dimensional Evaluation Effects of Microimplant-Assisted Rapid Palatal Expansion on the Upper Airway Volume: A Systematic Review and Meta-Analysis. J Clin Med. 2023;12(5):1790.

CAPÍTULO 23

DESPROPORÇÃO MAXILOMANDIBULAR E CIRURGIA ORTOGNÁTICA

Nivaldo Alonso ▪ Eduardo Toshiro Toda Nishimura ▪ Gustavo Maffra Monteiro

INTRODUÇÃO

A reestruturação esquelética para o aprimoramento estético funcional, seja para minimizar assimetrias ou corrigir características desproporcionais, impulsiona a evolução e o desenvolvimento de técnicas cirúrgicas, materiais implantáveis e planejamentos cada vez melhores e mais precisos.[1,2] A cirurgia ortognática, nesse contexto, emerge como uma modalidade terapêutica fundamental, não apenas para a correção de deformidades dentofaciais funcionais, mas também com um impacto significativo na estética e, consequentemente, no bem-estar psicossocial dos pacientes. A colaboração estreita entre o cirurgião plástico, maxilofacial e o ortodontista é imperativa em todas as fases do tratamento, desde o planejamento inicial até a finalização da oclusão, para assegurar resultados previsíveis e satisfatórios.[3]

Com os avanços na cirurgia craniofacial, procedimentos que antes eram mais restritos à correção de deformidades dentofaciais funcionais, atualmente podem ser aplicadas para mais finalidades estéticas, pois se tornaram seguros e eficazes, com menor morbidade e menos tempo de recuperação.[4] Estudos recentes, corroboram a eficácia da cirurgia ortognática no tratamento da assimetria facial, demonstrando melhoras significativas na simetria dos tecidos duros e moles, além de um impacto positivo na qualidade de vida e no alívio de sintomas de desordens temporomandibulares (DTM).

O esqueleto craniofacial é a base de sustentação da face, determinando assim a sua forma e topografia superficial. As alterações em sua estrutura podem impactar não apenas pela estética, mas também pelo bem-estar psicológico e social do paciente além das frequentes associações com as alterações funcionais.[4]

O envelhecimento é um exemplo das mudanças ósseas significativas que provocam o aumento de volume na região superior (glabela e supraorbital) e redução na maxila e na mandíbula, com acentuação dos contrastes entre áreas de convexidades e concavidades da face, assim ocasionando uma redução na altura facial com reflexo nos tecidos moles da face aparecendo como as linhas de expressão, flacidez e queda da pele.[5]

As principais regiões de interesse estético no esqueleto facial são:

- Supraorbital (glabela e arcos superciliares).
- Zigomática (projeção malar), vetores positivo e negativo.
- Terço inferior (relação maxilomandibular, projeção do mento, formato da face e harmonia labial).[6]

AVALIAÇÃO FACIAL

Na avaliação e no planejamento de intervenções com as osteotomias da face, é essencial entender os parâmetros de normalidade e proporção facial, considerando variações étnicas, culturais e individuais.[1] É também crucial uma avaliação facial abrangente, pois as fraturas nasais, por exemplo, são comuns e frequentemente associadas a múltiplos traumas, podendo não ser prontamente diagnosticadas e levar a deformidades secundárias se não tratadas.[7] O preparo psicológico do paciente é um componente crítico nesta fase, sendo fundamental que a equipe terapêutica compreenda as motivações subjacentes do paciente para buscar o tratamento, o impacto psicossocial da sua condição, sua qualidade de vida (QoL) basal, e a sua capacidade de resposta ao tratamento. Estudos demonstram que a cirurgia ortognática pode levar a melhoras significativas na QoL, autoestima e estabilidade emocional dos pacientes.[8] É crucial antecipar e alinhar as expectativas do paciente com o plano de tratamento proposto, fornecendo aconselhamento detalhado sobre as sequelas cirúrgicas, complicações comuns, período de recuperação e o curso esperado da reabilitação. O paciente deve ser informado sobre as mudanças abruptas no estilo de vida que podem ocorrer nas primeiras semanas após a operação, incluindo possíveis alterações de humor, que geralmente são transitórias.[3]

PRINCÍPIOS DA ANÁLISE FACIAL

Simetria

- Pequenas assimetrias são fisiológicas, mas desvios acentuados requerem correção.

Proporções dos Terços Faciais

- *Terço superior*: linha de implantação capilar até a glabela.
- *Terço médio*: glabela até o ponto subnasal.
- *Terço inferior*: subnasal até o mento.
- *Harmonia ideal:* os três terços devem ter alturas semelhantes, podendo o terço inferior ser subdividido em 1/3 subnasal, até lábio superior, e 2/3 – do lábio inferior até o mento.

Convexidade/Concavidade Facial

- Avaliada pelo ângulo entre as linhas **glabela-subnasal** e **subnasal-pogônio** (normal: 8º ao 16º).

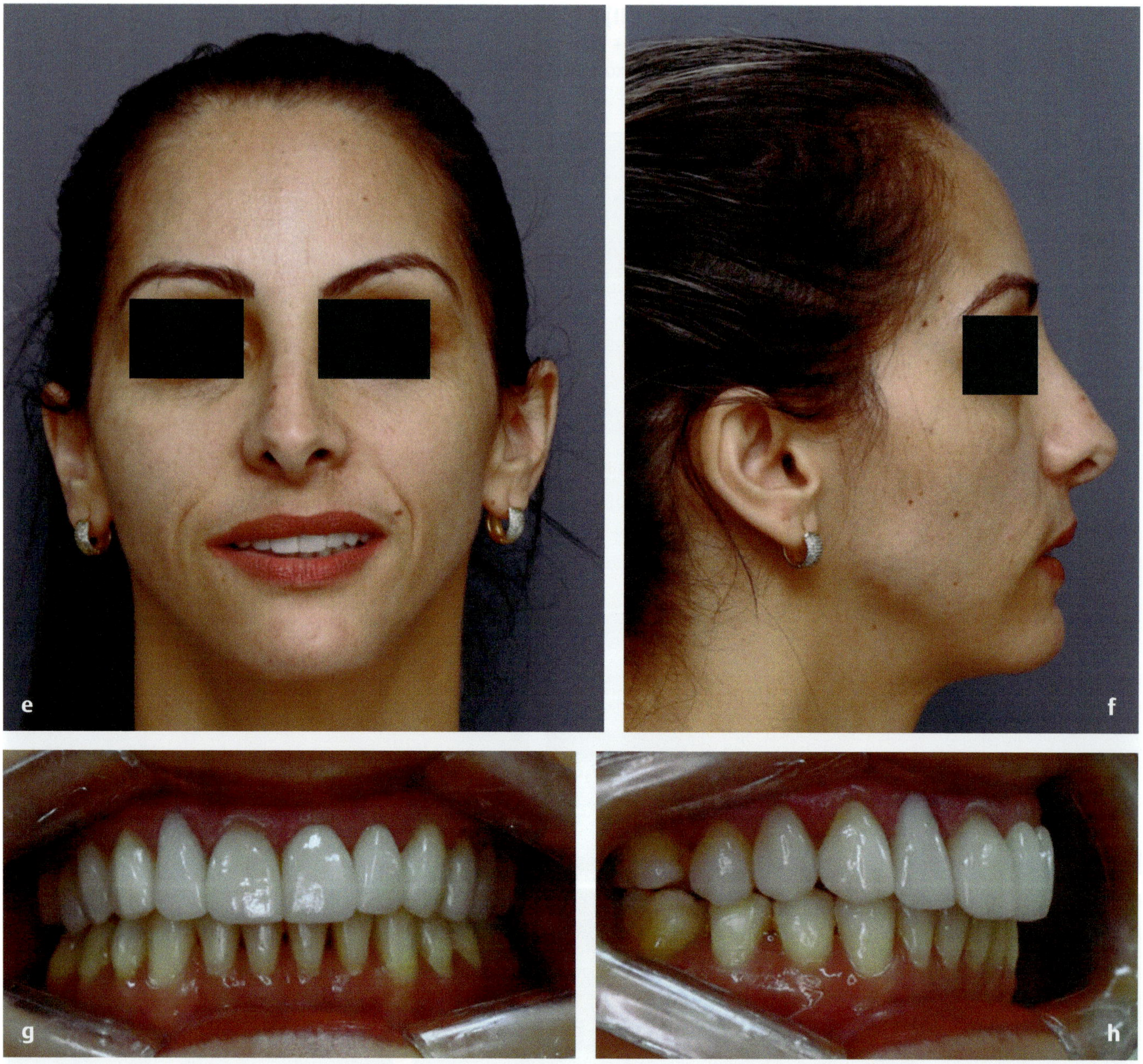

Fig. 23-3. (*cont.*) (**e-h**) Pós-operatório com de paciente com face côncava e oclusão. após cirurgia ortognática e rinoplastia. (**e,g**) Frente. (**f,h**) Perfil direito. (*Continua*)

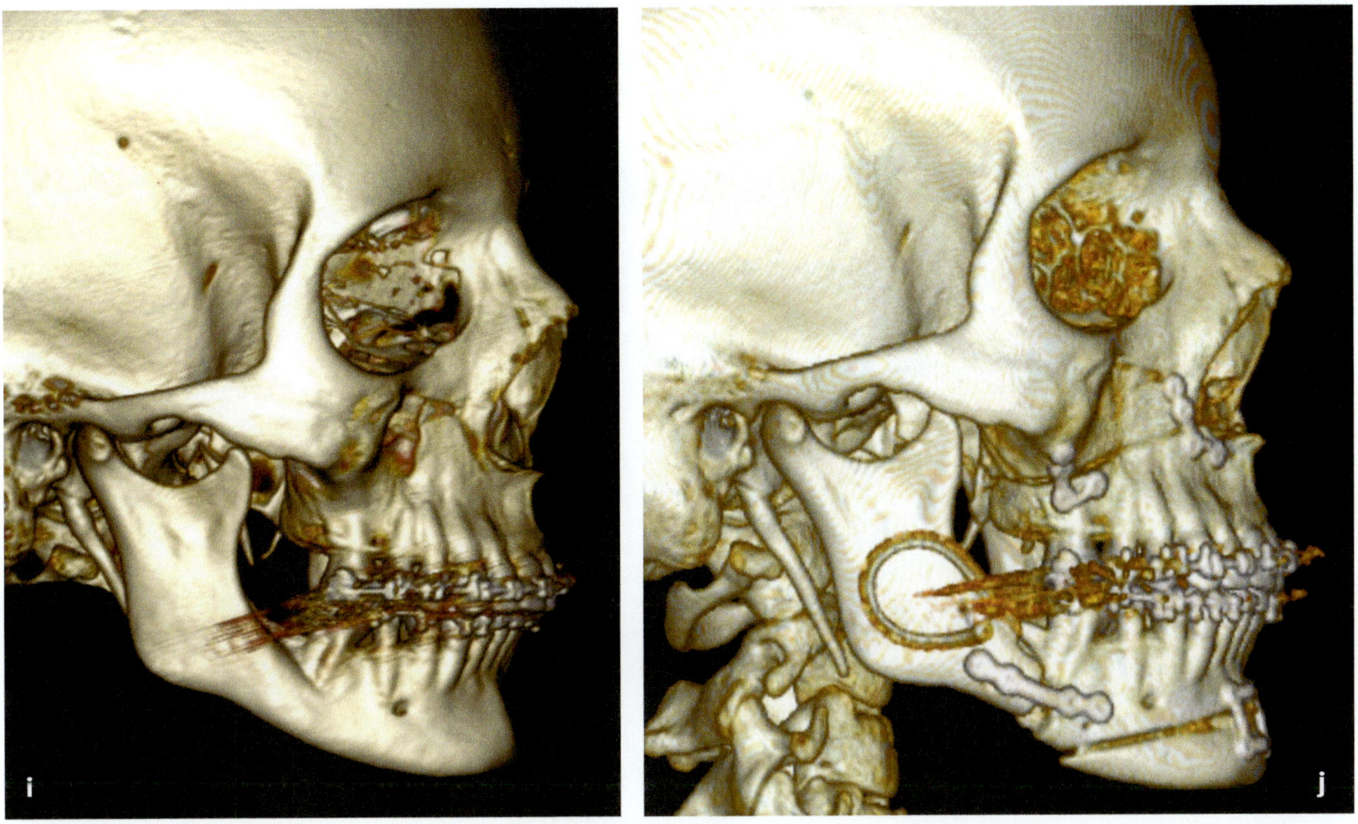

Fig. 23-3. (*cont.*) (**i,j**) Radiografias de reconstrução em 3D. (**i**) Pré-operatório. (**j**) Pós-operatório de osteotomia de maxila+mandíbula+mento.

Caso 3 – Face Longa

- *Procedimentos*: redução vertical do mento.
- *Resultado*: equilíbrio dos terços faciais (Figs. 23-4 e 23-5).

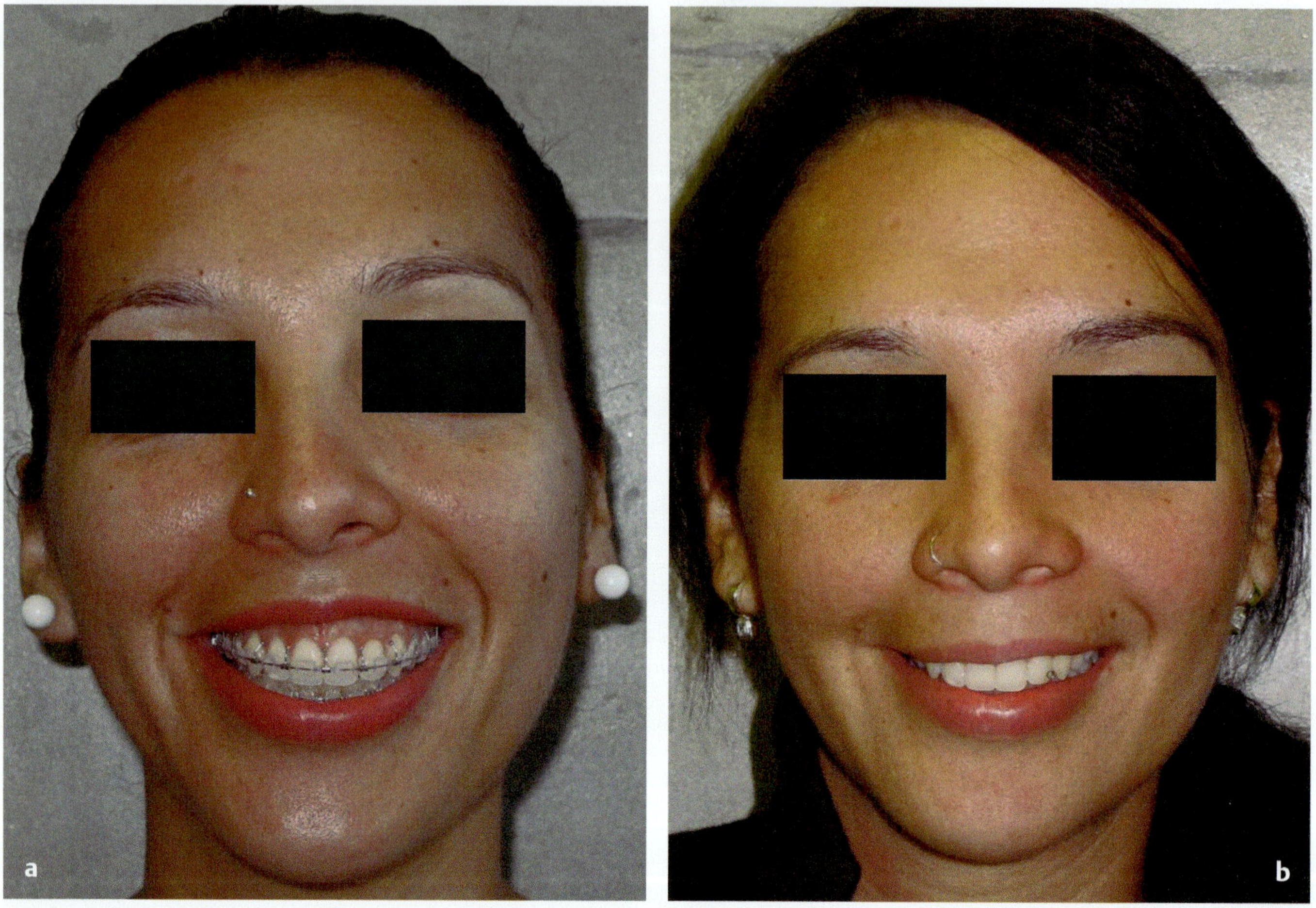

Fig. 23-4. (**a**) Pré-operatório, face longa com exposição dental excessive. (**b**) Pós-operatório de encurtamento de maxila com osteotomia tipo Le Fort I.

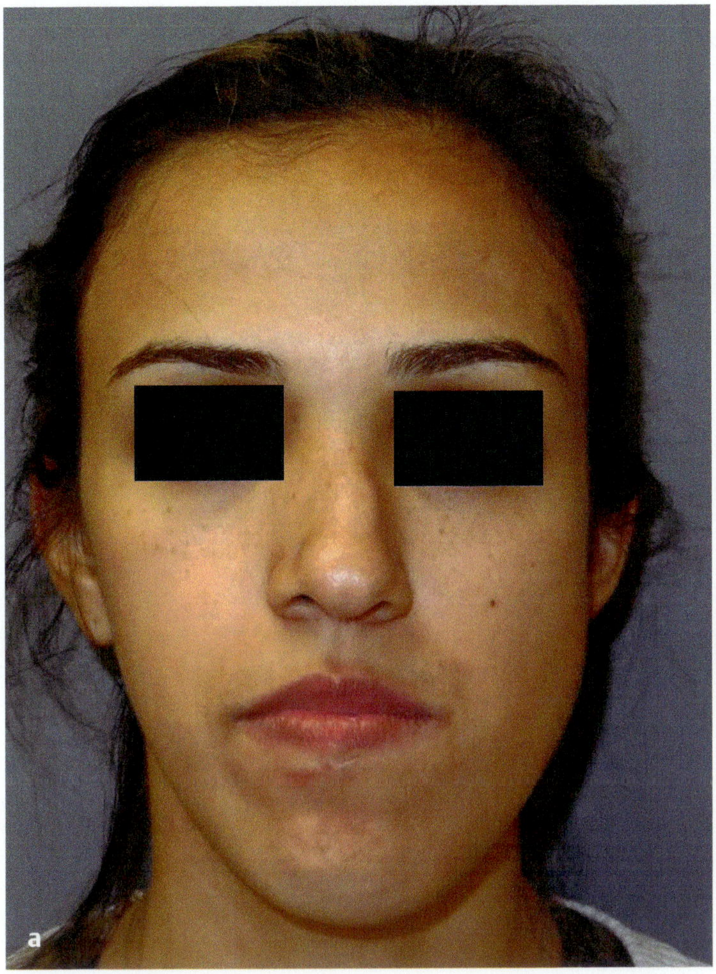

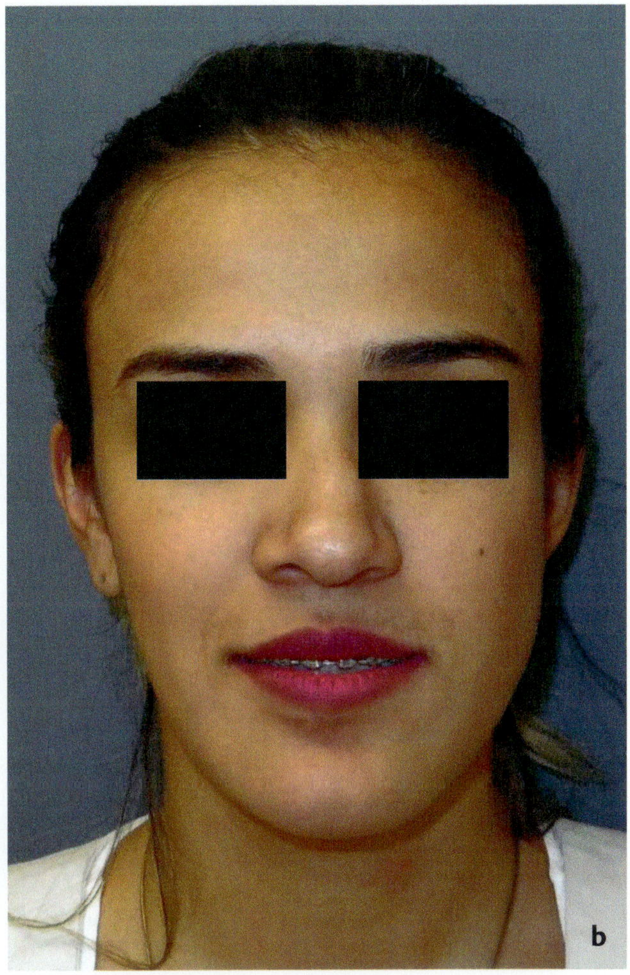

Fig. 23-5. (**a**) Pré-operatório, face longa com assimetria. (**b**) Pós-operatório de osteotmia de maxilla + mandíbula e mento.

CONCLUSÃO

As osteotomias da face, parte essencial da cirurgia ortognática, requerem uma abordagem precisa e abrangente para alcançar resultados satisfatórios tanto funcionais quanto estéticos. A eficácia desses procedimentos depende de:

- Diagnóstico preciso das proporções e simetrias faciais, considerando as variações individuais e étnicas.
- Planejamento individualizado, que integre a análise cefalométrica, a avaliação dos tecidos moles, o uso de tecnologias de planejamento virtual e, crucialmente, as expectativas e o preparo psicológico do paciente.[3]
- Técnicas cirúrgicas especializadas, com profundo conhecimento da anatomia, dos princípios de preservação tecidual e vascular, e das possíveis complicações e seu manejo.[3]
- Compreensão das alterações nos tecidos moles, que são consequência direta dos movimentos esqueléticos e dentários, sendo sua previsibilidade essencial para a satisfação do paciente.[16]
- Resultados previsíveis quando baseados em princípios anatômicos e funcionais, com planejamento virtual e simulação computadorizada.

A cirurgia ortognática, particularmente no contexto da correção de assimetrias faciais, tem demonstrado resultados positivos significativos em termos de melhoras esqueléticas e de tecidos moles, estabilidade, alívio de sintomas de DTM e aumento da qualidade de vida. No entanto, a questão da estabilidade a longo prazo e a possibilidade de recidiva esquelética necessitam de atenção contínua e mais estudos com alta certeza de evidência para refinar ainda mais os protocolos e preditores de sucesso.[18,19]

REFERÊNCIAS BIBLIOGRÁFICAS

1. Bartlett SP, Wornom I, Whitaker LA. Evaluation of facial skeletal aesthetics and surgical planning. Clin Plast Surg. 1991;18(1):1-9.
2. Farkas GL. Anthropometry of the Head and Face. 2nd Ed. Raven Press; 1994.
3. Khechoyan DY. Orthognathic Surgery: General Considerations. Semin Plast Surg. 2013;27:133-136.
4. Martinez JM. Use of multiple alloplastic implants for cosmetic enhancement of structural maxillofacial hypoplasia. Aesthetic Surg J. 23:433-440, 2003.
5. Larrabee WF. Use of facial osteotomies for aesthetic and reconstructive contouring. Arch Otolaryngol Head Neck Surg. 1988;114:378-9.
6. Whitaker LA, Bartlett SP. Skeletal alterations as a basis for facial rejuvenation. Clin Plast Surg. 18(1):197-203, 1991.
7. Mondin V, Rinaldo A, Ferlito A. Management of nasal bone fractures. Am J Otolaryngol. 2005;26(3):181-5.
8. Bär AK, Meier AC, Konzack O et al. Quality of Life in Patients Undergoing Orthognathic Surgery: A Multidimensional Survey. J Clin Med. 2025;14(6):1923.

9. Lee YJ, Oh JH, Kim SG. Virtual surgical plan with custom surgical guide for orthognathic surgery: systematic review and meta-analysis. Maxillofac Plast Reconstr Surg. 2024;46(1):39.
10. Friedrich C, Graw C, Kröplin J. A narrative review of present knowledge and digital approaches in orthognathic surgery. Innov Surg Sci. 2024;9(4):175-179.
11. Ohmori K, Kamiji T. Segmental osteotomies of the upper and lower jaw. Clin Plast Surg. 1991;18(1):163-169.
12. Angle EH. Classification of Malocclusion. Dent. Cosmos.1899;41:240.
13. Stanton DC. Genioplasty. Facial Plast Surg. 2003;19(1):75-86.
14. Quinn PD. Total Lower face bony rejuvenation. Clin Plast Surg. 1991;18(1):171-181.
15. Krarup H, Pedersen TK, Frid P, Nørholt SE. Long-Term Follow-Up of Orthognathic Surgery in 19 Patients with Juvenile Idiopathic Arthritis. J Oral Maxillofac Res. 2023;14(4):e4.
16. Gandhi V, Malek F. Orthognathic Surgery and Facial Changes – A Review. J Orthod Endod. 2018;3(3):16.
17. Rosen HM. When osteotomies should be considered. Clin Plast Surg. 1991;18(1):205-12.
18. Kim YJ, Kim MY, Jha N et al. Treatment outcome and long-term stability of orthognathic surgery for facial asymmetry: A systematic review and meta-analysis. Korean J Orthod. 2024;54(2):89-107.
19. Nazaré GHV, Godoi DFC, Zacarias VLB et al. Surgery-First Approach in Orthognathic surgery: Literature review. Res Soc Dev. 2022;11(13):e173111335093.

CAPÍTULO 24

REABILITAÇÃO ÓSSEA DA FACE PARA IMPLANTE DENTÁRIO

José Carlos Marques de Faria ■ Luiz Ubirajara Sennes

INTRODUÇÃO

A mastigação é uma função fundamental no processo de deglutição. Uma adequada oclusão dentária favorece a função mastigatória sem sobrecarga nas articulações, ligamentos e musculatura. Além disso, os dentes estão diretamente envolvidos na estética facial e no processo de vocalização. Desse modo, a ausência de elementos dentários traz prejuízos estéticos e funcionais relevantes.

Os dentes são estruturas que não estão fixados de forma rígida no osso da maxila e da mandíbula. Eles estão inseridos em cavidades ósseas, mas fixos ao osso adjacente por meio dos ligamentos periodontais que conectam a face lateral das raízes dentárias ao osso e exercem um papel essencial na estabilidade dental e na integridade do osso alveolar. Quando uma pressão é aplicada ao dente, ele é empurrado em direção à profundidade do alvéolo, mas essa força é transmitida lateralmente pelos ligamentos para a parede do osso alveolar (Fig. 24-1). Esse processo gera um estímulo osteogênico, que mantém o osso ativo e saudável.

Se um elemento dentário é perdido, desaparece o estímulo osteogênico, com progressiva reabsorção do osso alveolar, que se vai tornando cada vez mais fino. Esse processo é bastante evidente nos pacientes edentados que utilizam prótese dentária completa (dentadura). Inicialmente essa prótese fica bem ajustada, sobre um rebordo alveolar elevado. No entanto, com o passar do tempo e a falta de estímulo esse osso é absorvido, existindo o apagamento progressivo do rebordo alveolar em uma ou ambas as arcadas, dificultando bastante a adaptação das próteses. Nessas condições, também é um desafio a colocação de implantes dentários, uma vez que não há estrutura óssea viável para suportá-los (Fig. 24-2).

Essas propriedades dos ligamentos também são utilizadas na ortodontia. Os aparelhos dentários fixos ou móveis exercem uma força lateral sobre um ou mais dentes, existindo compressão, reabsorção óssea e deslocamento dentário. Do lado oposto, existe estiramento dos ligamentos periodontais, que tracionam a parede óssea e estimulam a osteogênese (Fig. 24-3). Desse modo, existe reabsorção de um lado e a deposição óssea do outro, fazendo com que o osso alveolar seja remodelado e exista o deslocamento do dente em uma condição de osso saudável.

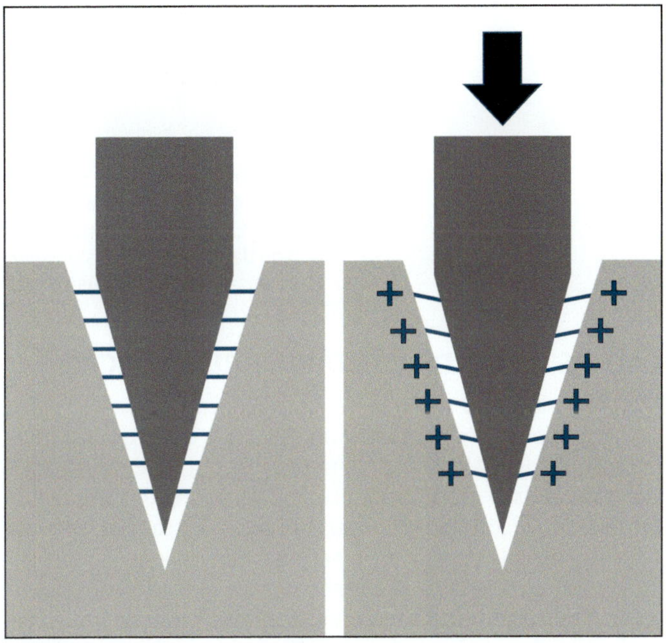

Fig. 24-1. Esquema mostrando a fixação do elemento dentário ao osso alveolar através dos ligamentos periodontais. Durante a mastigação, o dente é pressionado em seu eixo, e os ligamento tracionam as paredes dos alvéolos gerando estímulo osteogênico.

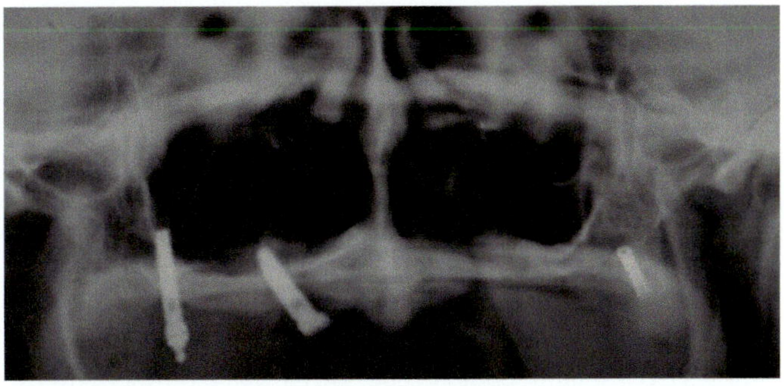

Fig. 24-2. Maxila com importante reabsorção do osso alveolar, com prejuízo da fixação do elemento dentário.

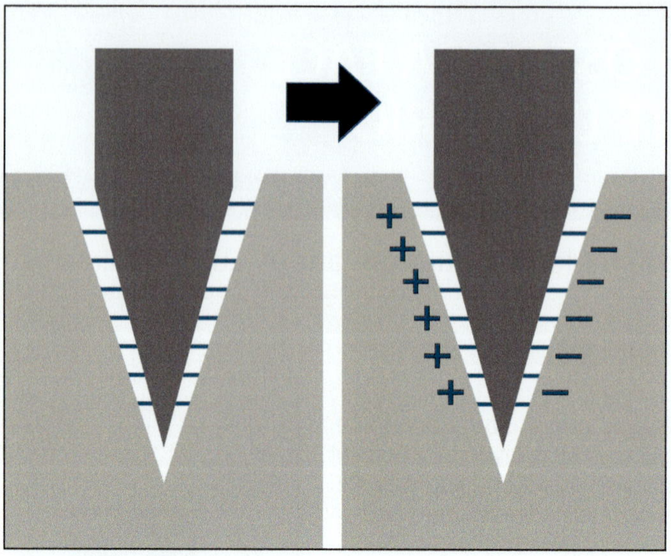

Fig. 24-3. Esquema mostrando remodelação alveolar pela aplicação de força lateral no elemento dentário, com reabsorção do osso do lado da compressão e síntese óssea do lado oposto, tracionado pelo estiramento dos ligamentos periodontais.

CAUSAS DA PERDA DENTÁRIA E REABSORÇÃO ÓSSEA

A perda de um elemento dentário e a subsequente reabsorção do osso alveolar podem ocorrer por diversas causas. Uma das causas mais frequentes é a reabsorção óssea resultante de infecções periodontais crônicas. Placas bacterianas aderidas ao colo dentário causam um processo inflamatório com osteíte levando à sua reabsorção e fazendo com que o alvéolo perca sua altura, expondo progressivamente uma porção maior da estrutura dentária. Com menos apoio, o dente começa a ganhar mobilidade acentuando a reabsorção óssea, que acaba resultando na perda do elemento dentário.

Outras causas de perda dentária incluem as cáries, osteopenia e osteoporose, além de tabagismo e radioterapia que comprometem a vascularização óssea prejudicando a estrutura óssea, com maior risco de reabsorção do osso alveolar e perda da fixação dentária.

IMPLANTE DENTÁRIO

O implante dentário é um pino ou parafuso de titânio que é inserido no osso e que progressivamente se conecta a ele em um processo de osseointegração. Após sua inserção, no coágulo que fica entre o implante e o osso existe a proliferação de osteoblastos que aderem à superfície do implante criando uma conexão estável e resistente. A osseointegração se completa em torno de 3 meses e o implante pode receber carga, o que também irá estimular o osso a permanecer mineralizado e consistente. Medicamentos da classe dos bifosfonatos, utilizados principalmente para tratamento de osteoporose, alteram a remodelação óssea e podem comprometer a osseointegração do implante.

Para que um implante dentário seja viável e tenha uma fixação adequada, é necessário que exista uma espessura mínima de osso. Este volume ósseo é essencial, pois o implante receberá a carga mastigatória e precisa ficar imóvel para manter o osso adjacente saudável.

É importante ressaltar as limitações que existem para a colocação de implantes em arcadas com reabsorção óssea. Na arcada dentária inferior, a principal limitação está relacionada com o nervo mandibular, que percorre a corpo da mandíbula e fica mais próximo à superfície quando existe absorção óssea. Na região anterior (medial aos forames mentonianos) o osso mandibular é espesso e compacto (Fig. 24-4).

Na arcada dentária superior, o osso da região anterior é mais compacto (sem aeração). Na região da abertura piriforme o osso tem menor espessura que no pilar canino (osso lateral que contorna a abertura piriforme e se continua no processo frontal da maxila), que pode ser utilizada para implantes de maior comprimento. Lateral e posteriormente, onde faz interface com o seio maxilar, a reabsorção óssea deixa o osso com pequena espessura e pouco compacto, sendo muitas vezes insuficiente para receber um implante. Também favorece complicações sinusais, como a penetração de corpo estranho intrassinusal (material de restauração dentária ou enxerto ósseo), sinusite odontogênica e fístula oroantral (Fig. 24-5).

Uma solução viável nessa situação é a fixação de implantes longos direitamente no osso zigomático. Dependendo da anatomia, esses implantes podem tangenciar externamente a parede do seio maxilar até atingir o osso zigomático. Porém, na maioria das vezes, acabam atravessando o seio maxilar, ficando com uma porção intrassinusal. Na vigência de alguma infecção sinusal, atuam como um corpo estranho, podendo ser um foco de infecção persistente (biofilme), levando a sinusite crônica. Ainda assim é possível manter esses implantes desde que exista uma drenagem adequada do seio maxilar para a cavidade nasal, permitindo que secreções sejam eliminadas e evitando assim a focos infecciosos fechados (empiema ou abscesso). Para garantir uma drenagem efetiva, pode ser necessário a realização de uma antrostomia maxilar (ampliação do óstio natural de drenagem do seio maxilar) por meio da cirurgia endoscópica endonasal e, desta forma, muitos pacientes convivem com sinusite crônica e secreção posterior, mas sem repercussões sistêmicas (Fig. 24-6).

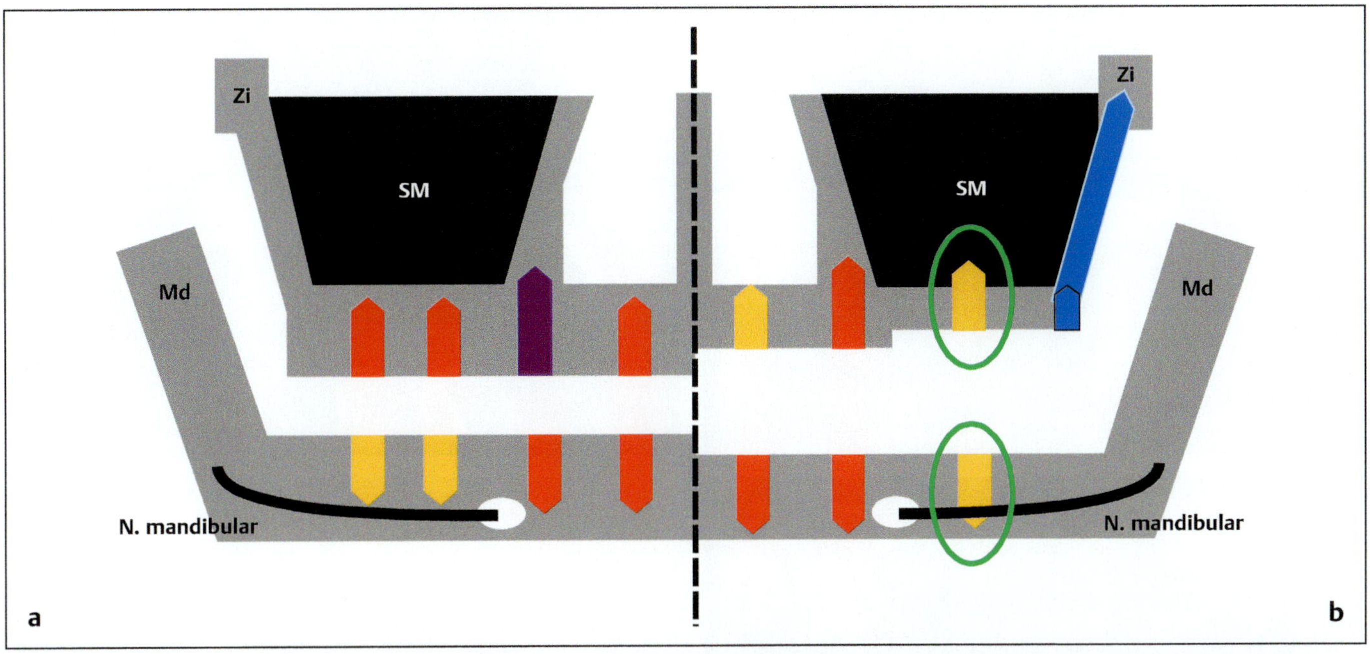

Fig. 24-4. (a) Esquema da maxila e da mandíbula (Md) normais com implantes de diferentes dimensões, sendo que o alaranjado representa o menor implante que oferece estabilidade. (b) Na presença de absorção óssea, o implante pode atingir o nervo mandibular ou penetrar no seio maxilar (SM), sendo que o implante zigomático (Zi) pode ser uma opção (azul).

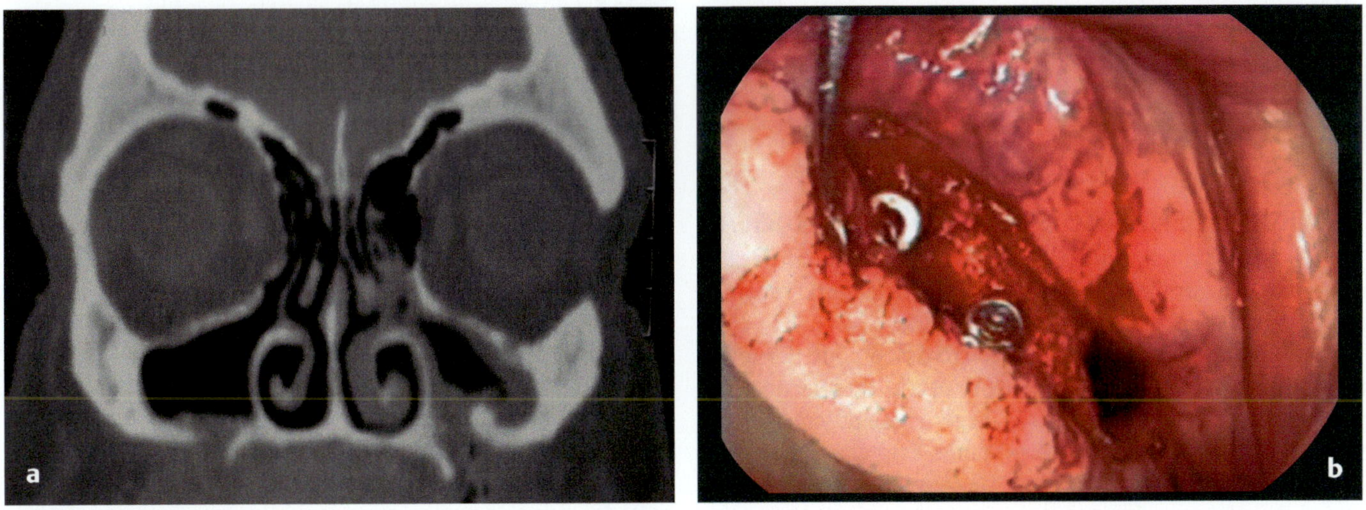

Fig. 24-5. Paciente submetido a enxerto ósseo e implante dentário sem sucesso, apresentando perda do osso alveolar bilateral, com fístula oroantral à esquerda.

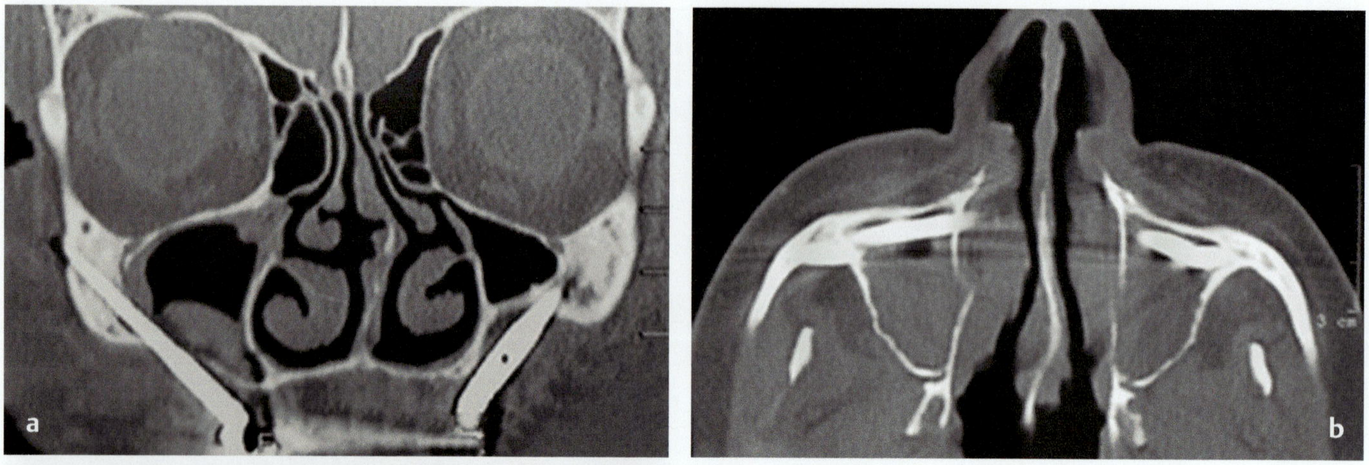

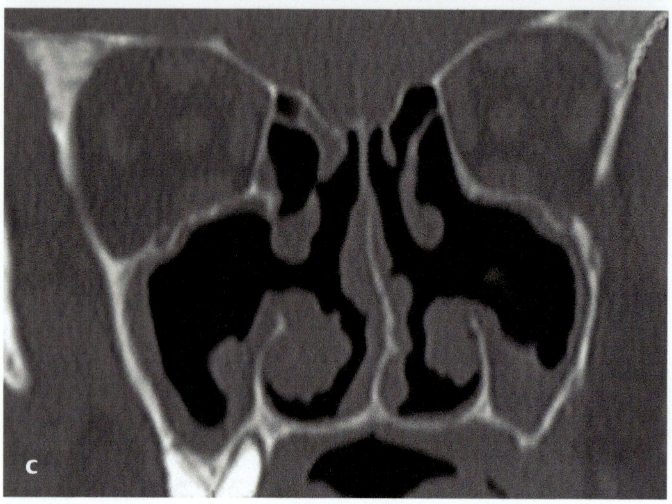

Fig. 24-6. (**a**) Tomografia mostrando implante zigomático bem-posicionado. (**b**) No entanto, na maioria das vezes, penetram o seio maxilar e podem causar sinusiopatia crônica. (**c**) Uma drenagem ampla do seio maxilar para a cavidade nasal pode evitar um foco fechado de infecção, permitindo a manutenção do implante zigomático apesar da sinusite crônica.

TÉCNICAS DE ENXERTO E RECONSTRUÇÃO ÓSSEA

Se o osso da mandíbula ou maxila é insuficiente para a sustentação de um implante, pode ser realizada uma reconstrução com enxerto ou retalho ósseo.

Para defeitos localizados o enxerto ósseo pode ser feito pelo próprio acesso para o implante dentário, ou seja, no próprio o osso alveolar. Após a incisão da gengiva e descolamento subperiostal, o defeito ósseo é expondo. Essa cavidade pode então ser preenchida com enxerto de osso bovino em pó (liofilizado) ou com osso triturado retirado do próprio paciente (da mandíbula, por exemplo).

Para garantir a integração e real ossificação do enxerto, é fundamental que o osso liofilizado ou os fragmentos ósseos não sejam penetrados por partes moles. O objetivo é manter um coágulo sanguíneo envolvendo esses fragmentos ósseos, sem a infiltração de tecido fibroso. Para evitar essa penetração, utiliza-se uma barreira mecânica (fáscia ou membrana sintética) ocluindo o defeito ósseo e o enxerto, que então será recoberto pela gengiva (Fig. 24-7).

Uma vez colocado o enxerto ósseo – seja em forma de fragmentos ou pó – é necessário aguardar pelo menos 3 meses para que haja a real integração e formação de um osso compacto e resistente. É possível posicionar o implante no mesmo momento em que é colocado o enxerto ou em prazo menor que esses 3 meses, mas não se deve aplicar carga sobre eles até que haja a consolidação óssea e a osseointegração do implante.

A principal complicação dos enxertos ósseos para a reconstrução da maxila ou mandíbula é a infecção. A deiscência da sutura da mucosa gengival pode resultar na contaminação do enxerto por secreções da cavidade oral, levando a uma infecção direta. A contaminação também pode ocorrer a partir do seio maxilar, se penetração dessa cavidade. Uma vez infectado, o uso de antibióticos isoladamente é pouco efetivo, por atingir baixa concentração no enxerto, que funciona como um corpo estranho. A presença de bactérias anaeróbias pode gerar uma infecção importante, acometendo o seio maxilar, tecidos moles da face e o próprio osso adjacente. O tratamento para essas condições pode incluir a drenagem de coleções sinusais ou abscessos em face ou pescoço, além da remoção de todo enxerto (corpo estranho) e do osso acometido pela infecção (Fig. 24-8).

Após a remoção de todo tecido inviável e o fechamento adequado da gengiva, aguarda-se a resolução de todo processo infeccioso para avaliar a possibilidade de um novo enxerto. Em condições favoráveis, pode-se realizar uma nova cirurgia para criar uma nova loja entre o osso saudável e as mucosas oral e sinusal para receber novo enxerto.

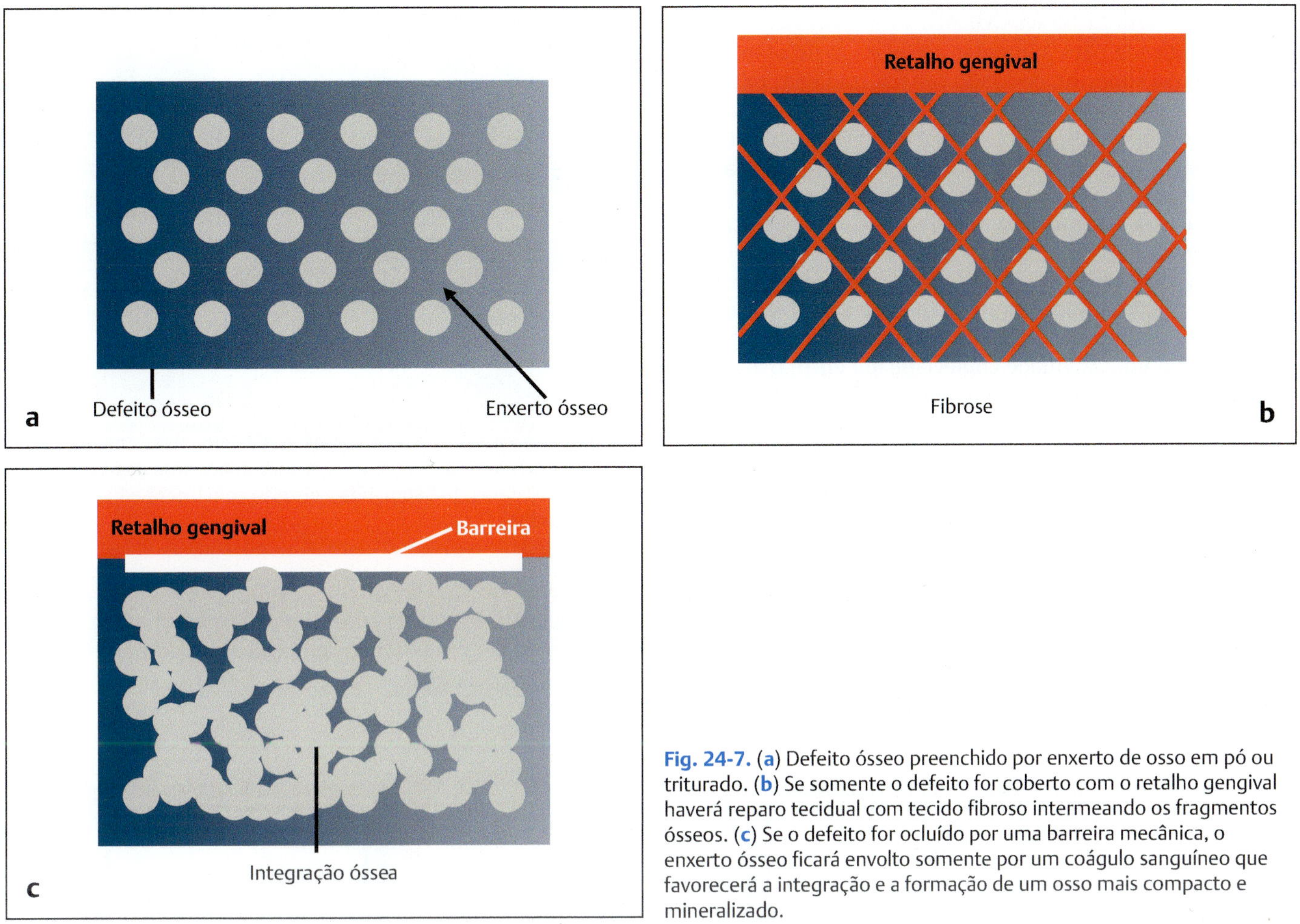

Fig. 24-7. (**a**) Defeito ósseo preenchido por enxerto de osso em pó ou triturado. (**b**) Se somente o defeito for coberto com o retalho gengival haverá reparo tecidual com tecido fibroso intermeando os fragmentos ósseos. (**c**) Se o defeito for ocluído por uma barreira mecânica, o enxerto ósseo ficará envolto somente por um coágulo sanguíneo que favorecerá a integração e a formação de um osso mais compacto e mineralizado.

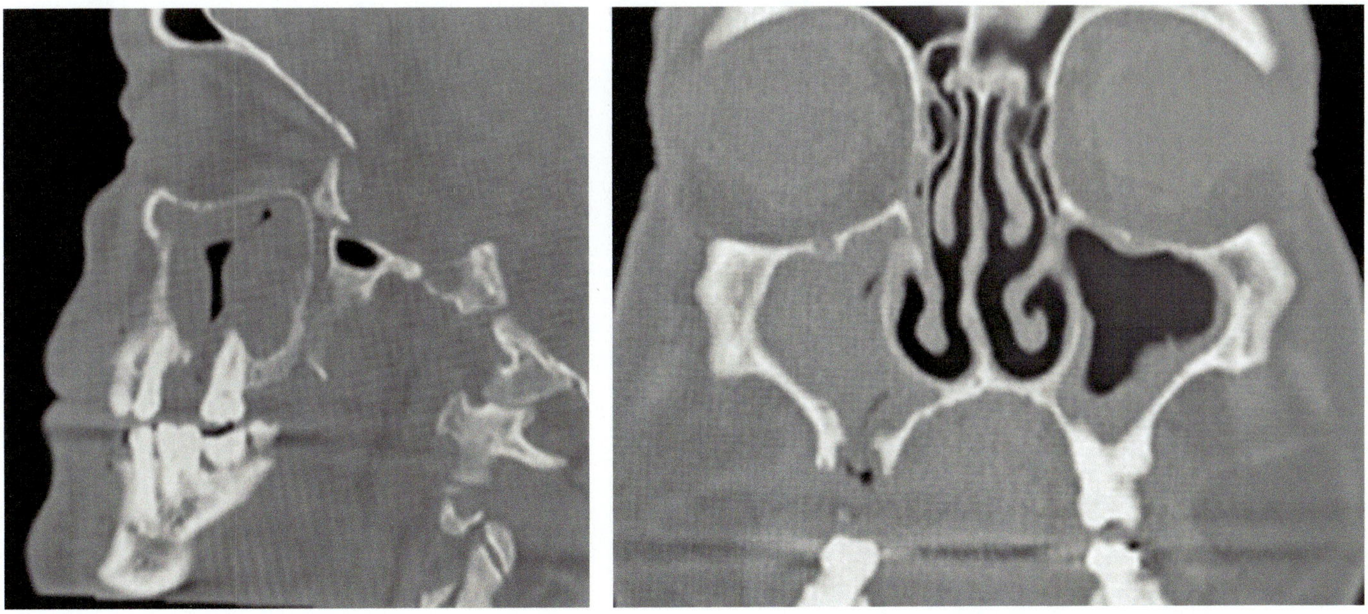

Fig. 24-8. Sinusite por infecção maxilar direita com presença de corpo estranho (enxerto em pó) no interior do seio.

ELEVAÇÃO DO SEIO MAXILAR

Está indicada para aumentar a espessura do osso da arcada dentária superior, podendo ser realizada em extensão variável, dependendo da extensão da reabsorção óssea e do número de implantes a serem colocados. Pode ser utilizado osso bovino liofilizado em pó, mas nos defeitos maiores deve-se utilizar enxerto de blocos de osso retirado de áreas doadoras como a mandíbula, a crista ilíaca ou a calota craniana (Fig. 24-9).

Em invés de preencher o defeito ósseo pelo próprio acesso para o implante dentário (pelo osso alveolar), o acesso é feito pela parede anterolateral do seio maxilar, colocando-se o enxerto em uma cavidade confeccionada entre o assoalho (osso alveolar remanescente) e a mucosa do seio maxilar (Fig. 24-10).

Uma incisão é realizada na face palatal da gengiva, sendo descolado um retalho subperiosteal em direção a mucosa jugal, expondo-se o osso alveolar remanescente e a parede anterolateral do seio maxilar (Fig. 24-11). Uma janela óssea na parede anterolateral do seio maxilar deve ser confeccionada com broca ou osteótomo, preservando a mucosa do sinusal. O bordo inferior da janela deve ficar próximo ao osso alveolar para facilitar o descolamento da mucosa sinusal. Realiza-se então um descolamento cuidadoso da mucosa sinusal junto ao assoalho do seio elevando-se progressivamente a janela óssea aderida à mucosa sinusal, formando uma loja entre o assoalho do seio maxilar e a mucosa sinusal (a janela óssea formará o teto da loja).

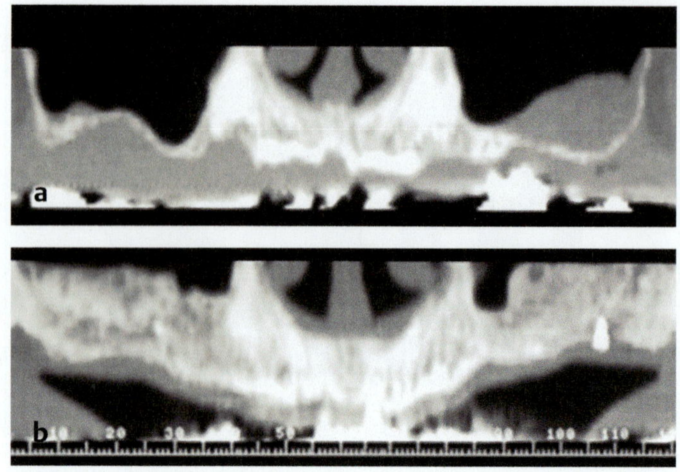

Fig. 24-9. (**a**) Paciente com absorção óssea importante do osso alveolar da maxila bilateral. (**b**) Submetida a enxerto com blocos e fragmentos ósseos da crista ilíaca.

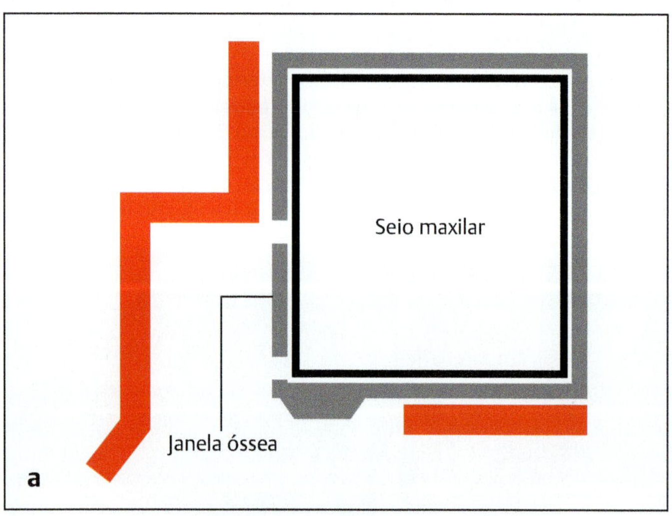

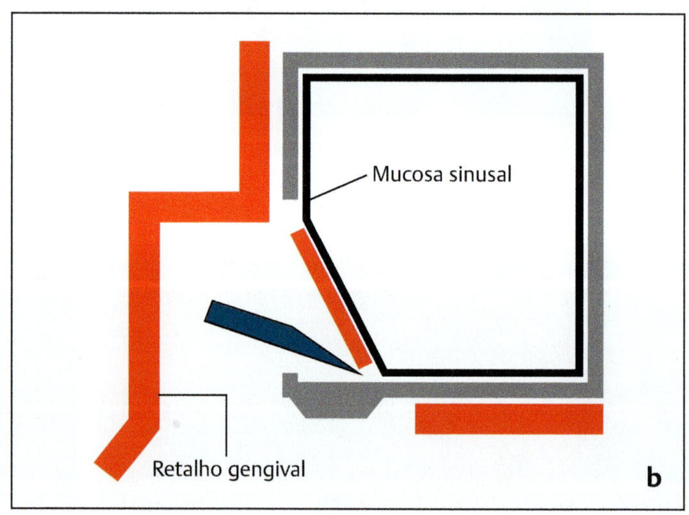

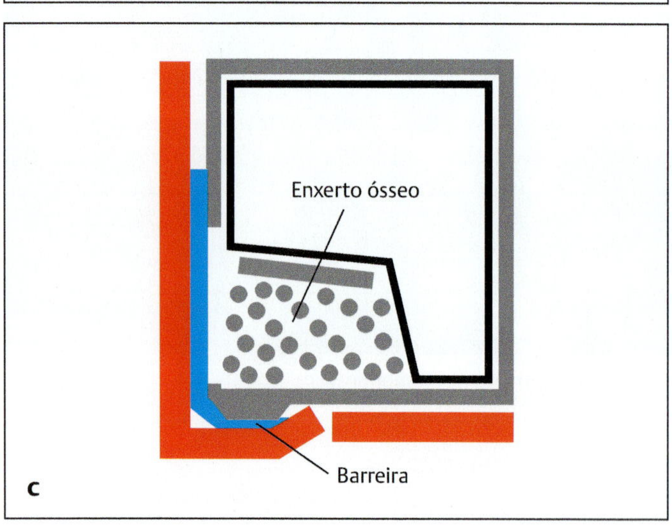

Fig. 24-10. (**a**) Incisão e descolamento do retalho gengival e confecção de janela óssea no seio maxilar. (**b**) Descolamento da mucosa sinusal, formando loja para receber o enxerto ósseo. (**c**). Fechamento da cavidade com barreira mecânica e retalho gengival.

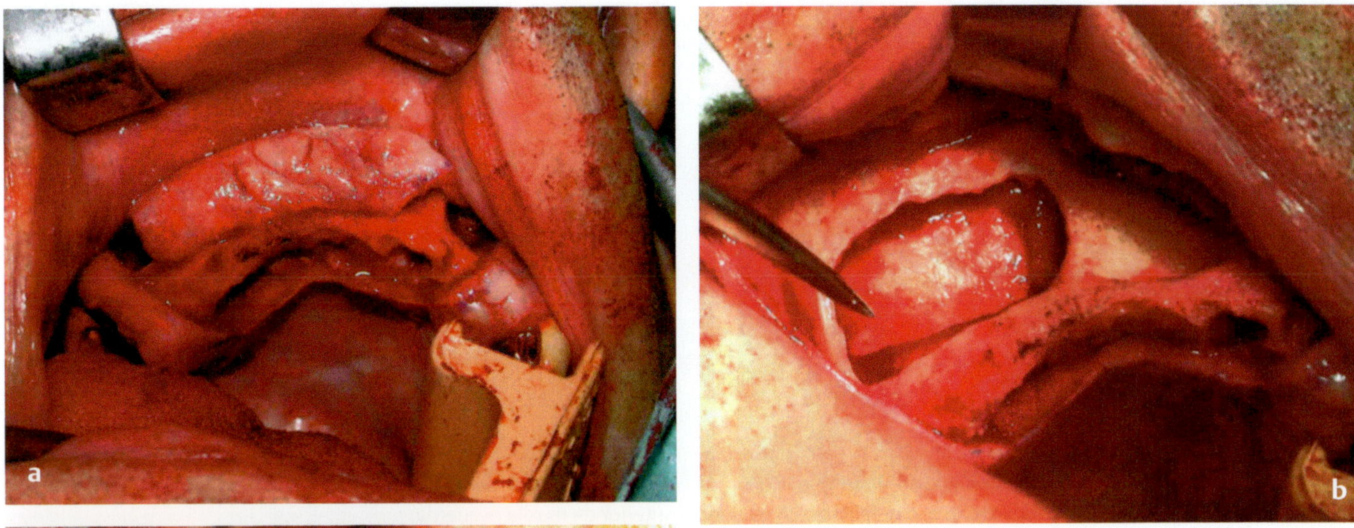

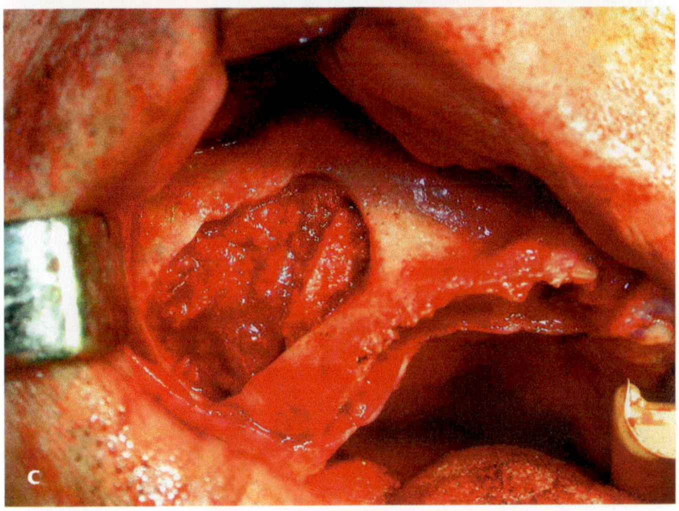

Fig. 24-11. (**a**) Incisão e descolamento de retalho subperiostal da gengiva e mucosa jugal, expondo remanescente do osso alveolar da maxila. (**b**) Abertura de janela óssea junto ao assoalho do seio maxilar e descolamento da mucosa sinusal. (**c**) Formando loja junto ao osso alveolar que será preenchida com enxerto ósseo de blocos e fragmentos da crista ilíaca.

Essa cavidade será preenchida por osso em pó, osso triturado ou bloco ósseo. Quando se usa um bloco de osso é importante preencher os espaços vazios com osso em pó ou triturado. A adição de fator de crescimento plaquetário pode favorecer a osteogênese e a integração do enxerto. A abertura do osso deve ser ocluída com uma barreira mecânica (fáscia ou membrana sintética) para depois reposicionar o retalho mucoperiosteal e suturar a mucosa e a gengiva. Após cerca de 3 meses existe a integração do osso e a possibilidade de colocação dos implantes dentários.

TRANSPLANTE ÓSSEO

Os autotransplantes vascularizados (retalhos) de osso constituem a opção de tratamento para casos mais desafiadores de reconstrução de maxila. Defeitos ósseos extensos (com ou sem fístulas oronasais) e casos de insucesso dos enxertos convencionais por hostilidade circulatória do ambiente nos quais foram colocados são as indicações mais comuns.

A área doadora mais utilizada é a fíbula, na qual, ilha cutânea pode ser associada de modo a proporcionar revestimento cutâneo/mucoso orofacial. Embora o procedimento seja mais complexo, demorado e caro, apresenta resolutividade acima de 95% nas melhores mãos.

Como o osso transplantado mantém sua vascularização por meio das anastomoses microvasculares entre os vasos fibulares e os faciais, sua resposta biológica é preservada, ou seja, apresenta período de consolidação estimada entre 6 e 8 semanas, intervalo idêntico para consolidação do mesmo osso caso o indivíduo tivesse sofrido fratura na perna. O mecanismo de integração dos enxertos ósseos é diferente e carrega grau de imprevisibilidade maior que os ossos vascularizados.

Outros retalhos ósseos podem ser empregados, entre eles, a crista ilíaca, a escápula, o úmero, o rádio e o fêmur, sempre dentro do mesmo princípio de indicação e de comportamento clínico pós-operatório.

Na Figura 24-12, podemos observar o caso de uma paciente de 78 anos que foi submetida a quatro tentativas de enxerto de crista ilíaca para a elevação do seio maxilar em outro serviço. Infelizmente, essas tentativas resultaram na perda do enxerto devido a complicações como infecção e reabsorção óssea. A paciente apresentava um defeito ósseo extenso na maxila esquerda, com perda da porção anterior da arcada dentária comunicando com a fossa nasal ipsilateral.

Diante das múltiplas tentativas de enxerto sem sucesso, optamos pela utilização de um retalho microcirúrgico com enxerto livre.

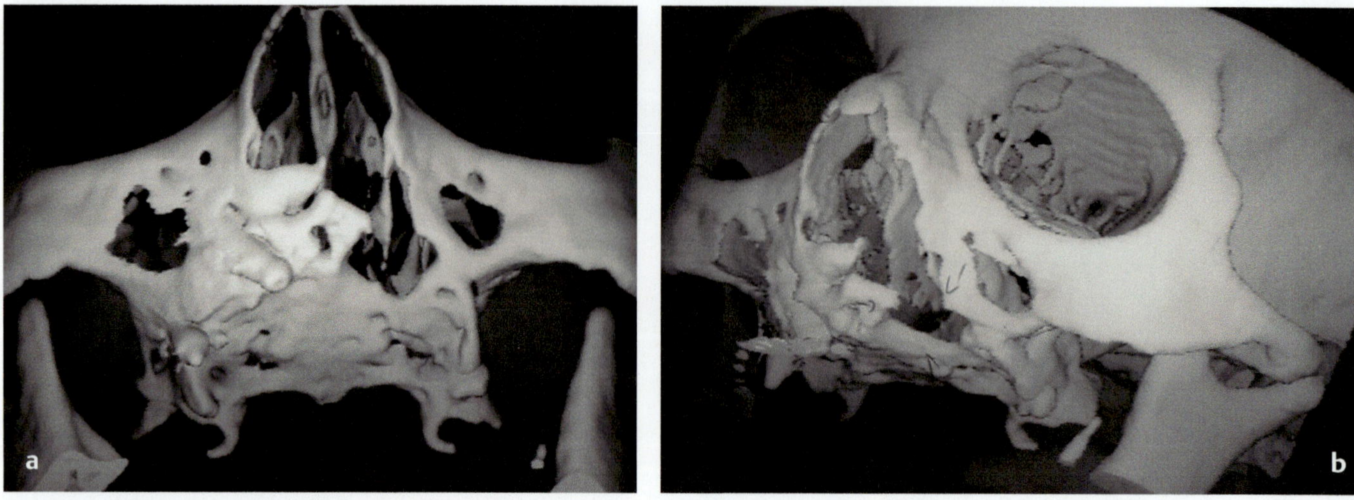

Fig. 24-12. (**a,b**) Paciente de 78 anos com extenso defeito ósseo na porção anterior da maxila esquerda.

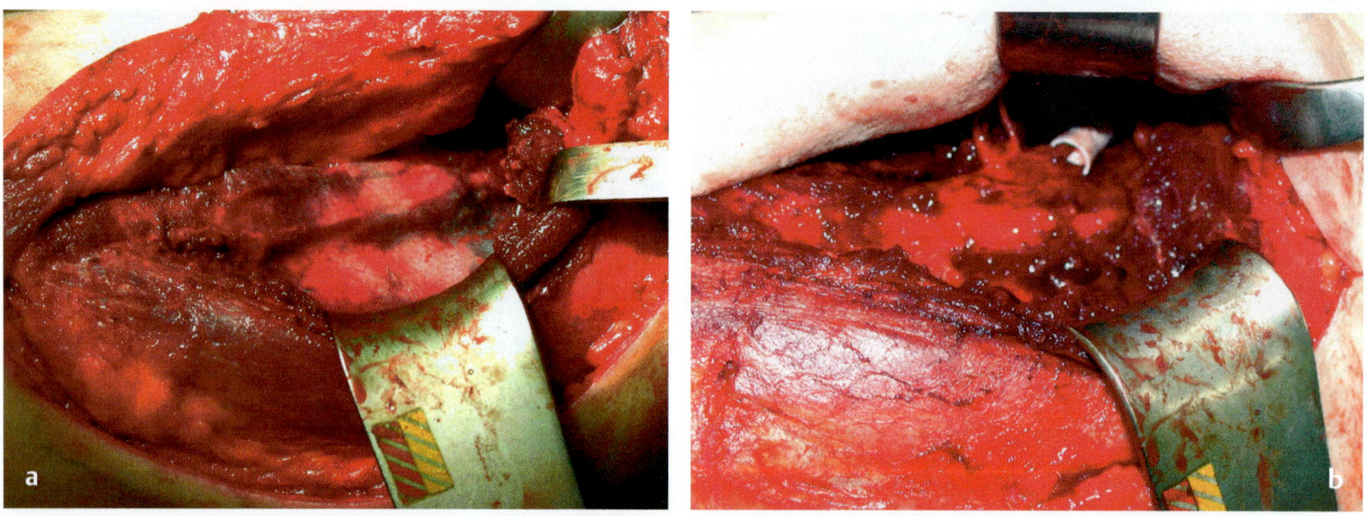

Fig. 24-13. (**a,b**) Remoção do retalho microcirúrgico de escápula com pedículo na artéria facial para reconstrução da maxila.

Foi escolhida a escápula como área doadora, vascularizada pelo pedículo da artéria axilar. O enxerto foi removido e transplantado para a face com anastomose com a artéria e a veia facial, sendo então fixado na região maxilar (Fig. 24-13).

Após a cirurgia, houve uma boa integração do retalho com o osso maxilar, mantendo-se vivo e funcional. Três meses após o procedimento, foram colocados os implantes dentários (Figs. 24-14 e 24-15).

Outro exemplo de reconstrução é o de uma paciente de 7 meses que apresentou um tumor melanótico na mandíbula direita, que não respondeu a tratamentos oncológicos convencionais. Após a ressecção cirúrgica extensa da mandíbula, a reconstrução foi realizada também com um retalho microcirúrgico, retirado da fíbula, o que permitiu restaurar a função mastigatória e a estética da paciente. Com o crescimento da criança, aos 12 anos, os implantes foram colocados para reabilitação dentária.

A reconstrução óssea para a colocação de implantes dentários é frequentemente indicada após ressecções ósseas extensas das arcadas dentárias devido a lesões tumorais. Na Figura 24-16, apresentamos o caso de uma paciente do sexo feminino, de apenas 7 meses de idade, que foi diagnosticada com um tumor conhecido como prognoma melanótico na mandíbula direita. Infelizmente, esse tumor não respondeu a nenhum tratamento realizado pela equipe de oncologia pediátrica, e a paciente foi encaminhada para a ressecção cirúrgica. Durante o procedimento, foi realizada a ressecção da mandíbula da criança, que se estendeu desde o côndilo mandibular até o forame mentoniano contralateral.

Para a reconstrução da mandíbula, utilizou-se a técnica de retalho microcirúrgico da fíbula (Fig. 24-17). Este retalho foi vascularizado por um pedículo que inclui tecido muscular e cutâneo (osteomiocutâneo), o que proporcionou a irrigação necessária para a nova estrutura óssea.

Houve boa integração do retalho, que inclusive se desenvolveu com o crescimento da criança (Fig. 24-18) garantindo boa reabilitação estético-funcional. Aos 12 anos de idade, foi programada a colocação dos implantes dentários para a reabilitação da função mastigatória e da estética dental.

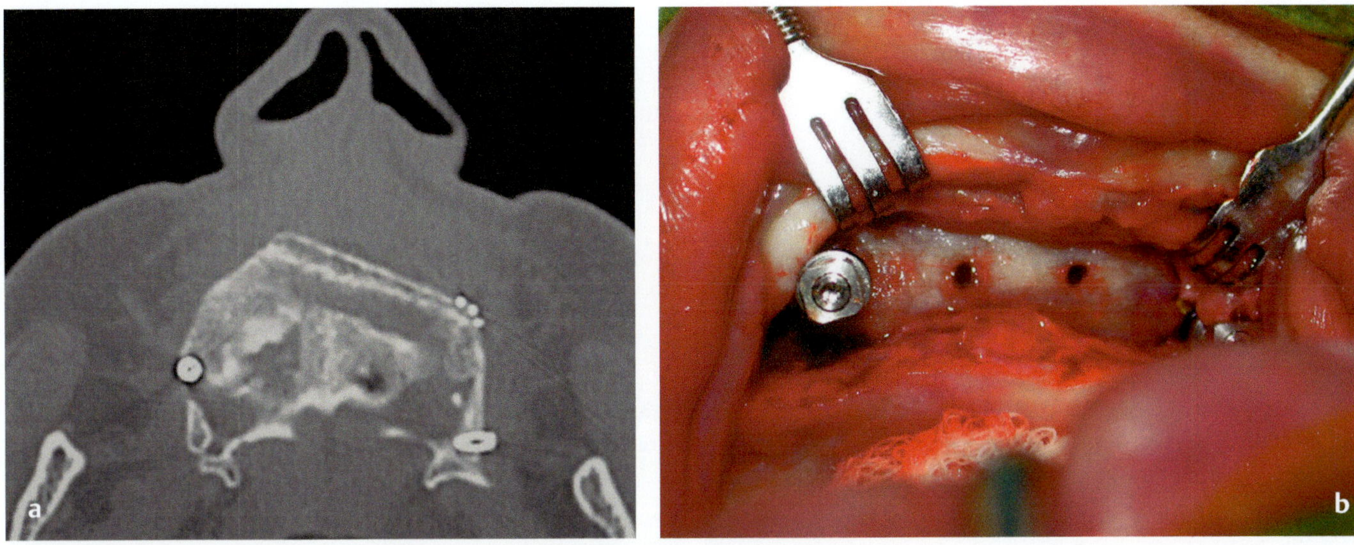

Fig. 24-14. (**a**) Tomografia mostrando o retalho osteomuscular integrado. (**b**) Imagem intraoperatória mostrando a colocação dos implantes dentários.

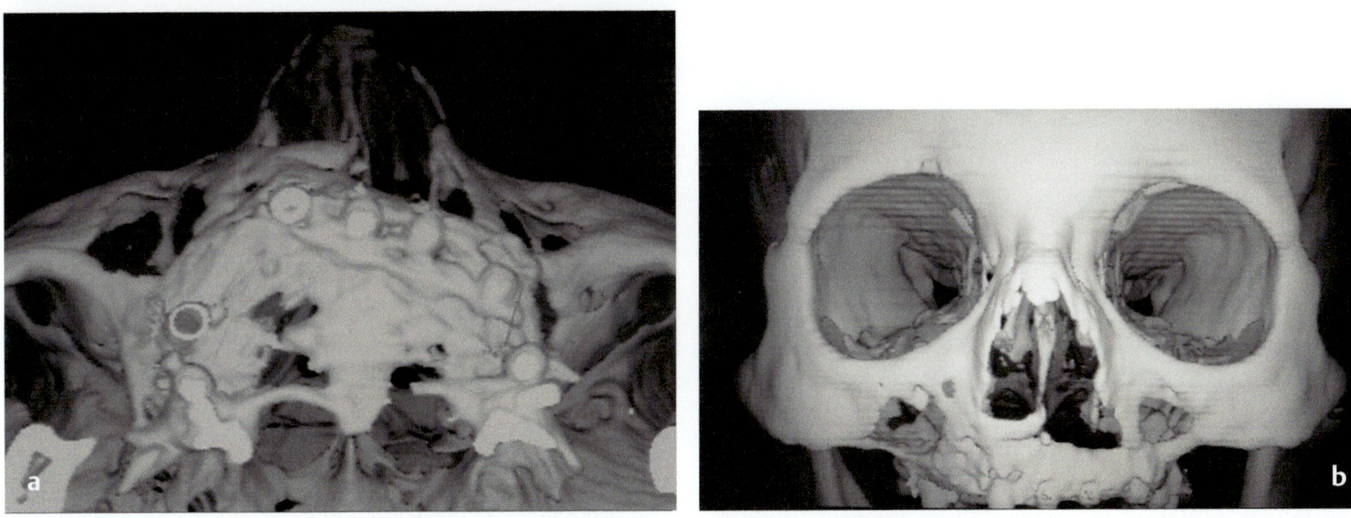

Fig. 24-15. (**a,b**) Tomografia da face mostrando o aspecto final da reconstrução com os implantes osteointegrados já colocados.

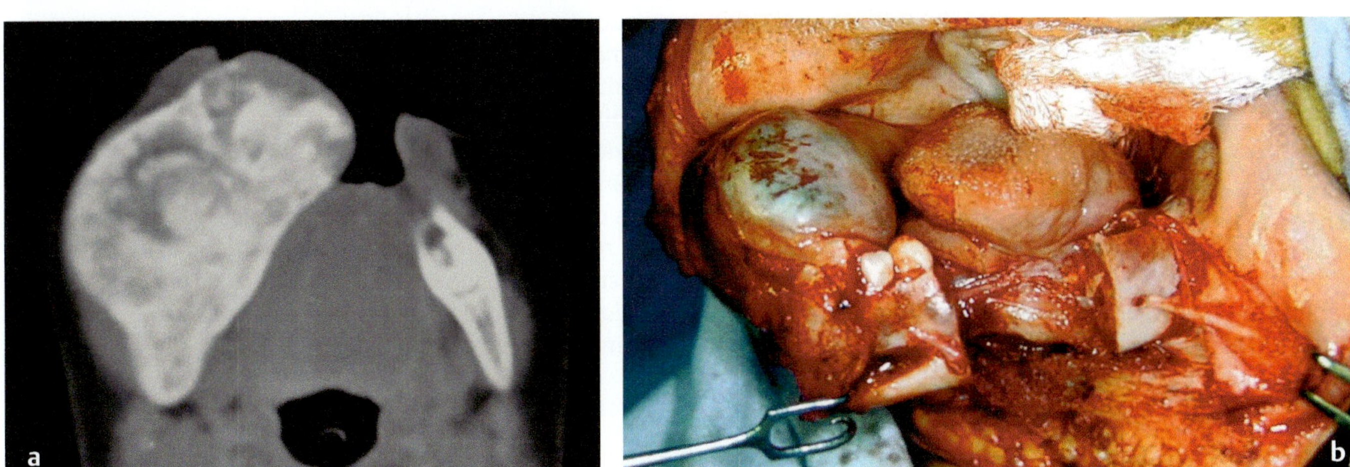

Fig. 24-16. (**a**) Paciente de 7 meses de idade com tumor de mandíbula direita. (**b**) Imagem intraoperatória mostrando ressecção do tumor desde o côndilo até o forame mentoniano contralateral.

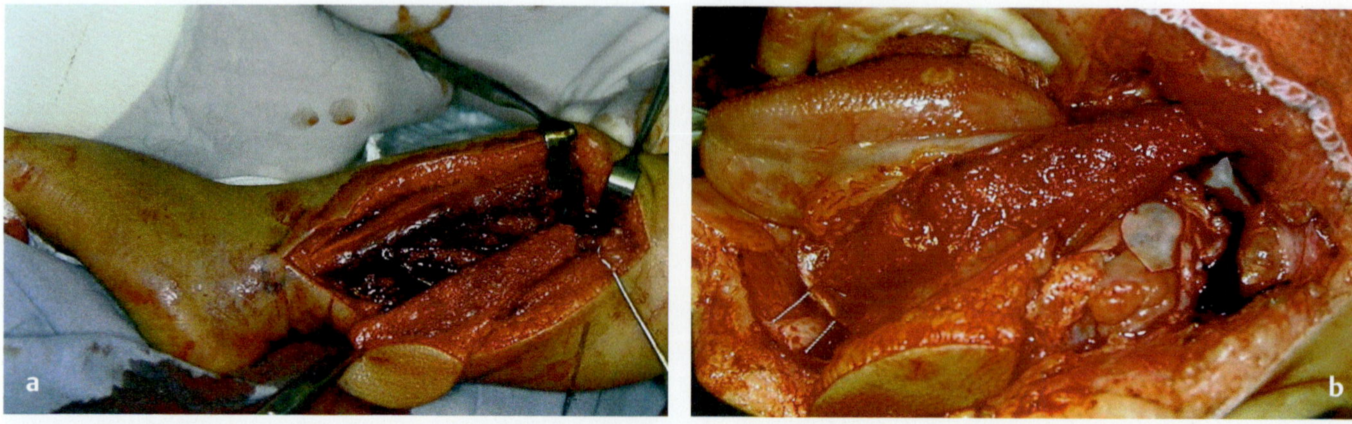

Fig. 24-17. (a,b) Retirada do retalho osteomiocutâneo de fíbula. Para reconstrução do defeito após mandibulectomia direita extensa.

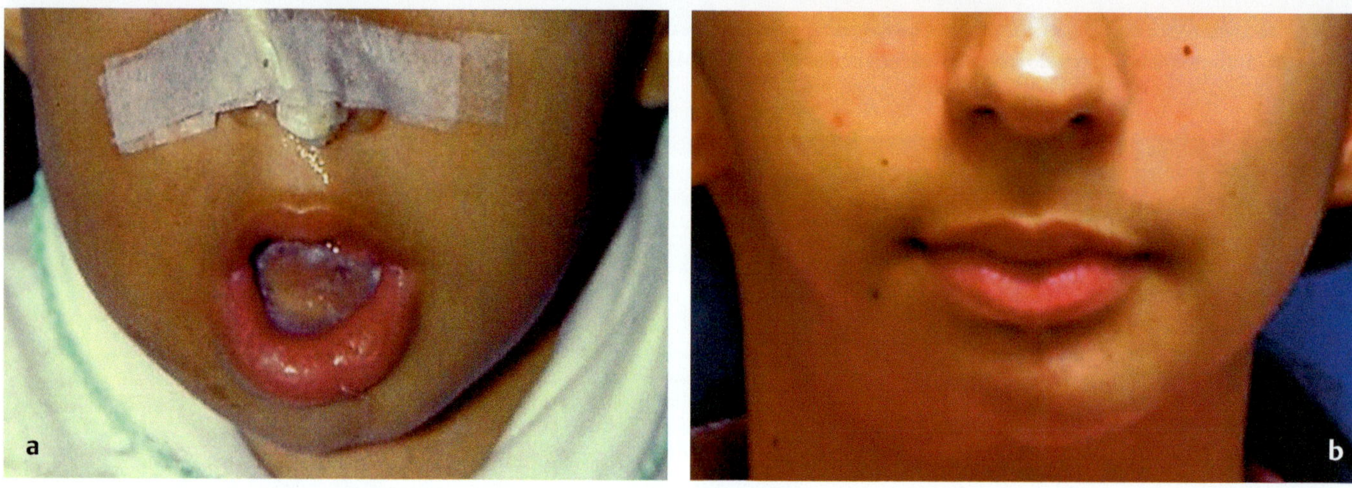

Fig. 24-18. (a) Aspecto facial no pós-operatório imediato aos 7 meses de idade. (b) Aos 12 anos de idade, mostrando que houve desenvolvimento do retalho com crescimento facial da paciente.

O retalho osteomuscular de fíbula também pode ser utilizado para reconstrução da maxila após ressecção de tumores, por exemplo. A Figura 24-19 mostra um paciente masculino de 4 meses com um tumor melanótico extenso na maxila, que levou a deformidades orais e faciais significativas. Após uma maxilectomia completa à esquerda, foi feita somente uma reconstrução do assoalho da órbita e o fechamento primário da face, que resultou em pouca deformidade.

A Figura 24-20 mostra a deformidade pela ausência do osso maxilar aos 6 anos de idade, com preservação das mucosas gengival e palatal, e depressão malar à esquerda, sendo planejada a reconstrução óssea da maxila para as reabilitações funcional e estética.

O retalho osteomuscular de fíbula também pode ser utilizado para reconstrução da maxila, mesmo com ressecção maxilar bilateral (Fig. 24-21). Embora seja um osso reto, pode ser seccionado e moldado com auxílio de placas metálica para adquirir o formato desejado. Após sua integração, a placa metálica pode ser retirada e os implantes dentários foram colocados para reconstrução estética e funcional (Fig. 24-22).

Concluindo, a perda de elementos dentários por causas naturais, inflamatórias, infecciosas ou tumorais levam a grandes alterações estéticas e funcionais. Os implantes dentários osteointegrados permitem uma reabilitação bastante efetiva, mas dependem da existência de uma estrutura óssea adequada para sua fixação. Dependendo da extensão do defeito ósseo e das condições locorregionais, é possível a reconstrução do osso maxilar e da mandibular para colocação de implantes dentários utilizando osso em pó liofilizado, enxerto de osso autólogo moído ou em fragmentos, ou mesmo o transplante de um fragmento ósseo vascularizado.

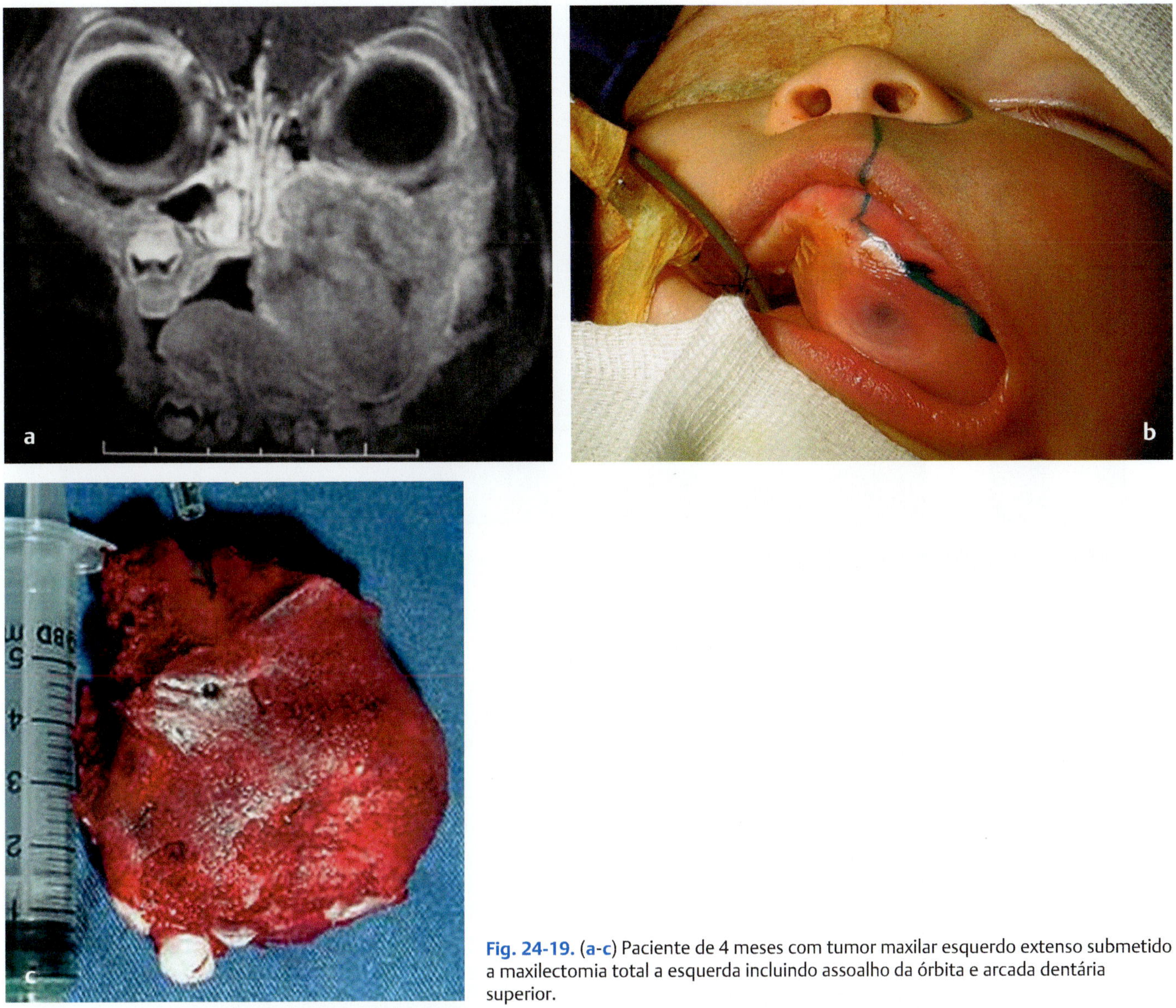

Fig. 24-19. (a-c) Paciente de 4 meses com tumor maxilar esquerdo extenso submetido a maxilectomia total a esquerda incluindo assoalho da órbita e arcada dentária superior.

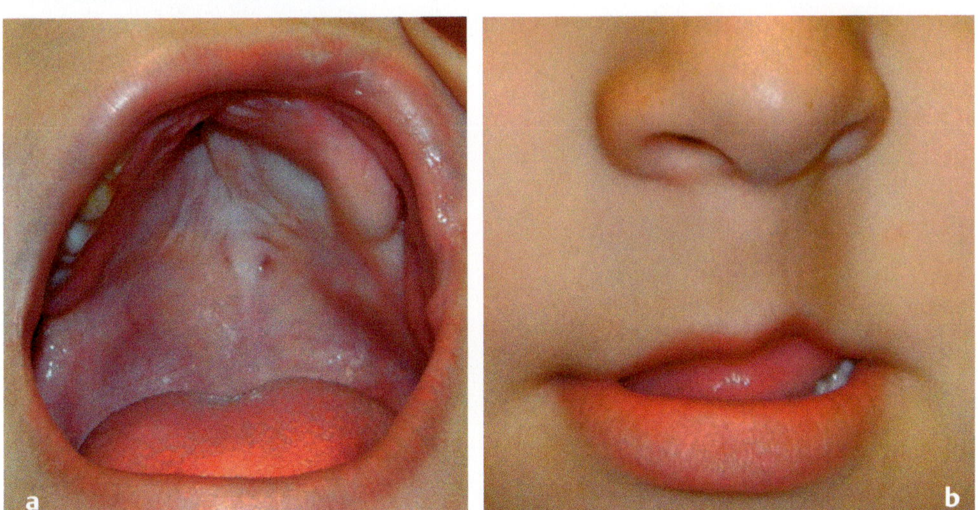

Fig. 24-20. (a,b) Paciente aos 6 anos de idade com preservação da mucosa palatal e gengival, mas com depressão maxilar à esquerda.

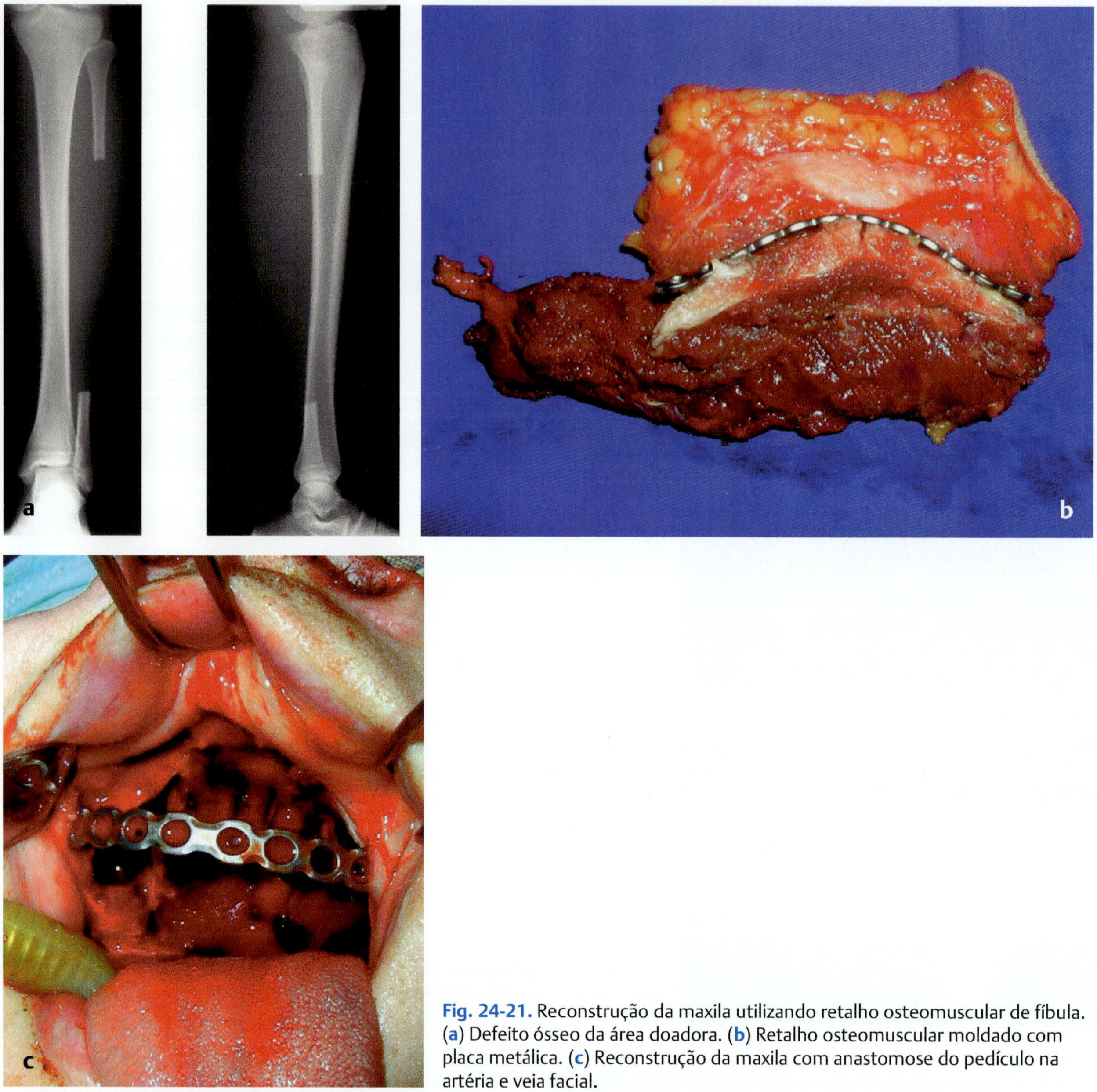

Fig. 24-21. Reconstrução da maxila utilizando retalho osteomuscular de fíbula. (**a**) Defeito ósseo da área doadora. (**b**) Retalho osteomuscular moldado com placa metálica. (**c**) Reconstrução da maxila com anastomose do pedículo na artéria e veia facial.

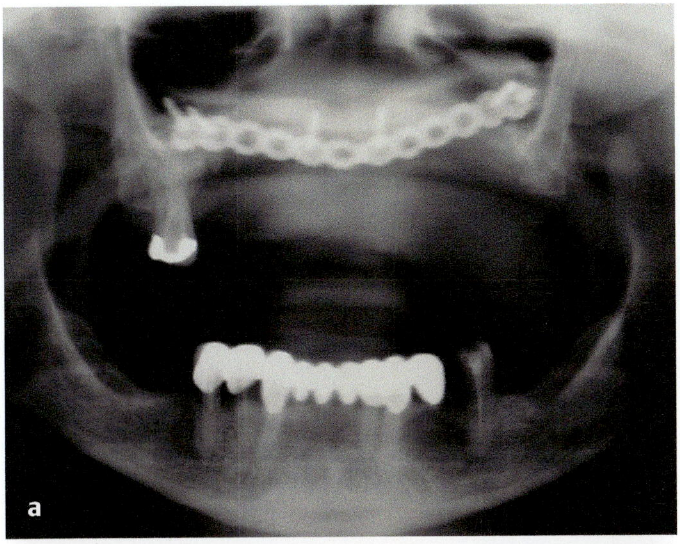

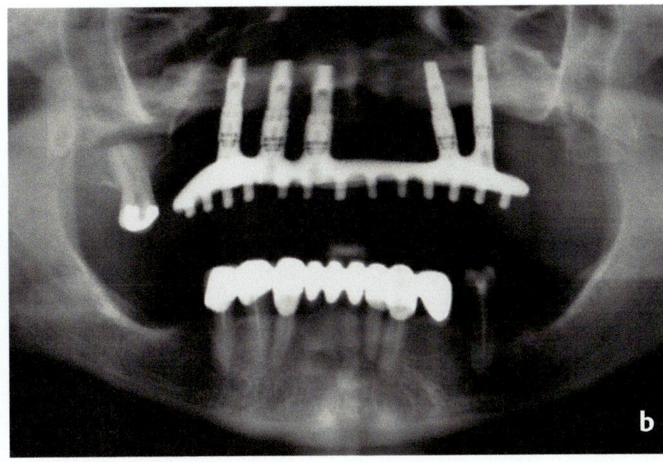

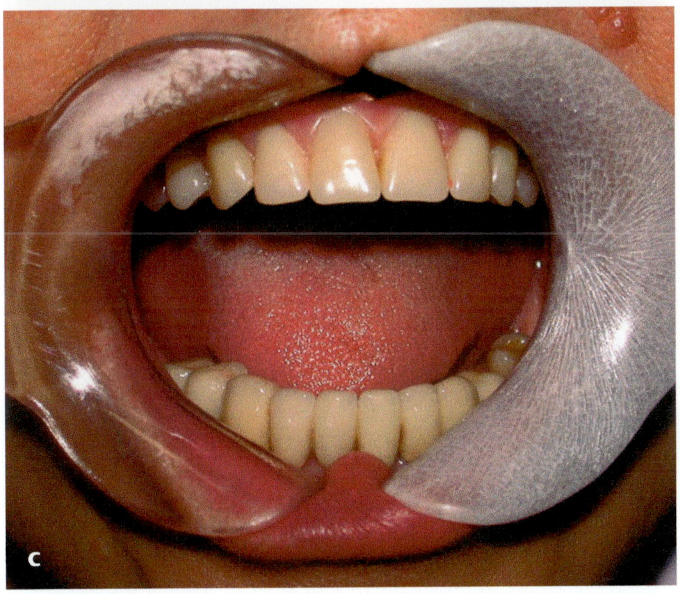

Fig. 24-22. Reconstrução da maxila com retalho osteomuscular de fíbula. (**a**) Rx panorâmico mostrando retalho moldado pela placa metálico e (**b**) após remoção da mesma e colocação dos implantes dentários. (**c**) Aspecto final com prótese dentária fixada.

BIBLIOGRAFIA

Wu J, Li B, Lin X. Histological outcomes of sinus augmentation for dental implants with calcium phosphate or deproteinized bovine bone: a systematic review and meta-analysis. Int J Oral Maxillofac Surg. 2016;45(11):1471-1477.

Díaz-Olivares LA, Cortés-Bretón Brinkmann J, Martínez-Rodríguez N, Martínez-González JM, López-Quiles J, Leco-Berrocal I, et al. Management of Schneiderian membrane perforations during maxillary sinus floor augmentation with lateral approach in relation to subsequent implant survival rates: a systematic review and meta-analysis. Int J Implant Dent. 2021;7(1):91.

Babich O, Lugassy E, Babich M et al. The Use of Platelet-Rich Fibrin in Sinus Floor Augmentation Surgery: a Systematic Review. J Oral Maxillofac Res. 2024;15(2):e1.

Danesh-Sani SA, Loomer PM, Wallace SS. A comprehensive clinical review of maxillary sinus floor elevation: anatomy, techniques, biomaterials and complications. Br J Oral Maxillofac Surg. 2016;54(7):724-30.

Faria JC, Batista BN, Sennes LU et al. Mandibular reconstruction with a fibular osteocutaneous free flap in an 8-month-old girl with a 12-year follow-up. Microsurgery. 2014;34(1):51-3.

CAPÍTULO 25

COMPLICAÇÕES DAS INFECÇÕES ODONTOGÊNICAS

Clayson Alan dos Santos ▪ Rui Imamura ▪ Luiz Ubirajara Sennes

INTRODUÇÃO

As infecções odontogênicas são decorrentes de cárie dentária, obturações profundas ou falha no tratamento do canal radicular, pericoronite e doença periodontal. Mais da metade da população mundial é acometida por uma infecção odontogênica limitada. A depender da virulência da bactéria, dos fatores de resistência do hospedeiro e da anatomia regional a infecção pode disseminar.[1]

Sem tratamento oportuno e apropriado, as infecções odontogênicas podem disseminar, evoluindo para abscessos cervicais, angina de Ludwig, síndrome de Lemierre, fascite necrotizante cervicofacial, mediastinite descendente, sinusite odontogênica, osteomielite, infecções intracranianas, sepse, entre outra.[2,3]

As infecções odontogênicas já foram associadas a uma taxa de mortalidade de 10-40% antes dos antibióticos modernos.[3] O tratamento precoce, com antibioticoterapia adequada, procedimentos cirúrgicos bem indicados e assistência médica com recursos adequados pode prevenir complicações das infecções e as sequelas dos pacientes.

ETIOLOGIA E FISIOPATOLOGIA

As infecções odontogênicas são polimicrobianas. O microbioma oral possui aproximadamente 700 espécies diferentes. As principais bactérias encontradas em infecções odontogênicas são: *Peptostreptococcus* spp., *Prevotella* spp., *Fusobacterium* spp., *Streptococcus* spp. e *Staphylococcus aureus*.[2,4] A interação simbiótica entre múltiplos microrganismos pode ter patogenicidade mais forte no processo de disseminação de infecções.

Podemos classificar os fatores de risco para infecções odontogênicas entre fatores modificáveis e não modificáveis. O Quadro 25-1 resume os principais fatores associados a complicações de infecções odontogênicas.

A disseminação da infecção odontogênica pode ocorrer localmente através da invasão do sistema de canais radiculares do dente por microrganismos atingindo os tecidos adjacentes ou ainda por disseminação hematogênica.[1] A abundante circulação sanguínea facial e as veias nasolabiais sem válvulas são os principais portais para a infecção invadir os órgãos, causando infecções odontogênicas disseminadas.

As infecções odontogênicas disseminam-se para os espaços maxilofaciais e podem atingir os espaços cervicais profundos. Podem disseminar-se inferiormente ao longo das fáscias cervicais, facilitadas pela gravidade, respiração e pressão intratorácica negativa,[2] atingindo o mediastino por três vias distintas (Fig. 25-1). A disseminação da infecção por meio do espaço pré-traqueal não é comum, respondendo por apenas 7% dos casos de mediastinite descendente.[3] Cerca de 70% das infecções cervicais estendem-se para o mediastino através do espaço retrofaríngeo.[3]

Quadro 25-1. Fatores de risco modificáveis e não modificáveis para disseminação de infecções odontogênicas

Fatores modificáveis	Fatores não modificáveis
▪ Diabetes *mellitus* ▪ Imunodeficiência ▪ Tabagismo ▪ Má higiene bucal	▪ Predisposição genética ▪ Malformações arteriovenosas ▪ Telangiectasia hemorrágica hereditária ▪ Síndrome de Sjögren

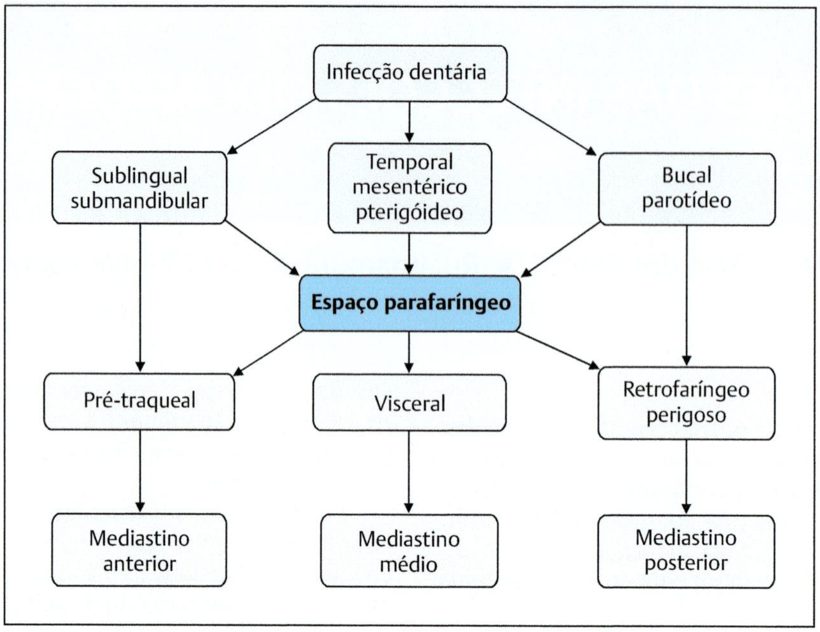

Fig. 25-1. As vias preferenciais de disseminação das infecções odontogênicas para os espaços cervicais e mediastinais.

QUADRO CLÍNICO

Um histórico cuidadoso e exames clínicos completos são essenciais para determinar a gravidade de qualquer infecção, coletando dados como competência do sistema imunológico e o nível de reservas sistêmicas para combater infecções.[5]

Na presença de uma infecção odontogênica limitada, os sintomas geralmente são restritos à área infectada[2], como dor, edema, hiperemia e calor local. No caso de disseminação da infecção, os sintomas podem evoluir com abaulamento do assoalho bucal, trismo, hiperemia e dor facial.[1]

O acometimento cervical pode evoluir com restrição ou dor na mobilidade cervical, abaulamento cervical, disfagia ou até mesmo dispneia. O comprometimento da via aérea é marcado por dificuldade para respirar, estridor, cianose e alterações do estado mental.[4] O trismo sugere extensão para o espaço parafaríngeo, enquanto o meningismo sugere envolvimento do espaço retrofaríngeo.[4]

Quando se tem acometimento mediastinal, o paciente apresenta dispneia, taquicardia e dor ao respirar. As formas disseminadas podem evoluir para choque séptico, sendo um caso potencialmente fatal.[6] Em caso de confusão mental ou rebaixamento no nível de consciência deve-se considerar acometimento cerebral.

DIAGNÓSTICO

Devido à complexidade da anatomia da região de cabeça e pescoço, nem sempre é possível avaliar com clareza a extensão do processo infeccioso apenas como exame físico. O principal exame complementar utilizado para analisar o grau de acometimento (celulite, abscesso ou fascite necrotizante) e os espaços acometidos é a tomografia computadorizada. A ressonância magnética oferece uma discriminação superior em tecidos moles para discriminar entre abscesso e celulite, contudo, apresenta baixa disponibilidade e é um exame mais demorado na aquisição das imagens, sendo menos tolerado por pacientes com restrição na mobilidade cervical e com dificuldade para deglutir saliva e secreções.[2,7]

A ultrassonografia também pode ser utilizada a depender das circunstâncias, apresentado uma boa sensibilidade para infecções superficiais e para acompanhar a evolução, evitando exposição à radiação, principalmente em crianças.[2]

Os exames bioquímicos podem auxiliar na avaliação inicial indicando a gravidade do quadro. Em geral, os pacientes apresentam leucocitose à custa de neutrofilia, aumento de proteína C reativa e procalcitonina. Esses exames também auxiliam na avaliação da progressão do tratamento da doença.

A coleta de secreção por punção do abscesso é a melhor opção para a realização de cultura para aeróbios e anaeróbios[1] e pode ser realizada por punção externa ou intraoral. A coleta direta de secreção na cavidade oral é muito sujeita à contaminação.

ABSCESSO CERVICAL E ANGINA DE LUDWIG

As raízes dos dentes mandibulares podem estar localizadas acima ou abaixo da inserção do músculo milo-hióideo, que separa os espaços sublingual e submandibular.[4] A infecção originada dos pré-molares inferiores e dentes mais anteriores tem mais probabilidade de se espalhar para o espaço sublingual.[7]

Posteriormente os espaços sublinguais e submandibulares se comunicam e o acometimento bilateral dos mesmos é conhecido como angina de Ludwig.[7] Esse quadro foi descrito em 1836, sendo que a infecção odontogênica é responsável por 70% destes casos. No exame clínico observa-se abaulamento sublingual e submandibular, bilateral, com aspecto tenso e endurecido (Fig. 25-2).

O edema e o volume do abscesso pode progredir rapidamente e levar ao estreitamento da oro e hipofaringe, além de

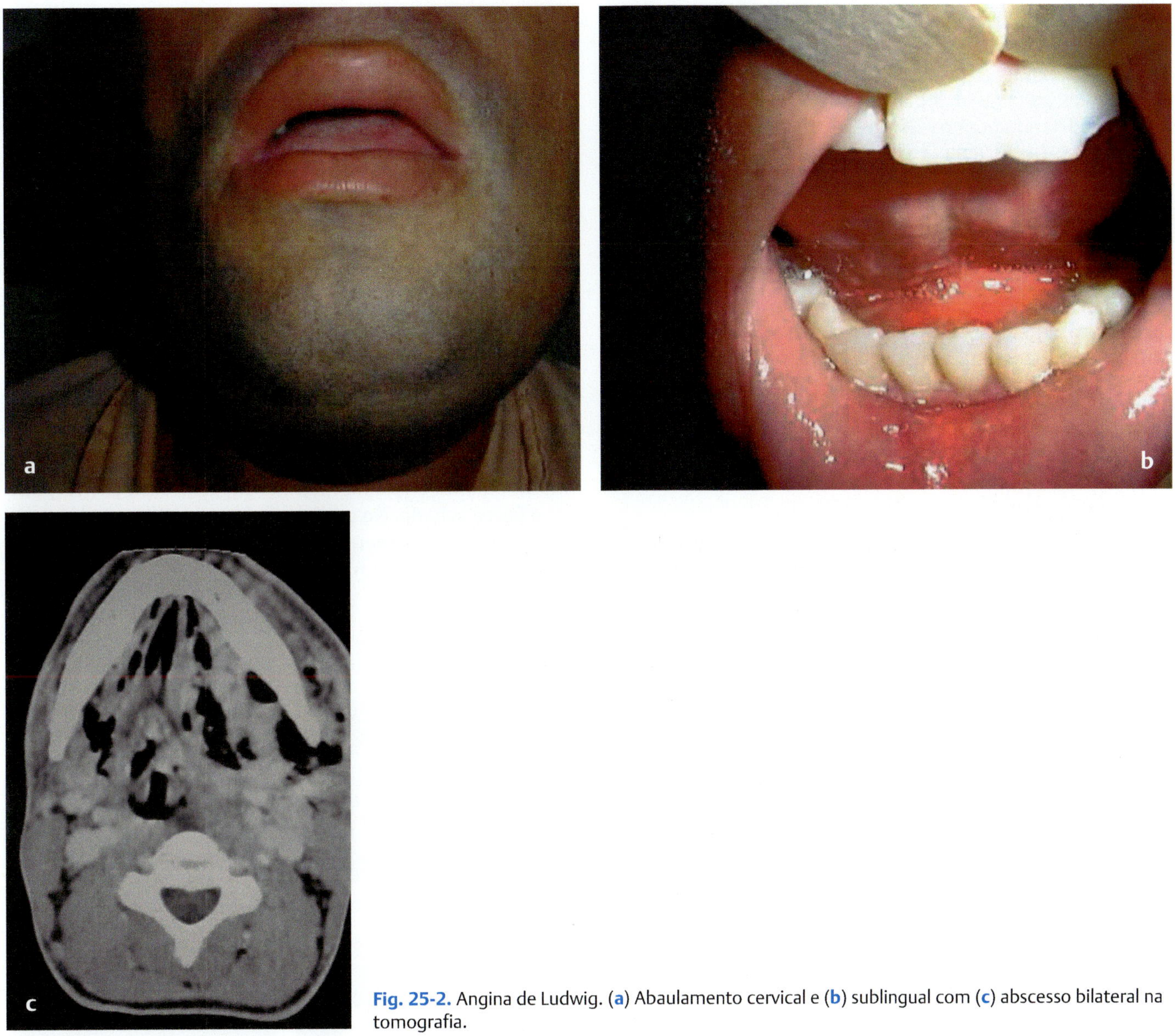

Fig. 25-2. Angina de Ludwig. (**a**) Abaulamento cervical e (**b**) sublingual com (**c**) abscesso bilateral na tomografia.

atingir estruturas laríngeas (epiglote, bandas ventriculares e cordas vocais). A mortalidade por obstrução da via aérea era elevada no passado, chegando a 50% em pacientes não tratados.[4] Essa mortalidade reduziu significativamente com a introdução de antibióticos, melhor higiene orodental, e pela intervenção cirúrgica precoce.[4,7]

A infecção também pode espalhar-se para o pescoço estendendo-se para os espaços parafaríngeo, retrofaríngeo e, finalmente, para o mediastino superior.[4]

A traqueostomia com anestesia local deve ser considerada no manejo de pacientes com infecções profundas no pescoço e comprometimento de vias aéreas.[3] A intubação traqueal em pacientes com infecções profundas no pescoço é desafiadora. A anatomia distorcida das vias aéreas e a restrição na mobilidade do pescoço e na abertura da boca (trismo) dificultam a intubação orotraqueal com laringoscopia rígida. Ruptura do abscesso e da secreção purulenta foram relatadas durante a tentativa de intubação orotraqueal ou intubação nasal às cegas que deve ser evitada.

SÍNDROME DE LEMIERRE

O sistema linfático de cabeça e pescoço pode permitir a disseminação de uma infecção odontogênica. O fluido linfático flui através de pequenos ductos para nódulos linfáticos interconectando-os, e finalmente esvaziando-se no sistema venoso na junção das veias jugular interna e subclávia no pescoço.[1]

A síndrome de Lemierre é caracterizada por tromboflebite supurativa da veia jugular interna, e na era pré-antibiótica apresentava uma taxa de mortalidade de 83%.[3] A tomografia computadorizada com contraste deve ser realizada nessa suspeita porque permite a visualização da veia jugular interna e de possíveis complicações vasculares, como embolia pulmonar.[3]

FASCITE NECROTIZANTE CERVICOFACIAL

A fascite necrosante é caracterizada por uma infecção progressiva extensa e grave com dissecção e necrose dos tecidos moles ao longo dos planos cervicais, associada a uma taxa de mortalidade entre 20% e 40%.[3,5]

Enzimas bacterianas e componentes da parede celular bacteriana desempenham um papel essencial na destruição local do tecido, na disseminação da infecção e na toxicidade sistêmica. O tecido necrótico evolui com supuração também provocando abscessos.[3]

Na tomografia computadorizada devemos suspeitar de fascite necrosante quando existe inflamação da pele e gordura subcutânea, dificuldade de identificar as estruturas cervicais e a presença de gangrena gasosa na fáscia superficial (Fig. 25-3). Intervenção cirúrgica agressiva com desbridamento extensivo de tecidos necróticos, fasciotomia e exploração de todos os espaços fasciais envolvidos combinados com suporte a alterações circulatória e ventilatória são obrigatórios.[3]

OSTEOMIELITE

Doenças periodontais e endodônticas podem levar à osteomielite regional. A mandíbula é mais comumente envolvida, pois a maxila tem suprimento sanguíneo colateral mais robusto.[7]

Dor e sensibilidade, febre baixa, secreção nasal, supuração, mobilidade ou perda dentária e sequestro ósseo são as principais características clínicas da ostemielite.[3]

Nas radiografias, a osteomielite aparece como áreas rarefação óssea representando descalcificação e necrose avascular, com evidência de formação de sequestro e fraturas patológicas ocasionais.[7] Radiografias simples podem não mostrar a destruição óssea nos estágios iniciais da doença, mas a cintilografia óssea permite a detecção precoce.[3]

A tomografia na fase aguda geralmente mostra áreas de lucência cercadas por medula esclerótica, representando áreas de osteonecrose e acúmulo de detritos e secreção purulenta. Isso pode ser acompanhado por ruptura cortical sobrejacente, abscesso subperiosteal ou de tecido mole. A ressonância magnética é útil para detectar osteomielite em seu estágio inicial, quando o edema medular hiperintenso em T2 pode ser o único achado. No cenário de osteomielite crônica, o sinal da medula pode ser variável em imagens ponderadas em T2, dependendo do grau de esclerose.[7]

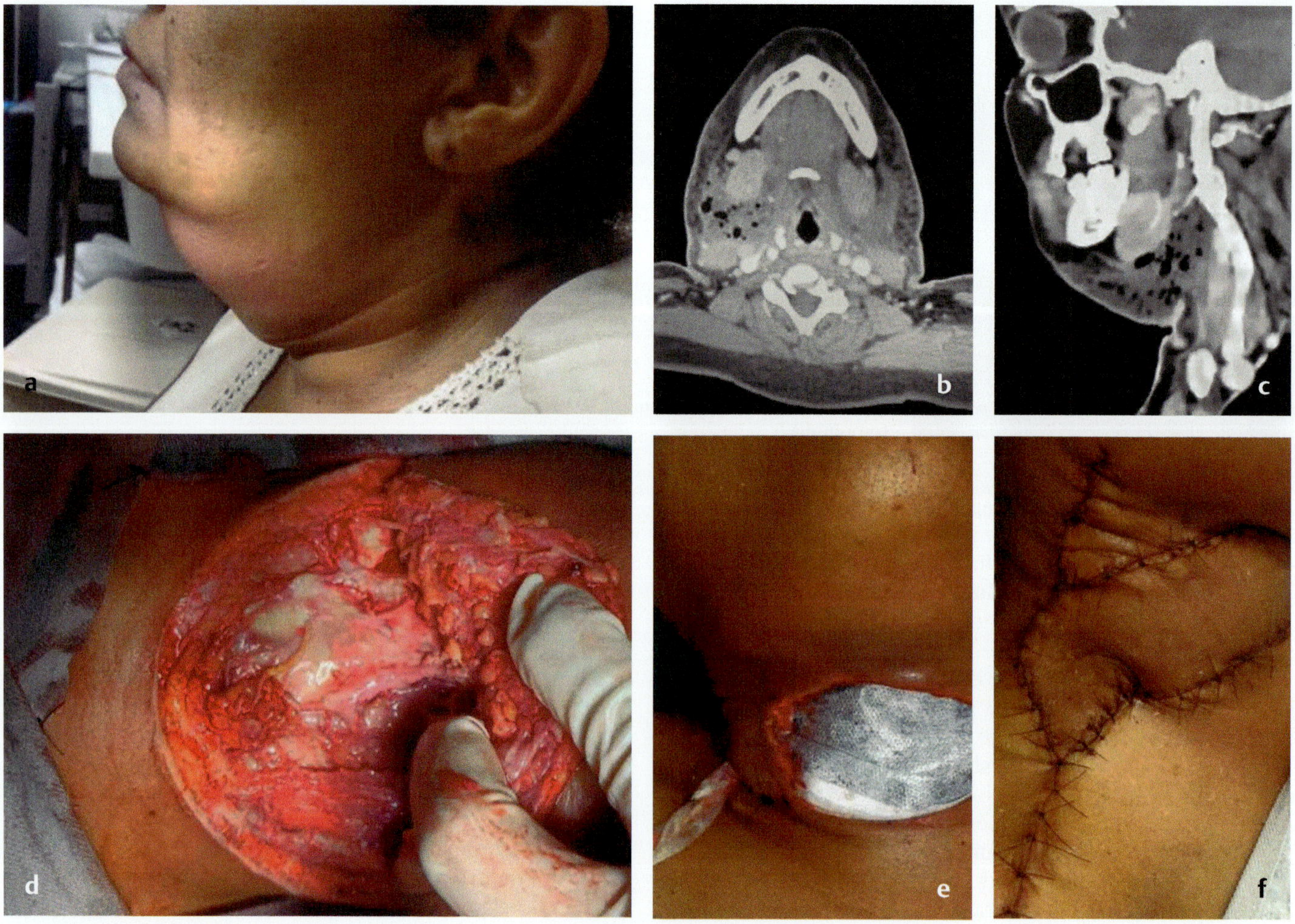

Fig. 25-3. Fascite necrotizante. (**a**) Abaulamento e hiperemia cervical. (**b,c**) Gangrena gasosa na tomografia. (**d**) Necrose com perda de tecido. (**e**) Curativo com carvão ativado na área exposta. (**f**) Retalho para fechamento de defeito.

COMPLICAÇÕES INTRACRANIANAS

As complicações intracranianas incluem trombose do seio cavernoso, empiema epidural, empiema subdural, meningite, encefalite e abscesso cerebral. A trombose do seio caverno é uma condição rara, mas 7% de todos os casos são de origem dentária,[3] sendo que a maioria está relacionada com infecção maxilar.[1]

Os seios cavernosos e suas conexões são desprovidos de válvulas, permitindo a disseminação bidirecional da infecção e trombos. As bactérias podem atingir o seio cavernoso a partir da face por uma rota anterógrada ao longo das veias oftálmicas conectadas às veias angulares, ou por uma rota retrógrada ao longo das veias emissárias conectadas ao plexo venoso pterigóideo.[1,7] A tomografia computadorizada com contraste pode revelar o foco primário de infecção, espessamento da veia oftálmica superior e defeitos de enchimento no seio cavernoso.[3] O quadro é grave, podendo evoluir para óbito por meningite, abscesso cerebral ou sepse generalizada se não for feito o diagnóstico e instituído o tratamento adequado.[3]

Somente cerca de 40% dos pacientes apresentam recuperação completa, enquanto o restante persiste com algum déficit neurológico, como paresia de músculos oculares, acuidade visual prejudicada, hemiparesia e convulsões focais. A longo prazo podem apresentar hipopituitarismo, síndrome de secreção inapropriada de hormônio antidiurético e a síndrome do roubo vascular (enchimento retrógrado da circulação anterior através das artérias vertebrais).[3]

MEDIASTINITE NECROTIZANTE DESCENDENTE

Cerca de 60-70% das mediastinites descendentes ocorrem por complicação de infecção odontogênica, pela progressão inferior da infecção, dissecando os espaços cervicais até o mediastino pelo espaço pré-traqueal, visceral ou retroviscerais (retrofaríngeo ou perigoso).[8] Pode estar associada a derrame pleural e pericárdico, compressão dos vasos sanguíneos locais, sepse persistente e falência de múltiplos órgãos.[3]

É uma complicação com uma taxa de mortalidade de cerca de 50%. Na avaliação dos abscessos cervicais mais amplos devemos sempre incluir o mediastino superior na tomografia. Na presença de qualquer suspeita, o caso deve ser discutido com a equipe de cirurgia toráxica para tratamento conjunto. Abscesso deve ser drenado por cervicotomia ampla e o mediastino deverá ser explorado e drenado por mediastinoscopia ou mesmo toracotomia.[8] Medidas intensivas de suporte, associado a antibioticoterapia ampla, guiada pela cultura das secreções devem ser instituídas para reduzir a morbimortalidade.

SEPSE

Além da disseminação pelos espaços fasciais, a infecção também pode espalhar-se por vias hematogênicas ou linfáticas. Bactérias de uma infecção odontogênica podem entrar na corrente sanguínea causando bacteremia, especialmente em indivíduos imunocomprometidos. Os principais sintomas de sepses são calafrios, febre alta, taquicardia, hipotensão, náuseas, vômitos e alterações mentais.[1] Sepse é uma disfunção orgânica potencialmente fatal, causada por uma resposta imune desregulada do hospedeiro a uma infecção.

O escore SOFA RÁPIDO (qSOFA) auxilia na suspeita precoce de sepse, sendo uma ferramenta para usar à beira do leito para identificar pacientes com maior risco de desfechos adversos[9] Os critérios do qSOFA são:

A) PA sistólica < 100 mmHg.
B) FR > 22 ipm.
C) Alteração do estado mental (Glaslow < 15).

Pelo menos dois critérios do qSOFA são indicativos de maior risco com mortalidade ou permanência prolongada na UTI. Contudo, o qSOFA não é um instrumento para diagnóstico.[9] Se qSOFA for positivo, devemos aplicar o escore SOFA que avalia a disfunção orgânica (Quadro 25-2).

Quadro 25-2. Critérios SOFA para diagnóstico de sepse

Sistema	0	1	2	3	4
Respiração (PaO_2/FIO_2, mmHg	≥ 400 (53,3)	< 400 (53,3)	< 300 (40)	< 200 (26,7) com suporte respiratório	< 100 (13,3) com suporte respiratório
Coagulação (Plaqueta, × 10^3/µl	≥ 150	< 150	< 100	< 50	< 20
Figado (bilirrubina, mg/dL)	< 1,2	1,2-1,9	2,0-5,9	6,0-11,9	> 12,0
Cardiovascular	PAM ≥ 70 mmHg	PAM < 70 mmHg	Dopamina ≤ 5 µg/kg/min ou dobutamina (qualquer dose)	Dopamina 5,1-15 µg/kg/min ou epinefrina ≤ 0,1 µg/kg/min ou noradrenalina ≤ 0,1 µg/kg/min	Dopamina > 15 µg/kg/min ou epinefrina > 0,1 µg/kg/min ou noradrenalina > 0,1 µg/kg/min
Sistema nervoso central (escala de coma de Glasgow)	15	13-14	10-12	6-9	< 6
Renal (creatinina, mg/dL)	< 1,2	1,2-1,9	2,0-3,4	3,5-4,9	> 5,0
Renal (débito urinário, mL/d)	–	–	–	< 500 mL/d	< 200 mL/d

FIO_2: Fração de oxigênio inspirado; PAM: Pressão arterial média; PaO2: Pressão parcial de oxigênio.

- Corpo.
- Parassínfise.
- Sínfise.
- Rebordo (processo) alveolar.
- Processo condilar.

Sabe-se que o ângulo mandibular é a região mais comumente acometida (30%), seguido do côndilo (23%), sínfise (22%), corpo (18%), ramo (2%) e processo coronoide (1%) (Fig. 26-1).

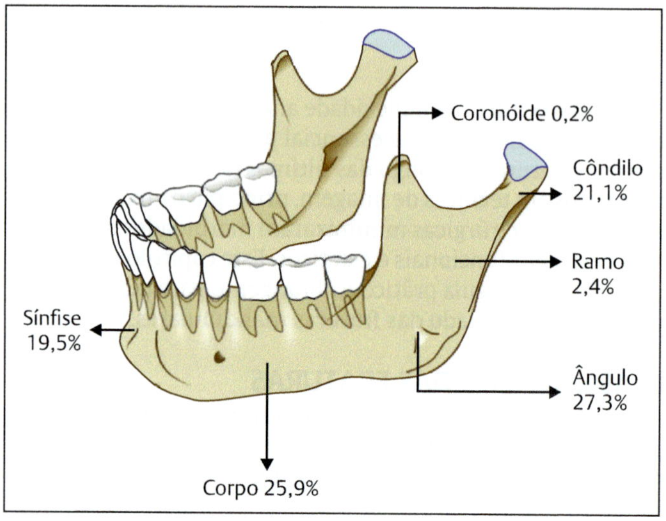

Fig. 26-1. Desenho, mostra as áreas e incidências de fratura na mandíbula.

Uma classificação muito importante é a que considera a ação dos músculos da mastigação sobre os cotos fraturados, e pode ser decisiva no entendimento e no tratamento destas fraturas. Os músculos inseridos nas faces laterais e mediais dos ângulos mandibulares (músculo masseter e músculo pterigóideo medial) e no processo coronoide (músculo temporal) exercem movimentos de aproximação ou deslocamento dos cotos mandibulares, tendo como seus antagonistas os músculos supra-hióideos (músculo milo-hióideo, músculo gênio--hióideo e músculo digástrico) a ação oposta desses músculos podem levar a duas situações: fratura horizontalmente favorável ou desfavorável; e/ou fratura vertical favorável ou desfavorável (Fig. 26-2). Classificação das fraturas condilares (Fig. 26-3).

Quanto ao lado de ocorrência:

- Unilateral.
- Bilateral.
- Múltiplas.

Quanto à extensão:

- *Completa:* representada pela presença de dois cotos distintos, o proximal e o distal.
- *Incompleta:* na qual não há separação dos cotos conhecidos como fraturas em galho verde, sendo mais comuns em crianças.

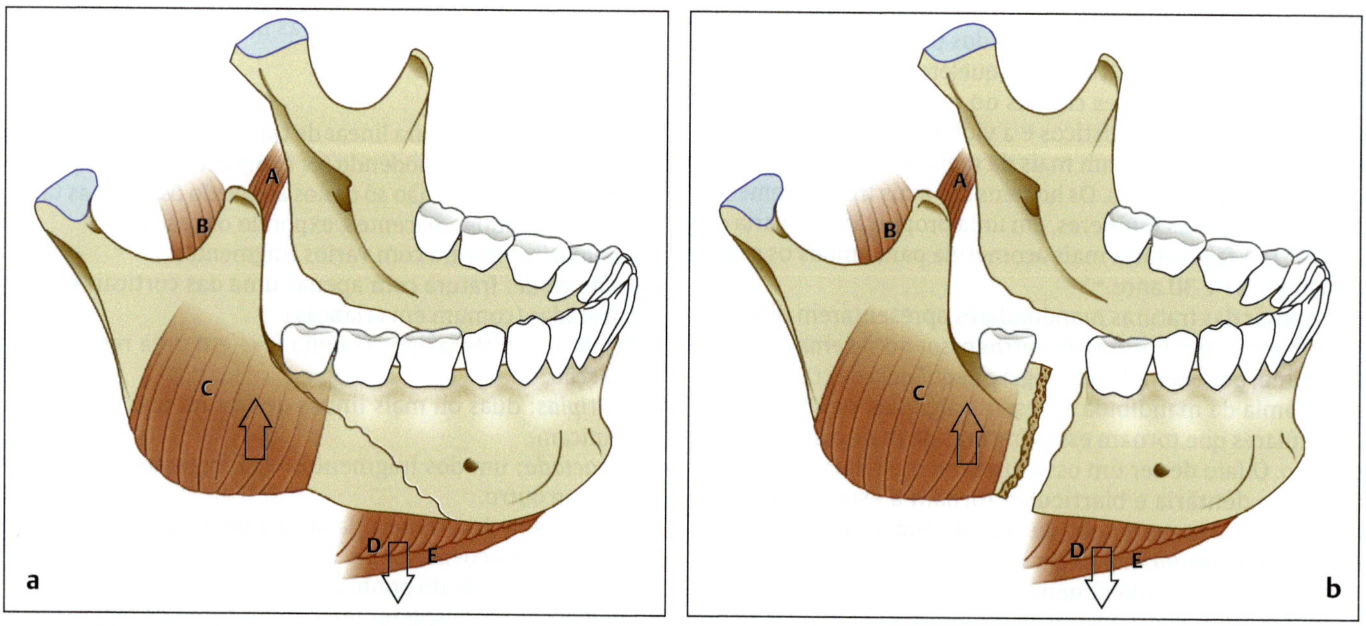

Fig. 26-2. (a) Esquema ilustra uma fratura horizontalmente favorável (músculos: A – pterigóideo medial, B – temporal, C – masseter, D – milo-hióideo e E – digástrico). (b) Esquema ilustra uma fratura horizontalmente desfavorável (músculos: A – pterigóideo medial, B – temporal, C – masseter, D – milo-hióideo e E – digástrico).

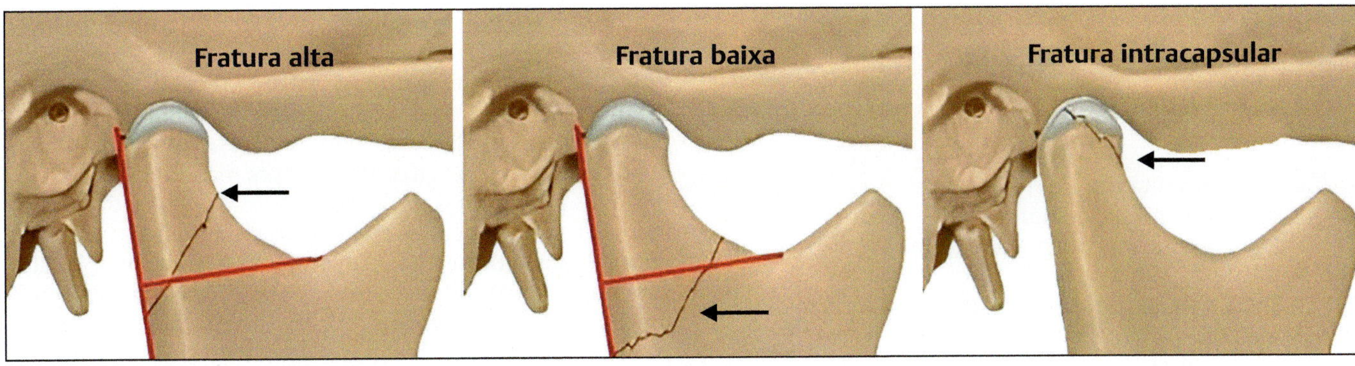

Fig. 26-3. (**a**) Esquema mostra a linha de separação com fratura alta. (**b**) Esquema mostra a linha de separação com fratura baixa. (**c**) Esquema mostrando fratura intracapsular.

DIAGNÓSTICO

O cirurgião deve ser capaz de realizar uma avaliação clínica geral cuidadosa e trabalhar em conjunto com outras especialidades médicas, solicitando a avaliação de outros profissionais, quando necessário. As lesões traumáticas craniofaciais e da base do crânio sempre solicitam uma abordagem multidisciplinar. Raramente essas fraturas consistem em urgências que ponham em risco a vida do paciente, porém quando houver outros traumatismos mais graves, o tratamento da mandíbula muitas vezes deve ser postergado até o momento em que o paciente apresente condições gerais de realizar o procedimento cirúrgico. Por serem as fraturas da mandíbula geralmente causadas por traumatismos de grande impacto, muita energia e gravidade, deve-se considerar a possibilidade de que existam lesões em outras regiões do corpo. Aquelas mais comuns associadas com trauma facial são: trauma cranioencefálico, fístula liquórica, trauma torácico e abdominal, fraturas de coluna, costelas, bacia e outros ossos.[17]

Devido a isso, todo paciente com trauma na região maxilofacial deve ser avaliado seguindo os princípios do suporte de vida ao trauma avançado (ATLS).[18,19]

A avaliação do cirurgião craniomaxilofacial sempre acontece num momento secundário, porém nos casos em que a fratura facial possa levar a alguma complicação na vida do paciente, deve-se intervir o mais rápido possível. Um exemplo clássico é uma possível obstrução da via aérea superior por uma fratura de mandíbula; caso que comumente ocorre em uma fratura bilateral de parassínfise com o deslocamento do fragmento anterior para posterior por ação muscular. Neste caso, a porção anterior da mandíbula se desloca para posterior, devido à tração dos músculos digástrico, gênio-hióideo e genioglosso como consequência, a língua também vai deslocar para posterior, por perda de seu suporte anterior e obstruir a via aérea necessitando de manobras urgentes, como o tracionamento desse segmento e sua fixação ou tracionamento da língua enquanto se realiza uma cricotireoidostomia para manutenção das vias aéreas pérvias.

Concluindo o diagnóstico do trauma mandibular é sempre realizado por meio da história do trauma seguido de um exame clínico minucioso associado aos exames de imagens (radiografias e tomografia computadorizada).[20,21]

O primeiro passo no tratamento é a obtenção de uma história acurada do trauma e da história previa médica do paciente. Se o paciente por algum motivo não for cooperativo, esta história pode ser colhida com os familiares. É relevante para o cirurgião o mecanismo do trauma, se o paciente tem uma história prévia de trauma na região acometida, a presença de alguma desordem prévia na articulação temporomandibular e a oclusão dental anterior ao trauma. Durante essa anamnese devemos sempre ficar atentos com doenças sistêmicas, problemas psiquiátricos, nutricionais, uso de medicações antes do trauma e utilização de drogas e álcool.[22]

O exame clínico se inicia pela limpeza da face para remoção de sangue coagulado e corpos estranhos. Deve-se observar a presença de lacerações na face, boca e na língua com sangramentos ativos, a presença de dentes avulsionados ou próteses quebradas e a possibilidade de deglutição ou aspiração desses objetos pelo paciente. Para se avaliar as fraturas da face é importante começar a inspeção de superior para inferior (do crânio até o pescoço), verificando o posicionamento das estruturas anatômicas. A melhor posição para examinar o paciente é por trás do mesmo, sentado ou em posição supina.

O exame da mandíbula deve ser realizado por uma inspeção e palpação extrabucal e intrabucal. No exame extrabucal deve-se inspecionar os tecidos moles da região fraturada nos quais observamos, na maioria das vezes, edema, equimose e hematoma na face. Também devem ser verificados a existência de expressão facial de dor devido ao deslocamento dos cotos fraturados e se a boca se mantém entreaberta devido à dificuldade de oclusão dentária e a função motora facial. Raramente se observam fraturas mandibulares expostas ao meio extrabucal, podendo ocorrer geralmente em traumatismos de alta energia como aqueles causados por projéteis de arma de fogo.

A palpação deve iniciar na região do côndilo até o mento, com a observação dos movimentos condilares, crepitação, degraus ósseos e assimetria facial na região fraturada. Uma região bastante comum de laceração é o mento, o que deve alertar o cirurgião para a possibilidade de uma fratura condilar (mecanismo indireto) ou sinfisária (mecanismo direto).

No exame intrabucal a região vestibular e o assoalho bucal devem ser investigados para verificar a presença de lacerações, equimose e hematomas, como também a formação de hematoma sublingual. Normalmente observa-se uma má oclusão dental, com limitação da abertura bucal e sialorreia. Nas fraturas mandibulares que ocorrem na região dentada da mandíbula, em geral, há o rompimento da mucosa na região da fratura e a comunicação desta com o meio bucal.

Na palpação intrabucal verifica-se não só a mobilidade e crepitação dos fragmentos ósseos, como a presença de dor e mobilidade dentária.

Os principais sinais e sintomas presentes nas fraturas mandibulares são:

A) Dor à movimentação.
B) Alteração da oclusão dentária.
C) Perda da função com dificuldade de mastigação e limitação da abertura bucal.
D) Assimetria facial com perda do contorno mandibular.
E) Edema, equimose e hematoma.
F) Crepitação óssea.
G) Alteração da sensibilidade associada a dano ou rompimento do nervo alveolar inferior.
H) Abrasões e lacerações (Fig. 26-4).[23]

A avaliação da dentição é uma etapa importante na avaliação dos pacientes com trauma mandibular e muitas vezes esquecido pelo cirurgião. Deve-se avaliar a ausência, deslocamento ou fratura dos dentes pelo trauma, se o paciente é dentado total, parcial ou desdentado, se a dentição é permanente ou mista, se o paciente apresenta ou não uma má oclusão prévia (bastante difícil de avaliar, fazemos isso com fotos e se houver alguma documentação ortodôntica prévia com modelos devemos solicitar), observamos as facetas de desgastes dos dentes que podem orientar a obtenção de uma oclusão satisfatória e por fim avaliamos a saúde periodontal.

Os contatos oclusais prematuros são observados muitas vezes nas fraturas mandibulares e, geralmente, podem ser causados por fraturas com deslocamento, por trauma dentoalveolar associado ao deslocamento de dentes e por deslocamento por luxação da articulação temporomandibular.

Os exames de imagens são instrumentos importantes no diagnóstico, no plano de tratamento e no acompanhamento dos pacientes com fraturas mandibulares. Para verificar adequadamente a presença de uma fratura mandibular, pelo menos duas radiografias em ângulos retos e opostos devem ser associadas. As principais incidências radiográficas utilizadas para avaliação destes pacientes são: P-A mandíbula (posteroanterior), A-P Towne (anteroposterior), lateral oblíqua e axial de Hirtz. Outra radiografia bastante útil é a radiografia panorâmica que permite a visualização de toda a região maxilomandibular, com uma única exposição.

Muitas vezes uma radiografia panorâmica associada a uma radiografia de Towne permite a visualização da maioria das fraturas. A radiografia panorâmica apresenta como grande vantagem o fato de que mais de 80% das fraturas da região maxilomandibular podem ser visíveis nesta técnica e como desvantagem a necessidade de realizar o exame em pé e com a cabeça numa posição adequada, o que muitas vezes não é possível no paciente politraumatizado. Uma outra desvantagem é a sua ausência na maioria das emergências hospitalares no Brasil.[24,25]

Atualmente a tomografia computadorizada é o exame de imagem de escolha na rotina dos pacientes com trauma facial, sendo realizado na maioria dos hospitais de emergência. Esse exame permite, de maneira segura e muitas vezes com menos radiação que as radiografias convencionais, uma análise precisa do trauma, sem distorções do tecido ósseo fraturado, bem como a localização precisa, deslocamento, rotação, extensão e lesões associadas na região da fratura (Fig. 26-5).

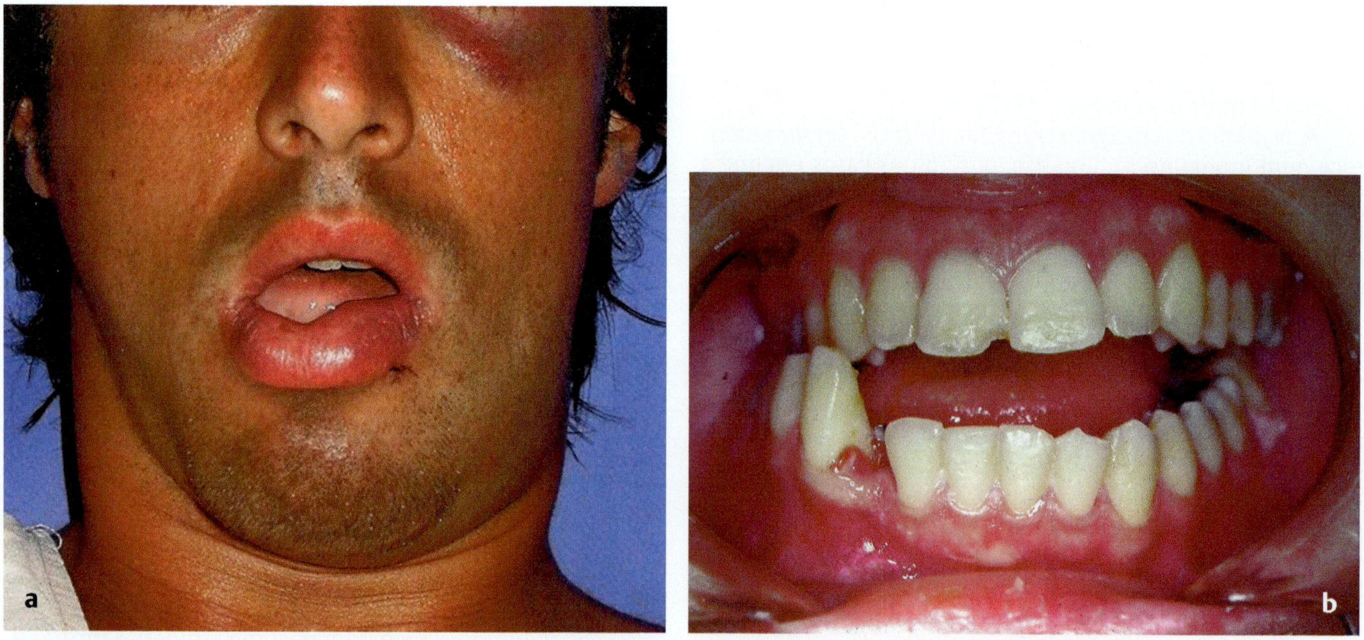

Fig. 26-4. (**a**) Foto mostrando edema, hematoma e assimetria facial numa fratura mandibular. (**b**) Foto com desoclusão dental em fratura mandibular.

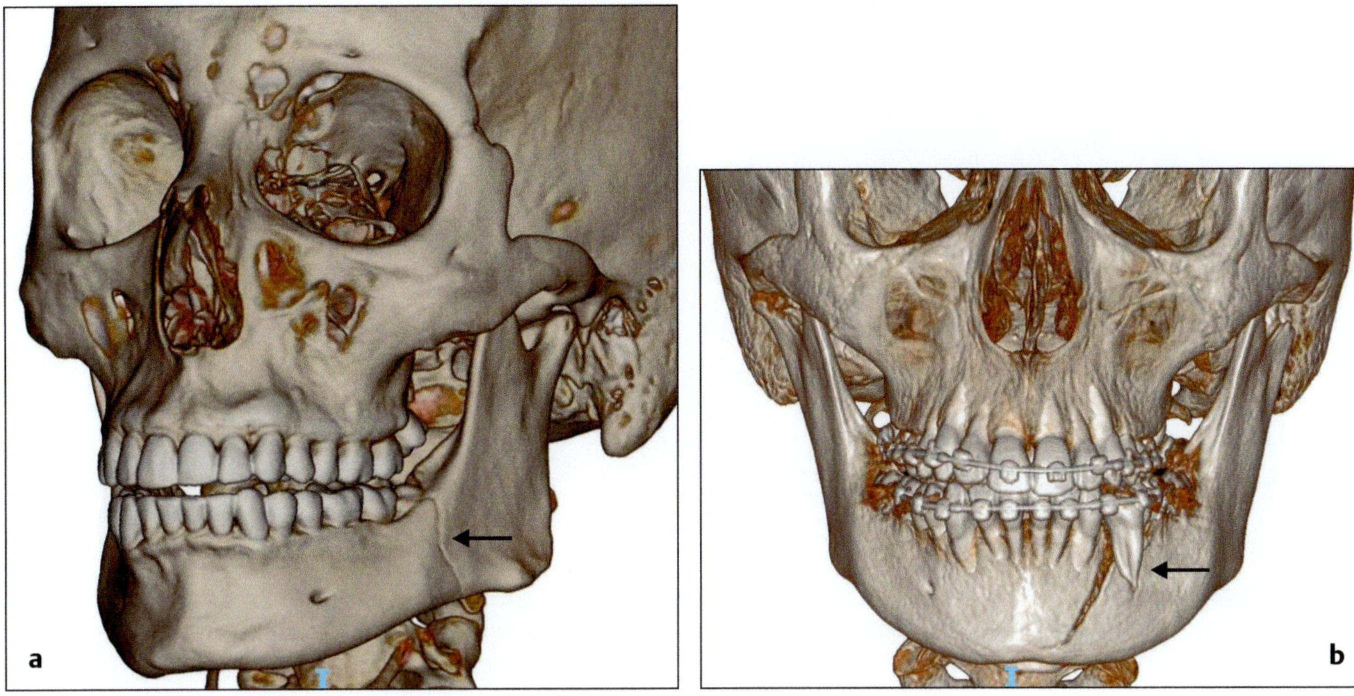

Fig. 26-5. (a,b) Tomografia computadorizada (TC), mostrando fratura mandibular.

TRATAMENTO

Raramente essas fraturas consistem em urgências que ponham em risco a vida do paciente, porém quando houver outros traumatismos mais graves, o tratamento da mandíbula muitas vezes deve ser postergado até o momento em que o paciente apresente condições gerais de realizar o procedimento cirúrgico.

No tratamento das fraturas mandibulares são utilizados os princípios básicos da cirurgia ortopédica, que incluem a redução, fixação, imobilização e as terapias de suporte. O tratamento dessas faturas tem por objetivo:

A) Restaurar a função precoce e adequada.
B) Assegurar a união dos segmentos fraturados.
C) Restabelecer a resistência pré-trauma.
D) Oclusão dental satisfatória.
E) Restaurar uma boa abertura bucal e os movimentos mandibulares.
F) Evitar sequelas e complicações a longo prazo.
G) Restaurar qualquer defeito de contorno que possa surgir como resultado de uma lesão.
H) Impedir a infecção do sítio da fratura. Para o alcance de todos esses objetivos, a restauração da oclusão dental normal do paciente torna-se fundamental para o cirurgião.[26,27]

A redução da fratura pode ser obtida tanto pela técnica fechada (incruenta) quanto pela técnica aberta (cruenta). A redução fechada ocorre quando o local da fratura não é exposto cirurgicamente, mas a redução é considerada adequada pela palpação dos fragmentos ósseos e pela restauração dos segmentos funcionais como a oclusão dentária. Na redução aberta, o sítio da fratura é exposto, permitindo sua total visualização, sendo aplicados os sistemas de placas e parafusos diretamente no local da fratura.[28,29]

A maioria das fraturas pode ser tratada com sucesso por meio da redução fechada ou incruenta. Neste tipo de procedimento há uma diminuição do gasto hospitalar (tempo de internação, custo com material e medicações) e, na maioria das vezes, o paciente pode receber o tratamento em ambiente ambulatorial sob anestesia local. Em alguns casos esse tipo de tratamento é bastante indicado, como em grandes fraturas cominutas ou em mandíbulas atróficas, nas quais o suprimento sanguíneo não deve ser rompido pela cirurgia aberta, o que pode ocasionar uma infecção. Também é recomendado em fraturas condilares em crianças, por esse grupo de pacientes apresentar uma resposta de reparo ósseo rápido.[30]

Como técnicas para a redução fechada em pacientes dentados visando o BIMM estão: o uso de barras em forma de arco (barra de Erich), colocação direta de fios ou de anéis de Ivy, *splints* interoclusais e de parafusos de fixação intermaxilar (IMF) (Fig. 26-6). O tempo de BIMM varia de acordo com o grupo de pacientes. Nas crianças costuma ser de 2 a 3 semanas, nos adultos de 3 a 4 semanas e nos idosos de 6 a 8 semanas.[31,32]

Queixas de pânico, afastamento das atividades sociais, distúrbios de fonação, perda do tempo de trabalho, desconforto físico, perda de peso, mudanças morfológicas na cabeça do côndilo e recuperação difícil da amplitude normal do movimento mandibular são algumas das desvantagens atribuídas à técnica da redução fechada.[32,33]

A redução aberta ou cruenta das fraturas mandibulares tornou-se a opção de tratamento mais utilizada pelos cirurgiões nas últimas décadas. Com o desenvolvimento e melhoramento das placas e parafusos (estes sistemas são determinados e chamados pelo diâmetro dos parafusos, sendo conhecidas por sistema 2,0 mm, 2,4 mm e 2,7 mm), que implicou em não mais necessitar fazer BIMM, tanto cirurgiões

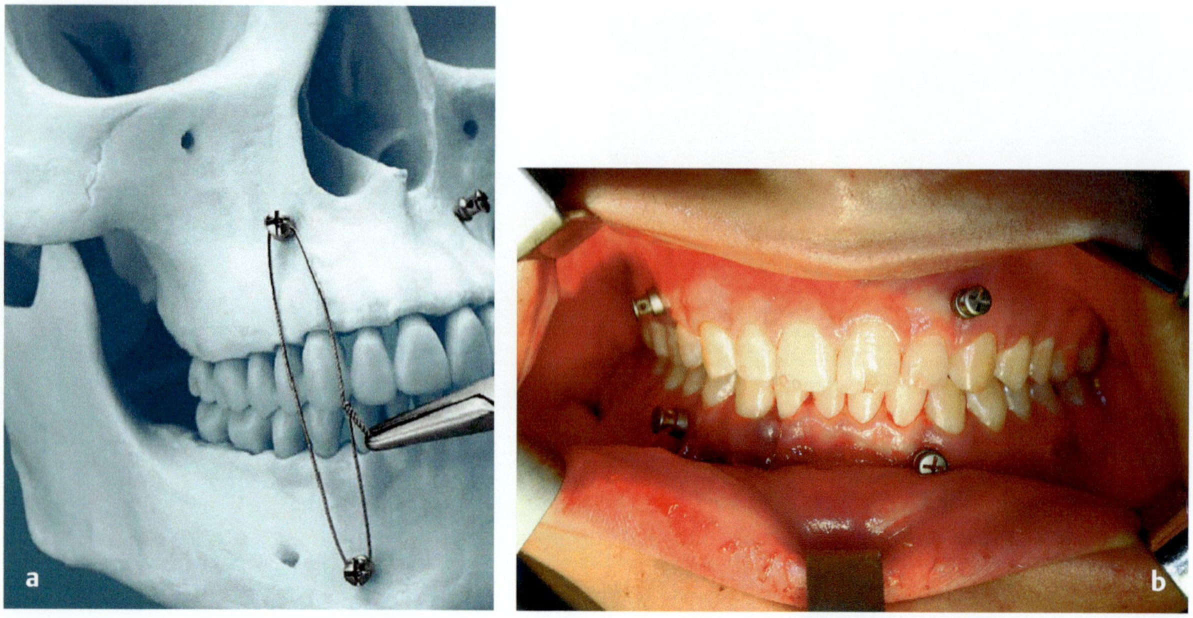

Fig. 26-6. (a) Esquema mostrando os parafusos para fixação intermaxilar (IMF). (b) Foto com o sistema IMF.

quanto pacientes sentem-se mais confortáveis com essa opção de tratamento.

As principais indicações para o uso da redução aberta são:

A) Fraturas desfavoráveis ou instáveis.
B) Tratamento de sequelas das fraturas mandibulares.
C) Fraturas faciais complexas.
D) Pacientes com comprometimento sistêmico.
E) Fratura condilar concomitante com outras fraturas mandibulares.

Como principais desvantagens da redução aberta tem-se a utilização muitas vezes de uma abordagem externa, e a formação de cicatrizes na face e o potencial dano ao nervo facial, além de elevar os custos hospitalares da cirurgia.

Existem dois tipos de acessos abertos (cruentos) que podem ser realizados para o tratamento de uma fratura de mandíbula: extrabucal ou intrabucal.[34]

O acesso extrabucal é realizado por meio de uma incisão cutânea e a divulsão cuidadosa dos planos faciais até a região da fratura. Ele permite uma excelente visão da fratura, podendo ser de extensão variável e facilmente ampliado. A cicatriz cutânea e a possibilidade de lesão ao nervo facial devem ser levadas em conta no planejamento. Os acessos extrabucais devem ser utilizados em casos de fraturas múltiplas da mandíbula, de fraturas cominutas de mandíbulas atróficas e em casos de tratamento de sequelas de fraturas mandibulares, situações que geralmente necessitam de placas de reconstrução, as quais são de difícil adaptação e fixação por acesso intraoral (Fig. 26-7). Os acessos extraorais mais utilizados são o submentual, o acesso submandibular (*Risdon*), acesso retromandibular (Hinds); pré-auricular e o acesso transcervical.

O acesso intrabucal é realizado por meio de uma incisão em fundo de sulco gengivolabial na face vestibular da mandíbula, permitindo acesso a todas as fraturas da mandíbula. Atualmente é a abordagem preferida pela maioria dos cirurgiões, pois permite um acesso direto à fratura, sem nenhum risco de cicatriz na pele e de lesão ao nervo facial. A presença do nervo mentual na região de parassínfese merece especial cuidado na sua dissecção e de seu isolamento.

A fixação interna implica simplesmente na colocação de dispositivos que permitam a manutenção da redução da fratura geralmente com parafusos e placas, aplicados diretamente ao osso para ajudar na estabilização e no reparo ósseo. A fixação interna pode ser rígida ou não rígida.[35]

O termo fixação interno rígido significa qualquer forma de fixação aplicada diretamente aos ossos que seja resistente o bastante para prevenir movimentação dos fragmentos ósseos durante o período de consolidação permitindo a utilização precoce e ativa da estrutura esqueletal. O pré-requisito para esse tipo de fixação é a exposição cirúrgica para alinhar anatomicamente os fragmentos (redução aberta). Com esse tipo de fixação ocorre uma cicatrização ou união óssea primária (direta).

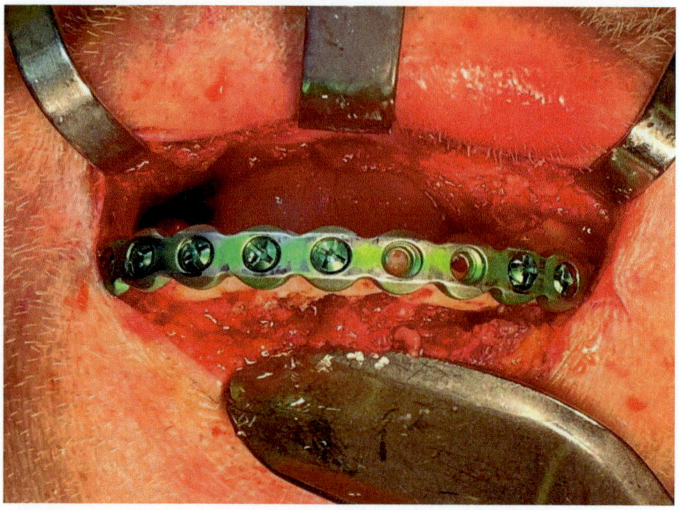

Fig. 26-7. Acesso extraoral com placa de reconstrução 2.4 em uma mandíbula atrófica.

Mas para que ocorra tal cicatrização é necessária uma imobilização absoluta entre os fragmentos e uma distância mínima entre os cotos ósseos.[36-38]

A Associação para o Estudo da Fixação Interna (AO/ASIF) preconiza quatro princípios biológicos para o tratamento das fraturas:

1) Redução anatômica precisa.
2) Técnica operatória atraumática.
3) Fixação interna estável que produza uma unidade esqueletal mecanicamente estável.
4) Permitir uma mobilidade rápida, ativa e livre de dor da unidade esqueletal.[39]

Qualquer forma de fixação óssea que não previna movimentação interfragmentar ao longo da fratura, utilizando ativamente a estrutura esqueletal, é considerada não rígida. Existem algumas formas de fixação não rígidas que são fortes o bastante para permitir o uso ativo do esqueleto durante a fase de reparo, mas não o suficiente para prevenir mobilidade entre os cotos mandibulares. Esse tipo de fixação é denominado **fixação interna estável**, indicando que existe uma estabilidade adequada para permitir a função, apesar de não haver estabilidade adequada para união direta do osso.[40]

Muitos cirurgiões têm utilizado esse tipo de fixação na região maxilofacial. Um exemplo clássico é a redução e a fixação de fratura de ângulo mandibular com uma placa do sistema 2.0 na região da linha oblíqua externa (método *Champy*).[41] Apesar da pequena mobilidade entre os fragmentos ósseos que essa técnica permite, resultados clínicos excelentes indicam que a imobilização absoluta do fragmento ósseo muitas vezes é desnecessária para uma recuperação satisfatória, porém nessas situações o paciente deverá ser colaborativo e manter uma dieta líquida ou pastosa durante o período de consolidação óssea. A cicatrização que ocorre nesse tipo de fixação interna estável é denominada indireta ou secundária. Em tais circunstâncias existe a deposição de calo periosteal, reabsorção das terminações dos fragmentos e diferenciação tecidual em diversos estágios (Fig. 26-8).[42]

Ao selecionar um sistema de placas e parafusos para uma determinada fratura, deve-se considerar algumas situações, como a forma da placa, diâmetro e comprimento dos parafusos, a localização da fratura, o acesso cirúrgico e o tecido mole remanescente. Estudos realizados a longo prazo apontam que nem sempre a fixação mais rígida é melhor que a menos rígida e que a estabilidade da fratura é apenas uma variável na determinação do sucesso no tratamento desses pacientes.

Os sistemas de placas e parafusos das fraturas mandibulares podem ser estudados e divididos de acordo com a carga suportada pelo sistema, e podem ser classificados em dois tipos: com compartilhamento das cargas (*Load-sharing*) e sem compartilhamentos das cargas (*Load-bearing*). Os sistemas de placas e parafusos com compartilhamento das cargas são aqueles que dividem as cargas com o osso em cada lado da fratura. As fixações sem compartilhamento das cargas são resistentes e rígidas o suficiente para suportar toda a carga aplicada à mandíbula durante as atividades funcionais.[39]

Na fixação com sistema que compartilha a carga (*Load-sharing*) são requeridos cotos ósseos intactos de cada lado da fratura que possam suportar cargas funcionais conjuntamente com a placa do sistema. Geralmente esse tipo de fixação é utilizado em fraturas lineares que podem ser fixadas com miniplacas normalmente do sistema 2.0. A técnica dos parafusos interfragmentários (*Lag-screw*) também pode ser considerada de compartilhamento de cargas.

As fraturas que utilizam o dispositivo sem compartilhamento de cargas (*Load-bearing*) são do tipo complexas, cominutas ou em mandíbulas atróficas. Nestes casos são utilizadas placas de reconstrução do sistema 2.3, 2.4 ou 2.7, fixadas, no mínimo, com três parafusos de cada lado da fratura. As fraturas em que existe apenas um contato ósseo mínimo não

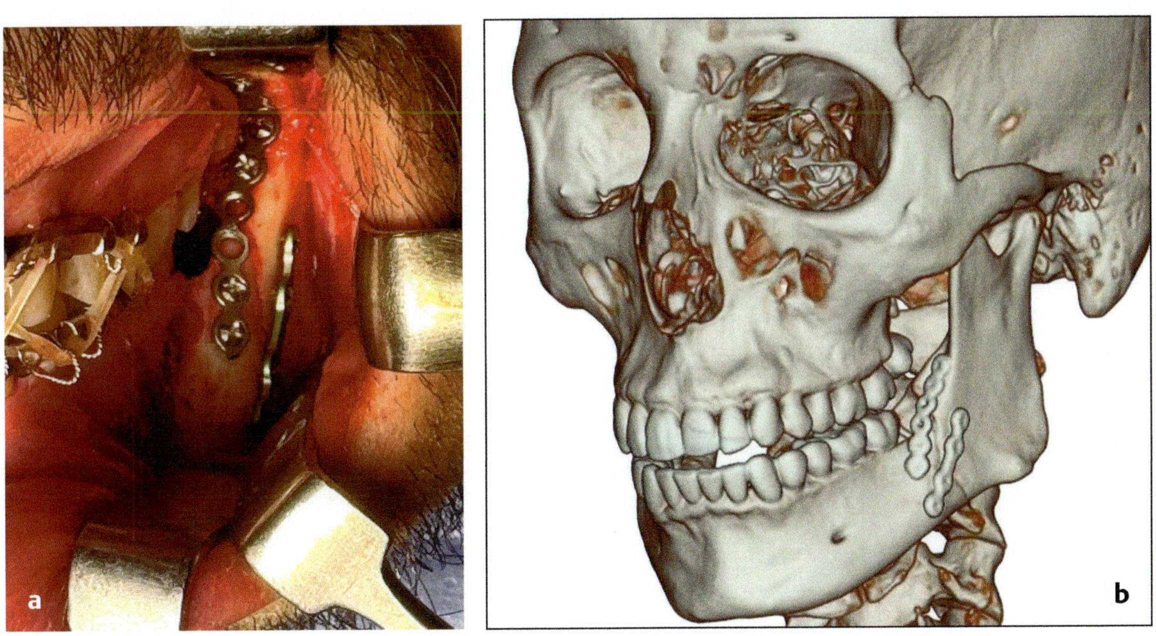

Fig. 26-8. (**a**) Foto de caso clínico usando a técnica de Champy. (**b**) Tomografia computadorizada mostrando o posicionamento do mesmo caso.

podem ser tratadas com fixação do tipo *load sharing*, pela inexistência de estabilidade óssea que resista ao deslocamento ocasionado por forças funcionais.[43,44]

O sistema com travamento parafuso-placa (*Locking*) foi introduzido nas cirurgias maxilofaciais nos últimos 20 anos. Essas placas funcionam com fixadores internos, alcançando estabilidade pelo travamento do parafuso à placa. A grande vantagem desse sistema consiste em tornar desnecessário o contato íntimo entre a placa e o osso subjacente, o que facilita o trabalho do cirurgião nas dobras difíceis das placas de reconstrução, impedindo que ocorra a perda da redução durante o ajuste dos parafusos. Outra vantagem está no fato de que os parafusos se prendem à placa e não somente ao osso, o que significa que dificilmente os parafusos se soltam do osso e da placa. Uma terceira vantagem do sistema de travamento é que a quantidade de estabilidade fornecida por meio da linha de fratura é maior do que quando são usados parafusos sem travamento.[45-47]

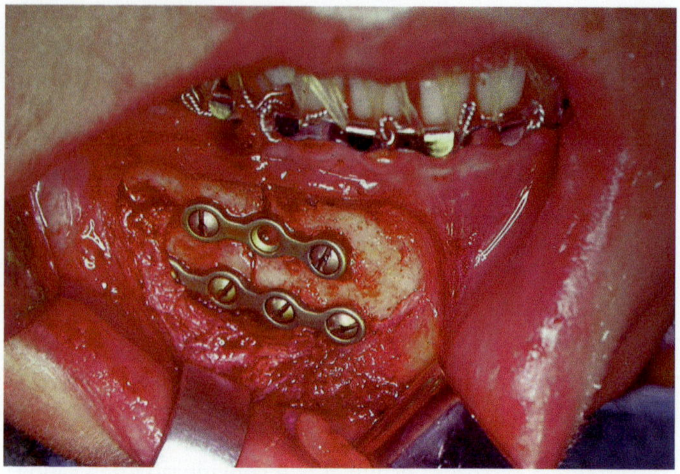

Fig. 26-9. Foto mostrando a redução de uma fratura de parassínfise mandibular com duas miniplacas com a dissecção do nervo mentual.

Tratamento de Fraturas Sinfisárias e Parassinfisárias

Raramente essas fraturas existem isoladamente, podendo estar associadas a outras fraturas da mandíbula ou do esqueleto facial. São fraturas que apresentam maior tendência de alargamento quando combinadas com fraturas do côndilo mandibular. Nesses casos, a musculatura presa à superfície lingual da mandíbula puxa posteriormente e, como não há suporte posterior pela articulação temporomandibular, os fragmentos laterais mandibulares abrem. Essas fraturas devem ser tratadas cuidadosamente para primeiro restaurar a largura mandibular e depois mantê-la.[48,49] Muitas vezes nessa situação a fratura poderá estar bem reduzida pela vista vestibular, mas aberta na lingual, assim o acesso extraoral deverá ser avaliado pois permitirá a visão do lado lingual.

As fraturas sinfisárias podem ser tratadas com redução fechada, havendo o cuidado quando da realização do BIMM, pois essas fraturas tendem a abrir na base da mandíbula, levando a um alargamento do arco mandibular.

Na região mentual as direções das forças são distribuídas pela porção anterior da mandíbula e variam com a sua atividade. As zonas clássicas de tensão na borda superior e compressão na borda inferior não existem claramente nesta região. Ao contrário, esta região também é submetida a forças de torção e cisalhamento durante as atividades funcionais. A utilização dos sistemas de placas e parafusos nesta região deve levar em conta esses fatores (Fig. 26-9).[50,51]

O tratamento dessas fraturas inicia-se com a instalação de uma barra de Erich ou IMF para o BIMM transoperatório. Realiza-se um acesso intrabucal ou extrabucal, de preferência o acesso intrabucal; neste, o nervo mentoniano sempre deve ser localizado e protegido. A fratura pode ser tratada pela aplicação de uma placa mais reforçada na base da mandíbula com a manutenção da barra de Erich ou com a fixação de duas placas do sistema 2.0, uma na porção mais superior e outra na borda inferior da mandíbula. Não há dúvida que a adição de uma segunda placa fornece mais estabilidade à fratura, porém as placas devem ser colocadas o mais longe possível uma da outra, lembrando que a placa superior deverá ter parafusos monocorticais, devido à presença das raízes dentais (Fig. 26-10).

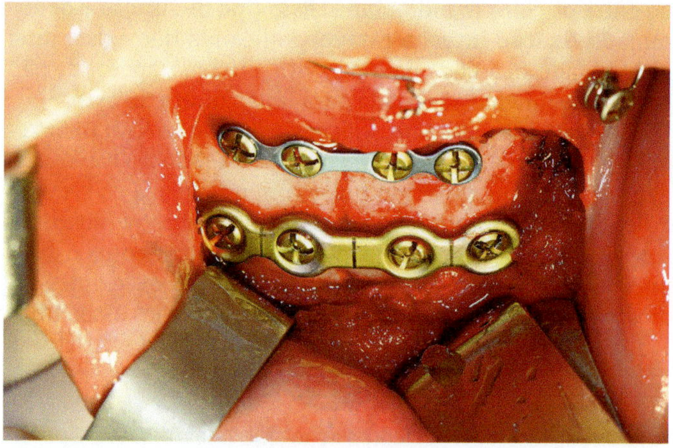

Fig. 26-10. Foto mostrando a fixação de uma fratura de sínfise mandibular com duas miniplacas e uso de IMF.

Tratamento de Fraturas do Corpo Mandibular

Na maioria das fraturas de corpo mandibular há uma altura óssea suficiente para se aplicar, ao longo das corticais, uma placa do tipo com compartilhamento de cargas (*Load sharing*). No entanto, a viabilidade do procedimento vai depender da anatomia local. Se for escolhido o emprego de duas placas para fornecer fixação interna rígida, deve-se estar ciente do posicionamento das raízes dentais, do nervo alveolar inferior e do nervo mentoniano, para não causar nenhum dano a essas estruturas.[52-54]

Nas fraturas isoladas dessa região podem ser utilizadas duas miniplacas do sistema 2.0, sendo uma na borda inferior e a outra na região mais superior. Caso não haja espaço suficiente entre estas estruturas, deve-se optar pelo emprego de uma única placa ao longo da borda inferior para não haver risco de danos às raízes ou ao nervo.[55,56] Podem-se se associar à utilização de uma placa do sistema 2.0 na borda inferior e na borda superior a instalação de um dispositivo de odontossíntese (barra de Erich). O acesso intraoral é bem indicado em fraturas simples, havendo a necessidade do uso de materiais especiais como um contra-ângulo com brocas e chaves específicas para esse procedimento e outra possibilidade é associar uma perfuração percutânea para a colocação dos parafusos. O acesso extraoral deverá ser realizado pelo menos a 2 centímetros abaixo da borda mandibular afim de evitar a lesão do nervo marginal da mandíbula no ramo do nervo facial e ainda estar atendendo a artéria e veia facial, que podem precisar ser ligadas.

Tratamento de Fraturas de Ângulo Mandibular

Nas fraturas de ângulo mandibular é comum a presença do dente terceiro molar no traço da fratura. Sendo este um assunto bastante controverso na literatura se o mesmo deve ser extraído ou não no momento da cirurgia de redução.[57]

Dentre as fraturas mandibulares, a fratura de ângulo mandibular é a que apresenta os maiores índices de complicações e infecções. De acordo com a literatura, o terceiro molar deverá ser removido quando estiver em comunicação com o meio intrabucal (dente semi-incluso), se ocorreu fratura do dente ou se estiver atrapalhando a redução da fratura.[57,58] Muitas vezes a tentativa de remover o terceiro molar incluso pode transformar uma fratura estável em instável, dificultando o tratamento. Assim a experiência e a avaliação do cirurgião irá ajudar a definir a necessidade da exodontia ou não.

As fraturas de ângulo mandibular tendem a abrir a borda superior quando submetidas à maioria das situações funcionais (zona de tensão). Desse modo, a aplicação de dispositivos de fixação na borda superior é mais efetiva na prevenção da separação dos fragmentos submetidos à função do que na borda inferior (zona de compressão). A técnica de *Champy*, que tem como base a fixação de uma miniplaca do sistema 2.0 aplicada com parafusos monocorticais ao longo da linha oblíqua externa (zona de tensão), funciona extremamente bem nesse tipo de fratura, podendo ser utilizada uma segunda placa do sistema 2.0 logo abaixo da linha oblíqua externa instalada por acesso intrabucal, sendo esta também na zona de tensão logo abaixo do osso alveolar com a utilização de contra-ângulo específico para acesso intraoral, uso de afastador transbucal percutâneo ou por acesso extrabucal.[59-64]

Em torno de 50% das fraturas mandibulares são duplas, existindo uma tendência maior de deslocamento dos fragmentos devido à perda bilateral de suporte. O alargamento da mandíbula deve ser prevenido aplicando-se uma fixação interna adequada para resistir a essa tendência.[62,64] Nessas situações deveremos usar duas miniplacas, uma na zona de tensão e outra na zona de compressão, sendo difícil a realização por acesso intraoral sem equipamentos e experiência adequada. Assim, muitas vezes nessa situação, a abordagem extraoral está bem indicada, sempre lembrando da incisão a 2 centímetros da borda mandibular e com preocupação com o nervo marginal da mandíbula e a artéria e a veia facial (Fig. 26-11).

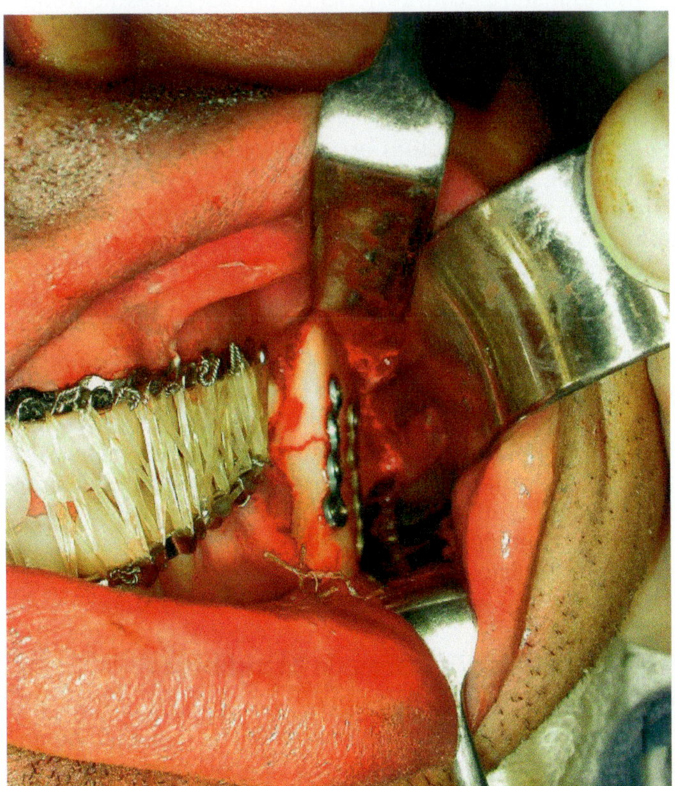

Fig. 26-11. Esquema mostrando duas miniplacas: a superior na zona de tensão e a segunda na zona de compressão, tipo *load sharinge*; uso de barras de Erich para BIMM.

Tratamento das Fraturas de Côndilo Mandibular

As fraturas do côndilo mandibular são as mais frequentes da mandíbula e representam em torno de 20% das fraturas desse osso. São classificadas em fraturas altas e baixas tendo como limite uma linha na altura da incisura mandibular. As fraturas baixas permitem o tratamento cirúrgico, já as altas muitas vezes impedem a colocação de uma miniplaca devido a espessura e fragilidade do osso. As intracapsulares não são passíveis de tratamento cirúrgico e esperamos por reabsorção e remodelação da cabeça condilar, havendo em raras oportunidades a necessidade da remoção de fragmentos intracapsulares.

Nas fraturas unilaterais com pouco desvio, o tratamento poderá ser conservador com BIMM por 4 semanas ou cirúrgico por acesso extraoral, o qual tem como principal desvantagem o risco de lesão ao nervo facial ou por acesso intraoral associado à via transbucal percutânea com uso de endoscópio. O uso do endoscópio tem se tornado a cada dia mais frequente, sendo um bom método para fraturas baixas do tipo simples (Fig. 26-12).

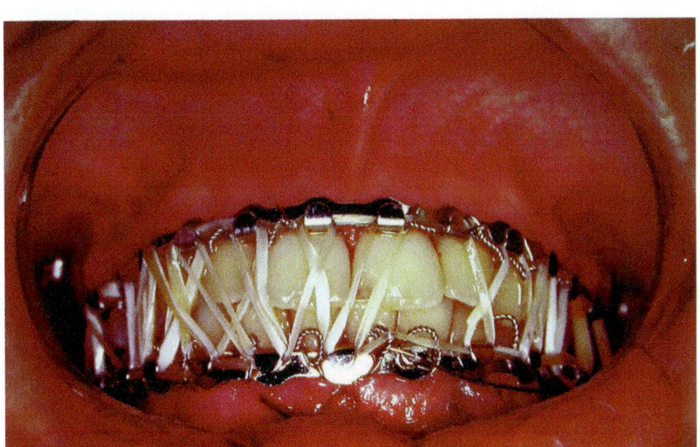

Fig. 26-12. Foto mostrando o BIMM, numa situação de fratura de côndilo mandibular.

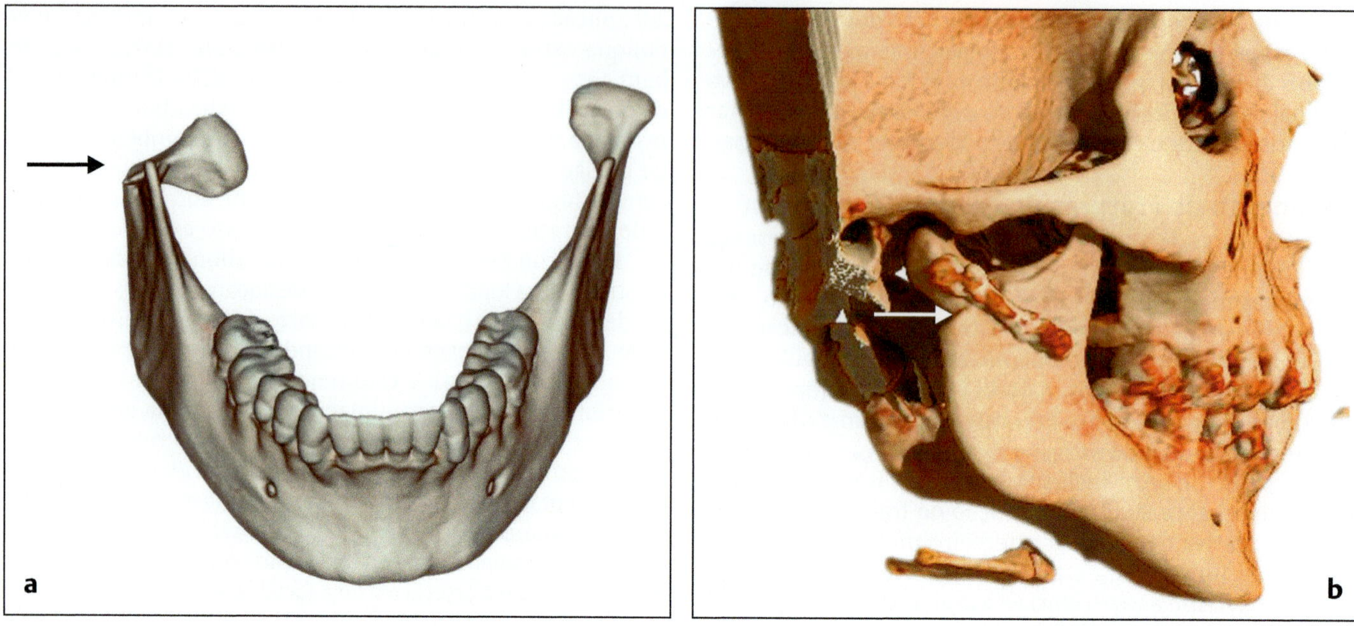

Fig. 26-13. (a) Tomografia computadorizada, mostrando uma fratura de côndilo de 90 graus. (b) Tomografia computadorizada de côndilo, após a redução.

Nas fraturas com desvio acentuado em torno de 90 graus unilaterais, podem ser tratadas com tratamento conservador com BIMM, porém levará a encurtamento da altura mandibular com consequente desvio da linha média na abertura bucal, sendo uma boa indicação para o tratamento cirúrgico (Fig. 26-13).

Em fraturas bilaterais com desvio de 90 graus, pelo menos um dos lados deverá ser abordado.

Em fraturas complexas da face envolvendo a mandíbula e o terço-médio, sempre deveremos realizar a abordagem bilateral com restabelecimento do contorno mandibular, para servir como referência ao posicionamento do terço-médio.

Tratamento de Fraturas de Mandíbula em Crianças

As crianças representam 5% de todas as fraturas mandibulares, sendo raras em menores de 5 anos devido à elasticidade do osso. O diagnóstico tem nos exames de imagem seu principal aliado, principalmente a tomografia computadorizada, uma vez que o exame físico e a anamnese são comprometidos devido à pouca cooperatividade e compreensão do paciente.[65]

Nas fraturas mandibulares em crianças sempre se deve dar preferência ao tratamento conservador, uma vez que as opções de fixação podem representar um risco ao crescimento facial e aos elementos dentários. Além disso, devemos salientar que as fraturas em crianças tendem a consolidar rapidamente e problemas leves de má oclusão podem ser compensados durante o crescimento do paciente.[66-68]

O grande desafio no tratamento desse tipo de fratura em crianças é a presença dos dentes decíduos, germes dos dentes permanentes e dentes com rizogênese incompleta, porque essas condições muitas vezes impossibilitam o tratamento conservador, como o uso de amarrias dentárias ou barras de Erich, o que impede a realização do BIMM.

Se a opção for tratamento aberto, é necessário avaliar se há uma altura óssea adequada disponível na área abaixo dos germes dos dentes permanentes que permita a colocação de placas de titânio ou de placas absorvíveis, usando preferencialmente parafusos monocorticais. Ressaltando que caso seja utilizado material convencional de titânio, o mesmo deverá ser removido após 6 meses, pois poderá interferir no crescimento facial.

As fraturas condilares deverão ser tratadas na grande maioria das vezes de forma conservadora. Se a dentição permitir, colar alguns botões ortodônticos e um elástico leve, sem BIMM, levando os dentes à oclusão correta, por aproximadamente 2 semanas. Caso contrário o tratamento será somente suporte medicamentoso para analgesia e associados a orientação da dieta líquida ou pastosa.

A incidência e severidade das complicações podem ser reduzidas através de períodos mais curtos de BIMM e acompanhamento direto do paciente.[69,70] Duas principais complicações podem ocorrer em crianças com fraturas mandibulares: a anquilose da articulação temporomandibular e algum distúrbio de crescimento, como assimetrias faciais. Ambas tendem a ser mais comuns nas fraturas condilares, assim devemos informar aos familiares que poderá haver alguma sequela no crescimento mandibular, devendo haver o acompanhamento ortodôntico e fisioterápico, sendo possível ao término do crescimento facial a necessidade de cirurgia ortognática.

Tratamento de Fraturas de Mandíbulas Edêntulas

A mandíbula edêntula no paciente traumatizado possui diversos fatores que modificam seu comportamento, contrastando com a mandíbula dentada. A perda dos dentes resulta na reabsorção do osso alveolar e enfraquecimento da mandíbula. A perda óssea significa que existe uma área de secção transversal de osso menor na região da fratura, o que implica em menos periósteo e endósteo para fornecer células de reparo para a consolidação da fratura. Vale ressaltar que a população edêntula geralmente é mais idosa, por isso apresenta maiores problemas de saúde, como osteoporose e diabetes, o que pode afetar o processo de reparo. Muitas vezes os fatores que influenciaram na ocorrência do trauma, como nutrição óssea deficiente, osteoporose e doenças debilitantes, estarão presentes no trans e pós-operatório, dificultando a reparação óssea. O tratamento definitivo das fraturas no idoso, às vezes, tem de ser postergado, frente às condições sistêmicas que requeiram atenção primária.[71,72]

O tratamento das mandíbulas atróficas tem sido um tema bastante discutido na literatura, já que a população mundial de idosos está aumentando consideravelmente. Não existe consenso se é mais vantajoso realizar uma redução cruenta ou incruenta desse tipo de fratura. A maioria dos autores considera a altura da mandíbula um dos principais fatores no tratamento da mandíbula edêntula fraturada. Nessas mandíbulas o suprimento pela artéria alveolar inferior é reduzido ou ausente, ocorrendo a irrigação somente pela via periosteal. Essas fraturas devem ser analisadas segundo sua localização, posição dos fragmentos, grau de atrofia óssea, existência de comunicação dos fragmentos ósseos e fatores sistêmicos do paciente.[73]

As fraturas sem deslocamento e mobilidade dos fragmentos podem ser tratadas com redução fechada, com dieta líquida e observação. Os demais tipos de fraturas devem ser tratados por redução cruenta e utilização da fixação interna rígida com placas de reconstrução, que podem ser associadas a enxertos ósseos, dependendo do grau de atrofia mandibular (Fig. 26-13).[74,75] O sistema *load-bearing* é o mais indicado nessas situações e consiste em placas e parafusos do sistema 2.4 a 2.7 absorvendo a carga gerada sobre o osso, com o propósito de evitar maior deslocamento e instabilidade dos segmentos fraturados. A abordagem dessas fraturas deverá ser preferencialmente por acesso extraoral, com a finalidade de diminuir o risco de exposição intraoral do material de síntese com menor risco de exposição à flora da cavidade oral, diminuindo a possibilidade de infecção e em algumas situações pode ser colocada a placa na região do rebordo inferior da mandíbula.

COMPLICAÇÕES E SEQUELAS DAS FRATURAS MANDIBULARES

As principais complicações e sequelas das fraturas mandibulares decorrem dos seguintes fatores:

A) Falta de tratamento.
B) Tratamento errôneo (BIMM inadequada nos tratamentos conservadores, fixação interna rígida insuficiente nos tratamentos cruentos, levando a má oclusão dental).
C) Não cooperação do paciente com o tratamento (relacionado com higiene e alimentação).

Essas complicações ocorrem em 3% das fraturas mandibulares, que muitas vezes são relatadas pelo paciente como dor, falta de oclusão dental adequada e mobilidade na região da fratura após o tratamento cirúrgico.[76-78]

Os problemas que podem ocorrer são: infecção pós-operatória, má união e não união dos cotos ósseos. Chamam-se pseudoartroses, que levam à lesão do nervo facial (principalmente o ramo marginal da mandíbula). Geralmente são iatrogênicas e levam a alteração motora do lábio inferior e comissura bucal e poderão ser temporárias ou definitivas de acordo com o grau do trauma, parestesia do nervo alveolar inferior ocasionado pelo mecanismo do trauma com ocorrência mais frequente nas fraturas com deslocamento do corpo e do ângulo mandibular. O retorno da função nervosa depende do grau do trauma inicial ao nervo, de uma redução precisa e da fixação adequada. Poderá ainda ser ocasionada iatrogenicamente pelo cirurgião por perfurações para a instalação dos meios de síntese. Outras complicações estéticas, como encurtamento do arco mandibular, perda da dimensão vertical, sequestros ósseos, anquilose e alterações de crescimento, podem ocorrer principalmente nas crianças.[78,79] Lesões importantes são as odontológicas, que podem ser iatrogênicas por perfuração de elementos dentais, seja no uso do IMF ou na colocação de placas e parafusos, assim como a falta de avaliação odontológica prévia que pode deixar passar de forma despercebida situações como necrose pulpar de algum elemento dental ocorrido durante o trauma ou já existente previamente que esteja envolvido na fratura. São fatores que podem levar a quadros álgicos intensos, processos infecciosos persistentes e comprometimento do resultado do tratamento.[80]

RESUMO

O tratamento da fratura mandibular é uma rotina para o cirurgião craniomaxilofacial que trata as fraturas da face. Porém a mandíbula apresenta algumas peculiaridades que nenhum outro osso do esqueleto facial apresenta e precisam ser observadas com atenção pelo cirurgião. Os princípios de tratamento para as fraturas mandibulares seguem os mesmos princípios utilizados em todas as fraturas do sistema esquelético, que têm como principais objetivos a função precoce, uma redução satisfatória, uma oclusão estável e uma articulação temporomandibular saudável.

O tratamento dos pacientes com fratura mandibular inicia-se com uma história clínica precisa do trauma, seguida de um exame clínico minucioso não somente de cabeça e pescoço, mas de todo o corpo, além da realização de exames de imagens apropriados para o estudo das fraturas.

Na maioria das fraturas mandibulares, podem-se utilizar tanto a redução aberta quanto a fechada de acordo com o caso, após avaliadas as condições do paciente, o tipo de fratura e as expectativas do paciente e do cirurgião em relação ao tratamento.

REFERÊNCIAS BIBLIOGRÁFICAS

1. Van den Bergh B, Van Es C, Forouzanfar T. Analysis of mandibular fractures. J Craniofac Surg. 2011;22(5):1631-4.
2. Martins MM, Homsi N, Pereira CC et al. Epidemiologic Evaluation of Mandibular Fractures in the Rio de Janeiro High-Complexity Hospital. J Craniofac Surg. [Epub ahead of print]. 2011.
3. Lin FY, Wu CI, Cheng HT. Mandibular Fracture Patterns at a Medical Center in Central Taiwan: A 3-Year Epidemiological Review. Medicine (Baltimore). 2017;96(51):e9333.
4. Van den Bergh B, Karagozoglu KH, Heymans MW, Forouzanfar T. Aetiology and incidence of maxillofacial trauma in Amsterdam: A retrospective analysis of 579 patients. J Craniomaxillofac Surg. [Epub ahead of print]. 2011.

FRATURAS DA ÓRBITA

CAPÍTULO 27

Nivaldo Alonso ▪ Eduardo Toshiro Toda Nishimura ▪ Gustavo Maffra Monteiro

EPIDEMIOLOGIA

As fraturas orbitárias são relativamente comuns no contexto do trauma facial, embora a incidência exata possa variar dependendo da população estudada e dos mecanismos de lesão predominantes. Estima-se que ocorram em uma proporção significativa dos pacientes com trauma maxilofacial, com algumas fontes sugerindo que até um em cada quatro pacientes possa apresentar algum tipo de fratura orbitária.

Fratura de órbita pode ser tipo *blowout* que envolve apenas as paredes orbitárias ou do tipo combinadas com comprometimento dos ossos adjacentes. Em crianças, as causas e padrões de fratura podem diferir ligeiramente dos adultos, com quedas sendo uma causa mais proeminente em crianças menores. Fraturas isoladas do teto orbital, por exemplo, embora raras em geral (ocorrendo em 1-9% dos casos de fratura facial), são mais comuns em adultos entre 20-40 anos, com predominância em homens, enquanto em crianças ocorrem mais frequentemente entre 3 e 5 anos, sem preferência clara de gênero. Etiologia pode ser agressão, acidentes automobilísticos, trauma esportivo, queda da própria altura.

ANATOMIA

A órbita é um compartimento ósseo de paredes finas, com formato quase cônico, na qual o globo ocular é contido. Sua estrutura formada por múltiplos ossos distintos (zigomático, maxila, lacrimal, esfenoide, etmoide, frontal e palatino – Figura 27-1) e é projetada para sustentar a posição do globo e tem o mecanismo de proteção para absorver a energia de traumas contundentes na parede orbitária para evitar lesões ao globo ocular.

Fraturas em parede medial ou assoalho, ampliam o espaço orbital que se torna contíguo com o seio etmoide ou maxilar, respectivamente assim pode haver uma alteração da posição do globo ocular e da gordura conal associada ou não a musculatura. As fraturas geralmente aumentam o volume orbital, pela alteração do conteúdo e do continente, podendo causar a diplopia quando ocorre o infraposicionamento do conteúdo orbitário (distopia vertical) e ainda haver o posicionamento mais profundo dentro da cavidade orbital (enoftalmo) com a redução da projeção do globo (Figs. 27-2 e 27-3).

Nos casos em crianças, podem ocorrer fraturas de galho verde do assoalho, tipo *trapdoor*, causando o prolapso de um segmento do músculo reto inferior no seio maxilar e fique preso entre os fragmentos ósseos que voltam à posição quase original devido a certa elasticidade do periósteo. Esse aprisionamento muscular pode ser considerado uma urgência cirúrgica porque a parte prolapsada do músculo pode predispor uma alteração funcional mais prolongada ou ainda sintomas do reflexo óculo cardíaco (bradicardia, náuseas e vômitos). Se o músculo não for liberado dentro de 6 a 8 horas, poderá tornar fibrótico o segmento com um alto risco de diplopia permanente ou persistente.

O hematoma retrobulbar é uma apresentação rara, que pode aumentar agudamente a pressão intraorbital e levar a isquemia no nervo óptico por compressão, se não for diagnosticado e tratado prontamente devido à elevação da pressão intraocular pode levar a amaurose.

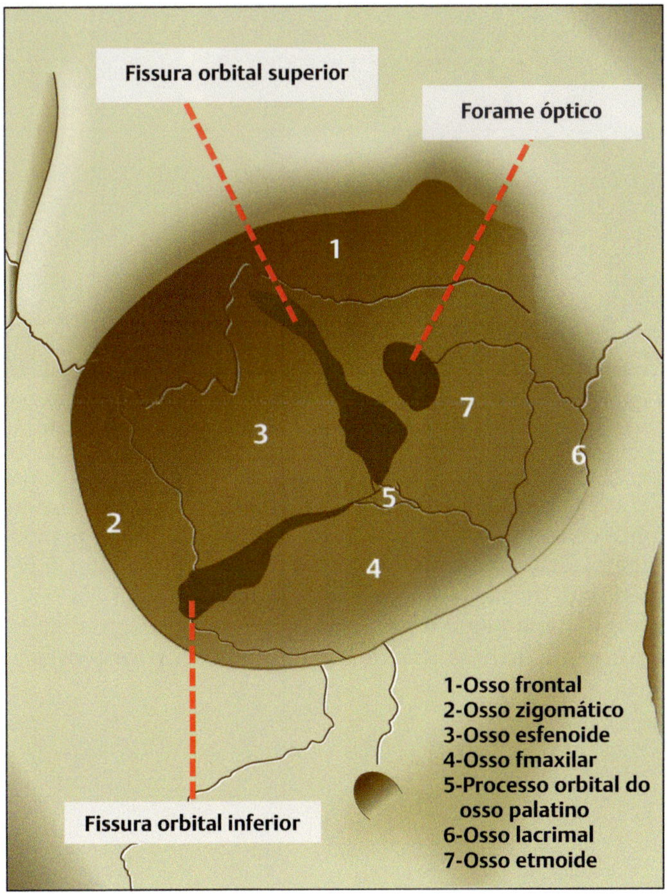

Fig. 27-1. Anatomia da órbita.

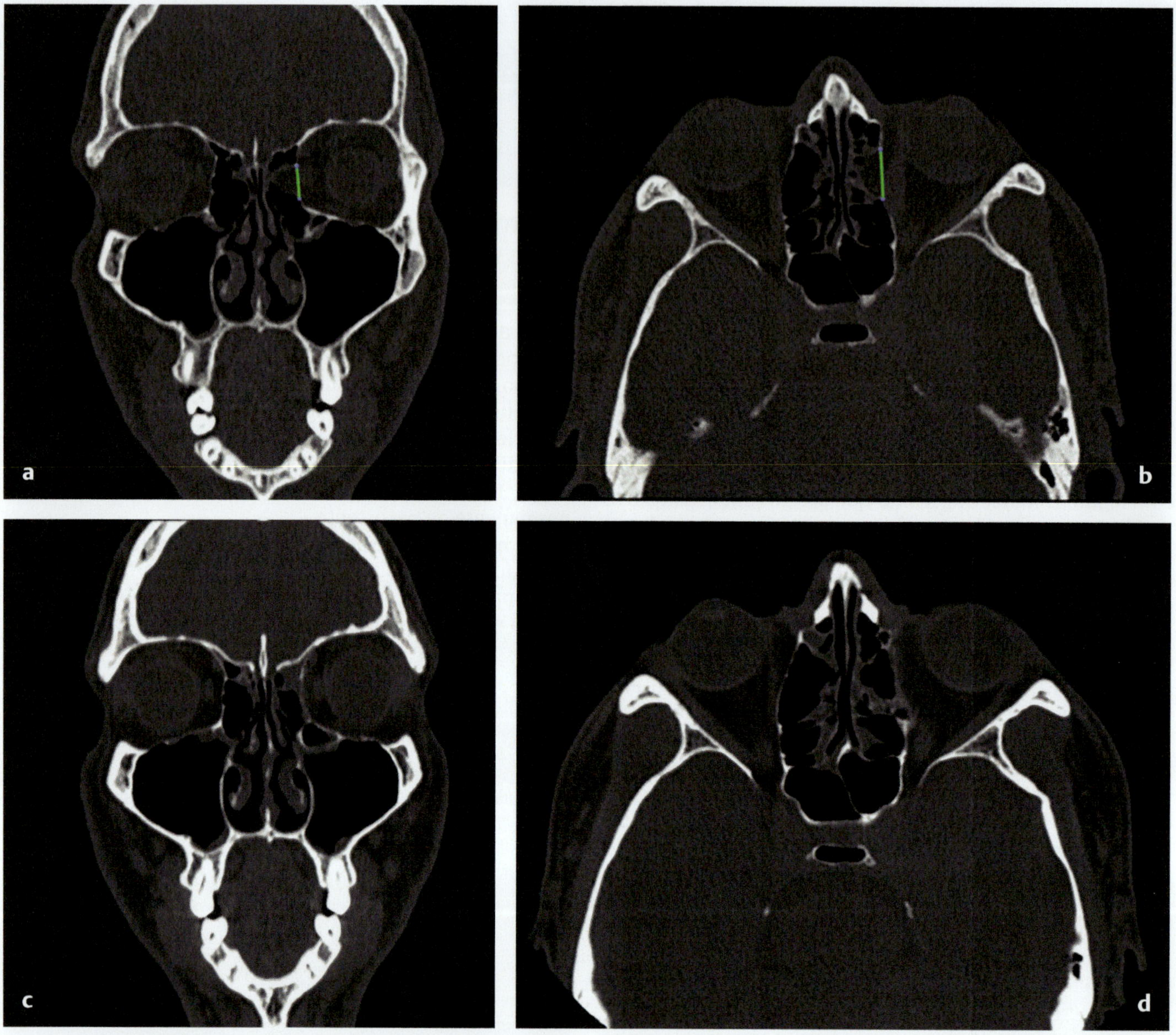

Fig. 27-2. (a,b) Tomografia pré-operatória com defeito extenso na parede medial da órbita: corte coronal (a)e corte axial (b). (c,d) Tomografias pós-operatória com correção com tela absorvível: corte coronal (c) e corte axial (d).

As síndromes de fissura orbital superior e a síndrome do ápice orbital podem estar associadas a lesões diretas de fragmentos ósseos fraturados. A redução cirúrgica desses fragmentos de fratura pode ter evolução limitada. Como a compressão geralmente é de tecido mole, o tratamento é principalmente médico, usando altas doses de corticosteroides. Alguns casos podem resolver-se espontaneamente à medida que o edema diminui (Quadro 27-1 e Fig. 27-4).

Fraturas orbitais devem ser sempre descartadas nos casos de qualquer trauma contundente substancial no rosto, incluindo uma queda da própria altura, pancada no rosto ou colisão de veículo.

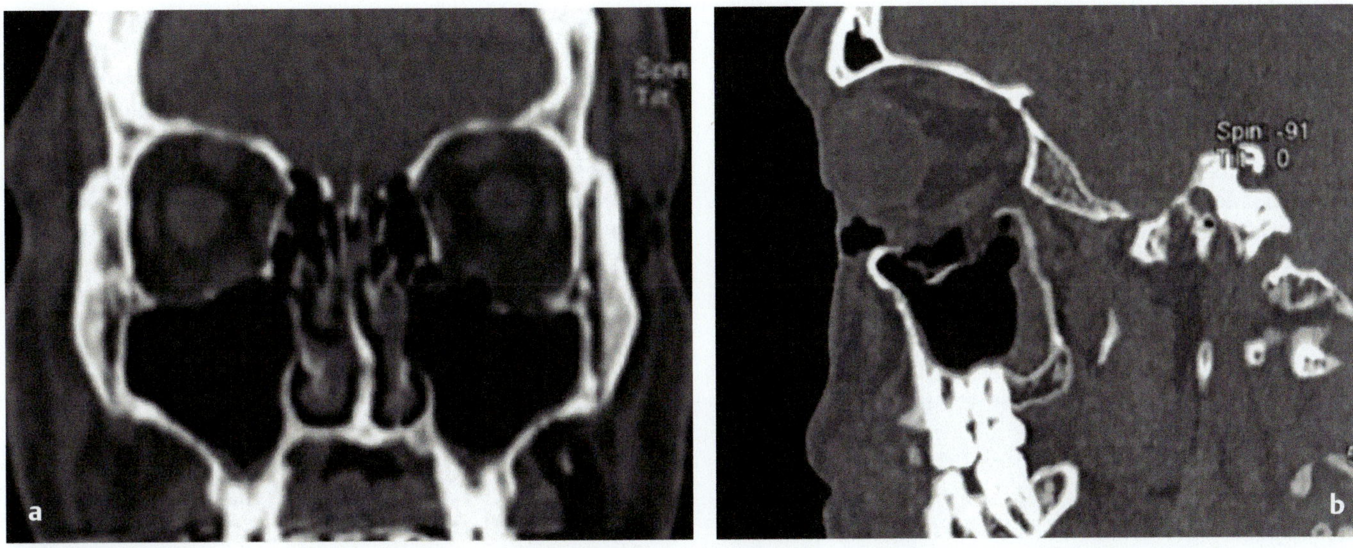

Fig. 27-3. Fratura de assoalho da órbita com enfisema subcutâneo. (**a**) Corte coronal. (**b**) Corte sagital. Aumento do volume orbitário gera a distopia ocular e enoftalmo.

Quadro 27-1. Sequelas de lesões em estruturas periorbitais associadas a fraturas orbitais

Caso clínico	Apresentação	Estruturas envolvidas
Restrição muscular	Dor durante a tentativa de olhar para cima	Oblíquo inferior
Síndrome da fissura orbital superior (SFOS)	Ptose	NC II *levator palpebrae superioris*
	Proptose	NC III; perda de forças de retração e protuberância de músculos extraoculares flácidos
	Oftalmoplegia	NC III, IV, VI
	Dilatação pupilar, com a perda do reflexo consensual	Fibras parassimpáticas de NC III
	Perda da sensibilidade frontal	Nervos supratrocleares e supraorbitais do V1
	Perda da sensibilidade da córnea	V1 ramo nasociliar
Síndrome do ápice orbital	O mesmo que a síndrome SFOS, com a adição de cegueira	O mesmo que a síndrome SFOS, com o envolvimento adicional do nervo óptico (CN II)

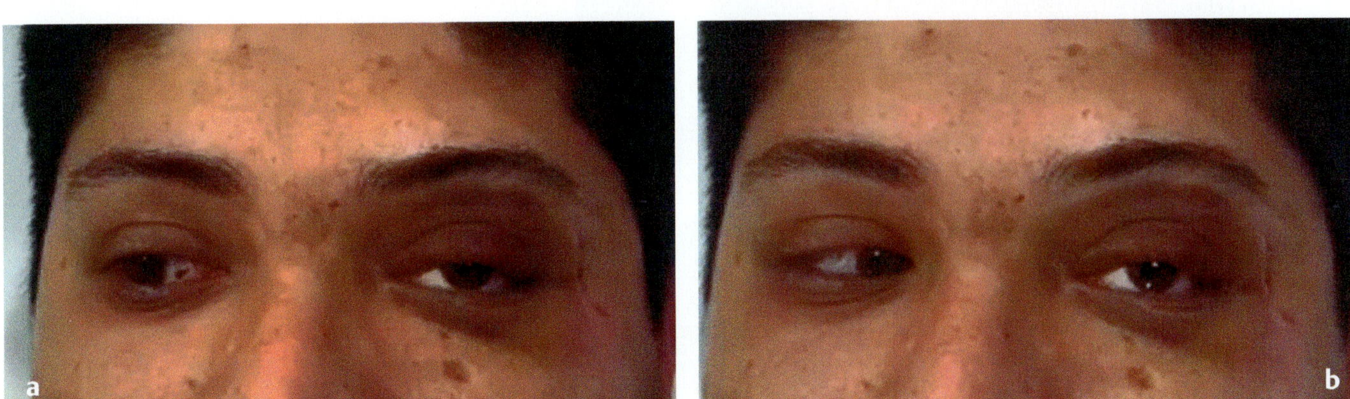

Fig. 27-4. (**a,b**) Paciente apresentando a síndrome da fissura orbital superior.

DIAGNÓSTICO

A tomografia de face com cortes finos é o único método para garantir um diagnóstico preciso. O alinhamento do assoalho orbital deve ser avaliado nos cortes coronais e sagitais, avaliando se as dimensões da fratura nas direções anteroposterior e mediolateral. Os músculos extraoculares podem ser examinados em janelas de tecidos moles e avalia herniação de tecido ou aprisionamento muscular; no entanto, a única maneira de confirmar o aprisionamento muscular é por exame físico.

Avaliação oftalmológica é primordial antes da cirurgia e o segmento pós-operatório quando necessário.

A diplopia é o principal sintoma para a indicação cirúrgica nas fraturas do assoalho e da parede medial. Geralmente o risco da diplopia ocorre com fraturas maiores com mais de 1-2 cm. Frequentemente, ao examinar na sala de emergência, os pacientes já apresentam edema periorbital estabelecido, dessa maneira o enoftalmo e a distopia vertical ficam mascarados e somente aparecerão ao longo do tempo com a remissão do inchaço. Os pacientes devem ser acompanhados e reexaminados entre 7-10 dias, após a regressão do edema, para determinar a necessidade de intervenção cirúrgica (Figs. 27-5 e 27-6).

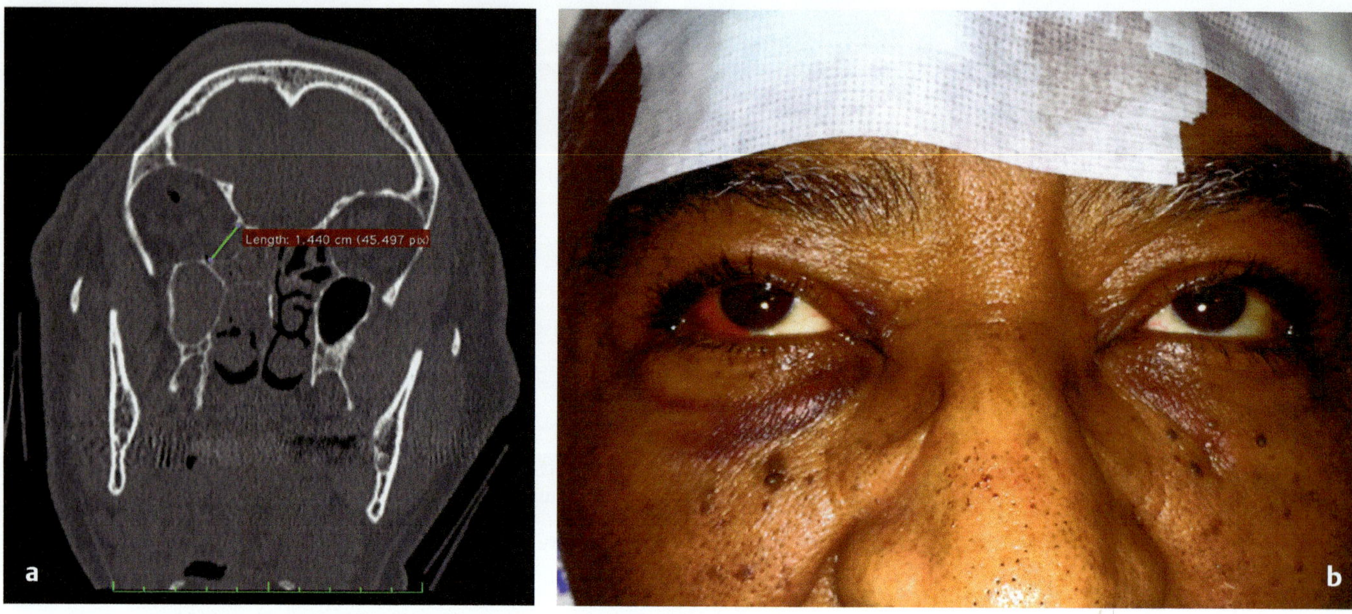

Fig. 27-5. (a,b) Fratura de assoalho e parede medial D, com hemossinus. Paciente com fratura sem enoftalmo na avaliação inicial.

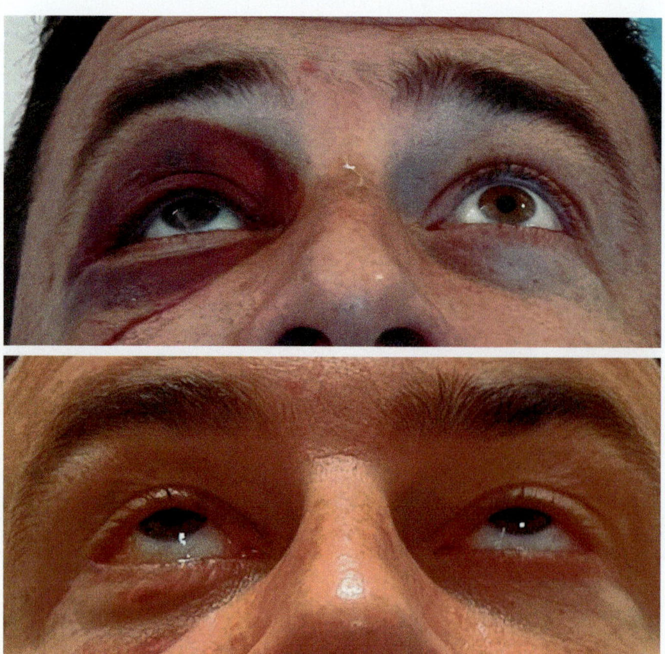

Fig. 27-6. Enoftalmo pré-operatório. Correção no pós-operatório imediato.

TRATAMENTO

O tratamento deve ser feito entre 5-14 dias preferencialmente devido ao risco de sequelas se for muito tardio e o período após a regressão do edema. A via de acesso pode ser subciliar ou trasconjuntival, a dissecção prossegue para a margem infraorbital; o periósteo do assoalho orbital e a parede medial envolvida são dissecados e elevados. Nesse momento, reduzimos o conteúdo herniado no foco de fratura e identificamos os limites da fratura e o apoio do osso estável ao redor da fratura. O nervo óptico não deve ser mobilizado e está localizado entre 32-42 mm posterior à borda infraorbital; à medida que a dissecção prossegue mais profundamente na órbita, o cuidado é usado para evitar lesões nervosas (Fig. 27-7).

Um substituto deve ser selecionado de acordo com as características do defeito ósseo. O reparo total e completo do defeito é necessário; uma placa de titânio com extensão medial pode ser adequada para fraturas do piso orbital que se estendem até a parede média e que não apresentem suporte adequado nos limites do defeito ósseo (Quadro 27-2).

Fraturas na parte do teto orbital, o risco de uma fratura crescente no crânio em crianças é a preocupação mais pertinente. Devido à pulsação da dura no local fraturado, pode não haver a consolidação óssea normal, fazendo com que a fratura aumente com o crescimento. Em adultos, as indicações para redução de fraturas do teto orbital são limitadas a pacientes com lacerações na dura-máter ou síndrome do ápice orbital que não respondem à terapia médica.

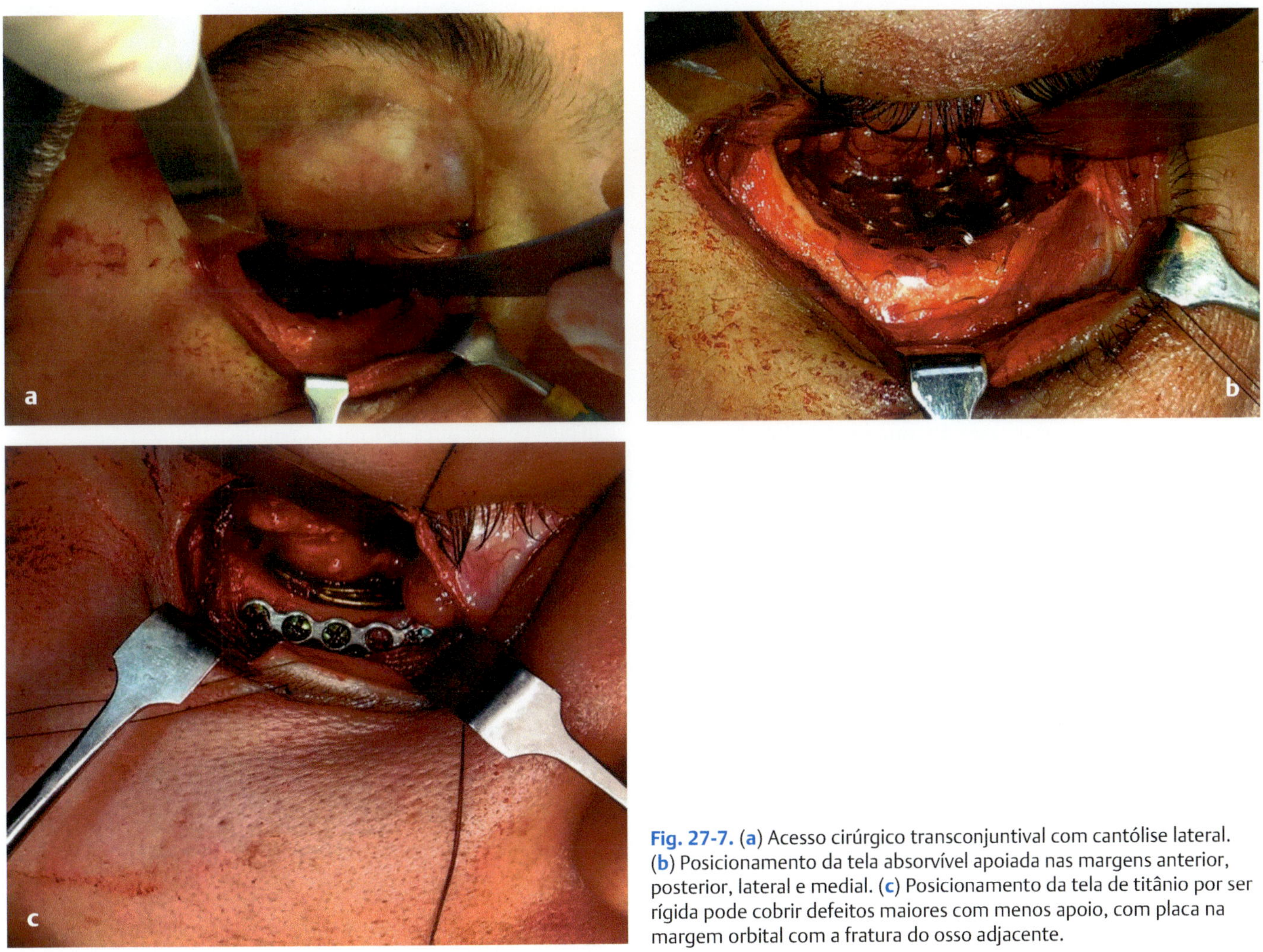

Fig. 27-7. (a) Acesso cirúrgico transconjuntival com cantólise lateral. (b) Posicionamento da tela absorvível apoiada nas margens anterior, posterior, lateral e medial. (c) Posicionamento da tela de titânio por ser rígida pode cobrir defeitos maiores com menos apoio, com placa na margem orbital com a fratura do osso adjacente.

Quadro 27-2. Opções para implantes orbitais

Tipo	Vantagens	Desvantagens
Osso autólogo	Biocompativel	Requer procedimento adicional na área doadora, rígido, de difícil modelagem, absorção imprevisível
Cartilagem	Biocompatível	Requer procedimento adicional na área doadora, absorção imprevisível
Silicone, poliéster	Flexível e fácil utilização	Encapsulamento, risco de infecção, seroma
Polietileno poroso	Flexível, fácil de usar. Crescimento do tecido reduz a reação do corpo estranho	Risco de infecção, difícil de remover
Titânio	Rígido, mas pode ser moldado e osseointegrável	Risco de infecção
Placa absorvível – INION ®	Termomoldada Reconstitui o mecanismo de proteção ocular	Necessita de estabilidade óssea

COMPLICAÇÕES

A persistência da diplopia pode ocorrer de redução inadequada do conteúdo orbital, ou seja, da restauração inadequada do volume orbital. A gordura conal que prolapsa no seio maxilar deve ser reduzida para a órbita antes da colocação da placa para restaurar adequadamente a posição normal do globo. A diplopia também pode resultar da fibrose cicatricial dos músculos extraoculares ou da atrofia da gordura intraorbital após a manipulação cirúrgica.

O mau posicionamento da pálpebra inferior pode incluir ectrópio, escleral aparente e entrópio. O risco de ectrópio e escleral aparente mostra é mais elevado com o uso da incisão transcutânea; o ectrópio pode complicar 14% dos reparos do piso orbital abordados através de uma incisão subciliar.

BIBLIOGRAFIA

Brady SM, McMann MA, MazzoliRA et al. The diagnosis and management oforbital blowout fractures: Update 2001. Am J Emerg Med. 2001;19(2):147-54.

Burnstine MA. Clinical recommendations for repair of isolated orbital floor fractures: an evidence-based analysis. Ophthalmology. 2002;109:1207-1210.

Chapman VM, Fenton LZ, Gao D, Strain JD. Facial fractures in children: unique patterns of injury observed bycomputed tomography. J Comput AssistTomogr. 2009;33(1):70-72.

Converse JM, Smith B, Obear MF, Wood-Smith D. Orbital blowout fractures: a ten-year survey. Plast Reconstr Surg. 1967;39:20-36.

Damgaard OE, Larsen CG, Felding UA et al. Surgical Timing of the Orbital Blowout Fracture: Sistematic Review and Meta-analysis. Otolaryngology – Head and Neck Surgery. 2016;155(3):387-90.

Emery JM, Noorden GK, Sclernitzauer DA. Orbital floor fractures: long-term follow-up of cases with and without surgical repair. Trans Am Acad Ophthalmol Otolaryngol. 1971;75:802-812.

Godoy AC, Tofoli MJ, Machado HT et al. Principais manifestações clínicas oftalmológicas prevalentes em pacientes acometidos por fraturas orbitárias: revisão integrativa de literatura. Rev Bras Oftalmol. 2023;82:e0059.

Grob S, Yonkers M, Tao J. Orbital fracture repair. Semin Plast Surg. 2017;31:31-39.

Ha AY, Mangham W, Frommer SA et al. Interdisciplinary management ofminimally displaced orbital rooffractures: delayed pulsatileexophthalmos and orbital encephalocele. Craniomaxillofac Trauma Reconstr. 2017;10(1):11-5.

Haug RH, Van Sickels JE, Jenkins WS. Demographics and treatmentoptions for orbital roof fractures. Oral Surg Oral Med Oral Pathol Oral Radiol Endod. 2002;93(3):238-46.

Hink EM, Wei LA, Durairaj VD. Clinical features and treatment ofpediatric orbit fractures. Ophthalmic Plast Reconstr Surg. 2014;30(2):124-31.

Hwang K, Huan F, Hwang PJ. Diplopia and enophthalmos in blowout fractures. Journal of Craniofacial Surgery. 2012;23:1077-1082.

Losee JE, Afifi A, Jiang S et al. Pediatricorbital fractures: classification, management, and early follow-up. Plast Reconstr Surg. 2008;122(3):886-897.

Lyon DB, Newman SA. Evidence of direct damage to extraocular muscles as a cause of diplopia following orbital trauma. Ophthal Plast Reconstr Surg. 1989;5:81-91.

Martins FMS, Silva Neto JF, Carvalho IMM et al. Fraturas intraorbitárias: uma revisão de literatura. e-Oftalmo. 2024;10(1):a04.

Ortube MC, Rosenbaum AL, Goldberg RA, Demer JL. Orbital imaging demonstrates occult blow out fracture in complex strabismus. J AAPOS. 2004;8:264-273.

Putterman AM. Management of blow out fractures of the orbital floor. III. The conservative approach. Surv Ophthalmol. 1991;35:292-298.

Smith B, Regan WF Jr. Blow-out fracture of the orbit; mechanism and correction of internal orbital fracture. Am J Ophthalmol. 1957;44:733-739.

Wojno TH. The incidence of extraocular muscle and cranial nerve palsy in orbital floor blow-out fractures. Ophthalmology. 1987;94:682-687.

FRATURAS NASAIS E DEFORMIDADES PÓS-TRAUMÁTICAS: ABORDAGEM DIAGNÓSTICA E TERAPÊUTICA

CAPÍTULO 28

Nivaldo Alonso ■ Eduardo Toshiro Toda Nishimura ■ Gustavo Maffra Monteiro

INTRODUÇÃO

A fratura nasal é a fratura facial mais frequente e a terceira fratura mais comum do esqueleto humano, exigindo menor força de impacto que outras estruturas ósseas da face. Representa 40-50% das fraturas faciais.[1,2] As fraturas dos ossos nasais são particularmente comuns devido à posição central e proeminente do nariz na face, tornando-o especialmente suscetível a lesões traumáticas. As causas mais frequentes incluem acidentes automobilísticos, lesões esportivas e agressões físicas, com uma incidência anual estimada em 53,2 por 100.000 habitantes nos Estados Unidos.[2]

Apesar de muitas vezes subestimada, apresenta altas taxas de deformidade residual (14-50%) após redução fechada tradicional.[3,4] A persistência de assimetrias nasais pós-traumáticas representa um desafio cirúrgico complexo, sendo uma das principais motivações para busca de correção estética e funcional.

O diagnóstico e o tratamento adequados das fraturas nasais podem ser desafiadores. Muitas vezes, essas fraturas estão associadas a politraumatismos, o que pode levar a um atraso ou falha no diagnóstico e tratamento imediatos. Um manejo inadequado ou tardio, juntamente com a complexidade inerente da anatomia nasal e septal, pode resultar em deformidades nasais secundárias, tanto estéticas quanto funcionais, incluindo obstrução nasal crônica.

EPIDEMIOLOGIA

A incidência de fraturas nasais varia de 0,5 a 2 casos por 1.000 indivíduos na população geral, atingindo 53,2 por 100.000 habitantes anualmente nos Estados Unidos.[2,5]

Em termos de distribuição demográfica, observa-se que os homens são mais afetados que as mulheres, numa proporção aproximada de 72:28. A idade média dos pacientes situa-se entre 26 e 43 anos. Contudo, a maioria dos pacientes (44,3%) tem menos de 20 anos, seguida pelo grupo etário de 21 a 40 anos (39,5%). Apenas uma pequena percentagem (6,8%) dos pacientes tem mais de 60 anos.[6]

Os mecanismos de lesão mais comuns são acidentes (40,8%), lesões esportivas (28,5%), com o futebol liderando (45,6%), seguido pelo *rugby* (21,9%) e agressões (30,8%). Curiosamente, a incidência de lesões relacionadas com acidentes é maior em mulheres (68,8%), enquanto as lesões relacionadas com agressões (35,4%) e esportes (34,7%) predominam em homens.[6]

As deformidades residuais após a redução fechada são uma preocupação significativa, ocorrendo em 42-48% dos casos.[3] O risco é maior em fraturas associadas a desvio septal.[7] Fatores como edema significativo, diagnóstico tardio (após 14 dias) e tratamento inadequado do septo podem agravar a situação.[8]

ANATOMIA NASAL

O nariz externo apresenta um formato piramidal e é constituído por uma combinação de estruturas cartilaginosas e ósseas. Estas estruturas dão suporte a pele, musculatura, mucosa, nervos e vasos sanguíneos. A espessura da pele e do tecido mole varia ao longo da ponte nasal: é fina e frouxamente aderida sobre o dorso e as laterais, mas torna-se mais espessa e firmemente aderente sobre a ponta e as cartilagens alares.

Os ossos nasais são estruturas pareadas, em forma de cunha, que se unem na linha média. A metade inferior de cada osso nasal é fina e larga, contrastando com a porção superior, que é mais espessa e robusta, articulando-se firmemente com o osso frontal e o processo frontal da maxila. A porção mais fina é, consequentemente, mais suscetível a fraturas, enquanto a porção mais espessa requer maior força para ser lesionada.

A sustentação da metade inferior do nariz depende de uma interrelação complexa entre as cartilagens laterais superiores e inferiores e o septo nasal. Os componentes cartilaginosos incluem as cartilagens nasais laterais, as cartilagens alares, a cartilagem septal (ou quadrangular) e as cartilagens sesamoides. A cartilagem septal desempenha um papel crucial, atuando como um **poste de tenda** que molda e sustenta o dorso nasal desde a junção osteocartilaginosa (rínion) até a área *supratip*, logo acima da ponta nasal.

Esta intrincada anatomia, com suas variações de espessura e resistência, é fundamental para compreender os diferentes padrões de fratura observados clinicamente e reforça a necessidade de uma abordagem terapêutica individualizada para cada lesão.

CLASSIFICAÇÃO DAS DEFORMIDADES E FRATURAS

As deformidades nasais que podem surgir após um trauma podem afetar diferentes terços do nariz:

- *Terço superior (ósseo)*: pode apresentar desvios da pirâmide nasal, depressões ou assimetrias.
- *Terço médio (cartilaginoso)*: frequentemente associado a colapso da válvula interna ou desvio do dorso septal.
- *Terço inferior (caudal)*: pode incluir rotações da ponta nasal ou retração da columela.

Existem também formas específicas de deformidades pós-traumáticas:

- *Nariz em sela*: caracterizado pela perda progressiva de suporte septodorsal, classificado em graus I a V.
- *Laterorrinia*: refere-se a um desvio axial da pirâmide nasal superior a 5 graus.

As fraturas nasais em si podem ser classificadas de acordo com diferentes critérios:

Quanto à exposição:

- *Fraturas fechadas*: ocorrem sem comunicação entre o local da fratura e o ambiente externo, correspondendo a aproximadamente 92% dos casos.[6]
- *Fraturas abertas*: caracterizam-se pela presença de ruptura nos tecidos moles que se comunicam com o foco da fratura, representando cerca de 8% dos casos.[6]

Quanto ao padrão e deslocamento (classificação de Murray adaptada por *Rohrich* e *Adams*:[7,9]

- *Tipo I*: fratura unilateral ou bilateral do osso nasal sem deslocamento significativo.
- *Tipo II*: fratura do complexo nasosseptal com desvio nasal menor que metade da largura da ponte nasal.
- *Tipo III*: fratura-deslocamento extensa dos ossos nasais e septo, com desvio da pirâmide nasal excedendo metade da largura da ponte nasal.
- *Tipo IV*: fratura e deslocamento do septo caudal.
- *Tipo V*: fratura septal aberta.

Classificação de Stranc:

- *Tipo 1 (impacto frontal)*: fraturas que podem levar a deformidades em sela ou nariz achatado, frequentemente com lesão septal.
- *Tipo 2 (impacto lateral)*: causa desvio lateral da pirâmide nasal. Pode ser subdividida em:
  - Envolvimento da porção proximal dos ossos nasais e do septo.
  - Lesão mais extensa, incluindo a porção proximal dos ossos nasais e o processo frontal da maxila.
- *Tipo 3 (impacto superior/naso-orbital-etmoidal)*: envolve o processo frontal da maxila na abertura piriforme, podendo resultar em fraturas complexas naso-orbito-etmoidais (NOE).

ABORDAGEM DIAGNÓSTICA

Avaliação Clínica

A avaliação clínica inicial é fundamental e começa com uma anamnese detalhada, investigando (Figs. 28-1 a 28-5):

- *Mecanismo do trauma*: direção e força estimada do impacto.
- *Causa do trauma*: agressão física, lesão esportiva, acidente automobilístico, queda etc.
- *Histórico de lesões faciais anteriores*: traumas nasais ou faciais prévios.

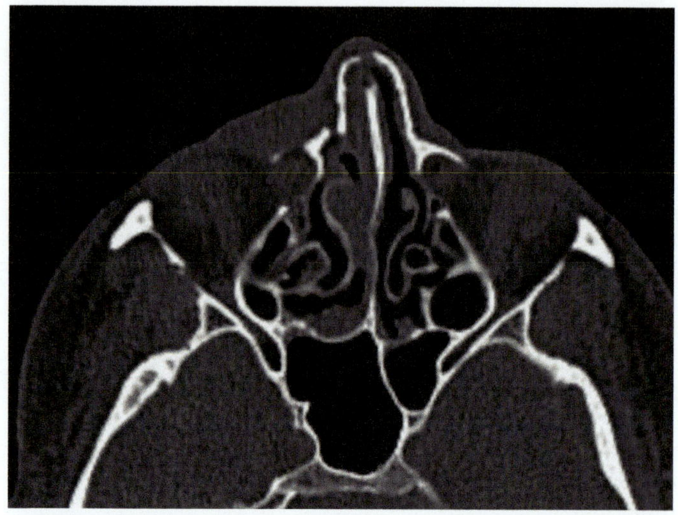

Fig. 28-1. *Stranc* 1, fraturas que podem levar a deformidades em sela ou nariz achatado, frequentemente com lesão septal.

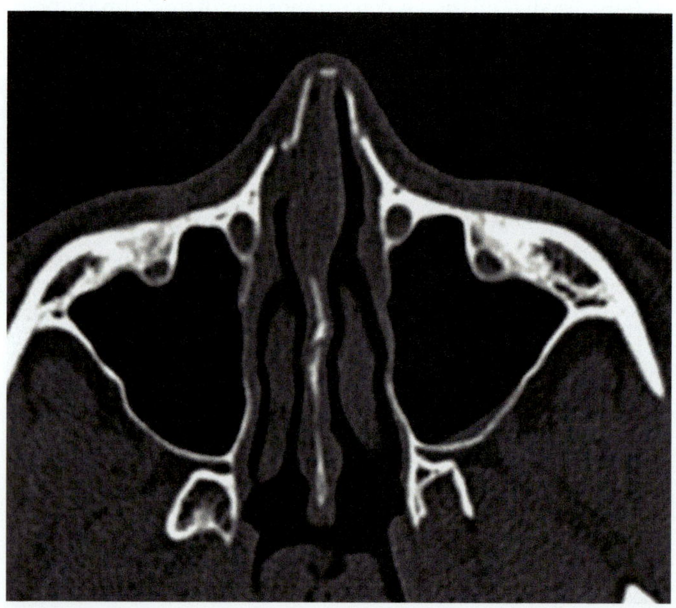

Fig. 28-2. *Stranc* 2A, causa desvio lateral da pirâmide nasal, envolvendo a porção proximal dos ossos nasais e do septo.

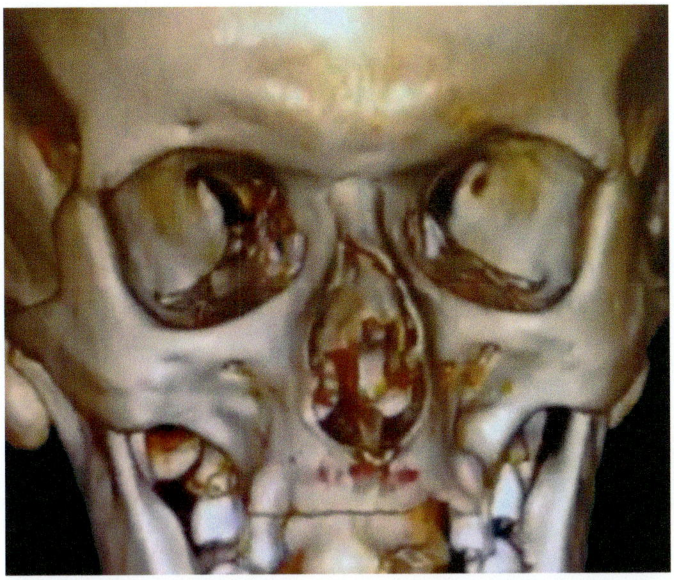

Fig. 28-3. Reconstrução 3D *Stranc* 2B, lesão mais extensa, incluindo a porção proximal dos ossos nasais e o processo frontal da maxila.

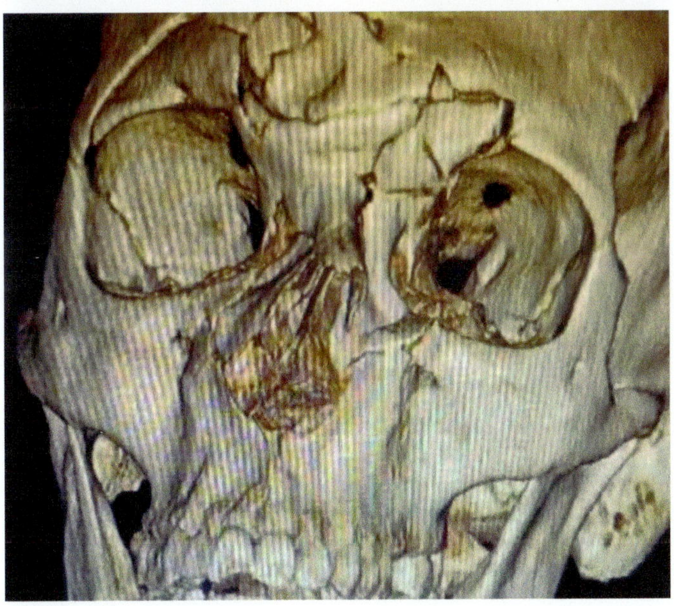

Fig. 28-4. Reconstrução 3D de *Stranc* 3, envolve o processo frontal da maxila na abertura piriforme, podendo resultar em fraturas complexas naso-orbito-etmoidais (NOE).

- *Sintomas pré-existentes*: obstrução nasal ou deformidade nasal antes do trauma atual.
- *Fotografias prévias*: úteis para comparar a aparência nasal antes e depois da lesão.

O exame físico deve ser meticuloso e incluir:

- *Inspeção*: avaliação cuidadosa das vistas frontal, lateral e basal do nariz para identificar edemas, hematomas, lacerações, depressões, desvios e assimetrias. A linha média facial (mento-glabela) deve ser usada como referência.
- *Palpação*: busca por mobilidade anormal dos fragmentos ósseos, crepitação, degraus ósseos e pontos de sensibilidade aumentada.
- *Rinoscopia anterior*: exame das fossas nasais com espéculo nasal para avaliar a integridade da mucosa, a presença de hematoma septal (uma emergência que requer drenagem imediata), desvios septais agudos, lacerações e o estado dos cornetos e das válvulas nasais.

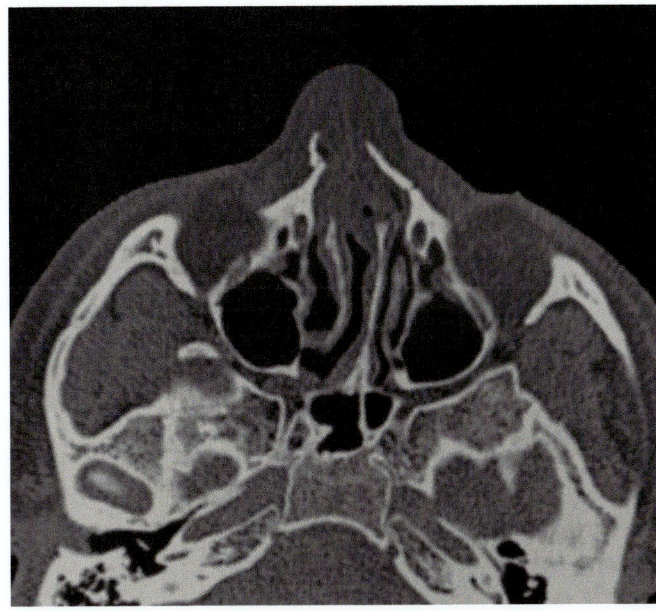

Fig. 28-5. *Stranc* 2B, pela visão axial de tomografia.

Exames Complementares

Embora o diagnóstico seja primariamente clínico, exames complementares podem ser úteis em casos selecionados:

- *Nasofibroscopia/endoscopia nasal*: permite uma visualização detalhada das porções mais posteriores do septo nasal e das fossas nasais, auxiliando na detecção de fraturas septais posteriores, lesões do septo ósseo e avaliação das regiões vomerianas.
- *Tomografia computadorizada (TC)*: cortes axiais, coronais e reconstruções 3D são indicados principalmente em traumas de alta energia, suspeita de fraturas faciais associadas (complexo naso-orbito-etmoidal, assoalho de órbita etc.) ou quando há dúvida diagnóstica significativa, especialmente em relação a fraturas septoetmoidais complexas.
- *Radiografias simples*: apesar de frequentemente solicitadas, as radiografias dos ossos nasais têm valor limitado no manejo agudo das fraturas nasais. As decisões terapêuticas são predominantemente baseadas nos achados clínicos (deformidade estética e/ou obstrução funcional), e a radiografia raramente altera a conduta.[10,11]

PRINCÍPIOS DO TRATAMENTO

Timing Cirúrgico

O momento ideal para a intervenção cirúrgica depende do tempo decorrido desde o trauma e da presença de edema:

- *Fase aguda (idealmente < 14 dias – Figura 28-6):*
  - Se o paciente for avaliado nas primeiras 3 a 6 horas, antes do desenvolvimento de edema significativo, a redução da fratura (geralmente fechada) pode ser realizada imediatamente.[12]
  - Se houver edema considerável, é preferível aguardar a sua regressão (geralmente entre 5 e 10 dias) para permitir uma avaliação mais precisa da deformidade e uma redução mais eficaz.
  - Para adultos, recomenda-se realizar a redução dentro de 10 dias após o trauma.[13]
  - Para crianças, o prazo é mais curto, idealmente dentro de 7 dias, devido à cicatrização óssea mais rápida.[12]
  - Lesões mais graves, como fraturas expostas, hematoma septal ou deformidades externas grosseiras, podem exigir intervenção cirúrgica imediata.
- *Fase subaguda (entre 14 dias e 3 meses):* a consolidação óssea já se iniciou. A redução fechada pode ser mais difícil ou impossível. Opções incluem tentativa de redução fechada (menos provável de sucesso), redução aberta com pequenos acessos ou, mais frequentemente, adiamento para uma rinosseptoplastia formal.
- *Fase tardia (> 3-6 meses):* a fratura está consolidada em posição viciosa. A correção requer uma rinosseptoplastia secundária (aberta ou fechada), frequentemente envolvendo osteotomias, enxertos e reconstrução estrutural para tratar a deformidade estabelecida (Fig. 28-7).[7]

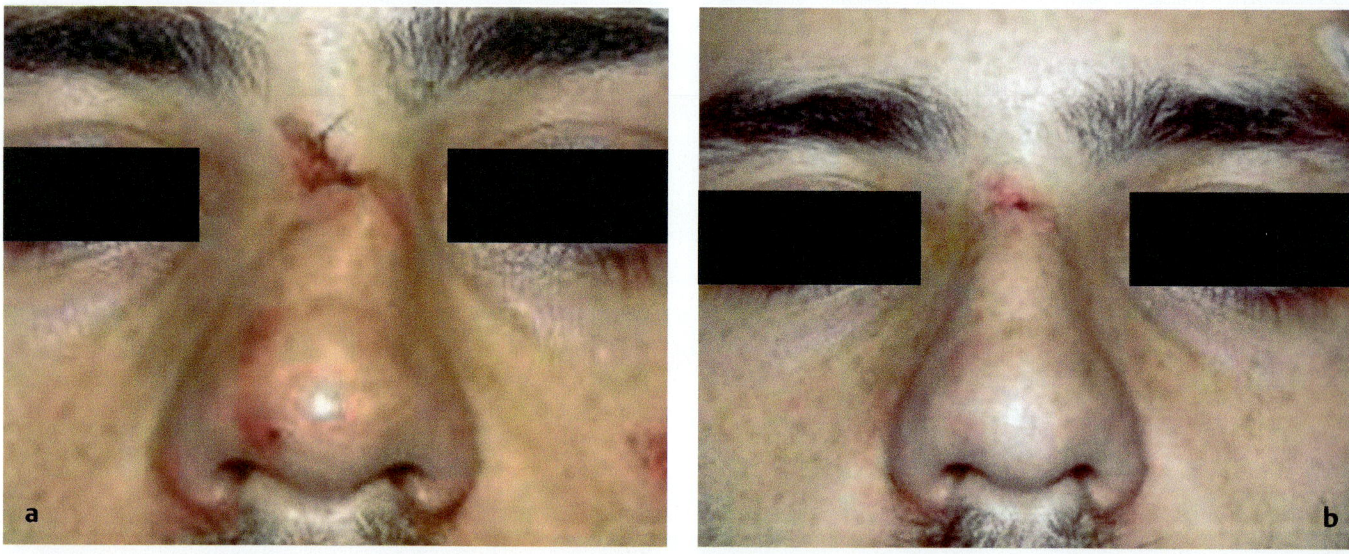

Fig. 28-6. Trauma de face agudo. (**a**) Pré-operatório, desvio de pirâmide nasal à esquerda. (**b**) Após redução nasal.

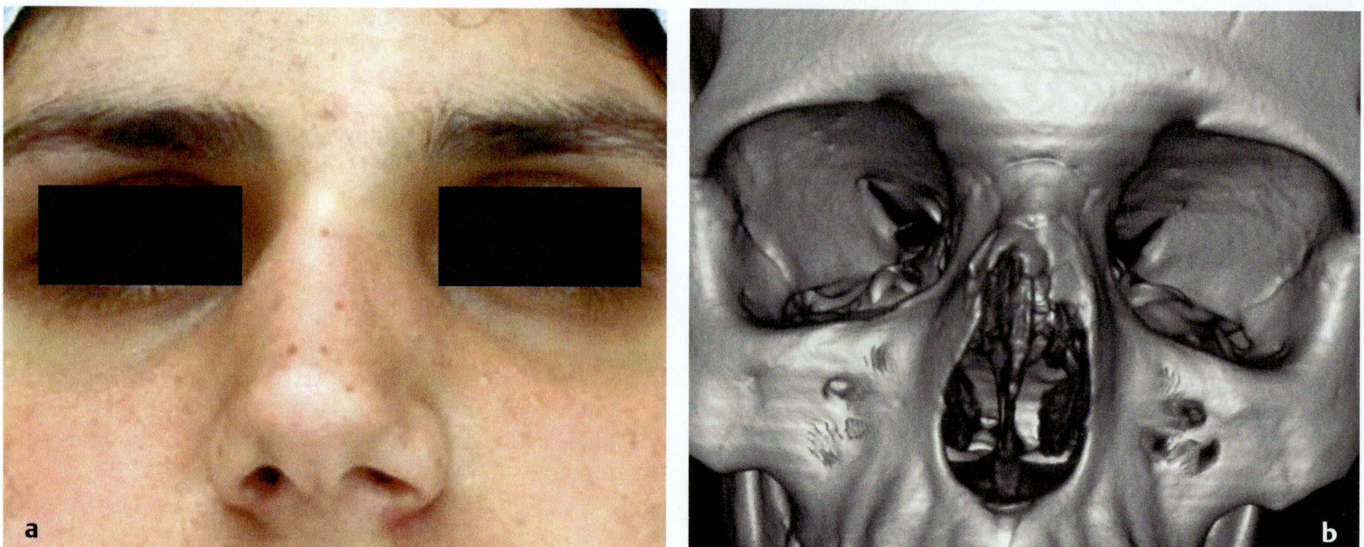

Fig. 28-7. Trauma de face com fratura nasal com desvio associado à fratura de órbita direita. (**a**,**b**) Imagem e tomografia pré-operatórias do desvio nasal com fratura cominutiva nasal. *(Continua)*

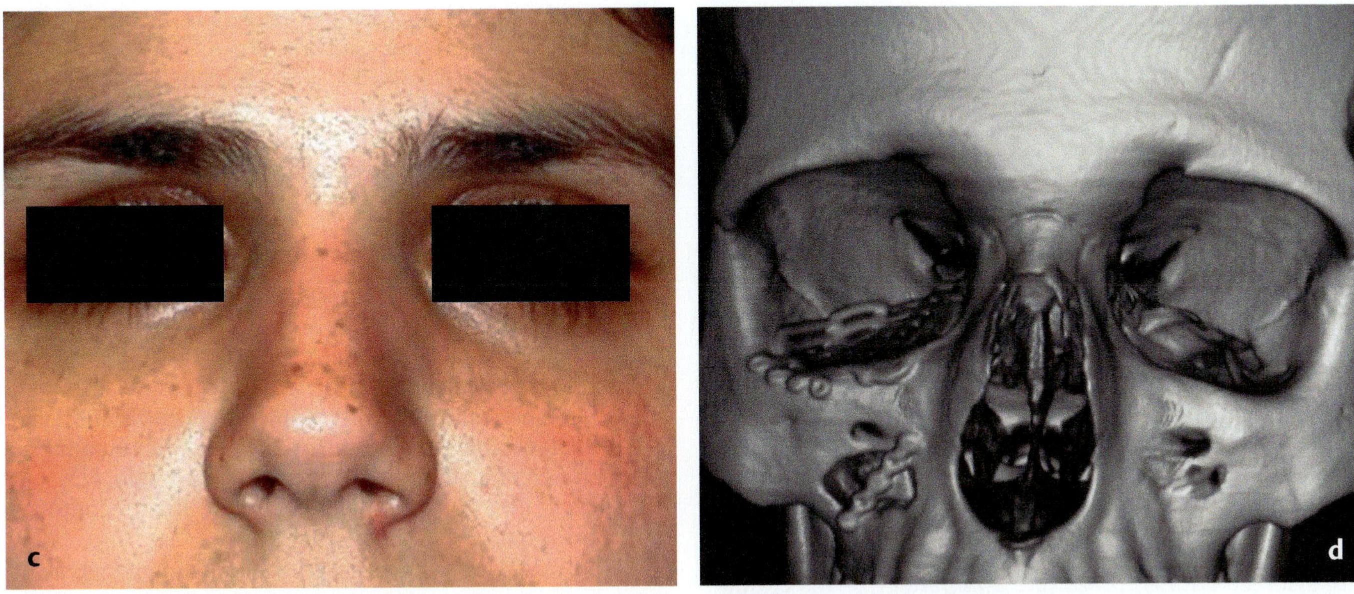

Fig. 28-7. *(Cont.)* (**c**,**d**) Imagem e tomografia pós-redução tardia nasal e correção de fratura de órbita direita.

Escolha da Anestesia

A redução fechada de fraturas nasais pode ser realizada sob anestesia local ou geral. A escolha depende da extensão da fratura, da necessidade de manipulação septal, da cooperação do paciente e da preferência do cirurgião. Estudos comparativos sugerem que a anestesia local é uma alternativa eficaz, segura, bem tolerada e econômica à anestesia geral para a manipulação de muitas fraturas nasais, com resultados funcionais e estéticos semelhantes.[3,14,15] A anestesia geral é frequentemente preferida para fraturas mais complexas, pacientes pediátricos ou quando se antecipa uma manipulação mais extensa ou dolorosa.

Indicações para Técnicas Cirúrgicas

A decisão entre redução fechada e aberta baseia-se na complexidade da fratura e no grau de deslocamento:

- *Indicações para redução fechada:*
  - Fratura unilateral ou bilateral do osso nasal sem deslocamento significativo (tipo I de Murray/Rohrich).
  - Fratura do complexo nasosseptal com desvio nasal menor que metade da largura da ponte nasal (tipo II de Murray/Rohrich).
- *Indicações para redução aberta (ou rinosseptoplastia primária/secundária):*
  - Fratura-deslocamento extensa dos ossos nasais e septo (tipo III de Murray/Rohrich).
  - Desvio da pirâmide nasal excedendo metade da largura da ponte nasal.
  - Fratura e deslocamento do septo caudal (tipo IV de Murray/Rohrich).
  - Fratura septal aberta (tipo V de Murray/Rohrich).
  - Fraturas complexas com cominuição significativa.
  - Fraturas naso-orbito-etmoidais associadas.
  - Deformidade persistente após tentativa de redução fechada.
  - Correção de deformidades tardias (> 3-6 meses).

Técnicas Cirúrgicas

A correção das fraturas nasais pode variar desde a simples redução fechada até complexas rinosseptoplastias reconstrutivas.

A **redução fechada** é a abordagem mais comum para fraturas agudas não complicadas. Utilizam-se instrumentos como os elevadores de Walsham e Asch para mobilizar e realinhar os fragmentos ósseos e septais. A manipulação externa complementa o reposicionamento. Após a redução, a estabilização é mantida com tamponamento nasal interno (opcional, dependendo da estabilidade e do controle de sangramento) e uma tala nasal externa por 7 a 10 dias.

A **redução aberta ou** rinosseptoplastia é necessária para fraturas mais complexas ou deformidades tardias. Permite a visualização direta das estruturas fraturadas, osteotomias precisas, correção de desvios septais complexos e o uso de enxertos para reconstrução estrutural e camuflagem. A abordagem pode ser endonasal (fechada) ou externa (aberta), dependendo da complexidade. A fratura septal, se não tratada adequadamente, é um fator preditivo importante para a necessidade de cirurgias de revisão.[7,16]

O Quadro 28-1 resume algumas abordagens comuns para deformidades específicas:

Quadro 28-1. Resumo de algumas abordagens para deformidades específicas

Deformidade	Abordagem cirúrgica sugerida
Desvio septal	Septoplastia (correção das áreas desviadas), frequentemente associada a *spreader grafts*
Depressão óssea	Osteotomias laterais e/ou médias para mobilizar os ossos; enxertos de camuflagem (osso/cartilagem)
Nariz em sela	Reconstrução do dorso com enxertos estruturais (costela, crânio) em formato de "L"; *strut* columelar
Obstrução valvar	*Spreader grafts* (alargadores de válvula); reforço das cartilagens laterais superiores

Materiais de Enxertia

A escolha do material de enxerto depende da necessidade estrutural e da disponibilidade:

- *Cartilagem septal*: é a primeira escolha para a maioria das reconstruções nasais (p. ex.: *spreader grafts*, suporte caudal, enxertos de ponta) devido à sua localização, facilidade de obtenção e propriedades biomecânicas.
- *Cartilagem auricular (concha)*: uma boa alternativa quando o septo não está disponível ou é insuficiente, especialmente para reconstruções da ponta ou camuflagem de pequenas irregularidades. É mais curva e menos rígida que a septal.
- *Cartilagem costal*: utilizada em casos de perda estrutural significativa (p. ex.: nariz em sela severo, reconstruções totais) que exigem grande quantidade de material rígido. Pode ser autóloga (do próprio paciente) ou homóloga (de banco de tecidos). Apresenta risco de empenamento.
- *Osso (crista ilíaca, calota craniana)*: menos utilizado atualmente para reconstrução nasal devido ao maior risco de reabsorção a longo prazo (até 30% para enxertos cranianos) e à dificuldade de modelagem em comparação com a cartilagem.

COMPLICAÇÕES E PREVENÇÃO

As complicações pós-tratamento de fraturas nasais podem ser estéticas ou funcionais:

- *Deformidade residual:* é a complicação mais comum, com taxas variando de 9-50% após a redução inicial.[1,3,4,9,17] Frequentemente associada a diagnóstico incompleto, redução inadequada (especialmente do septo) ou consolidação viciosa.[7]
- *Obstrução nasal:* geralmente resultante de desvios septais não corrigidos, sinéquias (aderências internas) ou colapso da válvula nasal.
- *Hematoma septal:* acúmulo de sangue entre o pericôndrio e a cartilagem septal. Requer drenagem urgente para evitar necrose da cartilagem e subsequente deformidade em sela.
- *Abscesso septal:* infecção do hematoma septal, também uma emergência.
- *Infecção:* rara, mas pode ocorrer, especialmente em fraturas abertas ou após cirurgia.
- *Reabsorção/deslocamento de enxertos:* particularmente relevante com enxertos ósseos, mas também pode ocorrer com cartilagem.

Resultados e Satisfação do Paciente

A satisfação do paciente é variável. Fatores como idade, sexo, mecanismo da lesão e tipo de esporte podem influenciar a percepção do resultado. Pacientes mais jovens, do sexo masculino e com lesões relacionadas com esportes tendem a relatar maior satisfação.[6] A gestão das expectativas do paciente é crucial.

Estratégias de Prevenção

- Diagnóstico preciso e completo, incluindo avaliação cuidadosa do septo.
- Redução anatômica dos fragmentos.
- Tratamento adequado do septo (septoplastia) quando indicado.
- Uso de técnicas de rinoplastia estruturada com fixação estável dos enxertos (p. ex.: suturas PDS 5-0).
- Preservação do periósteo durante osteotomias para melhor cicatrização.
- Imobilização externa adequada (tala nasal) por 7-10 dias.
- Acompanhamento cuidadoso para identificar e tratar complicações precocemente.

CONCLUSÃO

O manejo eficaz das fraturas nasais, e suas potenciais deformidades pós-traumáticas representa um desafio significativo na cirurgia facial. Requer um diagnóstico preciso que identifique todas as estruturas lesadas, incluindo não apenas os ossos nasais, mas também o septo e as cartilagens associadas. O planejamento terapêutico deve ser individualizado, considerando tanto os aspectos funcionais (restauração da via aérea nasal) quanto os estéticos (obtenção de um contorno nasal harmonioso).

A utilização de técnicas estruturadas de reconstrução, como o uso criterioso de osteotomias e enxertos (particularmente os *spreader grafts* para a válvula interna e suporte dorsal), é frequentemente necessária para alcançar resultados ótimos e duradouros. Um acompanhamento pós-operatório prolongado é essencial para a detecção precoce e o manejo de possíveis complicações, como deformidades residuais ou obstrução nasal persistente.

Em casos complexos, uma abordagem multidisciplinar, envolvendo otorrinolaringologistas, cirurgiões plásticos e, ocasionalmente, outros especialistas, pode ser benéfica para otimizar o cuidado ao paciente. A pesquisa contínua e o desenvolvimento de protocolos de tratamento padronizados são fundamentais para aprimorar ainda mais os resultados e a satisfação dos pacientes submetidos à correção de fraturas nasais.

REFERÊNCIAS BIBLIOGRÁFICAS

1. Basheeth N, Donnelly M, David S, Munish S. Acute nasal fracture management: a prospective study and literature review. Laryngoscope. 2015;125(12):2677-84.
2. Dong SX, Shah N, Gupta A. Epidemiology of nasal bone fractures. Facial Plast Surg Aesthet Med. 2022;24(1):27-33.
3. Waldron J, Mitchell DB, Ford G. Reduction of fractured nasal bones; local versus general anaesthesia. Clin Otolaryngol Allied Sci. 1989;14(4):357-9.
4. Illum P. Long-term results after treatment of nasal fractures. J Laryngol Otol. 1986;100(3):273-7.
5. Mondin V, Rinaldo A, Ferlito A. Management of nasal bone fractures. Am J Otolaryngol. 2005;26(3):181-5.
6. Alnemare AK. Comparative Analysis of Open and Closed Nasal Fractures in Trauma Settings: Mechanisms, Intent, Surgical Interventions, and Outcomes. Craniomaxillofac Trauma Reconstr. 2025;18(1):9.
7. Rohrich RJ, Adams WP Jr. Nasal fracture management: minimizing secondary nasal deformities. Plast Reconstr Surg. 2000;106(2):266-73.
8. Harrison DH. Nasal injuries: their pathogenesis and treatment. Br J Plast Surg. 1979;32(1):57-64.
9. Murray JA, Maran AG. The treatment of nasal injuries by manipulation. J Laryngol Otol. 1980;94(12):1405-10.
10. de Lacey GJ, Wignall BK, Hussain S, Reidy JF. The radiology of nasal injuries: problems of interpretation and clinical relevance. Br J Radiol. 1977;50(594):412-4.

11. Logan M, O'Driscoll K, Masterson J. The utility of nasal bone radiographs in nasal trauma. Clin Radiol. 1994;49(3):192-4.
12. Kucik CJ, Clenney T, Phelan J. Management of acute nasal fractures. Am Fam Physician. 2004;70(7):1315-20.
13. Staffel JG. Optimizing treatment of nasal fractures. Laryngoscope. 2002;112(10):1709-19.
14. Cook JA, McRae RD, Irving RM, Dowie LN. A randomized comparison of manipulation of the fractured nose under local and general anaesthesia. Clin Otolaryngol Allied Sci. 1990;15(4):343-6.
15. Jones TM, Nandapalan V. Manipulation of the fractured nose: a comparison of local infiltration anaesthesia and topical local anaesthesia. Clin Otolaryngol Allied Sci. 1999;24(5):443-6.
16. Fry HJ. The importance of the septal cartilage in nasal trauma. Br J Plast Surg. 1967;20(4):392-402.
17. Crowther JA, O'Donoghue GM. The broken nose: does familiarity breed neglect? Ann R Coll Surg Engl. 1987;69(6):259-60.

CAPÍTULO 29

FISSURAS LABIOPALATINAS – ABORDAGEM MULTIDISCIPLINAR

Nivaldo Alonso ▪ Chaline Mari Matushita

INTRODUÇÃO

As fissuras labiopalatinas (FLP) representam a malformação craniofacial mais comum ao nascimento, correspondendo a aproximadamente 25% dos defeitos congênitos. Sua complexidade exige intervenção prolongada e coordenada de múltiplos especialistas, desde o nascimento até a vida adulta, visando aspectos funcionais (fala, audição, alimentação), estéticos e psicossociais.[1]

EPIDEMIOLOGIA

A incidência global estimada é de 0,3-1,47 casos por 1.000 nascidos vivos. No Brasil temos uma prevalência de 1/650 nascidos vivos que varia de acordo com a região geográfica.[2,3]

As fissuras orofaciais podem ser divididas em fissuras só do lábio, ou incluindo o lábio e o palato e as fissuras isoladas do palato, podendo incluir o palato mole e o palato duro. Com variação importante do gênero comprometido entre as fissuras labiopalatina e os isolados somente do palato sugere duas diferentes anomalias, sendo a fissura palatina isolada mais frequente no sexo feminino e a fissura lábio palatina mais frequente no sexo masculino:

- Distribuição por tipo de fissura:
  - 20% fissuras labiais isoladas (maioria unilaterais esquerda).
  - 50% fissuras labiopalatinas.
  - 30% fissuras palatinas isoladas.
- Fatores étnicos e sexo:
  - Fissuras labiais são mais frequentes em asiáticos (1:500) e homens.
  - Fissuras palatinas isoladas predominam em mulheres, sem variação étnica.

ETIOLOGIA E GENÉTICA

Atualmente o modelo multifatorial com a combinação de predisposição genética (mutações de genes *IRF6*, *MSX1*, *PVRL1*, *TP63*) e fatores ambientais (álcool, tabagismo, medicações teratogênicas, diabetes materno) é o mais aceito, porém a transmissão envolve mecanismos ainda não conhecidos totalmente nos quais a presença de vários genes alterados pode ser o principal fator na gênese da fissura labiopalatina.[4,6] A fissura labiopalatina pode estar associada a mais de 300 síndromes (14-54% dos casos). A síndrome de Van der Woude, com o gene *IRF6* conhecido, é a mais comum. Também ocorre na síndrome de Treacher Collins (gene *TCOF1*), menos frequente na síndrome de Stickler e síndrome DiGeorge.[7]

Desta forma com estas variáveis presentes o aconselhamento genético tem um papel muito relevante para a orientação dos pacientes e familiares. O risco de recorrência pode ser elevado, sendo 1-7% para casos isolados, mas pode ser até 50% em síndromes autossômicas dominantes.[7]

EMBRIOLOGIA E CLASSIFICAÇÃO

A ocorrência da formação da fissura labiopalatina ocorre entre a 4ª e 12ª semana gestacional. As falhas na fusão dos processos embrionários entre proeminência nasal medial e maxilar entre a 4ª e a 7ª semana são responsáveis pela fissura das estruturas labiais. Quando é dos processos palatinos (primário ou secundário) entre a 7ª e a 12ª semana, então teremos a fissura palatina.[1]

Em nosso meio, a classificação mais utilizada e a classificação de Spina modificada por Silva Filho *et al.* que divide as fissuras em tipos com base na localização anatômica em relação ao forame incisivo anterior (Figs. 29-1 e 29-2):[8,9]

- *Pré-forame*: inclui apenas lábio e alvéolo. Pode ser uni ou bilateral.
- *Transforame*: atinge desde lábio, nariz, todo o palato duro e mole. Pode ser uni ou bilateral.
- *Pós-forame*: apenas palato duro/mole. Pode ser completa e incompleta.
- *Fissura submucosa*: forma subclínica em que há a presença do defeito na musculatura do palato e no tecido ósseo do palato duro, porém é recoberto por mucosa íntegra. Presença da tríade de Calnan: úvula bífida, diástase muscular e chanfradura óssea no palato duro.
- *Fissuras raras da face*: fissuras que ocorrem em outras áreas da face como bochecha, pálpebras, orelha, nariz, ossos da face. É classificada conforme a classificação de fissuras raras de Tessier de 0-14.

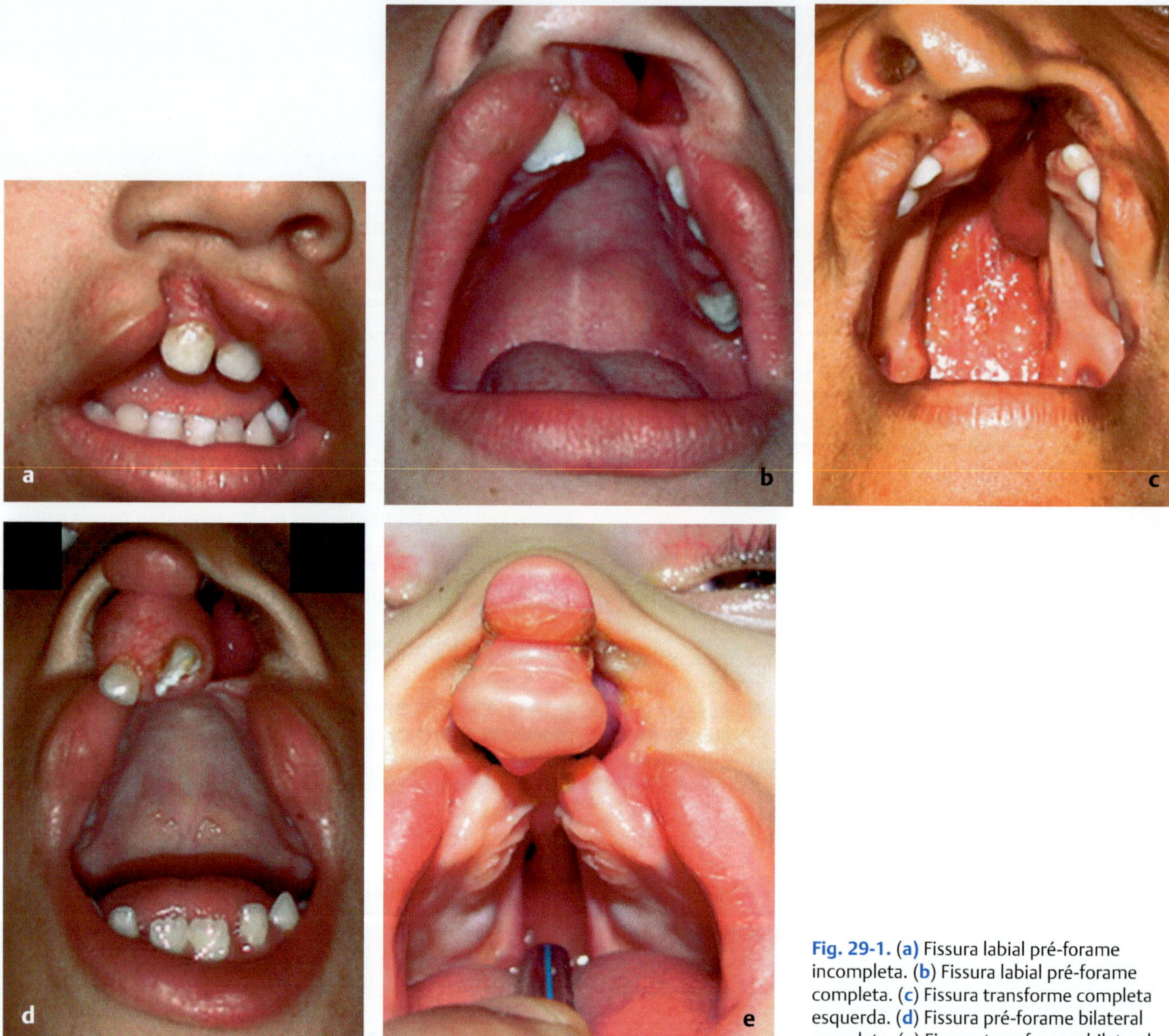

Fig. 29-1. (a) Fissura labial pré-forame incompleta. (b) Fissura labial pré-forame completa. (c) Fissura transforme completa esquerda. (d) Fissura pré-forame bilateral completa. (e) Fissura transforame bilateral.

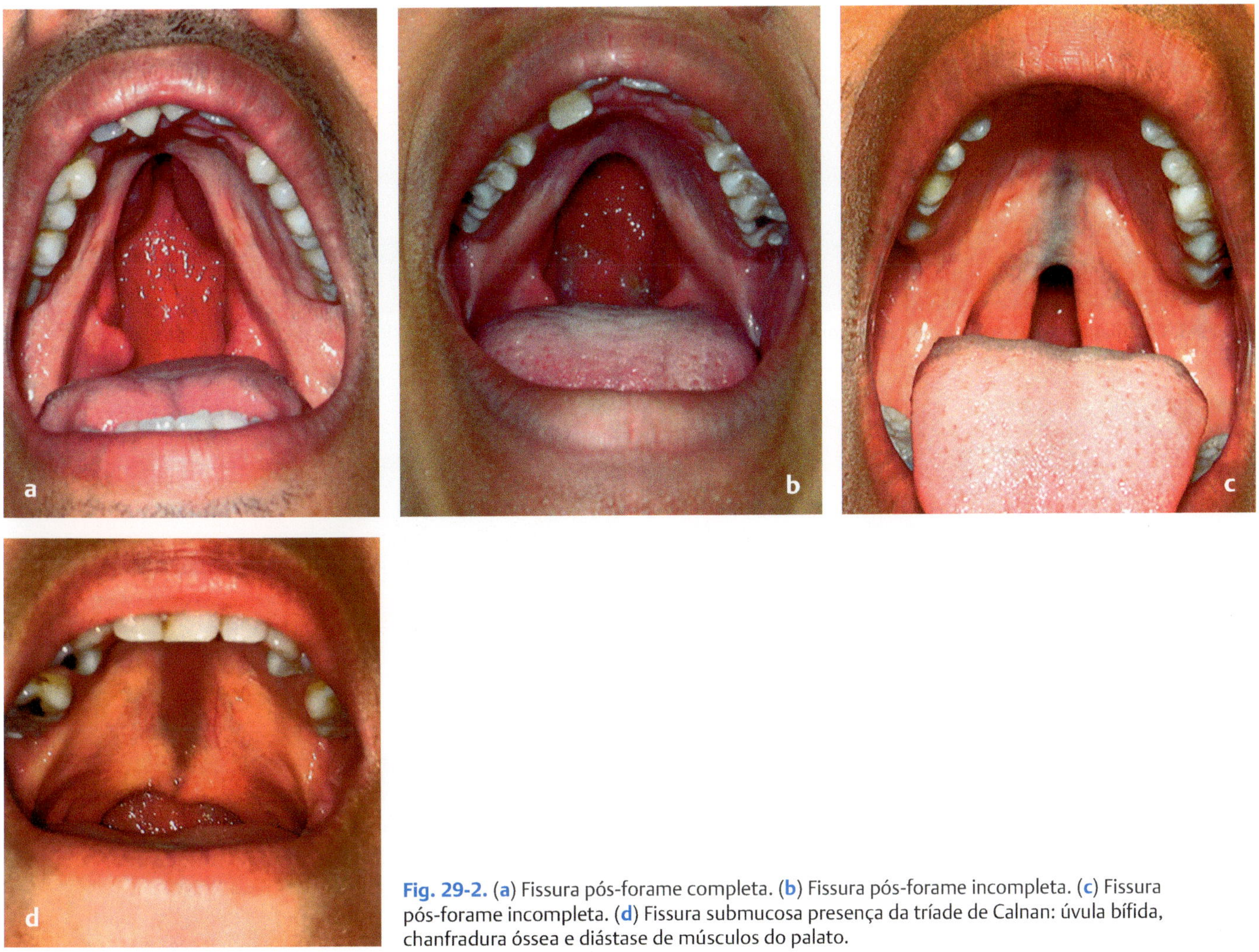

Fig. 29-2. (**a**) Fissura pós-forame completa. (**b**) Fissura pós-forame incompleta. (**c**) Fissura pós-forame incompleta. (**d**) Fissura submucosa presença da tríade de Calnan: úvula bífida, chanfradura óssea e diástase de músculos do palato.

ABORDAGEM MULTIDISCIPLINAR

As fissuras labiopalatinas tem um caráter multidisplinar desde a sua avaliação inicial até o final do seu tratamento necessitando de um protocolo de tratamento envolvendo todas as especialidades médicas e não médicas desde o seu início. Inclui logo cedo, desde o nascimento, aspectos clínicos de diagnóstico e logo a seguir o início com fonoaudióloga e nutricionista para a orientação inicial de aleitamento até a sua etapa final com o término do crescimento facial.[10] Seguem abaixo esquematicamente os passos necessários:

- Nutrição e alimentação:
  - Dificuldades de sucção e selamento labial exigem orientação fonoaudiológica precoce (bicos ortodônticos, técnicas de aleitamento).
- Avaliação genética:
  - Identificação de síndromes associadas e risco familiar.
- Otorrinolaringologia:
  - Otite média secretora em 100% dos casos não tratados → tubos de ventilação e monitoramento auditivo anual até os 6 anos.
  - Pacientes com otite média de repetição tem maior risco de perda auditiva, prejudicando no desenvolvimento da fala.
- Cirurgia plástica:
  - ***Rinoqueiloplastia** (3-6 meses)*: técnicas de Fisher ou Millard. Cirurgias de adesão labial podem ser realizadas para pacientes com fissuras labiais grandes bilaterais para posterior queiloplastia definitiva (Figs. 29-3 e 29-4).
  - *Palatoplastia (12-18 meses)*: técnica de veloplastia intravelar com retroposicionamento muscular (Figs. 29-5 e 29-6).
  - *Cirurgias tardias*: enxerto ósseo alveolar (8-12 anos), rinoplastia e ortognática (após 15 anos).
- Fonoaudiologia:
  - Terapia para insuficiência velofaríngea (10-20% dos casos) e distúrbios articulatórios.[11]
  - Acompanhamento clínico dos pacientes para evitar os distúrbios articulatórios, presentes principalmente em pacientes tratados tardiamente.
- Ortodontia:
  - Preparo para enxerto ósseo e correção de má oclusão.[1]

CAPÍTULO 30

ANOMALIAS CRANIOFACIAIS CONGÊNITAS: CLASSIFICAÇÃO E ABORDAGEM

Nivaldo Alonso ▪ Chaline Mari Matushita

INTRODUÇÃO

A classificação das anomalias craniofaciais é baseada em critérios etiológicos e terapêuticos, organizando-se em 5 categorias propostas pela Associação Americana de Fissuras Labiopalatinas (AACLP):[1]

1. Fissuras craniofaciais/encefaloceles/disostoses.
2. Craniossinostoses.
3. Atrofia/hipoplasia.
4. Neoplasia/hiperplasia.
5. Não classificadas.

Este capítulo abordará as principais síndromes de interesse otorrinolaringológico, excluindo a fissura labiopalatina isolada (tratada em capítulo específico).

MICROSSOMIA HEMIFACIAL

Definição e Terminologia

Anomalia congênita que afeta estruturas derivadas do primeiro e do segundo arco branquial, atualmente mais conhecida pelo espectro oculoauriculovertebral (EOAV), caracterizada por hipoplasia mandibular, malformações auriculares e assimetria facial e vertebral. Tem variações conhecidas como: síndrome de Goldenhar, sequência ou displasia oculoauriculovertebral, ou disostose otomandibular. Todas estas nominações são hoje incluídas na terminologia EOAV.[2] Clinicamente apresenta variações fenotípicas muito amplas incluindo sua lateralidade, como unilateral (80-90% dos casos), mais comum do lado direito e bilateral (10-20%, formas mais graves).[3,4]

Epidemiologia

Sua incidência é estimada de 1:5.600 nascidos vivos com predominância do sexo masculino (2:1), a 2ª anomalia craniofacial mais comum após fissura labiopalatina.

Etiologia

As teorias predominantes são descritas abaixo, embora hoje aspectos genéticos sejam aventados:[5]

- Fatores teratogênicos (hematoma da artéria estapédica embrionária).
- Fatores genéticos (herança multifatorial).

Manifestações clínicas incluindo as estruturas derivadas do primeiro e do segundo arco branquial descritas abaixo (Fig. 30-1 e Quadro 30-1).[6,7]

A deformidade da mandíbula é classificada de acordo com Kaban/Pruzanski, baseada no grau de hipoplasia mandibular (Fig. 30-2 e Quadro 30-2).[8]

Diagnóstico

- *Imagem*: TC com reconstrução 3D (padrão-ouro).
- *Audiometria*: avaliação da perda auditiva condutiva.
- *Classificação de Omens*: classificação utilizada para avaliar a gravidade e a extensão das anomalias de microssomia hemifacial sendo considerada (assimetria orbital, hipoplasia mandibular, deformidade auricular, disfunção nervosa e deficiência de tecidos moles) Cada componente é classificado de 0 a 3, sendo 0 mais normal e 3 o mais severo.[9]

Tratamento

- Cirúrgico:
  - *Crianças*: distração osteogênica mandibular.
  - *Adultos*: enxertos ósseos ou próteses, ortognática.
- Reabilitação auditiva: BAHA (*Bone-Anchored Hearing Aid*).
- Ortodontia.

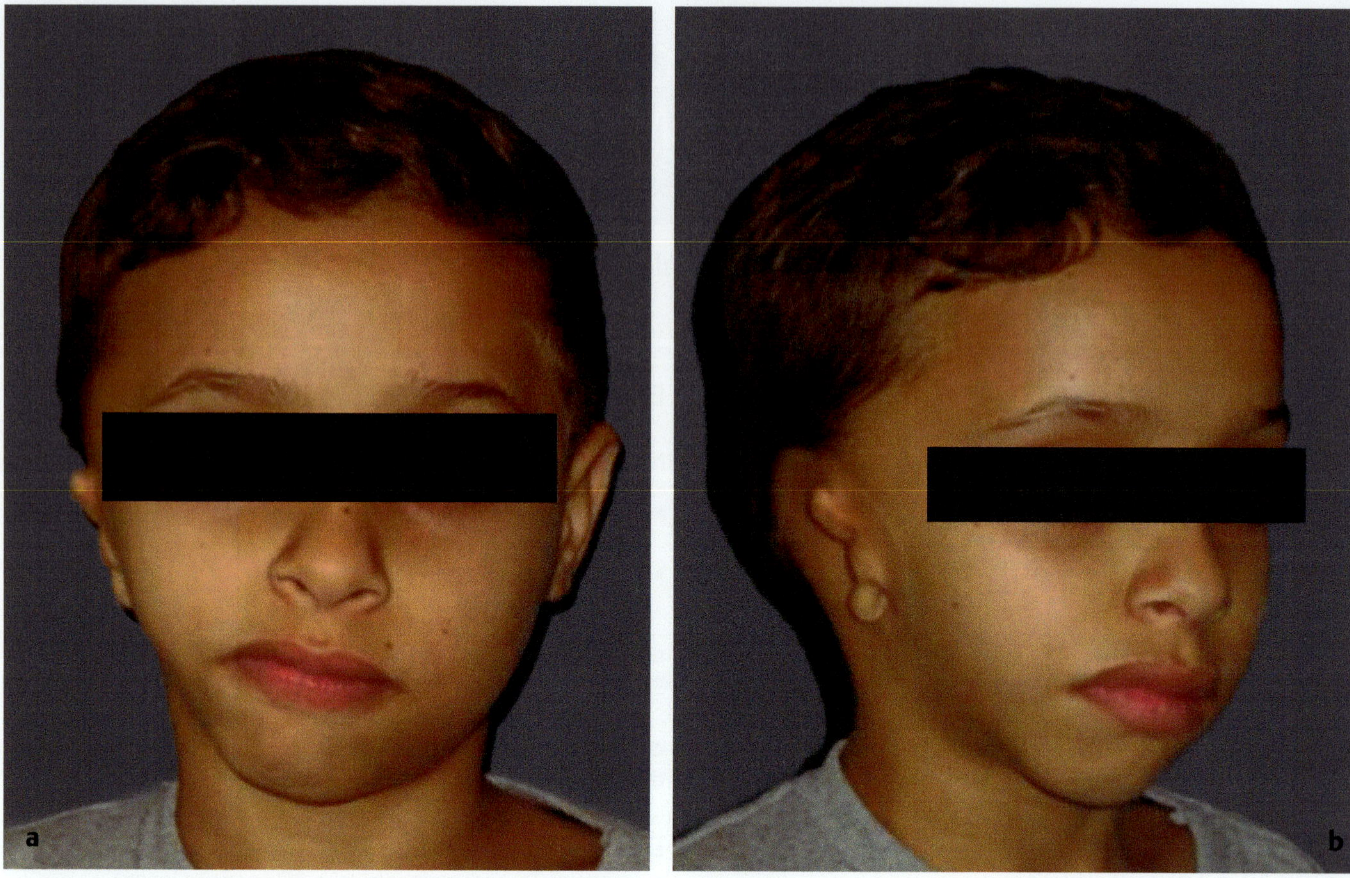

Fig. 30-1. Paciente com microssomia hemifacial na qual é possível notar a presença da assimetria facial, hipoplasia mandibular à direita e microtia. (Fonte: arquivo pessoal do autor.)

Quadro 30-1. Principais estruturas comprometidas em pacientes com microssomia hemifacial

Estrutura	Alterações comuns
Mandíbula	Hipoplasia unilateral ou bilateral e assimetria facial
Orelha	Microtia, anotia, atresia do CAE, perda auditiva condutiva
Nervos cranianos	Paralisia facial (VII par), parestesia do trigêmeo (V par), disfunção oculomotora (III par)
Olhos	Coloboma, microftalmia, anoftalmia, estrabismo
Coluna vertebral	Hemivértebras, escoliose, anomalias cervicais, fusão vertebral[6]
Partes moles	Hipoplasia ou agenesia dos músculos mastigatórios e tecidos moles faciais incluindo músculos da expressão facial e macrostomia presente na maioria dos casos[7]

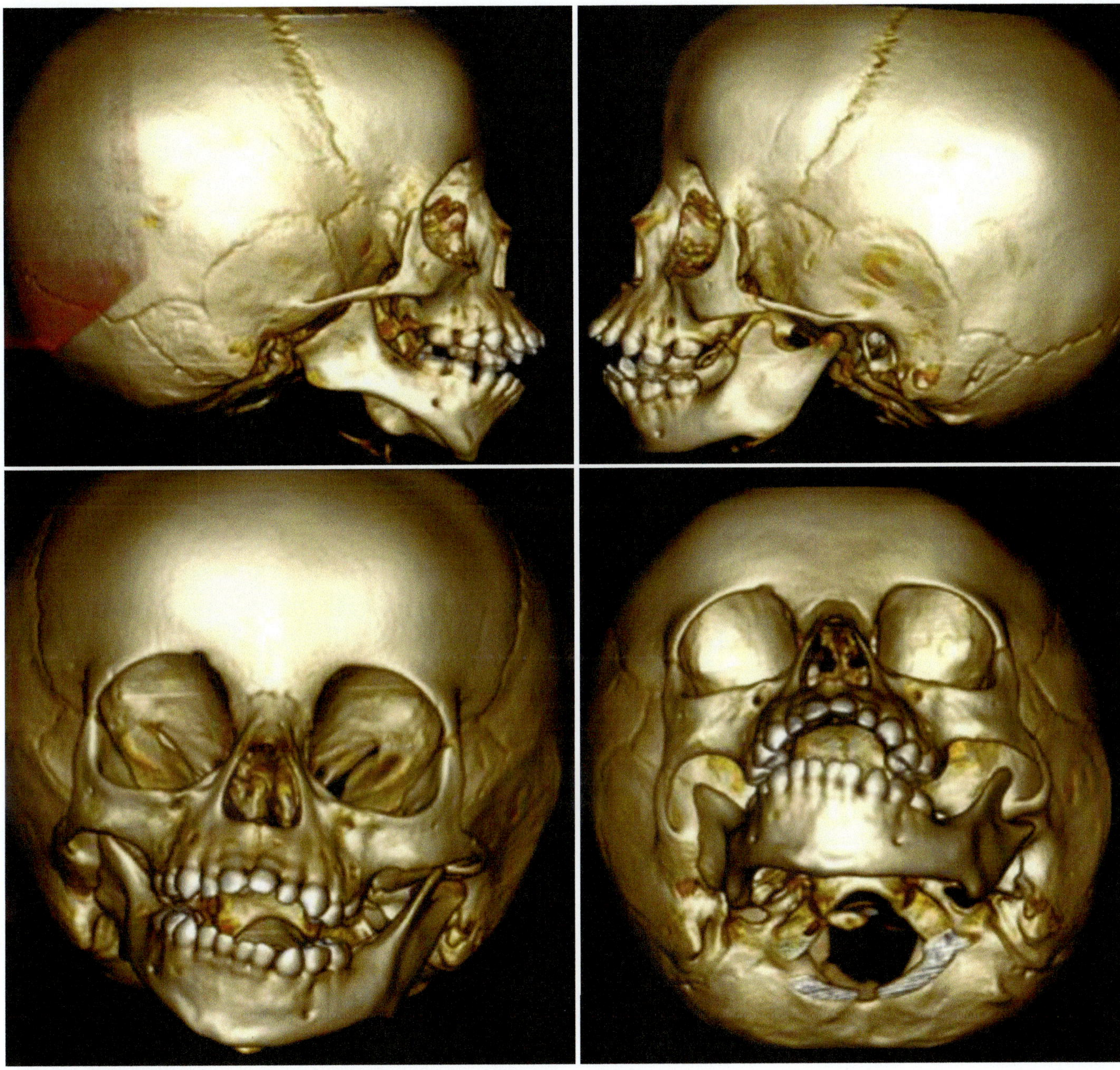

Fig. 30-2. Deformidade morfológica de mandíbula a direita, ausência de côndilo mandibular à direita com cavidade glenoide rasa Kaban/Prusanski IIa. (Fonte: arquivo pessoal.)

Quadro 30-2. Descrição da classificação de kaban/pruzanski com os respectivos tratamentos

Tipo	Descrição do ramo/ATM	Presença da ATM	Considerações cirúrgicas
TIPO I	Ramo mandibular pequeno, mas com anatomia normal	Presente e funcional	Ortodontia e Ortognática na adolescência se necessário
TIPO IIa	Ramo mandibular hipoplásico com componentes articulares reconhecíveis	Presente, mas anormal	Distração osteogênica para alongamento mandibular com possível uso de enxertos condilares autógenos + ortodontia
TIPO IIb	Ramo mandibular hipoplásico, ATM severamente deformada e não funcional	Presente, mas não funciona	Ressecção de estruturas não funcionais e reconstrução da ATM com enxerto costocondral ou prótese + distração osteogênica após enxerto se necessário
TIPO III	Ausência completa de ramo mandibular, côndilo e ATM	Ausente	Reconstrução completa da ATM com enxerto costocondral ou prótese customizada + distração osteogênica secundária + ortognática posteriormente se indicada

SEQUÊNCIA DE PIERRE ROBIN

Definição

Condição congênita rara caracterizada pela presença da tríade clínica:

- Micrognatia: mandibula hipoplásica.
- Glossoptose: posição posterior da língua por queda acentuada durante alimentação ou respiração.
- Obstrução ou disfunção das vias aéreas por queda mecânica da língua ou alterações neurológicas da musculatura da boca.[10]

Associação

Cerca de 80-90% dos casos apresentam fissura palatina que geralmente é em "U" ou em "V", pode ser completa ou incompleta (Fig. 30-3).

Epidemiologia

A incidência na literatura tem uma variação muito grande entre 1:2.000 a 1:30.000 nascimentos. Com sua apresentação clínica podendo ser **isolada** (40%) ou associada a outras **síndromes** (60%,) sendo as mais frequentes, a síndrome de *Stickler* e síndrome velocardiofacial.[11-13]

Fisiopatologia

A sequência de Robin, terminologia adotada atualmente, que pode ou não estar associada a uma síndrome genética, caracteriza-se pela micrognatia seguida de glossoptose e a presença ou não de fissura palatina isolada se deve à falha na fusão palatina (8ª-10ª semana gestacional), estes eventos levando à obstrução respiratória importante, podendo estar associada a dificuldade alimentar no recém-nascido. A imaturidade de mecanismos musculares pode estar a associada a esta sequência levando a quadros mais graves de aspiração brônquica com quadro infeciosos pulmonares.[14]

Diagnóstico é sempre clínico com exame físico detalhado com a presença da tríade e sua repercussão no desenvolvimento ponderoestatural do recém-nascido. Pode ser feito durante a gestação com ultrassonografia pré-natal e a avaliação genética é essencial para a identificação de síndromes associadas.[15]

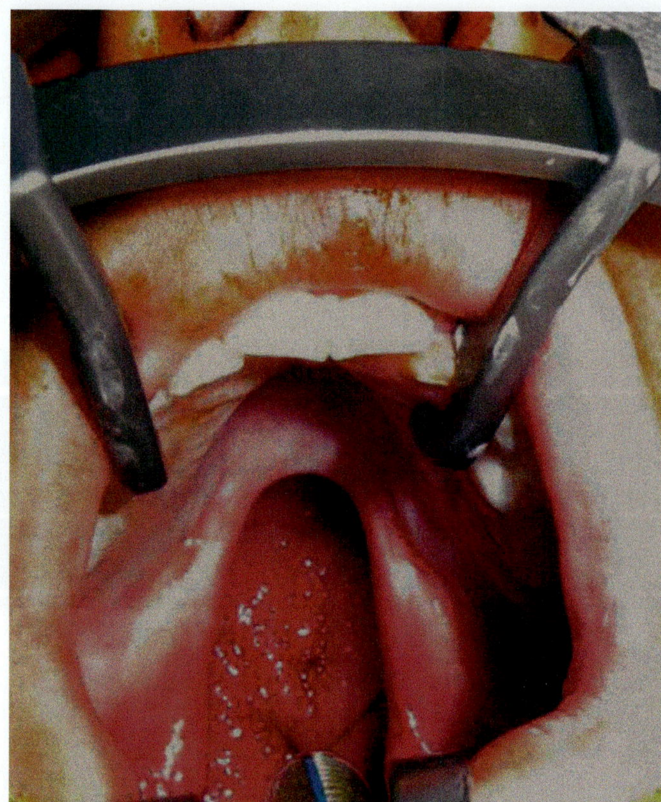

Fig. 30-3. Fissura palatina em U em paciente com sequência de Robin. (Fonte: arquivo pessoal do autor.)

CLASSIFICAÇÃO DE GRAVIDADE (QUADRO 30-3)[14]

Tratamento[10,16]

- *Leve*: posicionamento em decúbito lateral, suporte alimentar e monitorização do ganho de peso.
- *Grave*: cânula nasofaríngea e sonda nasogástrica inicialmente e traqueostomia + gastrostomia, posterior distração osteogênica da mandíbula (Fig. 30-4).

Quadro 30-3. Classificação de gravidade de pacientes portadores da síndrome de Pierre Robin

Grau	Características	Manejo clínico
I	Presença de glossoptose leve e inconsistente, porém com respiração adequada em decúbito ventral, alimentação normal	Posicionar o bebê de lado alternadamente e monitorizar o ganho de peso
II	Glossoptose consistente com evidência de obstrução respiratória em posição supina. Alimentação resulta em desconforto respiratório	Posicionamento do bebê de lado alternadamente, alimentação por sonda nasogástrica, monitorizar saturação de oxigênio e ganho de peso
III	Dificuldade respiratória moderada a grave ao ser amamentado em posição supina, presença de obstrução respiratória persistente, glossoptose consistente e incapacidade de ser alimentar	Alimentação por SNG, alívio da obstrução das vias aéreas com cânula nasofaríngea ou intervenção cirúrgica. Monitorizar saturação de oxigênio e ganho de peso

SNG: sonda nasogástrica.

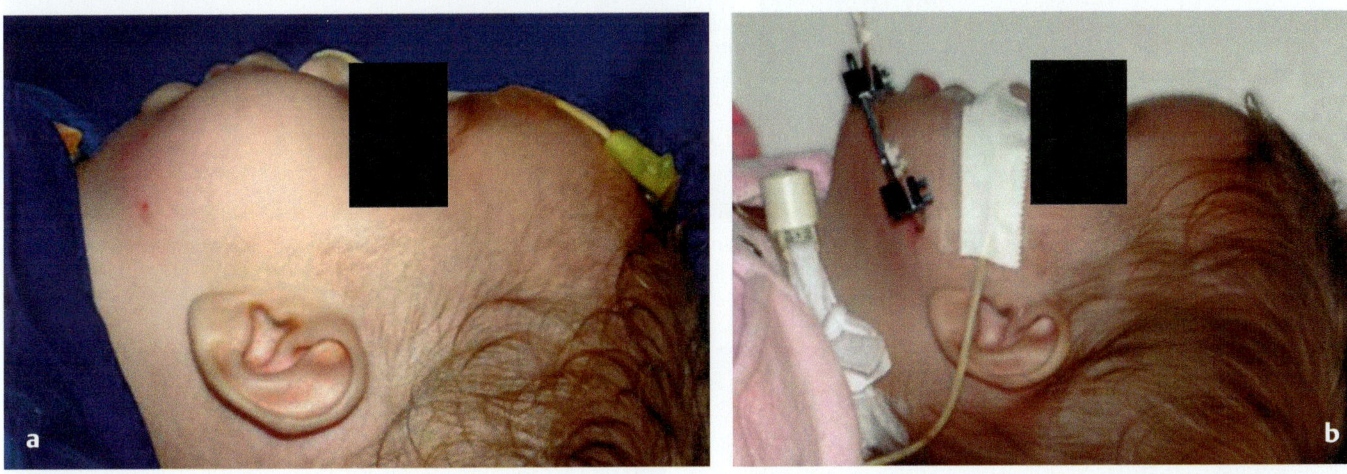

Fig. 30-4. Paciente com SPR pré e pós-operatória da distração osteogênica de mandíbula: (**a**) Paciente com hipoplasia de mandíbula com glossoptose e grande dificuldade respiratória. (**b**) Paciente submetida a alongamento gradual de mandíbula com distratores para retirada de traqueostomia.

SÍNDROME DE TREACHER COLLINS

Desordem genética do desenvolvimento craniofacial em que ocorrem falhas na formação óssea e tecidos moles durante a embriogênese do primeiro e do segundo arco branquial. Também é conhecida com síndrome de Franceschetti e disostose mandibulofacial (Figs. 30-5 e 30-6).[17]

Genética

Com herança autossômica dominante (gene *TCOF1*, cromossomo 5q32-q33.1 na maioria dos casos), com alta penetrância podem ter expressividade variável. Outros genes estão atualmente envolvidos na origem da síndrome como *POLR1C*, *POLR1D* e *POLR1B* com menos de 5% dos casos diagnosticados.[17-19] A incidência estimada de 1:50.000 nascimentos, sem diferença entre sexo feminino e masculino.

A síndrome tem uma variação fenotípica grande com alterações na estrutura facial derivadas do primeiro e do segundo arco branquial entre estas manifestações clínicas temos abaixo (Quadro 30-4).[20-22]

Tratamento

O tratamento varia conforme o quadro clínico do paciente se inicia desde o nascimento do paciente e variar de acordo com a severidade das alterações faciais e o comprometimento funcional existente. Envolvendo vários especialistas e inúmeros procedimentos fica sumarizada abaixo:

- Reabilitação auditiva: BAHA (*bone anchored hearing aid*).
- Cirurgias: reconstrução auricular, avanço mandibular para micrognatias (resulta em dificuldade respiratória e alimentar), palatoplastia, correção de partes moles com retalhos locais.
- Fonoaudiologia.
- Suporte psicológico e apoio social: as alterações na aparência facial muitas vezes causam prejuízo na autoestima e autoaceitação, além da dificuldade de comunicação decorrente da perda auditiva ou problemas de fala.
- Equipe multidisciplinar.

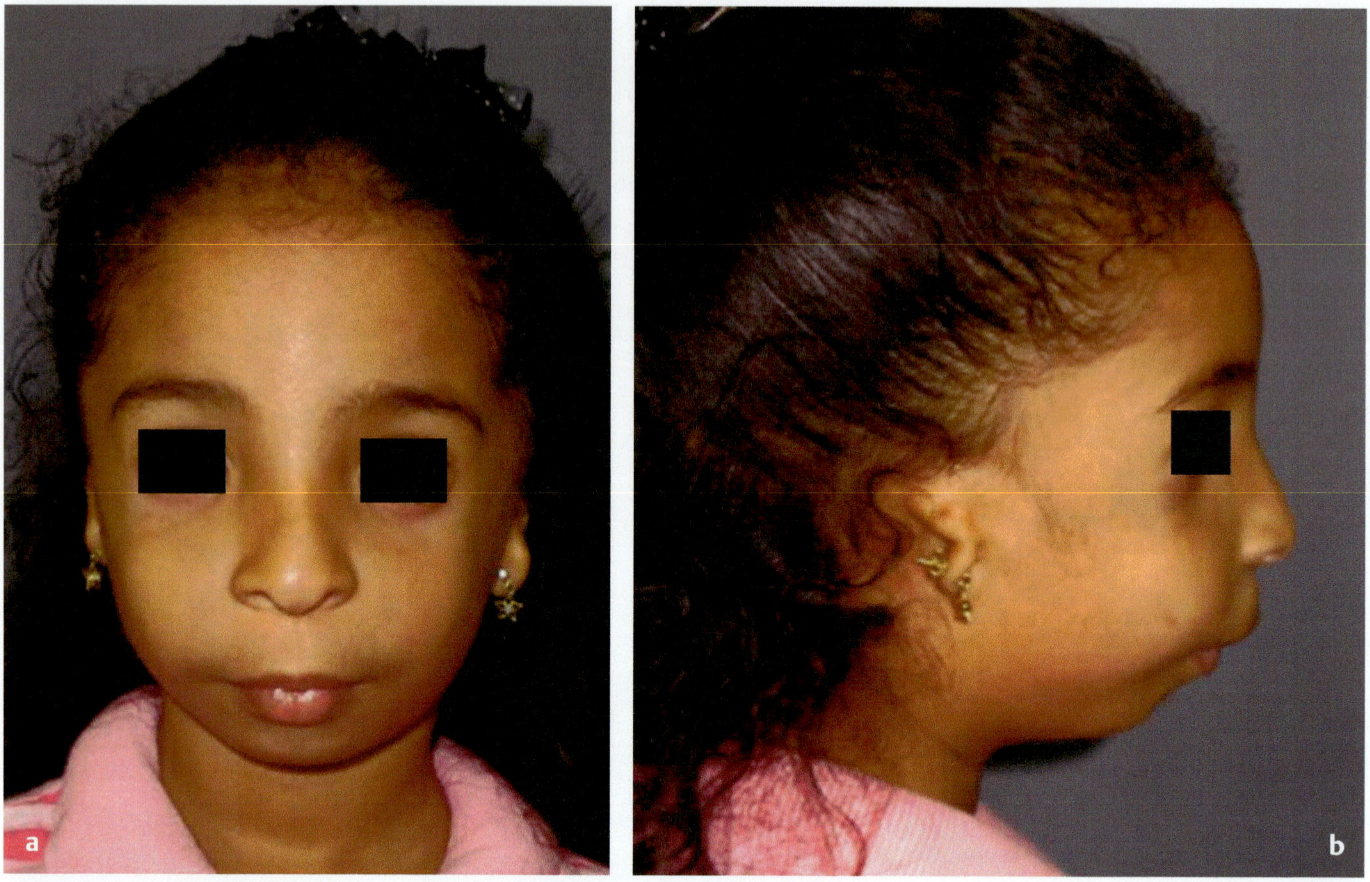

Fig. 30-5. (a,b) Frente e perfil de paciente portadora de Treacher Collinss, com micrognatia, microtia, hipoplasia malar e de zigoma. Além disso é possível notar a presença da hipoplasia dos cílios e lagoftalmia bilateral.

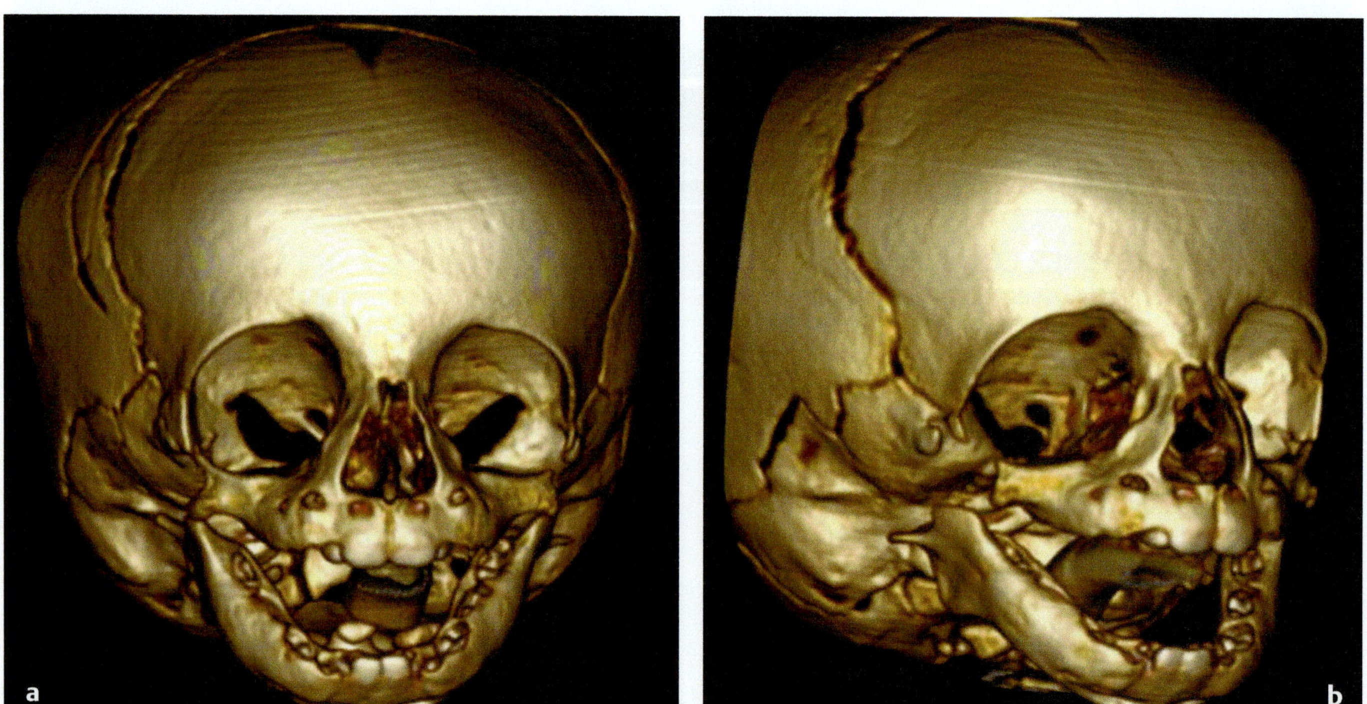

Fig. 30-6. (a,b) Tomografia de criança com síndrome de Treacher Collins, na qual é possível observar as fissuras raras de Tessier 6 (comprometimento do processo frontal do osso zigomático e lateral da órbita), 7 (hipoplasia do ramo ascendente da mandíbula e da articulação temporomandibular) e 8 (comprometimento laterossuperior da órbita), além da hipoplasia da maxila e micrognatia.

Quadro 30-4. Principais estruturas comprometidas em pacientes portadores de síndrome de Treacher Collins

Estrutura	Características
Face	Hipoplasia malar e do complexo zigomático (81-97%), hipoplasia mandibular e micrognatia, fissuras raras da face 6, 7 e 8
Olhos	Fissuras palpebrais inclinadas inferiormente (89-100%), coloboma de pálpebra inferior, ausência ou escassez de cílios em pálpebra inferior
Orelha	Perda auditiva condutiva (83-92%), atresia do canal auditivo (67-71%), atresia do canal auditivo (68-71%), microtia
Vias aéreas e boca	Obstrução das vias aéreas, fenda palatina (21-33%) apneia do sono, dificuldade de alimentação
Outros	Dentição desalinhada ou malformada, problemas de fala associada a perda auditiva ou não tratamento da fenda palatina. Na maior parte dos casos, o cognitivo é preservado

CRANIOSSINOSTOSES

Definição

Fusão prematura das suturas cranianas e pode ser classificada de acordo com a morfologia do crânio e as suturas comprometidas. As classificações abaixo são as utilizadas na prática clínica, de acordo com o número de suturas acometidas, etiologia e o local da sutura craniana fechada precocemente.[23,24]

Classificação Quanto ao Número de Suturas Afetadas

- *Simples*: apenas uma única sutura craniana fecha precocemente.
- *Complexa*: duas ou mais suturas fecham precocemente, na maioria dos casos está associada a síndromes.

Classificação Etiológica

- *Primária*: causada por um problema genético ou do desenvolvimento da sutura craniana e esta pode ser divindade em:
  - Não sindrômica: 85% dos casos.
  - Sindrômica: 15%, p. ex., Crouzon, Apert, Pfeiffer.
- *Secundária*: causada por outros fatores como metabólicos, malformações cerebrais que limitam o espaço intracraniano, restrições intrauterinas.

Classificação Anatômica (Quadro 30-5 e Fig. 30-7)

Entre as principais síndromes associadas a presença de craniossinostoses temos abaixo as mais conhecidas, porém sabemos que mais de 200 têm o fechamento precoce de uma ou mais suturas envolvidas (Quadro 30-6 e Figs. 30-8 e 30-9).[25-28]

O quadro clínico que caracteriza o fechamento precoce inicia-se ao nascimento com a alteração morfológica da calota craniana e muitas vezes com o fechamento precoce da fontanela e de acordo com o tipo de forma do crânio pode inferir-se o tipo da sutura comprometida. Mas sem dúvida os sinais clínicos de hipertensão intracraniana e dificuldade respiratória poderão indicar o momento adequado da intervenção diagnóstica e cirúrgica. Os exames de ultrassom das suturas, tomografia computadorizada e ressonância magnética poderão ser utilizados de acordo com a suspeita diagnóstica. Na avaliação clínica de suspeita de fechamento precoce de suturas, a fundoscopia ocular pode ser de grande valia na detecção precoce de hipertensão intracraniana.[29-31]

Quadro 30-5. Classificação anatômicas das craniossinostoses e suas características clínicas

Sutura	Deformidade	Características
Metópica	Trigonocefalia	Testa em forma de quilha ou triangular, hipotelorismo
Sagital	Escafocefalia	Crânio alongado, testa proeminente. Tipo mais comum
Coronal unilateral	Plagiocefalia anterior	Assimetria facial, órbita e fronte achatadas do lado afetado, órbita de Arlequim
Coronal Bilateral	Braquicefalia	Crânio largo e achatado anteriormente, testa alta e proeminente, diminuição AP do crânio
Lambdóidea unilateral	Plagiocefalia posterior	Assimetria occipital, base do crânio inclinada
Múltiplas suturas	Oxicefalia ou Turricefalia	Múltiplas suturas, geralmente associação de coronais + lambdoides. Crânio alto em torre. Associada a síndromes como Apert, Crouzon

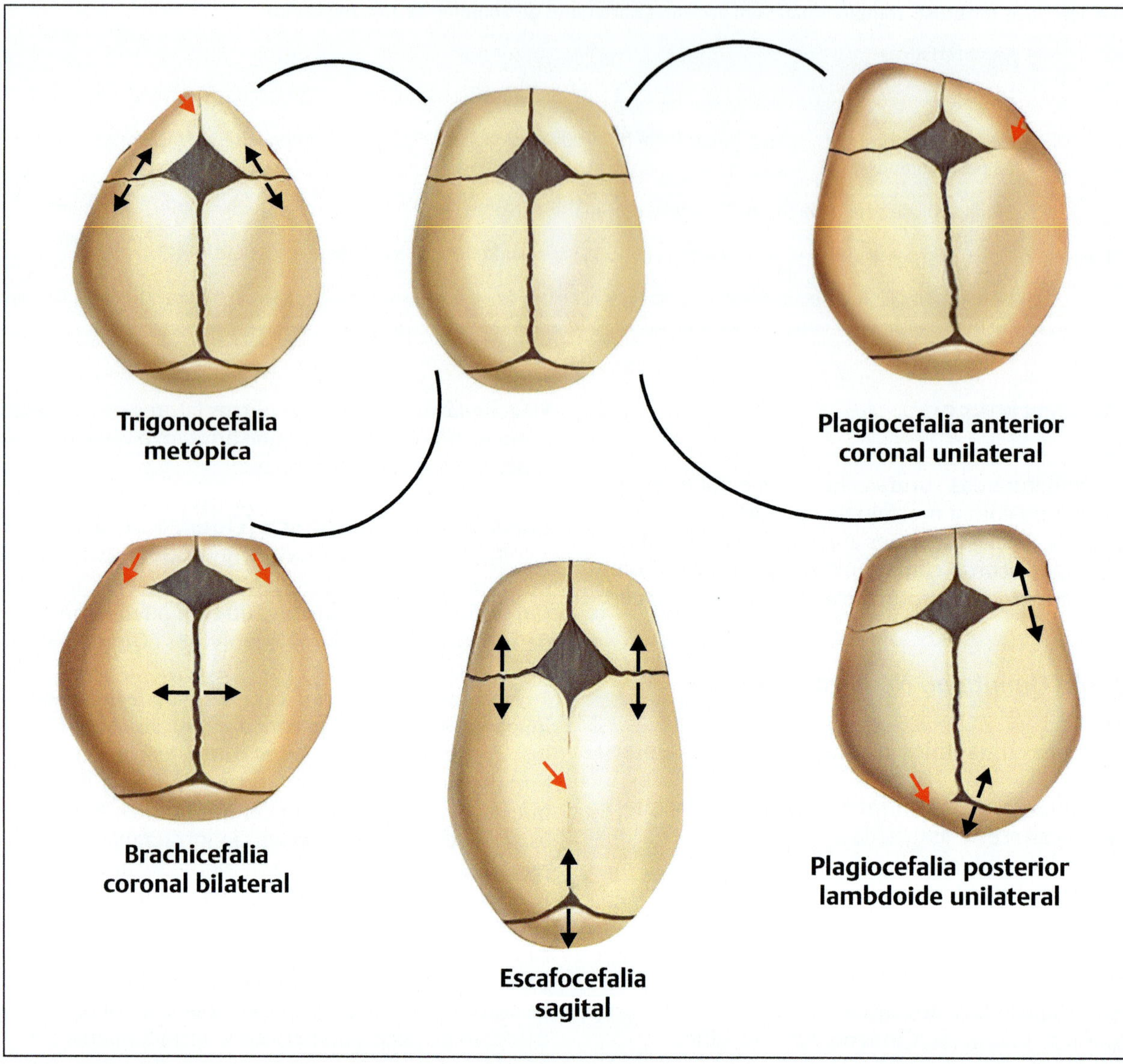

Fig. 30-7. Classificação anatômica de craniossinostose de acordo com a sutura afetada. Seta vermelha – sutura fechada. Seta preta – sutura aberta em direção do crescimento encefálico.

Tratamento

O objetivo é corrigir a forma do crânio, proteger o cérebro e permitir seu crescimento normal, melhorar a estética facial e craniana, prevenir a hipertensão intracraniana, corrigir disfunções associadas a visão, respiração e audição. O momento do procedimento cirúrgico é essencial para o sucesso do tratamento, casos mais graves com limitação de crescimento e expansão do cérebro devem ser operados precocemente, da mesma forma que projeção excessiva do globo ocular e retrusão importante do terço médio da face causando dificuldades respiratórias determinam a idade da cirurgia e o tipo de procedimento para a solução adequada.[32-34]

Quadro 30-6. Principais síndromes relacionadas às cranioestenoses e suas características clínicas

Síndrome	Características
Apert	Turribraquicefalia + hipoplasia maxilar + sindactilia em mãos e pés + hipertelorismo + palato ogival
Crouzon	Braquicefalia + órbitas rasas com exorbitismo, hipoplasia maxilar + mordida aberta anterior
Pfeiffer	Craniossinostoses complexas que variam, porém, a mais comum é a turribraquicefalia + hipertrofia de polegares e hálux + alterações faciais + hidrocefalia em formas graves
Saethre-Chotzen	Craniossinostoses com padrão heterogêneo, porém o mais comum é a coronal bilateral + implantação capilar baixa + ptosee palpebral + orelhas de implantação baixa e malformadas
Muenke	Craniossinostose coronal (geralmente unilateral) + assimetria de face leve + comprometimento auditivo + atraso no DNPM

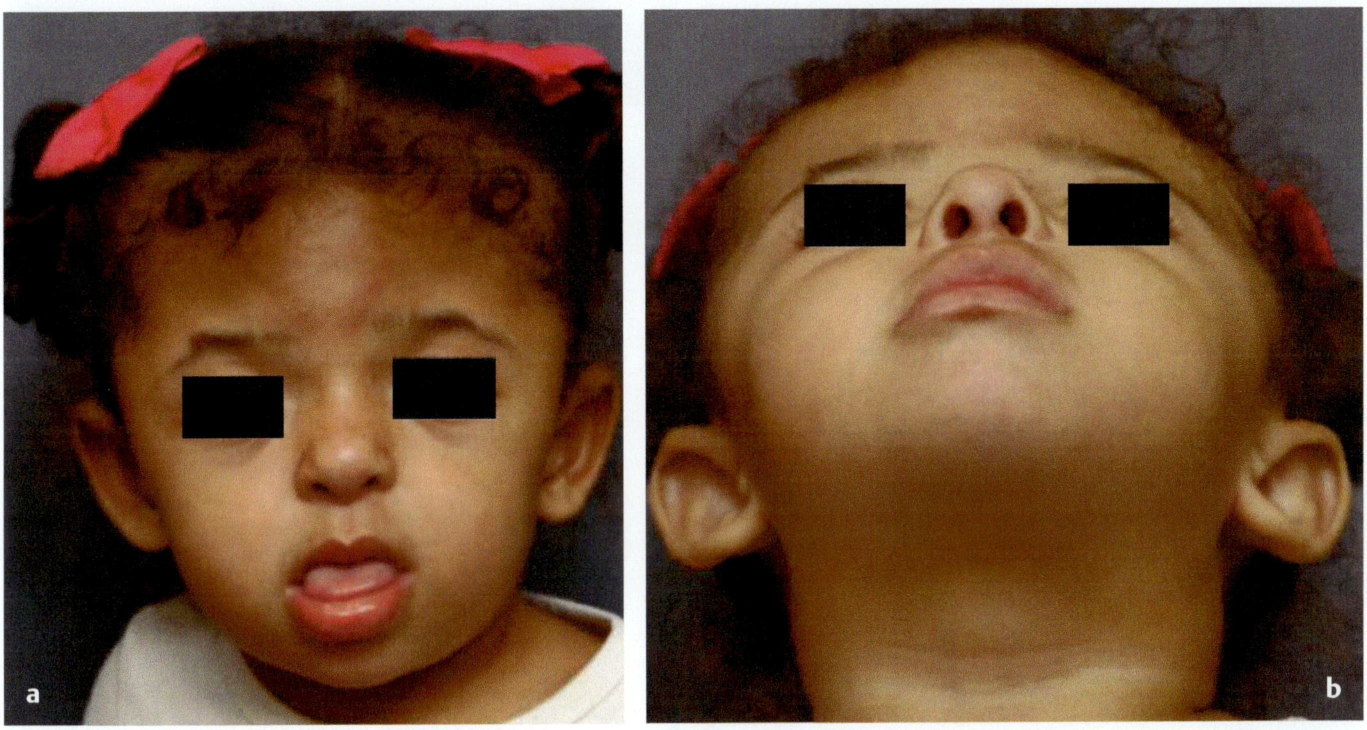

Fig. 30-8. (**a,b**) Paciente com síndrome de Apert. É possível avaliar a presença da bossa frontal resultado da craniossinostose da sutura metópica e coronal bilateral e da presença de hipoplasia maxilar.

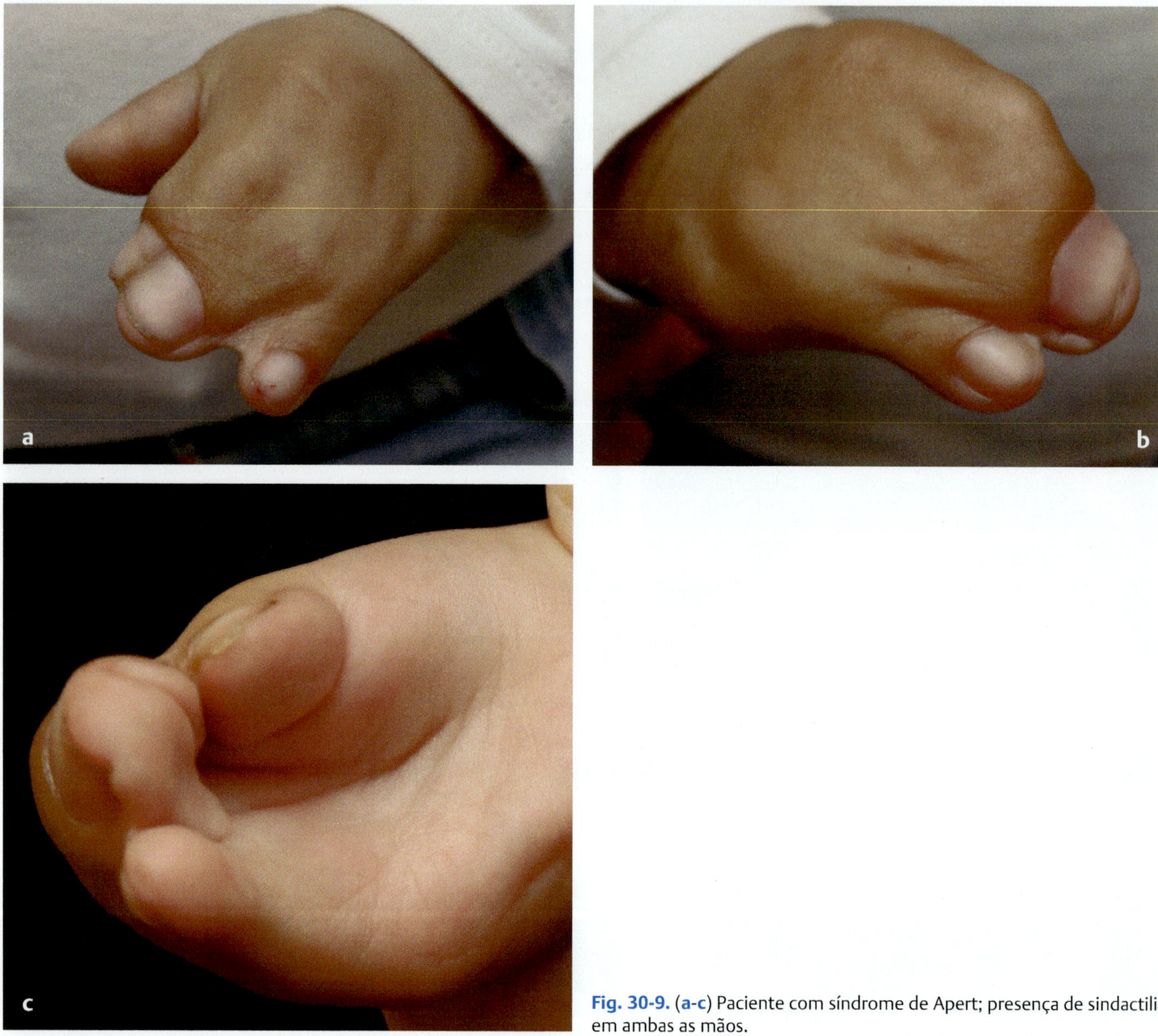

Fig. 30-9. (a-c) Paciente com síndrome de Apert; presença de sindactilia em ambas as mãos.

Cirúrgico

Existem múltiplas técnicas cirúrgicas para abordagem das cranioestenoses:

- *Avanço fronto-orbital*: correção do exorbitismo e bossa frontal.
- *LeFort III*: avanço do terço médio da face.
- *LeFort IV avanço frontofacial com distração osteogênica*: para casos selecionados, normalmente para casos de cranioestenoses complexas com grandes retrusões faciais e exorbitismo (Fig. 30-10).
- *Suturectomia + capacete*: idealmente realizado antes dos 18 meses de vida em que o crescimento cerebral é acelerado.
- *Cranioplastia aberta*: indicado principalmente para crianças com idade mais avançada, recidivas, cranioestenoses sindrômicas e/ou complexas.
- *Descompressão posterior*: muitos pacientes realizam esse procedimento incialmente para diminuir a pressão intracraniana, possibilitando o crescimento adequado do cérebro, para posterior remodelamento craniano quando a criança atingir 4-6 anos de idade.

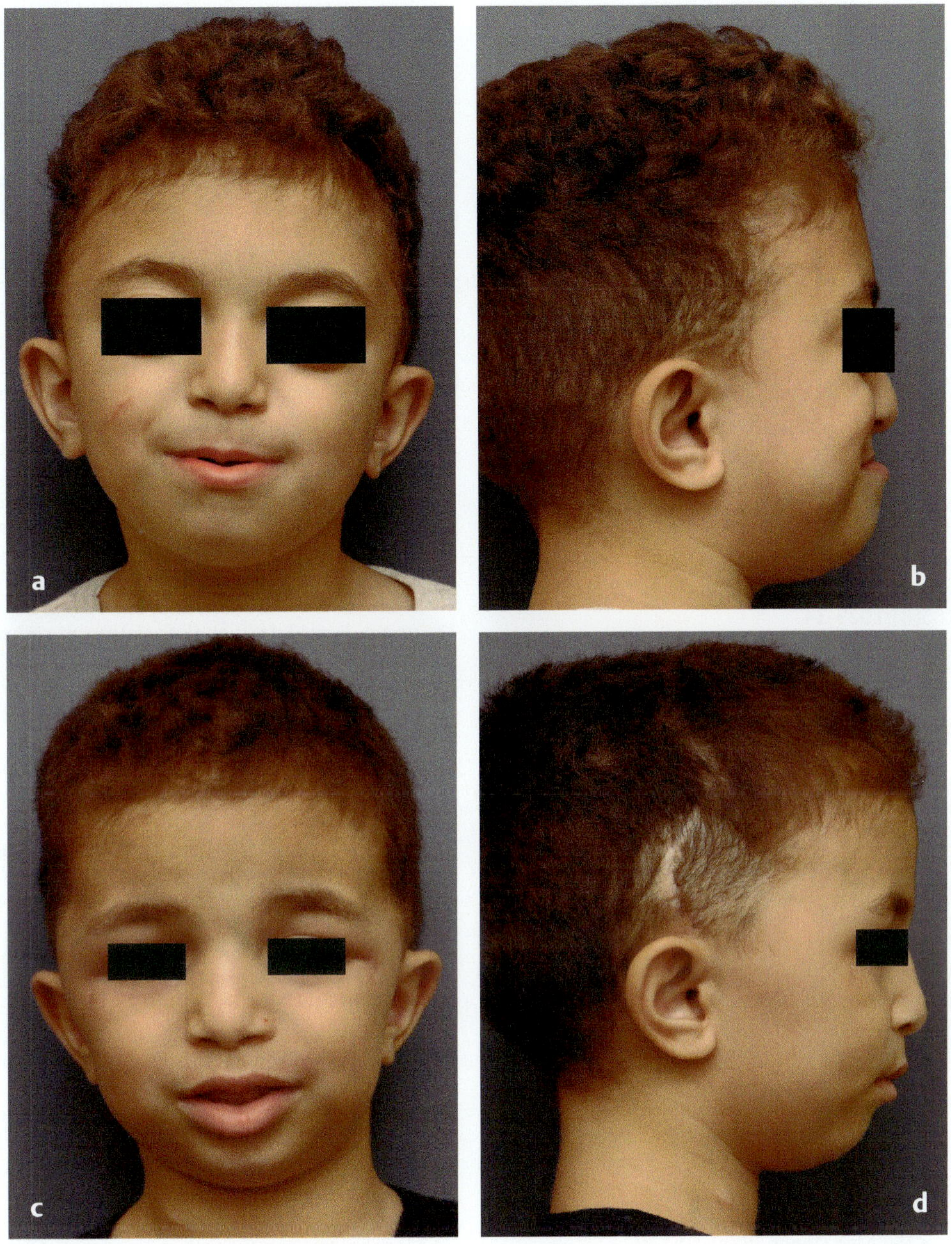

Fig. 30-10. (**a**,**b**) Paciente com síndrome de Crouzon, pré-operatório. (**c**,**d**) Um mês de pós-operatório de retirada de distratores após avanço frontofacial em monobloco com distratores externos.

CONCLUSÃO

As anomalias craniofaciais constituem um conjunto complexa de malformações que comprometem a morfologia e a funcionalidade da face e do crânio. As diversas síndromes associadas apresentam características e padrões específicos de dismorfismos e exigem diagnóstico precoce e abordagem terapêutica precoce para minimizar as sequelas funcionas e psicossociais. A evolução do conhecimento genético e técnicas cirúrgicas tem permitido uma melhora significativa no tratamento, reforçando a necessidade de uma atuação multidisciplinar e integrada no cuidado desses pacientes para que assim seja possível melhorar sua qualidade de vida.

REFERÊNCIAS BIBLIOGRÁFICAS

1. Whitaker LA, Pashayan H, Reichman J. A proposed new classification of craniofacial anomalies. Cleft Palate J. 1981;18(3):161-76.
2. Rosa RFM, Dall'Agnol L, Zen PRG et al. Espectro óculo-aurículo-vertebral e malformações cardíacas. Rev Assoc Médica Bras [Internet]. 2010;56(1):62-6.
3. Gorlin RJ, Pindborg JJ, Cohen MM. Syndromes of the head and neck. 2. ed. New York: McGraw-Hill. (A Blakiston publication). 1976:812.
4. Kaprio L, Grann A, Leikola J et al. Non-progressive mandibular changes in children with Type I and II craniofacial microsomia. Orthod Craniofac Res [Internet]. 2024;27(S1):122-30.

5. Quiat D, Timberlake AT, Curran JJ et al. Damaging variants in FOXI3 cause microtia and craniofacial microsomia. Genet Med [Internet]. 2023;25(1):143-50.
6. Gonçalves Ferraz B, Vendramini-Pittoli S, Gomes LP et al. Craniofacial Microsomia: New Updates in Spinal Anomalies. J Craniofac Surg [Internet]. 2023.
7. Buonocore S, Broer PN, Walker ME et al. Macrostomia: A Spectrum of Deformity. Ann Plast Surg [Internet]. 2014;72(3):363-8.
8. Kaban LB, Padwa BL, Mulliken JB. Surgical correction of mandibular hypoplasia in hemifacial microsomia: The case for treatment in early childhood. J Oral Maxillofac Surg [Internet]. 1998;56(5):628-38.
9. Gougoutas AJ, Singh DJ, Low DW, Bartlett SP. Hemifacial Microsomia: Clinical Features and Pictographic Representations of the OMENS Classification System. Plast Reconstr Surg [Internet]. 2007;120(7):112e-20e.
10. Alonso N, Raposo-Amaral CE. Cleft Lip and Palate Treatment: A Comprehensive Guide [Internet]. Vol. 1. Switzerland: Springer International Publishing. 2018:379 .
11. Antunes RB, Alonso N, Paula RG. Importance of early diagnosis of Stickler syndrome in newborns. J Plast Reconstr Aesthetic Surg JPRAS. 2012;65(8):1029-34.
12. Izumi K, Konczal LL, Mitchell AL, Jones MC. Underlying Genetic Diagnosis of Pierre Robin Sequence: Retrospective Chart Review at Two Children's Hospitals and a Systematic Literature Review. J Pediatr. 2012;160(4):645-650.
13. Freitas RDS, Do Prado D, Guarezi Nasser IJ et al. Pierre Robin Sequence and Respiratory Distress: Long-Term Evolution in Patients Submitted to the Conservative Treatment. J Craniofac Surg. 2023;34(4):1267-70.
14. Breugem CC, Evans KN, Poets CF et al. Best Practices for the Diagnosis and Evaluation of Infants With Robin Sequence: A Clinical Consensus Report. JAMA Pediatr. 2016;170(9):894.
15. inheiro Neto CD, Alonso N, Sennes LU et al. Polysomnography evaluation and swallowing endoscopy of patients with Pierre Robin sequence. Braz J Otorhinolaryngol. 2009;75(6):852-6.
16. Gomez OJ, Lopez A, Gutierrez E. Pierre Robin Sequence: An Updated Evidence-Based Treatment Proposal. J Craniofac Surg. 2024;35(8):2282-7.
17. Marszałek-Kruk BA, Wójcicki P, Dowgierd K, Śmigiel R. Treacher Collins Syndrome: Genetics, Clinical Features and Management. Genes. 2021;12(9):1392.
18. Masotti C, Ornelas CC, Splendore-Gordonos A et al. Reduced transcription of TCOF1 in adult cells of Treacher Collins syndrome patients. BMC Med Genet. 2009;10:136.
19. Splendore A, Silva EO, Alonso LG et al. High mutation detection rate inTCOF1 among Treacher Collins syndrome patients reveals clustering of mutations and 16 novel pathogenic changes. Hum Mutat. 2000;16(4):315-22.
20. Ma X, Forte AJ, Berlin NL et al. Reduced three-dimensional nasal airway volume in Treacher Collins syndrome and its association with craniofacial morphology. Plast Reconstr Surg. 2015;135(5):885e-94e.
21. Ma X, Forte AJ, Berlin NL et al. Reduced Three-Dimensional Nasal Airway Volume in Treacher Collins Syndrome and Its Association with Craniofacial Morphology. Plast Reconstr Surg [Internet]. 2015;135(5):885e-94e.
22. Kato RM, Moura PP, Zechi-Ceide RM et al. Three-dimensional comparison of mandibular morphology in young people with Treacher Collins syndrome and Pierre Robin sequence. Am J Orthod Dentofacial Orthop. 2021;160(6):835-43.
23. Yilmaz E, Mihci E, Nur B et al. Recent Advances in Craniosynostosis. Pediatr Neurol. 2019;99:7-15.
24. Garrocho-Rangel A, Manriquez-Olmos L, Flores-Velazquez J et al. Non-syndromic craniosynostosis in children: Scoping review. Med Oral Patol Oral Cirugia Bucal. 2018.
25. Forte AJ, Lu X, Hashim PW et al. Airway Analysis in Apert Syndrome. Plast Reconstr Surg. 2019;144(3):704-9.
26. Forte AJ, Lu X, Hashim PW et al. Analysis of Airway and Midface in Crouzon Syndromes. Ann Plast Surg. 2019;82(6):686-91.
27. Junn A, Dinis J, Lu X et al. Facial Dysmorphology in Saethre-Chotzen Syndrome. J Craniofac Surg. 2021;32(8):2660-5.
28. Lu X, Forte AJ, Allam O et al. Cephalocranial Disproportionate Fossa Volume and Normal Skull Base Angle in Pfeiffer Syndrome. J Craniofac Surg. 2021;32(2):581-6.
29. Brandao MM, Tonello C, Parizotto I et al. Analysis of intracranial pressure waveform using a non-invasive method in individuals with craniosynostosis. Childs Nerv Syst. 2024;40(1):145-52.
30. Lu X, Forte AJ, Dinis J et al. Influence of Nonsyndromic Bicoronal Synostosis and Syndromic Influences on Orbit and Periorbital Malformation. Plast Reconstr Surg. 2022;149(5):930e-42e.
31. Lu X, Forte AJ, Park KE et al. Morphological Basis for Airway Surgical Intervention in Apert Syndrome. Ann Plast Surg. 2021;87(1):59-64.
32. Matushita H, Alonso N, Cardeal DD, de Andrade F. Frontal-orbital advancement for the management of anterior plagiocephaly. Childs Nerv Syst ChNS Off J Int Soc Pediatr Neurosurg. 2012;28(9):1423-7.
33. Ferreira Junior TA, Fontoura RR, Nascimento LM et al. Frontofacial Monobloc Advancement With Internal Distraction: Surgical Technique and Osteotomy Guide. Oper Neurosurg Hagerstown Md. 2022;23(1):e33-41.
34. Tonello C, Cevidanes LHS, Ruellas ACO, Alonso N. Midface Morphology and Growth in Syndromic Craniosynostosis Patients Following Frontofacial Monobloc Distraction. J Craniofac Surg. 2021;32(1):87-91.

ÍNDICE REMISSIVO

Entradas acompanhadas por um ***f*** ou ***q*** em itálico indicam figuras e quadros, respectivamente.

D

E

T

U

V